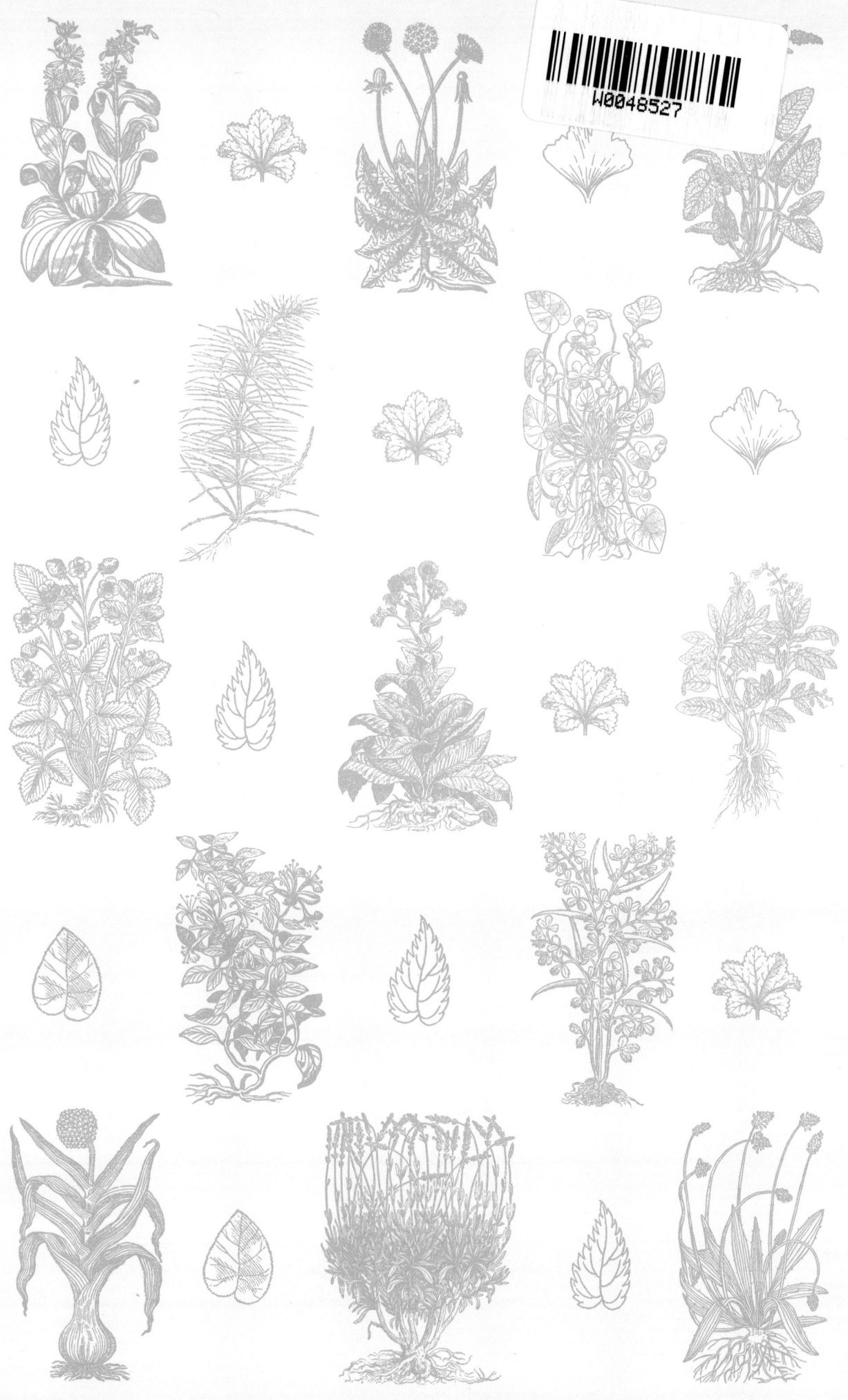

Penelope Ody

NATURMEDIZIN HEILKRÄUTER

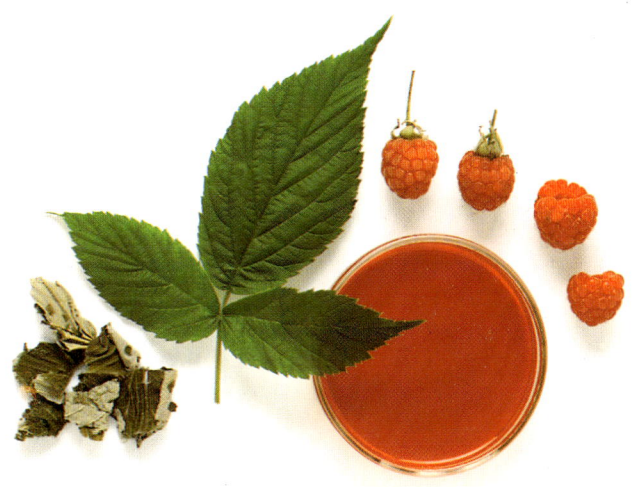

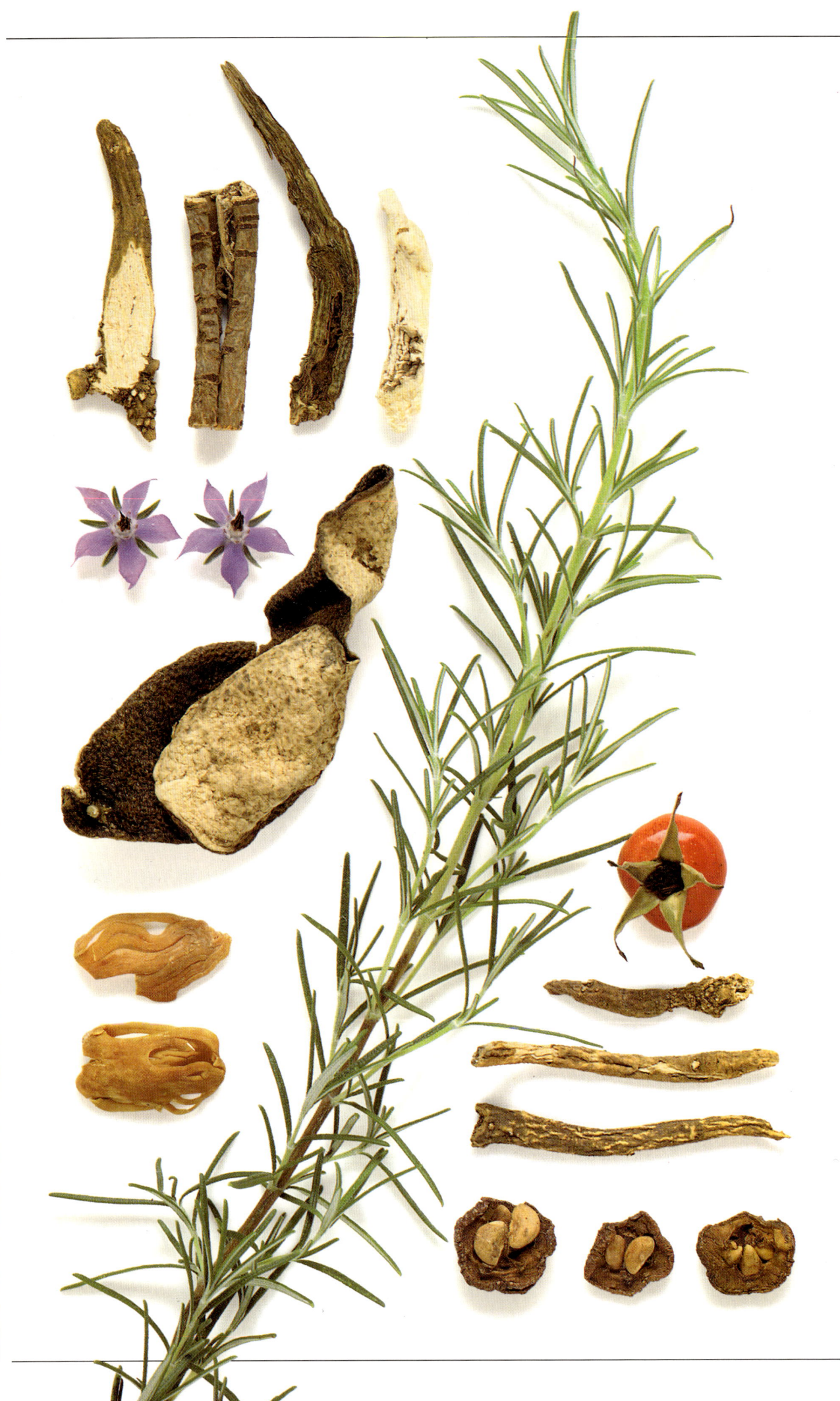

NATURMEDIZIN HEILKRÄUTER

Der Ratgeber für die richtige Anwendung von Heilkräutern zu Hause

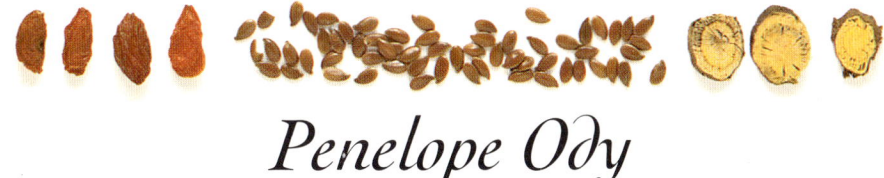

Penelope Ody

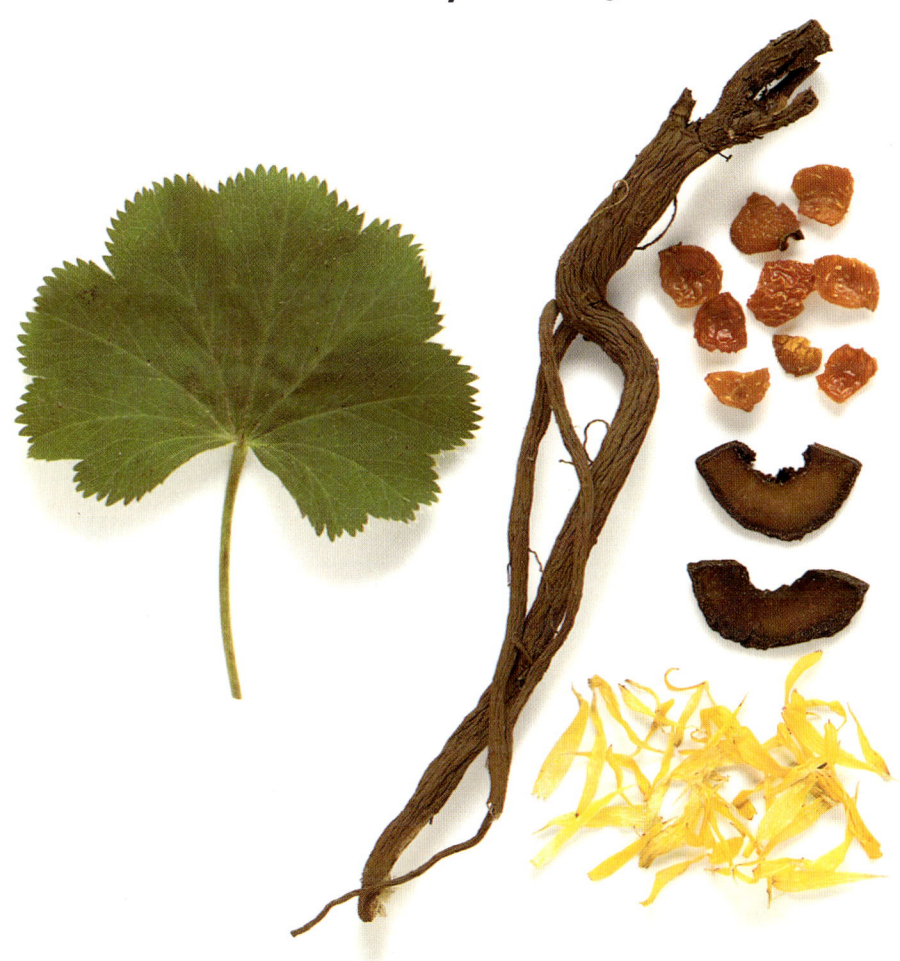

BLV

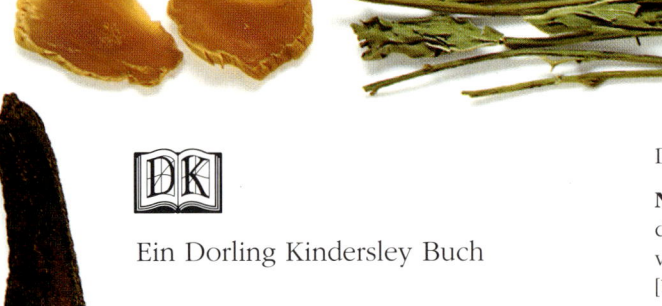

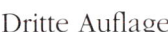

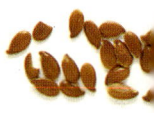

Ein Dorling Kindersley Buch

Dritte Auflage

BLV Verlagsgesellschaft mbH
München Wien Zürich
80797 München

Titel der englischen Originalausgabe:
COMPLETE MEDICINAL HERBAL

© 1993 Text: Penelope Ody

© 1993 Dorling Kindersley Limited,
9 Henrietta Street, London WC2E 8PS

Deutschsprachige Ausgabe:
© BLV Verlagsgesellschaft mbH,
München 1996

Übersetzung aus dem Englischen:
Gabriele Graf
Lektorat: Inken Kloppenburg Verlags-Service,
München
Herstellung: Sylvia Hoffmann
Satz und DTP: Studio Pachlhofer
Druck und Bindung: New Interlitho Mailand
Einbandgestaltung: Studio Schübel
Einbandfotos: Steve Gorton

Printed in Italy · ISBN 3-405-14554-6

Die Deutsche Bibliothek – CIP-Einheitsaufnahme

Naturmedizin Heilkräuter :
der Ratgeber für die richtige Anwendung
von Heilkräutern zu Hause / Penelope Ody.
[Übers. aus dem Engl.: Gabriele Graf]. –
3. Aufl. – München ; Wien ; Zürich : BLV, 1996
   Einheitssacht. : Complete medicinal herbal <dt.>
   ISBN 3-405-14554-6
NE: Ody, Penelope; Graf, Gabriele [Übers.]; EST

Wichtige Anmerkungen

Einigen Heilkräutern wurden Schlüsselnummern
zugeordnet mit folgender Bedeutung:

[1] Bei uns nicht gebräuchlich (Heilmittel der
    englischen/amerikanischen Volksmedizin)

[2] Homöopathisches Mittel

[3] Altes Volksheilmittel (kann gesammelt werden)

[4] Steht unter Naturschutz (nicht sammeln!)

Alle Kräuter ohne Schlüsselnummern sind frei
verkäufliche Arzneimittel.

Die Empfehlungen und Informationen in diesem
Buch sind in der Regel zutreffend, doch haben
sie lediglich allgemeine Gültigkeit, Einzelpersonen
und deren besondere Umstände können nicht
berücksichtigt werden. Jeder pflanzliche Wirkstoff,
der als Nahrungsmittel oder Medikament innerliche oder äußerliche Anwendung findet, kann
bei manchen Menschen zu allergischen Reaktionen führen. Weder die Autorin noch der Verlag
haften für Ansprüche auf Grund irrtümlich
verwendeter Kräuter oder der falschen Anwendung eines Heilmittels oder -verfahrens.
Bei ernsten oder hartnäckigen Leiden sollte von
Selbstdiagnose oder Selbstbehandlung Abstand
genommen und ein Arzt oder Heilpraktiker aufgesucht werden. Während einer medizinischen
Therapie ist Selbstbehandlung nur nach Absprache
mit dem behandelnden Therapeuten angeraten.
Bei Anhalten der Symptome sollte in jedem Fall
ein Arzt konsultiert werden.

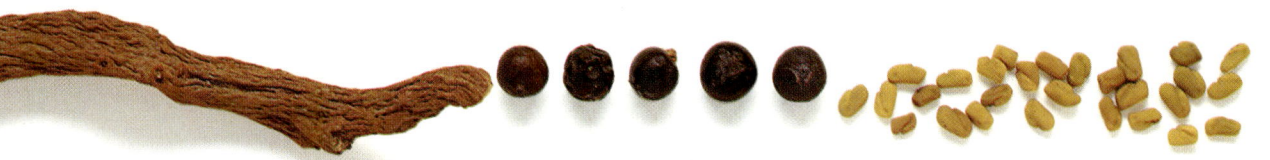

Inhalt

Einführung 6

Kräuter einst und heute 9

Ursprünge der westlichen Kräuterkunde 10 • Eine Wissenschaft fürs Leben 12
Chinesische Kräutermedizin 14 • Kräuterkunde im Mittelalter 18
Nordamerikanische Traditionen 20 • Aus Pflanzen werden Pillen 22
Medizinische »Mahlzeiten« 24

Heilkräuter von A–Z 29

Dieses Bild-Lexikon mit mehr als 120 Kräutern ist nach den botanischen Namen
geordnet. Es zeigt die verschiedenen Pflanzenteile, die für Heilzwecke Verwendung finden,
und beschreibt ihre Anwendung in Vergangenheit und Gegenwart.

Heilmittel auf Kräuterbasis 117

Ernten und Trocknen von Kräutern 118
Herstellen von Heilmitteln auf Kräuterbasis 120
Erste-Hilfe-Mittel 126

Hausmittel 128

Schmerzen 130 • Kopfschmerzen und Migräne 132
Infektionen 134 • Atembeschwerden 136 • Ohren, Augen, Mund und Rachen 140
Haut und Haare 144 • Herz, Blut und Kreislauf 148 • Verdauungsprobleme 152
Allergische Reaktionen 156 • Harnwegsbeschwerden 158
Bein- und Fußprobleme 160 • Nervöse Beschwerden 162 • Frauenleiden 166
Schwangerschaft und Geburt 170 • Beschwerden älterer Menschen 172
Beschwerden bei Kindern 174 • Stärkende Kräuter 178

ANDERE HEILKRÄUTER 180

BEIM NATURHEILTHERAPEUTEN 183

GLOSSAR 184

BIBLIOGRAPHIE 185

REGISTER 186

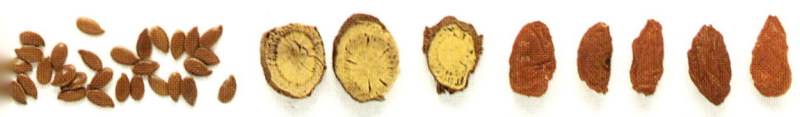

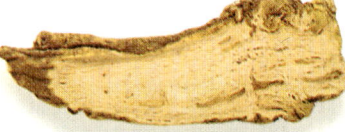

EINFÜHRUNG

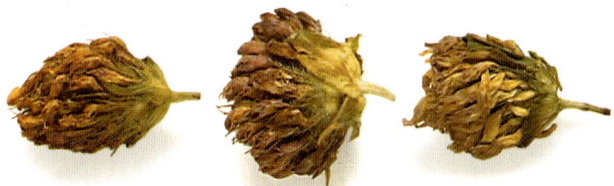

Eines der ältesten Kräuterbücher stammt von dem chinesischen Kaiser Shen Nong: »Die Klassik der Materia medica« – es geht auf das erste oder zweite Jahrhundert v. Chr. zurück und verzeichnet 365 Heilmittel. Die meisten sind auf pflanzlicher Basis hergestellt, während einige aus mineralischen oder tierischen Extrakten bestehen. Der griechische Arzt Dioskorides beschrieb im ersten Jahrhundert n. Chr. rund 400 Kräuter. Heute ist die Liste von Pflanzen mit heilkräftiger Wirkung wesentlich länger: Die chinesische Heilkunde kennt 5800, die indische 2500. In den tropischen Wäldern Afrikas werden mindestens 800 Heilkräuter regelmäßig gesammelt, 300 finden gegenwärtig in der deutschen Medizin Anwendung. Deutschland ist bisher das einzige westliche Land, in dem es amtlich anerkannte Kräutermonographien gibt. Und dann existieren noch die vielen tausend Heilkräuter, die nur den Heilkundigen in den abgelegenen Teilen dieser Welt bekannt sind. Wollte man ein wirklich vollständiges Kräuterverzeichnis erstellen, würde dies viele Bände füllen und mehr als ein Leben in Anspruch nehmen. Trotz der verwirrenden Vielzahl von heilkräftigen Pflanzen genügt dem durchschnittlichen westlichen Naturheilkundigen in der Regel eine genaue Kenntnis von 150 bis 200 Pflanzen zur Behandlung der alltäglichen menschlichen Beschwerden.

Unter »Kräuter« versteht man alle Arten von Pflanzen, die in der Küche oder Medizin Verwendung finden. Zu ihnen gehören nicht nur Pflanzen, die allgemein als Arzneimittel gelten wie Fingerhut und Schlafmohn, sondern auch alltägliche Gewächse wie Knoblauch und Salbei. Die in diesem Buch zusammengestellten Kräuter sind ein repräsentativer Querschnitt wirkungsvoller Pflanzen. Die Bandbreite reicht von exotischen östlichen Kräutern wie Ma huang und Ginseng bis zum ganz gewöhnlichen Apfel und Kohl. Gerade die wichtigen medizinischen Eigenschaften unserer alltäglichen Nahrungsmittel unterschätzen wir häufig sehr.

Auf der ganzen Welt nimmt das Interesse an der Kräuterheilkunde zu. Im Westen wenden sich die Menschen mehr und mehr von den wirkungsstarken Arzneimitteln der Schulmedizin mit ihren Nebenwirkungen ab und besinnen sich der meist sanfteren pflanzlichen Heilkräuter. In den Entwicklungsländern führt der Mangel an harter Währung, die für den Erwerb eingeführter Arzneimittel notwendig ist, zu einer verstärkten Hinwendung zu traditionellen Volksheilmitteln. Dieser Trend zur Naturmedizin hat durch unsere zunehmende Auseinandersetzung mit Umweltproblemen, wie der Zerstörung des Regenwaldes und dem Artensterben, noch zusätzlichen Auftrieb erhalten.

Wenngleich die therapeutischen Wirkungen vieler Kräuter noch nicht wissenschaftlich erwiesen sind, erfährt die Forschung täglich mehr über die Wirkungsweisen dieser Pflanzen und die Beschaffenheit der Bestandteile, die diesen Kräutern ihre heilkräftige Wirkung verleihen. Die Wissenschaftler hoffen, daß die Forschung neue Inhaltsstoffe von Pflanzen analysieren kann, die im Kampf gegen Krebs oder Aids Anwendung finden können. Diese Arzneien würden dann die zahllosen weitverbreiteten synthetischen Heilmittel ergänzen, die ursprünglich auch aus Heilkräutern gewonnen wurden.

Wenn wir jedoch diese Wirkstoffe extrahieren und versuchen, Kräuter, die zur Selbstheilung des Körpers beitragen sollen, in wirkungsstarke Arzneien zur Beseitigung von Symptomen umzuwandeln, dann vergessen wir einen der Grundsätze der traditionellen Heilweisen: nämlich die Ursache von körperlichem Unbehagen und Krankheit zu behandeln und nicht lediglich Auswirkungen. Wir vergessen auch, daß Gesundheitspflege im ursprünglichen Sinn vorbeugende ebenso wie heilende Maßnahmen umfaßt. Die Verantwortung für gesundheitliches Wohlbefinden liegt gleichermaßen beim Patienten wie beim Heilkundigen. Der griechische Arzt Hippokrates betonte die Wichtigkeit von frischer Luft, gesunder Ernährung und Bewegung. Die Begründer von Ayurveda, der klassischen indischen Heilkunde, maßen persönlicher Hygiene und vernünftigem Eßverhalten eine ebenso große Bedeutung bei wie den Kräuteressenzen selbst. In frühen chinesischen Texten finden wir viele Bemerkungen, die sinngemäß folgendermaßen lauten: »Der gute Arzt bemüht sich, die Gesundheit der Menschen zu bewahren, der weniger gute behandelt die Kranken.«

Die Verwendung einfacher Kräuterarzneien kann uns helfen, wieder Verantwortung für unsere eigene Gesundheit zu übernehmen. Anstatt die Symptome zu beseitigen, wenn sie ernstzunehmende Formen annehmen, müssen wir mit unserem Körper so vertraut sein, daß wir diese Symptome bereits bei der Entstehung erkennen. Dann kann man die möglichen Gründe – seien sie körperlicher, gefühlsmäßiger oder seelischer Natur – behandeln und Wohlbefinden und Ausgeglichenheit wiederherstellen.

Ich möchte mit diesem Buch nicht nur eine Fülle von detaillierten Informationen über eine begrenzte Anzahl von Pflanzen vermitteln oder Allheilmittel vorstellen, die die Symptome lindern, sondern ich will zeigen, auf welche Weise einige Kräuter von den traditionellen Heilkundigen vieler Kulturen verwendet wurden. Dabei schlage ich einen therapeutischen Weg vor, der darauf abzielt, den Menschen als Ganzes zu heilen. Für manche Menschen mögen diese Vorschläge wirkungsvolle Lösungen bieten. Für andere mögen sie nur ein Ausgangspunkt sein für eine weitergehende Beschäftigung mit den Heilkräften von Pflanzen.

Penelope Ody

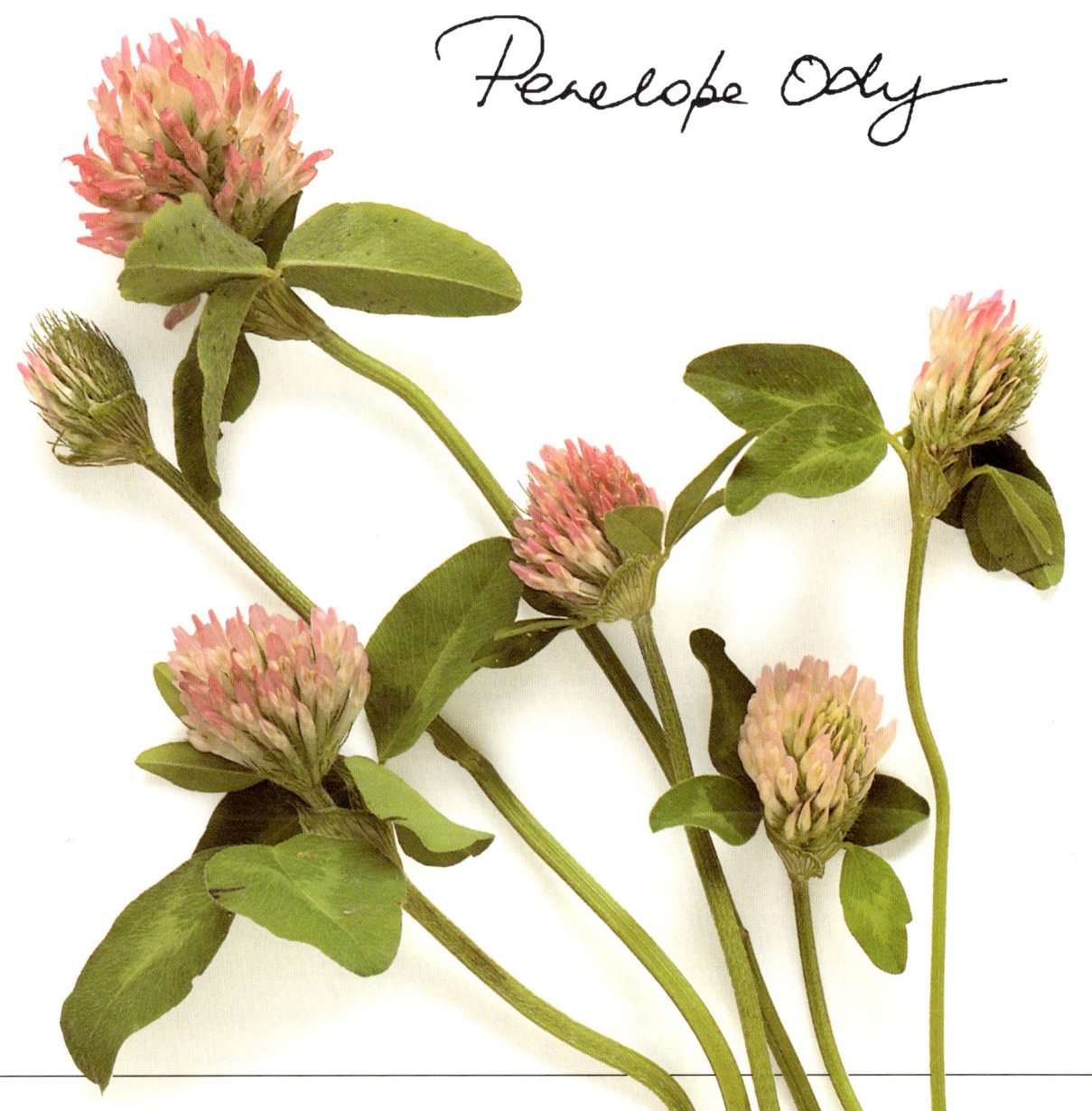

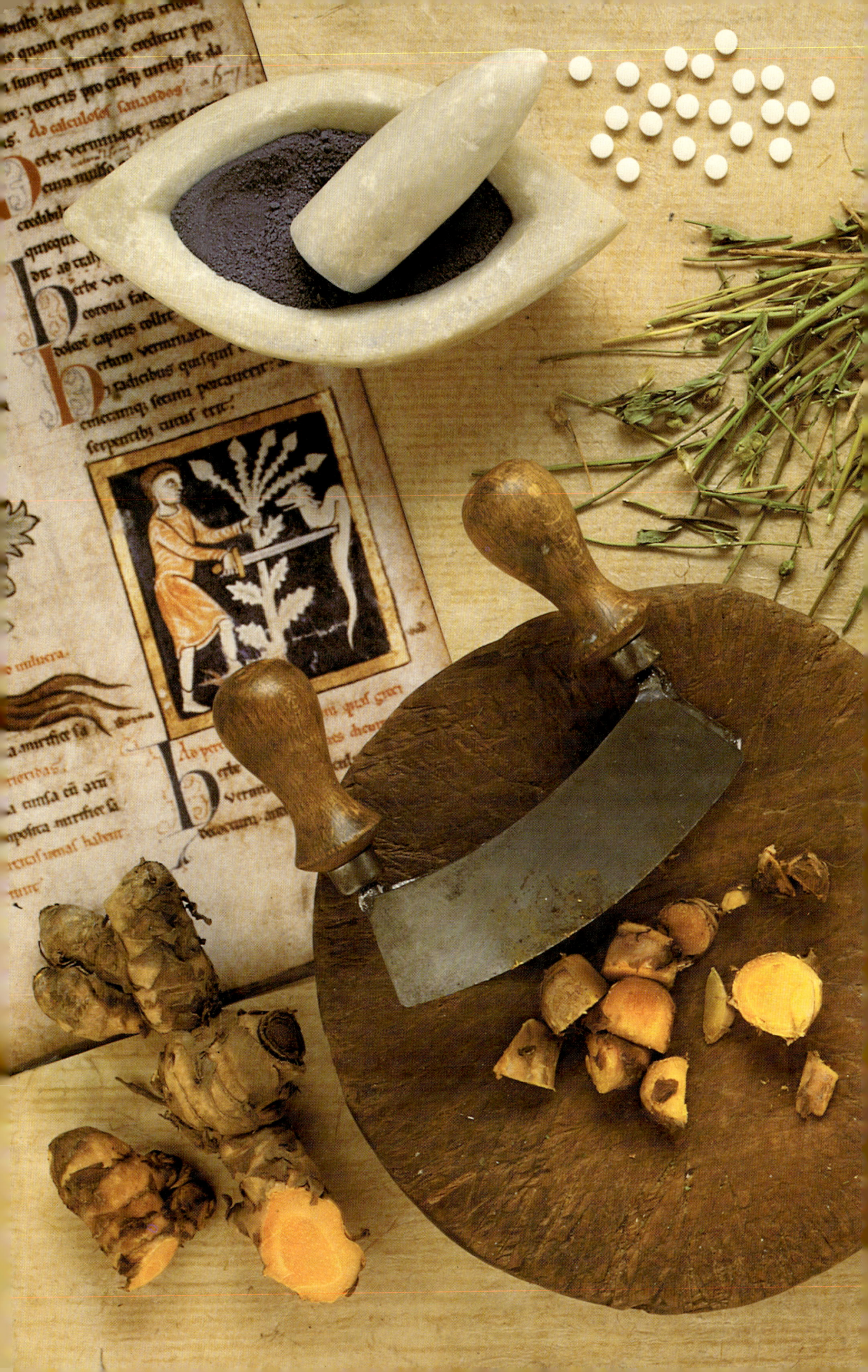

KRÄUTER
EINST UND HEUTE

Von alters her spielen Kräuter eine wesentliche Rolle
in der traditionellen Heilkunde vieler Kulturen.
Der folgende Teil des Buches befaßt sich mit den
bedeutendsten Kräuterlehren, die in verschiedenen
Teilen der Welt im Laufe der Jahrhunderte verbreitet
waren. Einige von ihnen mögen aus der Sicht der
modernen westlichen Gesellschaft unverständlich sein.
Doch ihr alternativer Ansatz bei der Gesundheits-
vorsorge hat heute dieselbe Gültigkeit
wie vor 5000 Jahren.

Ursprünge der westlichen Kräuterkunde

Heute mag HIPPOKRATES als Vater der Medizin gelten. Doch im Europa des Mittelalters nahm GALEN, ein Arzt, der im 2. Jahrhundert lebte, noch lange Jahre diesen Platz ein. Er erstellte detaillierte Schriften über die vier »Humores« – Blut, Schleim, schwarze Galle und gelbe Galle – und ordnete die Kräuter nach ihren wesentlichen Eigenschaften als heiß oder kalt, trocken oder feucht.

Diese Theorien wurden im siebten Jahrhundert von arabischen Ärzten wie AVICENNA noch erweitert. Auch heute bestimmen GALENS Theorien noch die »Unani«-Medizin, die in der moslemischen Welt und in Indien praktiziert wird. GALENS Klassifizierung der Kräuter etwa als »heiß im dritten Grad« oder »kalt im zweiten Grad« fand bis weit ins 18. Jahrhundert hinein Verwendung.

Uralte Zivilisationen

Kräuter auf Papyrus

Ägyptische Papyrusrollen um 1700 v. Chr. beweisen, daß viele gewöhnliche Kräuter wie Knoblauch oder Wacholder seit etwa 4000 Jahren medizinisch genutzt werden. Zur Zeit von Ramses III. wurde Hanf bei Augenbeschwerden eingesetzt; dieses Mittel wird auch heute noch bei grünem Star verschrieben. Weinende Kinder wurden früher mit Mohnextrakten beruhigt.

Der Beitrag der Griechen

Zur Zeit von HIPPOKRATES (468–377 v. Chr.) hatte die Kräutermedizin Assyriens und Indiens bereits in Europa Eingang gefunden. Östliche Kräuter wie

Basilikum und Ingwer gehörten zu den teuersten überhaupt. Die komplexe Theorie der Humores, das sind die wesentlichen Körpersäfte, entwickelte sich ebenfalls zu dieser Zeit. HIPPOKRATES klassifizierte alle Nahrungsmittel und Kräuter nach ihren grundlegenden Eigenschaften – heiß, kalt, trocken oder feucht. Eine gute Gesundheit gründete auf dem Gleichgewicht dieser Eigenschaften sowie auf ausreichender körperlicher Betätigung und viel frischer Luft.

PEDANIUS DIOSKORIDES schrieb sein klassisches Werk »De materia medica« gegen 60 n. Chr., es sollte 1500 Jahre lang das Standardlehrbuch bleiben. Es heißt,

daß DIOSKORIDES der Leibarzt von Markus Antonius und Kleopatra oder – die prosaischere Vermutung – ein Militärarzt zur Zeit von Kaiser Nero war. Vie-

Das griechische Modell

Nach Ansicht der Alten Griechen bestand die Welt aus den vier Elementen Erde, Luft, Feuer und Wasser. Diese Elemente hingen mit den Jahreszeiten, den vier grundlegenden Eigenschaften, den vier Körpersäften oder Humores und den vier Temperamenten zusammen. Man nahm an, daß in fast allen Individuen ein »Körpersaft« die Oberhand hatte und sowohl die Persönlichkeit als auch die potentiellen gesundheitlichen Probleme beeinflußte.

▽

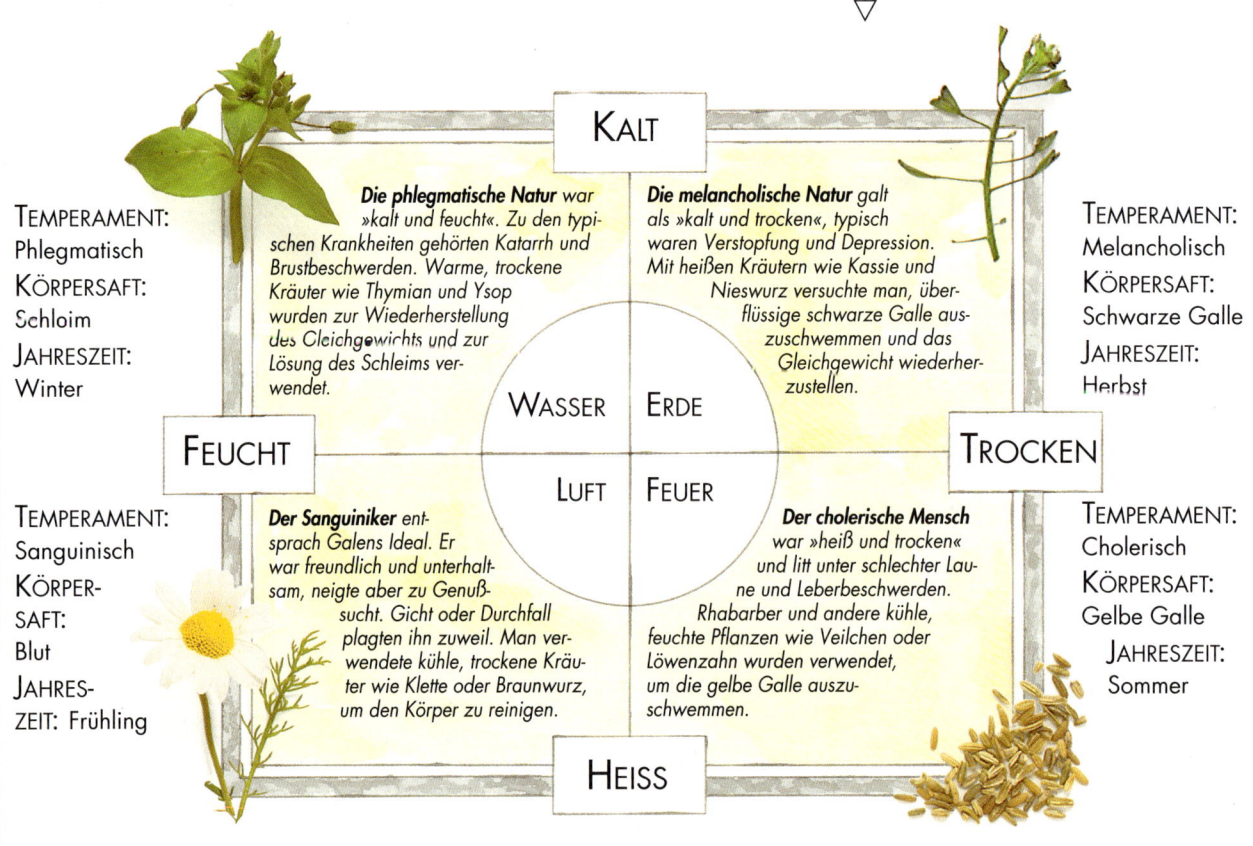

TEMPERAMENT:
Phlegmatisch
KÖRPERSAFT:
Schloim
JAHRESZEIT:
Winter

KALT

Die phlegmatische Natur war »kalt und feucht«. Zu den typischen Krankheiten gehörten Katarrh und Brustbeschwerden. Warme, trockene Kräuter wie Thymian und Ysop wurden zur Wiederherstellung des Gleichgewichts und zur Lösung des Schleims verwendet.

Die melancholische Natur galt als »kalt und trocken«, typisch waren Verstopfung und Depression. Mit heißen Kräutern wie Kassie und Nieswurz versuchte man, überflüssige schwarze Galle auszuschwemmen und das Gleichgewicht wiederherzustellen.

TEMPERAMENT:
Melancholisch
KÖRPERSAFT:
Schwarze Galle
JAHRESZEIT:
Herbst

WASSER | ERDE
LUFT | FEUER

FEUCHT

TROCKEN

TEMPERAMENT:
Sanguinisch
KÖRPERSAFT:
Blut
JAHRESZEIT: Frühling

Der Sanguiniker entsprach Galens Ideal. Er war freundlich und unterhaltsam, neigte aber zu Genußsucht. Gicht oder Durchfall plagten ihn zuweil. Man verwendete kühle, trockene Kräuter wie Klette oder Braunwurz, um den Körper zu reinigen.

Der cholerische Mensch war »heiß und trocken« und litt unter schlechter Laune und Leberbeschwerden. Rhabarber und andere kühle, feuchte Pflanzen wie Veilchen oder Löwenzahn wurden verwendet, um die gelbe Galle auszuschwemmen.

TEMPERAMENT:
Cholerisch
KÖRPERSAFT:
Gelbe Galle
JAHRESZEIT:
Sommer

HEISS

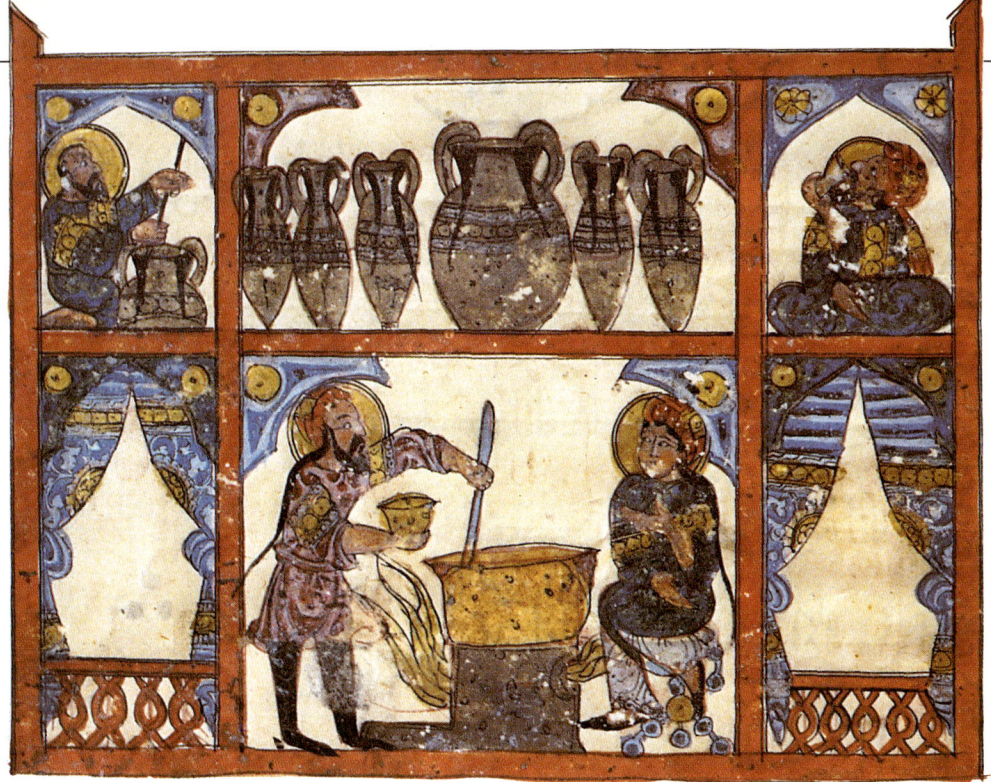

Klassifizierung der Kräuter

Das Kräuterverzeichnis des DIOSKORIDES umfaßt etwa 600 Arzneipflanzen. Diese wurden nach ihren typischen Merkmalen – aromatische Kräuter oder solche mit einem »scharfen Charakter« –, ihrem Aussehen oder den verwendeten Teilen – »Wurzeln«, »Kräuter« und »Bodenbäume« (gemeint sind sicherlich Zwergsträucher) unterteilt. In dieser Darstellung des dioskoridischen Kräuterverzeichnisses aus dem 13. Jahrhundert mischt ein islamischer Heilkundiger gerade seine Heilmittel.

le der von ihm beschriebenen Wirkungsweisen sind uns auch heute bekannt: Petersil wirkt abführend; Fenchel fördert den Milchfluß; Weißer Andorn, gemischt mit Honig, ist schleimlösend.

Römische Heilmittel

Die medizinischen Theorien Griechenlands erreichten Rom gegen 100 v. Chr. Es änderte sich die Betrachtungsweise, nur mechanische Ursachen wurden anerkannt: Der Körper wurde als Maschine gesehen, die repariert werden muß. Dies stand im Gegensatz zum Grundsatz des HIPPOKRATES, daß die meisten Krankheiten sich selbst heilen sollen.

Die Medizin wurde zu einem einträglichen Geschäft mit komplizierten, teuren Kräuterarzneien.

Der in Pergamon in Kleinasien geborene CLAUDIUS GALENUS (131–199 n. Chr.) war mit diesem Ansatz nicht einverstanden. GALEN war Leibarzt von Kaiser Mark Aurel. Er überarbeitete viele der alten Ideen des Hippokrates und entwickelte das Konzept der Humores. Seine Bücher wurden nicht nur in Rom, sondern auch für arabische Ärzte und die Heiler des Mittelalters zu den Standardschriften der Medizin. In der »Unani«-Medizin haben seine Theorien noch heute Gültigkeit.

GALIEN, PRYNCE OF PHISYCKE

Der »Prynce of Phisycke«
GALENS Schriften waren jahrhundertelang von Bedeutung. Holzschnitt aus dem Jahre 1542.

Islamische Einflüsse

Die arabische Welt

Mit dem Fall Roms im 5. Jahrhundert verschob sich das Zentrum der klassischen Wissenschaften nach Osten. GALENS Medizin wurde nun in Konstantinopel und Persien studiert. Die Araber entwickelten sich zu begeisterten Anhängern von GALENS Theorien und verschmolzen sie mit Volksweisheiten und ägyptischen Kenntnissen. Diese Mischung aus Kräuterkunde, Erfahrung und Tradition wurde von den einfallenden arabischen Armeen dann wieder nach Europa zurückgebracht.

Das wohl wichtigste Werk dieser Zeit war der »Kitab al-Qanun« oder Kanon der Medizin des Persers AVICENNA. Die-

ses Werk stützte sich ganz und gar auf GALENS Grundsätze. Im 12. Jahrhundert kam die lateinische Übersetzung dieses Buches zurück in den Westen und wurde zu einem der führenden Lehrbücher der westlichen Heilkunde.

Östliche Gewürze

Die Araber betrieben eifrigen Handel. Sie ergänzten die Heilmittel von DIOSKORIDES und GALEN mit exotischen östlichen Kräutern und Gewürzen wie Muskat, Nelken, Safran und Kassie. Hier bietet ein Händler in Kairo seine Waren feil.

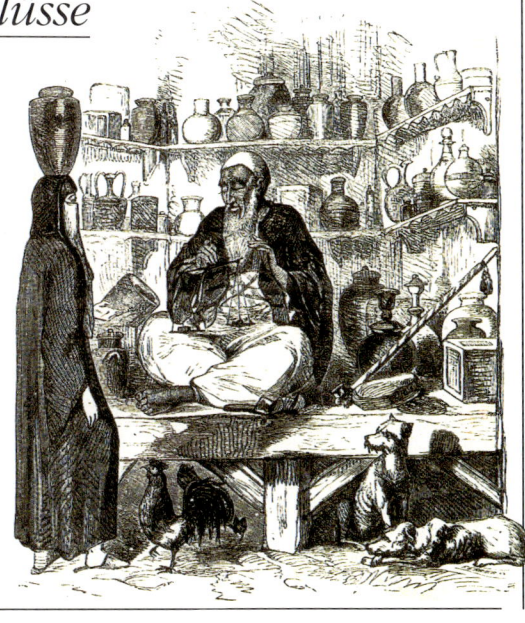

Eine Wissenschaft fürs Leben

Der Begriff Ayurveda setzt sich aus zwei indischen Wörtern zusammen: »ayur« oder Leben und »veda« oder Wissen. Die ayurvedische Medizin wird somit verstanden als »das Wissen vom Leben« und betont, daß Gesundheit in der Verantwortung des einzelnen liegt. In der ayurvedischen Medizin betrachtet man Krankheit als Unausgewogenheit und verwendet Kräuter und bestimmte Nahrungsmittel, um das Gleichgewicht wiederherzustellen. Die frühesten ayurvedischen Texte gehen auf die Zeit um 2500 v. Chr. zurück. Die ursprüngliche Heilkunde wurde durch die Kräutertradi-

tionen der verschiedenen Invasoren noch erweitert. 500 v. Chr. fielen die Perser ein und im 16. Jahrhundert die Mogulen. Sie brachten die medizinischen Erkenntnisse GALENS und AVICENNAS (genannt Unani). Dann kamen die Briten, die zwar die ayurvedischen Schulen 1833 schlossen, die alten Weisheiten aber nicht völlig verschütteten. Die tibetanische Medizin hat mit Ayurveda viel gemein, ist aber noch wesentlich komplizierter. Sie kennt 15 Untergruppen der Humores und betont die Bedeutung vergangener Leben – »karma« – auf die gegenwärtige Gesundheit.

Die Ausrichtung des Ayurveda

Die Weltsicht

Wie die altgriechische und die traditionelle chinesische Medizin verbindet auch Ayurveda den Mikrokosmos des einzelnen mit dem Kosmos. Drei Hauptkräfte bilden das Zentrum des Systems: Prana, der Atem des Lebens; Agni, der Geist von Licht oder Feuer; und Soma, der Ausdruck von Harmonie, Einheit und Liebe. Auch gibt es die allumfassenden fünf Elemente Erde, Wasser, Feuer, Luft und Äther (ein nebelhaftes Phänomen, das das All erfüllt, den Alten Griechen schon bekannt).

Das Gleichgewicht der Humores

Die fünf Grundelemente werden von Agni, dem Verdauungsfeuer, in drei Humores (Körpersäfte) verwandelt. Diese bestimmen die Gesundheit und das Temperament des einzelnen und sind Produkte der Verdauung. Wäre die Verdauung perfekt, gäbe es kein humorales Ungleichgewicht. Da sie aber nicht perfekt ist, kommt es zu Unausgewogenheit und Krankheit. Luft und Äther führen zu Vata (Wind), Feuer produziert Pitta (Feuer oder Galle), während Erde und Wasser zusammen zu Kapha (Schleim) führen. Der dominierende Humor bestimmt den Charakter des Individuums. Der Vata-Typ entspricht in etwa GALENS Melancholiker, Pitta dem Choleriker und Kapha dem Phlegmatiker. Nahrung, Getränke, sinnliche Befriedigung, Licht, frische Luft und geistige Aktivitäten dienen als »Nahrung« des Verdauungsfeuers und sichern die richtige Mischung der Humores.

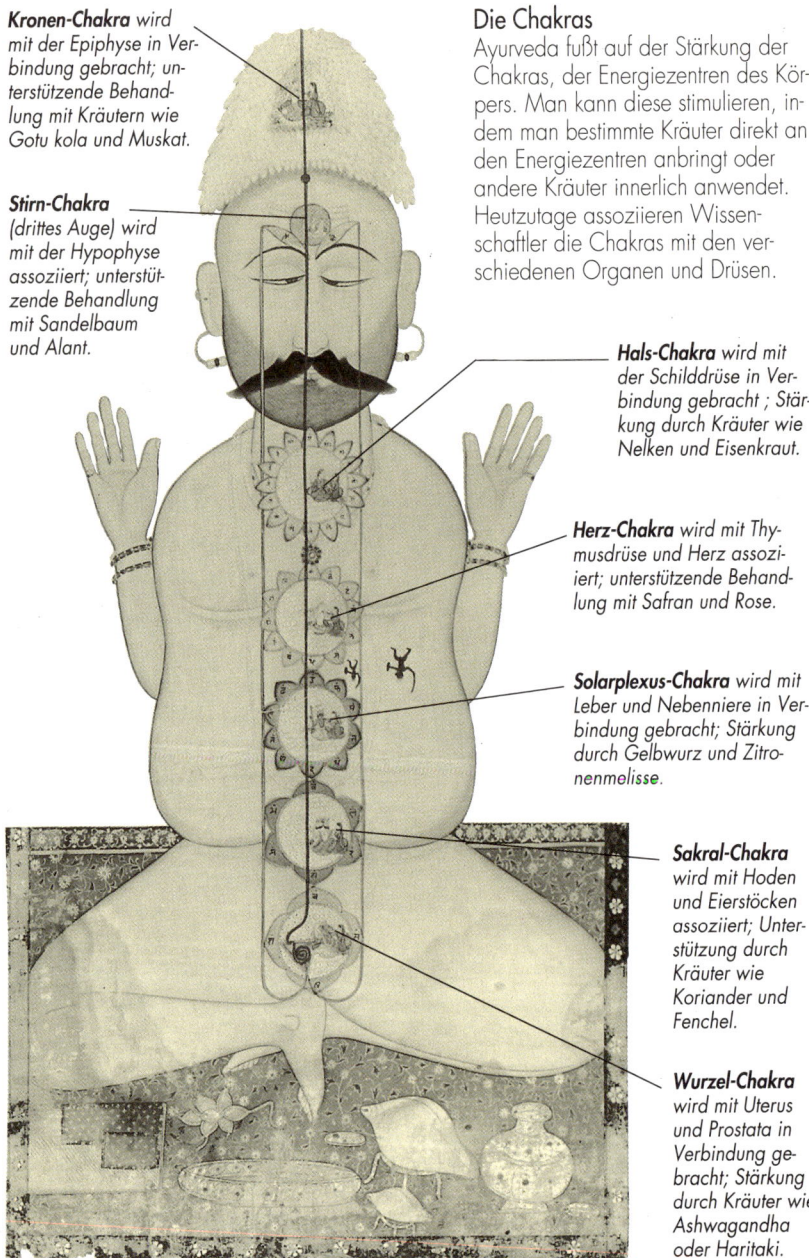

Kronen-Chakra *wird mit der Epiphyse in Verbindung gebracht; unterstützende Behandlung mit Kräutern wie Gotu kola und Muskat.*

Stirn-Chakra *(drittes Auge) wird mit der Hypophyse assoziiert; unterstützende Behandlung mit Sandelbaum und Alant.*

Die Chakras

Ayurveda fußt auf der Stärkung der Chakras, der Energiezentren des Körpers. Man kann diese stimulieren, indem man bestimmte Kräuter direkt an den Energiezentren anbringt oder andere Kräuter innerlich anwendet. Heutzutage assoziieren Wissenschaftler die Chakras mit den verschiedenen Organen und Drüsen.

Hals-Chakra *wird mit der Schilddrüse in Verbindung gebracht ; Stärkung durch Kräuter wie Nelken und Eisenkraut.*

Herz-Chakra *wird mit Thymusdrüse und Herz assoziiert; unterstützende Behandlung mit Safran und Rose.*

Solarplexus-Chakra *wird mit Leber und Nebenniere in Verbindung gebracht; Stärkung durch Gelbwurz und Zitronenmelisse.*

Sakral-Chakra *wird mit Hoden und Eierstöcken assoziiert; Unterstützung durch Kräuter wie Koriander und Fenchel.*

Wurzel-Chakra *wird mit Uterus und Prostata in Verbindung gebracht; Stärkung durch Kräuter wie Ashwagandha oder Haritaki.*

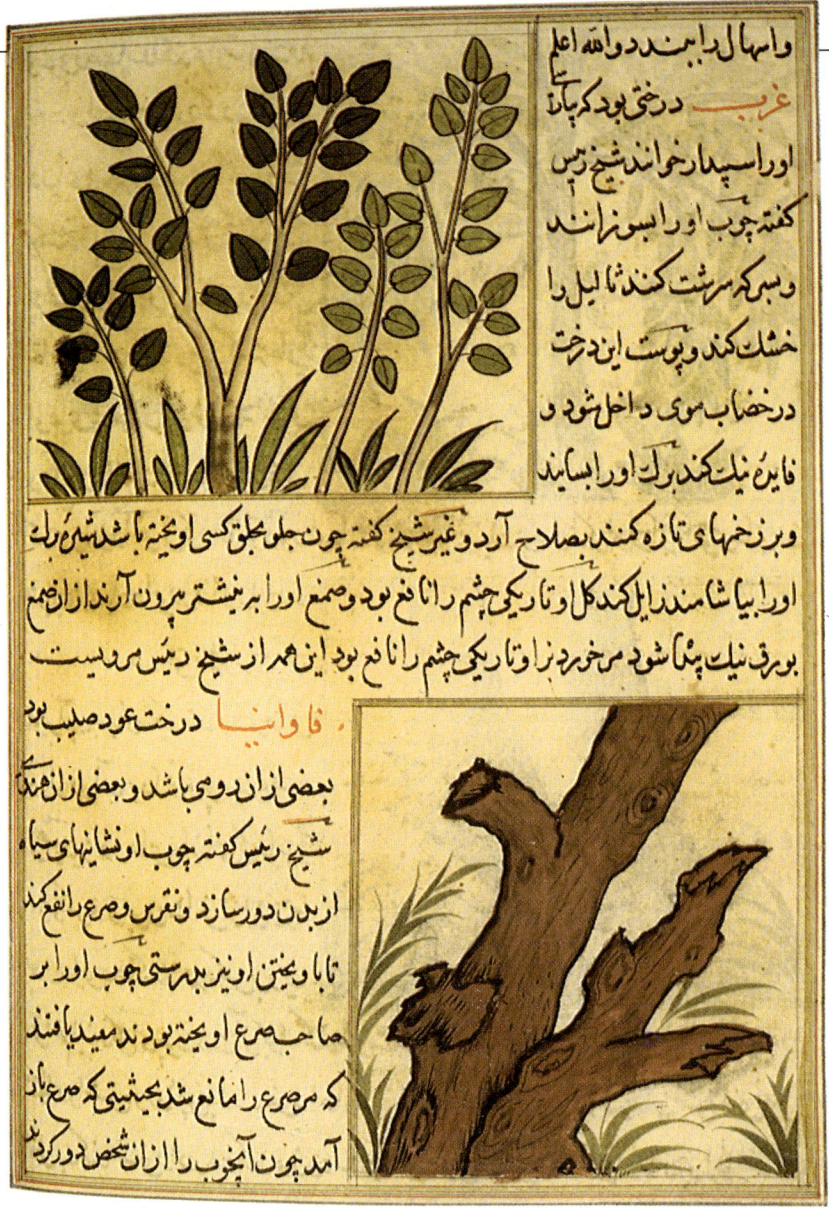

Das indische Kräuterverzeichnis

Im Mogul-Indien waren die ayurvedischen Traditionen weniger geschätzt als die griechischen und arabischen Vorstellungen. Dieses Kräuterbuch ist in persischer Sprache abgefaßt.

schmack von großer Bedeutung: Intensiver, bitterer oder adstringierender Geschmack kann zur Verringerung des Kapha beitragen. Deshalb zieht eine gesunde Ernährung diese Geschmacksrichtungen den süßen, salzigen oder sauren vor. Die Behandlung umfaßt auch Massagen mit Kräuterölen wie Eukalyptus und heißem, stark duftendem Weihrauch. Der Patient soll auch helle, leuchtend rote oder gelbe Farben tragen anstatt kalter Blau- und Weißtöne.

Andere Grundsätze

Die ayurvedische Medizin betont ein ganzheitliches Konzept. Sie behandelt den ganzen Menschen mit angemessenen Heilmitteln für Geist, Körper und Seele: Meditation, körperliche Betätigung und Kräuter, ausgerichtet auf einen bestimmten Aspekt des Wesens. Herzbeschwerden werden sowohl als geistiges wie auch als pathologisches Problem betrachtet, da das Herz der Sitz des »atman« oder des göttlichen Selbst ist. Geeignete Heilkräuter sind Arjuna, das als Herztonikum verwendet wird, und ein Massageöl auf der Basis von Sandelholz, das beruhigen, aufheitern und die Lebensfreude wecken soll.

Die Lebenskraft des Körpers (»ojas«, wie das chinesische »qi«) kann durch Kräutertonika wie Ashwagandha, Shatavari oder Guduchi gestärkt werden. Wie das chinesische Wei qi wird auch Ojas mit dem Immunsystem assoziiert. Kräuter, die zu seiner Stärkung dienen, sind meist Mittel zur Stimulierung des Immunsystems.

Ein gesundheitliches Problem, das auf übermäßigen Schleim zurückzuführen ist, wie Katarrh, Ödeme, wird zum Beispiel mit warmer, leichter und trockener Nahrung, einer Fastenkur und der Vermeidung kalter Getränke (sie erhöhen das Kapha) behandelt. Zu den Kräuterarzneien gehören scharfe Gewürze wie Chili, bittere Gewürze wie Aloe, pikante Tonika wie Safran und anregende, reinigende Kräuter wie Gotu kola. Sie alle sollen überflüssiges Wasser oder Schleim austrocknen. In der ayurvedischen Medizin ist der Ge-

Tibetanische Kräuterkunde

Rituale und Religion

Vor der chinesischen Invasion von 1959 waren die Lamas größtenteils für die Medizin in Tibet zuständig, es bestand eine enge Verbindung zwischen Heilkunde und Religion. Die Medizinstudenten lernten vier umfassende »tantras«. Diese erklärten Ursache und Verlauf einer Krankheit mit Hilfe von »Medizinbäumen«. Die Ärzte setzten Meditation und die »mantras« ein, um die Heilmittel »mit Energie aufzuladen«. Die Ernte der Kräuter wurde auf günstige astrologische Einflüsse abgestimmt.

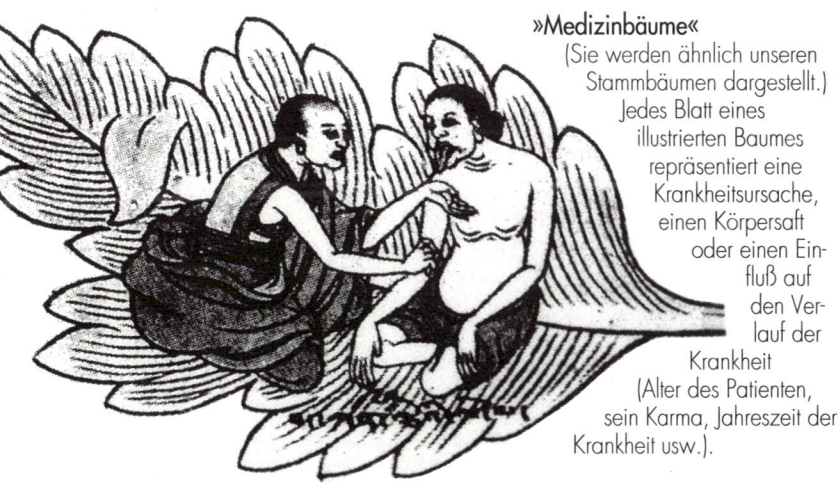

»Medizinbäume«

(Sie werden ähnlich unseren Stammbäumen dargestellt.) Jedes Blatt eines illustrierten Baumes repräsentiert eine Krankheitsursache, einen Körpersaft oder einen Einfluß auf den Verlauf der Krankheit (Alter des Patienten, sein Karma, Jahreszeit der Krankheit usw.).

Chinesische Kräutermedizin

Die traditionelle chinesische Kräutermedizin ist eine alte Heilkunde, die bis 2500 v. Chr. zurückverfolgt werden kann. Die damals entstandenen Schriften werden von den Heilern noch heute studiert und in der Praxis verwendet. Die Grundlagen wurden zwar ergänzt, aber kaum verändert. Die chinesische Medizin versteht Krankheit als Zeichen von Disharmonie im Menschen. Aufgabe des traditionellen chinesischen Heilers ist es daher, Harmonie und Gleichgewicht wiederherzustellen, so daß die natürlichen Heilkräfte des Körpers besser zum Tragen kommen. Kräuter sind wichtige Bestandteile der Behandlung und werden durch andere Therapieformen, zum Beispiel Akupunktur und Massage, noch unterstützt. In den letzten Jahren hat die chinesische Kräuterheilkunde im Westen Fuß gefaßt und wird von vielen qualifizierten Heilkundigen angewendet.

Die Grundsätze der chinesischen Medizin

Die Theorie der Elemente

Ebenso wie die frühgriechische Philosophie gründet auch die chinesische Heilkunde auf einer Theorie der Elemente (dieses Modell basiert auf fünf Elementen, während das griechische nur vier kennt). Mit Hilfe dieser Elemente – nämlich Holz, Feuer, Erde, Metall und Wasser – wird die Interaktion zwischen Mensch und Umwelt erklärt. Die fünf Elemente bedingen einander: Holz fördert Feuer, Feuer entwickelt Erde, Erde birgt Metall, Metall läßt Wasser entstehen (Wasser wird verstanden als Kondensation auf einer kalten metallischen Oberfläche), und Wasser führt durch die Förderung des Wachstums zur Entstehung von Holz.

Zu jedem Element gibt es eine Vielzahl von Assoziationen, die von Körperteilen und Gefühlen zu menschlichen Lauten, von Jahreszeiten und Farben zu Geschmacksrichtungen reichen. Alle diese Verbindungen beruhen auf einer einfachen Logik. Holz bezieht sich zum Beispiel auf Frühling und die Farbe Grün; Feuer auf Sommer; und Wasser auf die Nieren. Die Ausgewogenheit der Elemente ist die Voraussetzung für Gesundheit. Wenn ein Element die Oberhand gewinnt, kann dies zu Krankheit führen.

Chinesische Heiler suchen den Grund für eine Krankheit in einem verwandten Element. Leberbeschwerden (Holz) haben ihren Grund möglicherweise in einer Nierenschwäche (Wasser). Eine Magenschwäche (Erde) ist vielleicht auf eine übermäßige Aktivität des Holzes (Leber) zurückzuführen, die auf Grund eines unzureichenden Metalls (Lunge) außer Kontrolle geraten ist.

Die fünf Elemente

Die Elemente schaffen ein Beziehungsgeflecht. Die roten Pfeile in der Abbildung zeigen, wie ein Element das andere beeinflußt. Kräuter können zu diesem Modell in vielerlei Beziehungen stehen. So kann der Geschmack des jeweiligen Krauts einen Hinweis auf das Körperorgan geben, auf das sich die Pflanze auswirkt.

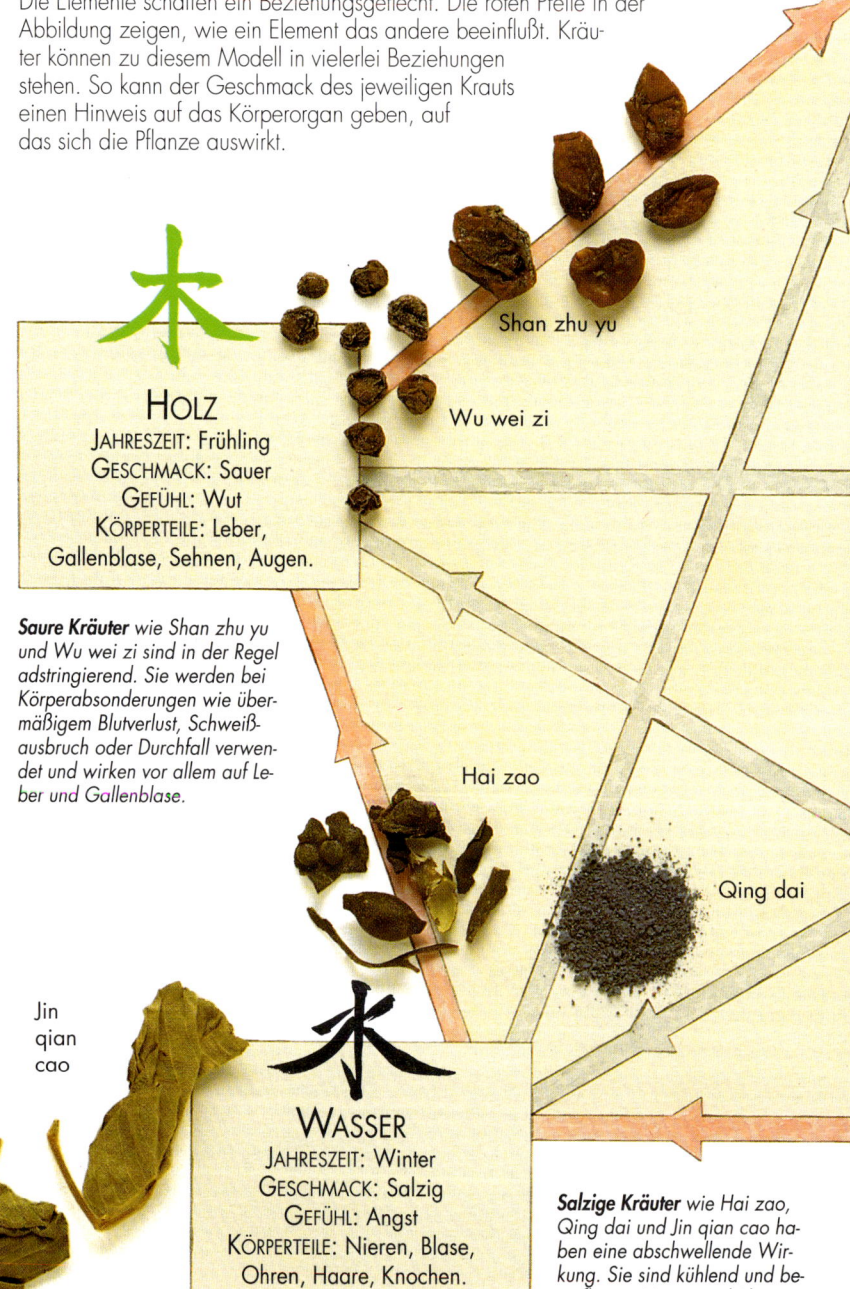

木

HOLZ
JAHRESZEIT: Frühling
GESCHMACK: Sauer
GEFÜHL: Wut
KÖRPERTEILE: Leber, Gallenblase, Sehnen, Augen.

Shan zhu yu

Wu wei zi

Saure Kräuter wie Shan zhu yu und Wu wei zi sind in der Regel adstringierend. Sie werden bei Körperabsonderungen wie übermäßigem Blutverlust, Schweißausbruch oder Durchfall verwendet und wirken vor allem auf Leber und Gallenblase.

Hai zao

Qing dai

Jin qian cao

水

WASSER
JAHRESZEIT: Winter
GESCHMACK: Salzig
GEFÜHL: Angst
KÖRPERTEILE: Nieren, Blase, Ohren, Haare, Knochen.

Salzige Kräuter wie Hai zao, Qing dai und Jin qian cao haben eine abschwellende Wirkung. Sie sind kühlend und beeinflussen Nieren und Blase.

Yin, Yang und Qi

Das Grundmodell der fünf Elemente wird von der chinesischen Theorie der Gegensätze – Yin und Yang – ergänzt. Danach besteht jeder Teil des Kosmos aus zwei Polen, die sich gegenseitig die Waage halten. Yin gilt als der weibliche, dunkle und kalte Pol, Yang als das männliche, helle und heiße Gegenstück. Die traditionelle chinesische Medizin glaubt, daß das Gleichgewicht zwischen Yin und Yang für die Gesundheit verantwortlich ist. Viele Krankheiten werden darauf zurückgeführt, daß eines von beiden über das andere dominiert. Verschiedene Körperteile werden ebenfalls mit Yin oder Yang assoziiert: Körpersäfte und Blut sind hauptsächlich Yin, während Qi, die Lebenskraft, eher Yang ist. Man nimmt an, daß Qi in einem Geflecht von Kanälen – den Meridianen – durch den Körper fließt und mit Hilfe von Akupunktur stimuliert werden kann.

Alte chinesische Heilkunde

Die Ursprünge der chinesischen Kräuterkunde liegen im Dunkeln. Es gibt legendäre Gestalten wie SHEN NONG, den »göttlichen Landwirt«, der die Landwirtschaft »erfand« und viele Heilpflanzen entdeckte. Es heißt, daß SHEN NONG »den Geschmack unzähliger Kräuter probierte und Wasser aus vielen Quellen und Brunnen trank, damit die Leute wüßten, welche süß und welche bitter schmeckten«. Er soll auch den Genuß von Tee entdeckt haben, als von einem Teestrauch einige Blätter in eine Schale mit kochendem Wasser fielen. Ein wichtiges chinesisches Kräuterverzeichnis aus der Zeit um 200 v. Chr. ist nach SHEN NONG benannt.

Der GELBE KAISER gilt als der Vater der chinesischen Medizintheorie. Er soll um 2500 v. Chr. gelebt haben. Doch die klassische Schrift, die seinen Namen trägt – »Huang Ti Nei Ching Su Wên« oder »Des Gelben Kaisers Kanon für innere Medizin« –, wird gewöhnlich auf 1000 v. Chr. datiert. Es könnte sich hierbei auch um eine ältere mündliche Überlieferung handeln. Wie auch im Westen war die Medizin zu jener Zeit nicht von Philosophie und Religion zu trennen. Der »Nei Ching« ist ein wichtiger taoistischer Text voller geistiger Weisheiten.

Historisch gesehen gab es in China viele verschiedene medizinische Richtungen und Verfahren, die von fahrenden Ärzten, Dorfheilern und eingeborenen Schamanen praktiziert wurden. Es gab auch taoistische Philosophen-Ärzte, die die klassischen medizinischen Schriften verfaßten. An sie wandten sich vorzugsweise die Aristokraten mit ihren Leiden.

Moderne chinesische Medizin

Ab dem 19. Jahrhundert gewannen die Krankenhäuser der westlichen Missionare an Bedeutung und boten eine Alternative zu den alten Verfahren. Die chinesische Medizin überlebte zwar, wurde aber erst in den 60er Jahren zur maßgeblichen Heilkunde des Landes, als MAO TSE-TUNG fünf Ausbildungsstätten schuf, an denen die traditionelle chinesische Medizin gelehrt wurde.

Bis heute haben sich die alten regionalen Methoden bei den koreanischen, vietnamesischen und japanischen Heilern erhalten. Die klassische Medizin wird auch von den überlebenden chinesischen Heilkundigen praktiziert, von denen viele nach Hongkong, Singapur und San Francisco ausgewandert sind.

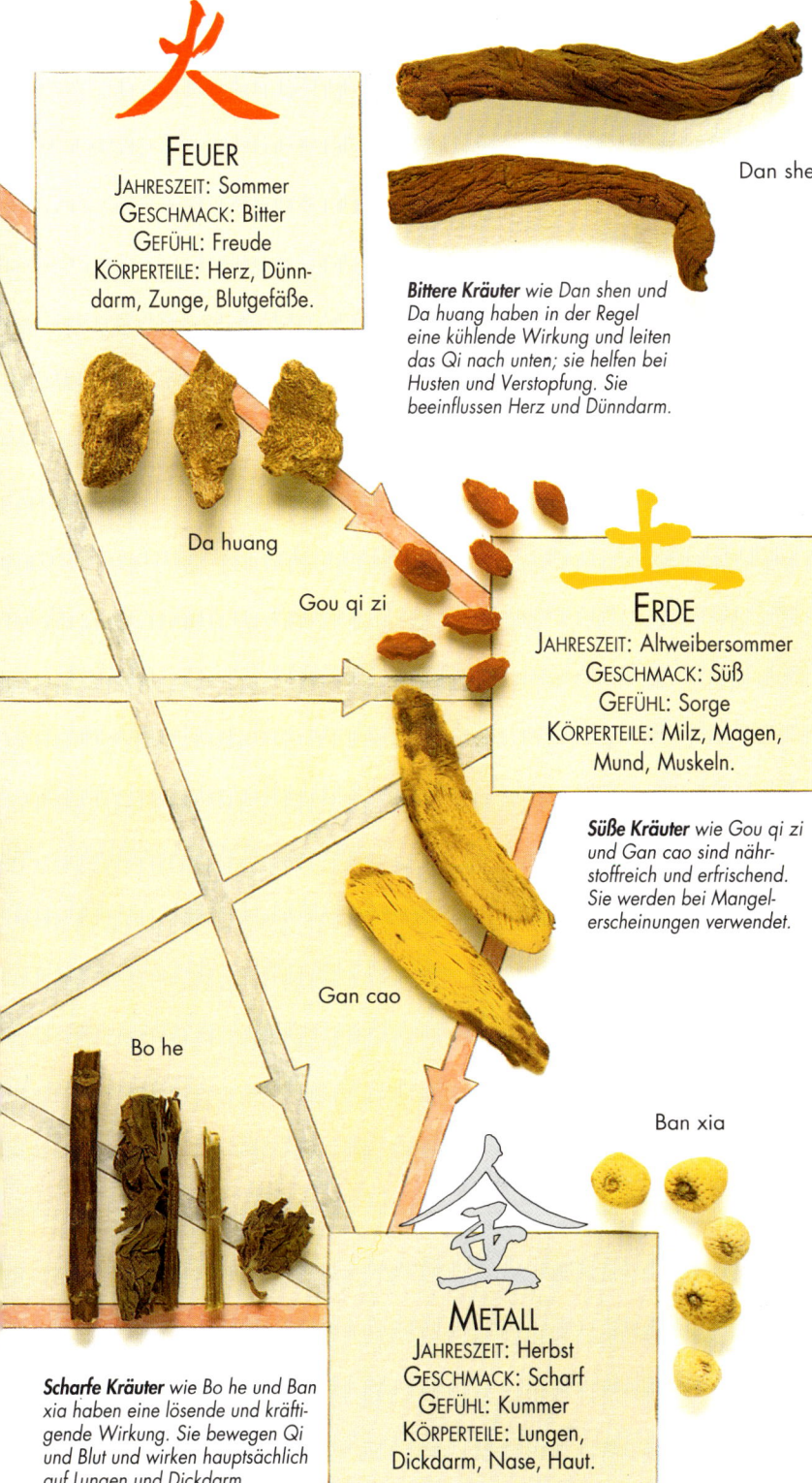

FEUER
JAHRESZEIT: Sommer
GESCHMACK: Bitter
GEFÜHL: Freude
KÖRPERTEILE: Herz, Dünndarm, Zunge, Blutgefäße.

Dan shen

Bittere Kräuter wie Dan shen und Da huang haben in der Regel eine kühlende Wirkung und leiten das Qi nach unten; sie helfen bei Husten und Verstopfung. Sie beeinflussen Herz und Dünndarm.

Da huang

Gou qi zi

ERDE
JAHRESZEIT: Altweibersommer
GESCHMACK: Süß
GEFÜHL: Sorge
KÖRPERTEILE: Milz, Magen, Mund, Muskeln.

Süße Kräuter wie Gou qi zi und Gan cao sind nährstoffreich und erfrischend. Sie werden bei Mangelerscheinungen verwendet.

Gan cao

Bo he

Ban xia

METALL
JAHRESZEIT: Herbst
GESCHMACK: Scharf
GEFÜHL: Kummer
KÖRPERTEILE: Lungen, Dickdarm, Nase, Haut.

Scharfe Kräuter wie Bo he und Ban xia haben eine lösende und kräftigende Wirkung. Sie bewegen Qi und Blut und wirken hauptsächlich auf Lungen und Dickdarm.

Die Praxis der chinesischen Medizin

Erhitzen oder Abkühlen?

Auch die chinesische Medizin kennt fünf Geschmacksrichtungen, die als heiß oder kalt beschrieben werden können. Man nimmt an, daß scharfe und süße Geschmäcke eine erhitzende Wirkung haben, während saure, bittere und salzige Geschmäcke als abkühlend gelten. Einige Kräuter vereinigen mehrere verschiedene Geschmacksrichtungen: Der Name Wu wei zi (Schisandrabeere) bedeutet wörtlich »Frucht der fünf Geschmäcke«.

Diese Eigenschaften haben auch einen Einfluß darauf, welchen Körperteil ein bestimmtes Kraut beeinflußt. Erhitzende Kräuter steigen nach oben oder schweben, deshalb wirken sich scharfe und süße Kräuter eher auf die oberen und äußeren Körperteile aus. Abkühlende Kräuter sinken, deshalb üben saure, bittere und salzige Kräuter ihre heilsame Wirkung eher auf die untere Hälfte und das Körperinnere aus. Bei

der Behandlung von Arthritis fügen die Chinesen der Mischung oft Qiang huo bei, wenn der Schmerz in den Schultern oder Armen sitzt, während sie Du huo einsetzen, wenn die Hüften oder Knie betroffen sind. Beide Kräuter finden dann Anwendung, wenn der gesamte Körper in Mitleidenschaft gezogen ist.

Scharfe Geschmäcke haben auch eine stimulierende Wirkung, saure verursa-

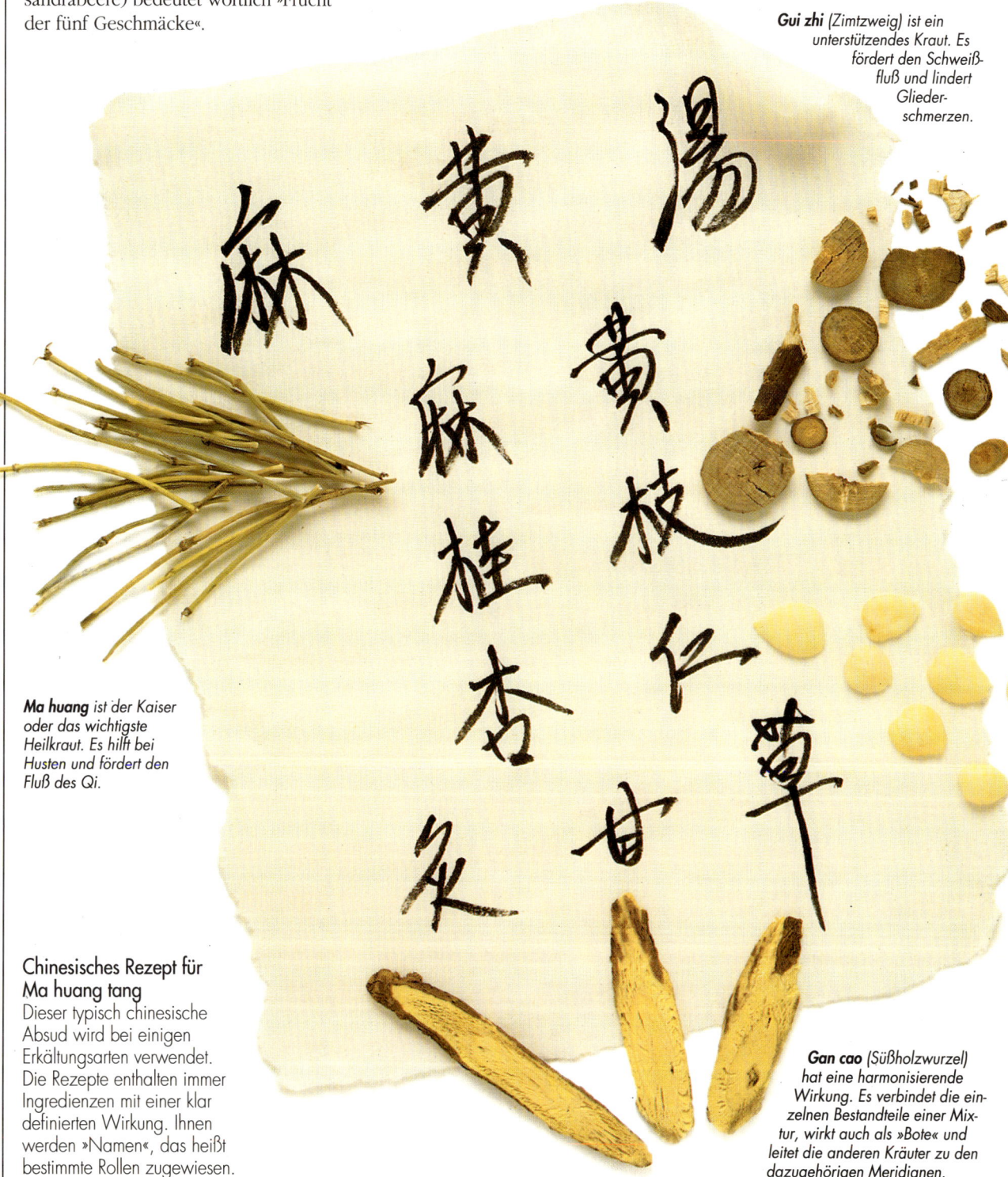

Gui zhi (Zimtzweig) ist ein unterstützendes Kraut. Es fördert den Schweißfluß und lindert Gliederschmerzen.

Ma huang ist der Kaiser oder das wichtigste Heilkraut. Es hilft bei Husten und fördert den Fluß des Qi.

Chinesisches Rezept für Ma huang tang

Dieser typisch chinesische Absud wird bei einigen Erkältungsarten verwendet. Die Rezepte enthalten immer Ingredienzen mit einer klar definierten Wirkung. Ihnen werden »Namen«, das heißt bestimmte Rollen zugewiesen.

Gan cao (Süßholzwurzel) hat eine harmonisierende Wirkung. Es verbindet die einzelnen Bestandteile einer Mixtur, wirkt auch als »Bote« und leitet die anderen Kräuter zu den dazugehörigen Meridianen.

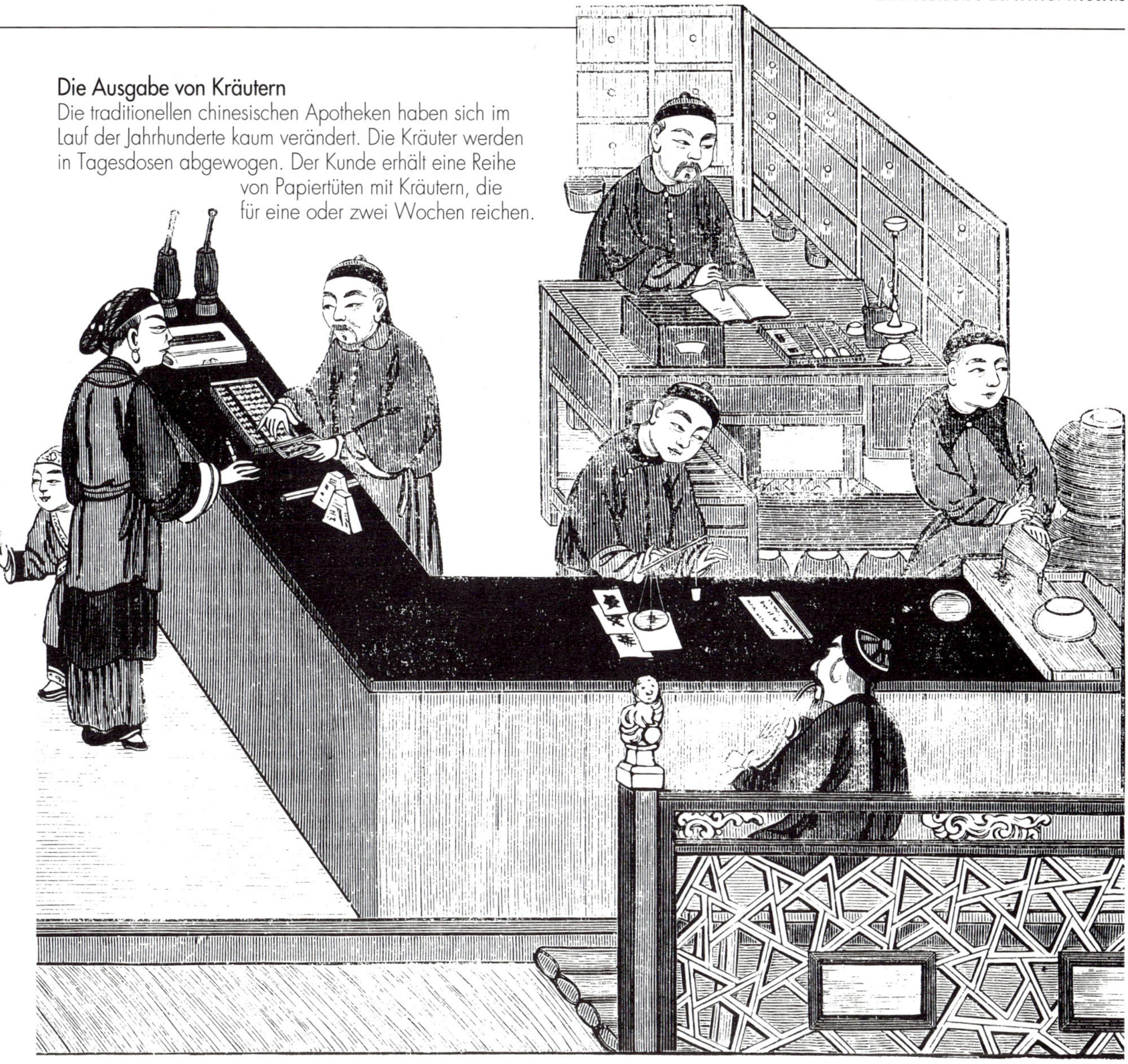

Die Ausgabe von Kräutern
Die traditionellen chinesischen Apotheken haben sich im Lauf der Jahrhunderte kaum verändert. Die Kräuter werden in Tagesdosen abgewogen. Der Kunde erhält eine Reihe von Papiertüten mit Kräutern, die für eine oder zwei Wochen reichen.

chen eine Kontraktion, süße haben einen erfrischenden Effekt und bittere werden dazu verwendet, das Qi nach unten zu verlagern, während ein salziger Geschmack beruhigend wirkt.

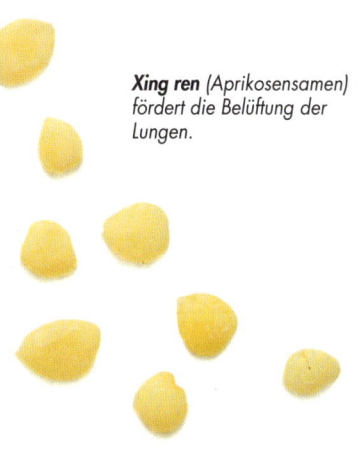

Xing ren (Aprikosensamen) fördert die Belüftung der Lungen.

Die Verschreibung von Kräutern

Die Chinesen verschreiben ihre Kräuter meist nach Standardrezepturen (mehrere Tausend sind regelmäßig in Gebrauch). Je nach Zustand des Patienten werden sie leicht abgewandelt. Die Mixturen können aus zwei bis zu zwanzig Kräutern bestehen, ihr Zusammenwirken ist ebenso wichtig wie ihre jeweiligen Eigenschaften. Das Ergebnis ist oft ein wirkungsvolles Gebräu, das eine dramatische therapeutische Wirkung haben kann, die mit logischen wissenschaftlichen Erkenntnissen selten erklärbar ist.

Kräuter werden im allgemeinen in Pillen- oder Pulverform, häufiger aber als Absude ausgegeben. Der Patient kocht diese »Suppe« zu Hause nochmals etwa eine Stunde lang auf. Dafür gibt es besondere irdene Gefäße. Manchmal werden die Kräuter mit Reis gekocht, um so eine breiartige, heilende Mahlzeit zu bereiten.

Kräuter in Kräuterbüchern

In traditionellen chinesischen Kräuterbüchern werden die folgenden Eigenschaften einer Pflanze beschrieben: Geschmack, vorherrschendes Temperament, Organ und Meridiane, die von diesem Kraut angesprochen werden. Manchmal ergeben sich dabei Überschneidungen: Huang lian zum Beispiel hat einen sehr bitteren Geschmack; ist kalt und wird mit dem Herzen assoziiert – Eigenschaften, die direkt zum Modell der fünf Elemente zurückführen. Es wird mit übermäßiger Hitze im Herzen assoziiert und führt nach der traditionellen chinesischen Medizin zu Schlaflosigkeit, Herzklopfen und Hitzewallungen. Bai shao yao ist sauer und wird bei Leberproblemen verschrieben, Geschmack und Wirkungsweise sind also Aspekte des Elementes Holz. Viele nährstoffreiche Pflanzen wie Reis oder Hafer, auch bedeutende Tonika wie Ginseng werden als süß beschrieben und sind gut für Magen und Milz.

Kräuterkunde im Mittelalter

Nach dem Untergang Roms ging die europäische Kräuterheilkunde im frühen Mittelalter nicht vollständig verloren. Die »Barbaren« ergänzten ihre eigenen Kräuterheilpraktiken mit überlieferten römischen Heilmitteln. Mit der Verbreitung des Christentums ging ein beträchtlicher Austausch von Arzneien und erprobten Rezepten einher. Während des Mittelalters spielte die Kirche sowohl bei der Pflege von Kräutergärten als auch bei der Einführung neuer Kräuter eine wichtige Rolle. Mit der Erfindung der Druckerpresse gelangten die Kenntnisse der klassischen Wissenschaft ins Volk und ergänzten die Volksheilkunde und die seit Generationen überlieferten Kräuterrezepturen.

Die Ausweitung der europäischen Kräuterkunde

Die angelsächsischen Kräuterverzeichnisse

Das älteste noch existierende Kräuterverzeichnis Europas, »The Leech Book of Bald«, ist in Mundart abgefaßt, geht auf die erste Hälfte des 10. Jahrhunderts zurück und umfaßt Heilmittel, die der Patriarch von Jerusalem an König Alfred schickte. Es beschreibt Behandlungsmethoden für Leiden, die durch »fliegende Gifte« oder »Elfenpfeile« verursacht wurden, da man diese Phänomene für eine Vielzahl von akuten und schleppenden Krankheiten verantwortlich machte. Zur Zeit der Sachsen waren Ziest, Eisenkraut, Beifuß, Wegerich und Schafgarbe besonders beliebt. Diese Kräuter wurden für viele innerlich anzuwendende Arzneien eingesetzt, häufiger aber als Amulett getragen, um den bösen Blick abzuwenden. Wenngleich sich die medizinischen Lehrinstitute über ganz Europa ausbreiteten (das berühmteste war im frühen 10. Jahrhundert in Salerno gegründet worden, man lehrte dort die Prinzipien des HIPPOKRATES, nämlich gesunde Ernährung, körperliche Betätigung und frische Luft), lagen Heilkunde und Kräutermedizin doch hauptsächlich in der Hand der Kirche, da alle Klöster Kräutergärten unterhielten und Krankenpflege als Christenpflicht galt. Bei der Heilung waren Gebete ebenso wichtig wie Arzneien, und die Kräuterheilbücher des Mittelalters verbanden oft Beschwörungsformeln mit Aufgüssen. Die Heilung des Patienten fand mit »Gottes Hilfe« statt.

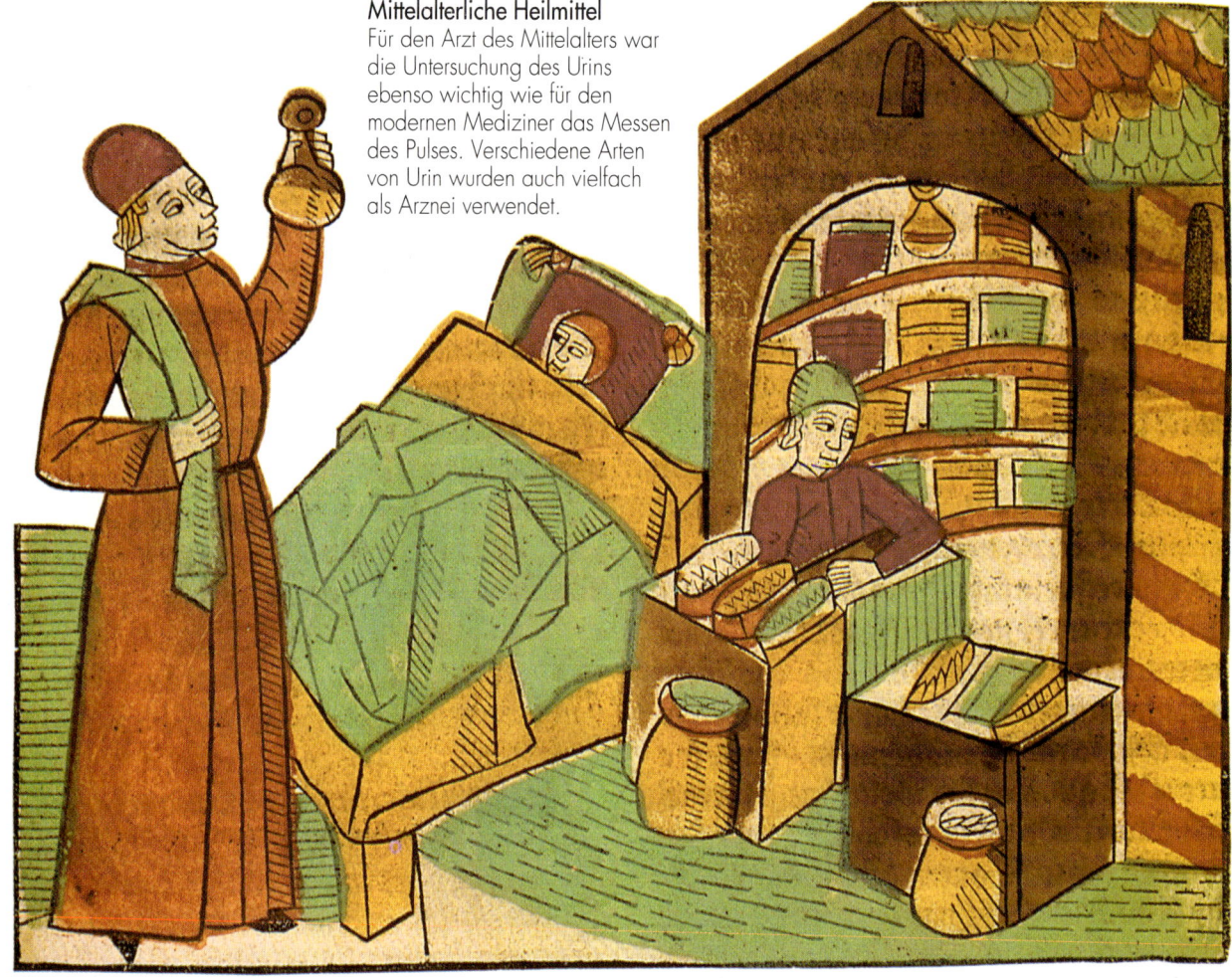

Mittelalterliche Heilmittel
Für den Arzt des Mittelalters war die Untersuchung des Urins ebenso wichtig wie für den modernen Mediziner das Messen des Pulses. Verschiedene Arten von Urin wurden auch vielfach als Arznei verwendet.

Paracelsus

Als sich Wissenschaft und Bildung aus den Klöstern in weltliche Bereiche verlagerten, begann man, wieder mehr Wert auf die Heilpraktiken und Disziplinen, die einst in der Schule von Salerno vermittelt wurden, zu legen. Gegen 1530 revolutionierte PARACELSUS (geboren als Philippus Theophrastus Bombastus von Hohenheim im Jahre 1493 in der Nähe von Zürich) die europäische Einstellung zur Gesundheitspflege. Er war sowohl Alchemist als auch Arzt und lehrte in deutscher und nicht in lateinischer Sprache. PARACELSUS betrachtete Apotheker und Ärzte als betrügerische Verschwörer, die den Leuten das Geld aus der Tasche zogen. Er wandte sich gegen die komplizierten und oft tödlichen Abführ- und Brechmittel, die von diesen verschrieben wurden. Sein Ziel war die Rückkehr zu einer einfacheren Medizin nach der Signaturenlehre.

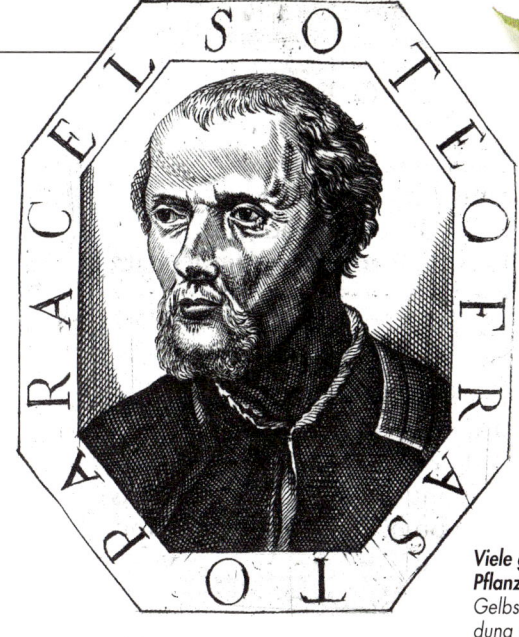

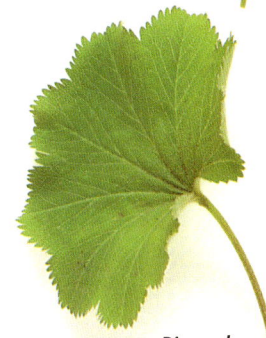

Die Blätter des Lungenkrautes ähnelten kranken Lungenflügeln, deshalb wurde die Pflanze bei Bronchitis und Tuberkulose verwendet.

Signaturenlehre

PARACELSUS war der Begründer der Signaturenlehre, nach der das äußere Erscheinungsbild einer Pflanze auf die Leiden hinweist, die mit ihrer Hilfe geheilt werden können. Manchmal traf diese Theorie in einem erstaunlichen Maße zu. Ähnliche Auffassungen werden in Afrika noch heute vertreten.

Viele gelbblühende Pflanzen wurden mit Gelbsucht in Verbindung gebracht, deshalb setzte man Leinkraut, Schöllkraut und Löwenzahn bei Leberbeschwerden ein.

Die kleinen Öldrüsen in den Johanniskrautblättern sehen aus wie Löcher. Die Blütenextrakte hingegen sind blutrot – ein Zeichen, daß sie für die Wundversorgung geeignet sind.

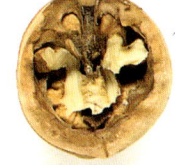

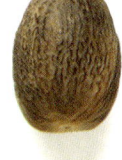

Walnuß und Muskatnuß wurden mit dem Gehirn assoziiert, und man glaubte, daß sie zur Stärkung der Hirntätigkeit beitrügen.

Die runden Blätter des Frauenmantels wurden mit der Gebärmutter assoziiert.

Illustrierte Kräuterbücher

Der »Kräuterkrieg«

Auf PARACELSUS folgten Ärzte – wie WILLIAM TURNER –, die in englischer Sprache schrieben, damit »die Apotheker und Kräuterweiber« verstünden, welche Pflanzen die Ärzte in ihren lateinisch verfaßten Rezepten eigentlich meinten, und sie nicht »das Leben manch eines unwissenden Menschen in Gefahr brächten«. NICHOLAS CULPEPER (1616–1654) vertrat eine ähnliche Meinung. Er zog sich den Zorn des neugegründeten ärztlichen Lehrinstituts zu, als er die »Pharmacopoeia« (Arzneibuch) ins Englische übersetzte, damit die einfachen Leute ihre Heilkräuter sammeln konnten, anstatt teures Geld für den Apotheker auszugeben. Der Krieg zwischen Ärzten, Apothekern und »Kräuterweibern« wütete während des gesamten 17. und 18. Jahrhunderts. Allmählich gingen die Arzneien in die Hände von an Universitäten ausgebildeten Ärzten über, während ihre Ausgabe von Apothekern strengstens kontrolliert wurde. Diese bevorzugten teure Geheimmittel, die sich aus vielerlei Ingredienzen zusammensetzten und oft Quecksilber und Antimon enthielten.

Heilmittel aus fernen Ländern

Als die großen Kräuterverzeichnisse von GERARD (1597), PARKINSON (1640) und CULPEPER (1653) erschienen, führte man viele neue Kräuter aus Ostindien und Nordamerika ein. Pflanzen wie Yucca, Kapuzinerkresse und Muskatnuß tauchten allmählich auch in den Kräuterbüchern auf, oft mit erfindungsreichen Anwendungsformen und ungewöhnlichen therapeutischen Eigenschaften. Schwarzer Tee ist hierfür ein klassisches Beispiel: im 17. Jahrhundert ein Allheilmittel, heute nicht mehr als ein beliebtes Getränk.

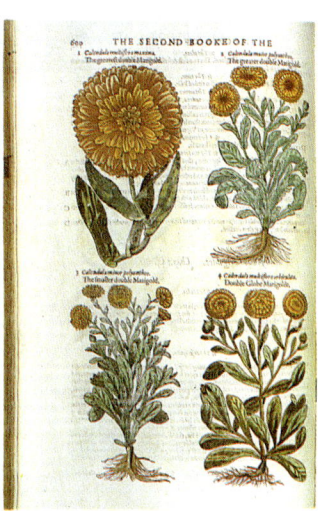

Heilende Ringelblumen

GERARD beschreibt 10 verschiedene Arten von Ringelblumen, darunter auch die gefüllten. Er empfahl, sie zu konservieren, um im Ernstfall ihre vorbeugende Wirkung nutzen zu können.

Nordamerikanische Traditionen

Die ersten europäischen Siedler, die nach Nordamerika kamen, brachten Heilpflanzen mit, die sie von zu Hause kannten: Feldstiefmütterchen und Wegerich, die man auch den »Fuß des weißen Mannes« nannte, da sie überall da angebaut wurden, wo die Weißen sich niederließen. Die Siedler übernahmen einige Heilpraktiken der eingeborenen Bevölkerung und entdeckten auf diese Weise neue Kräuter wie Wasserdost, Purpurfarbenen Sonnenhut, Gelbwurz und Knollige Schwalbenwurzel. Einige Indianerstämme hatten auch saunaähnliche Schwitzhäuser und nutzten die Heilkraft der Hitze; diese »Technik« wurde von SAMUEL THOMSON (siehe rechts) übernommen. Das Verschmelzen der Traditionen fand seinen Niederschlag in den physiomedizinischen (Sparte der Naturheilkunde) und eklektischen Schulen, deren Lehren später nach Europa gelangten und die dortigen Methoden der Kräuterheiler langfristig beeinflußten.

Rituelle Kräuterheilkunde

Zauber und Medizin

Die Kräuterheilkunde der amerikanischen Ureinwohner war Schamanismus, das heißt, sie kreiste um die Handlungen eines Medizinmannes oder Schamanen. Mit Trommeln und Rasseln sowie durch das Rauchen von Tabakmischungen oder Peyote versetzte sich der Zauberpriester in einen tranceähnlichen Zustand, der seinen Geist auf Reisen gehen ließ, um die Seele des Kranken zu finden, den es zu retten und zu heilen galt. Auch heute noch verwenden die Schamanen in Südamerika Extrakte einer bestimmten Rebe – in Kolumbien heißt sie Yage, in Peru und Ecuador Ayahuasca – zu diesem Zweck. Die sibirischen Medizinmänner verzehrten Fliegenpilze oder Blätterpilze, um solche »Reisen« unternehmen zu können, während sich die europäischen Hexen mit Hilfe von Tollkirsche, Bilsenkraut, Stechapfel oder der Alraune in die Lüfte schwangen.

Die amerikanischen Ureinwohner verwandten bei ihren Ritualen auch ein Medizinrad und schrieben den vier Hauptrichtungen Tiertotems zu. Sie setzten diese mit verschiedenen Persönlichkeitstypen, geistigen Energien, Krankheiten und Pflanzenheilmitteln gleich. Der Süden wurde häufig mit dem Kojoten und den Energien Wachstum und Mitgefühl assoziiert, während der Adler und die Kräfte von Weisheit und Erleuchtung als Symbole des Ostens galten.

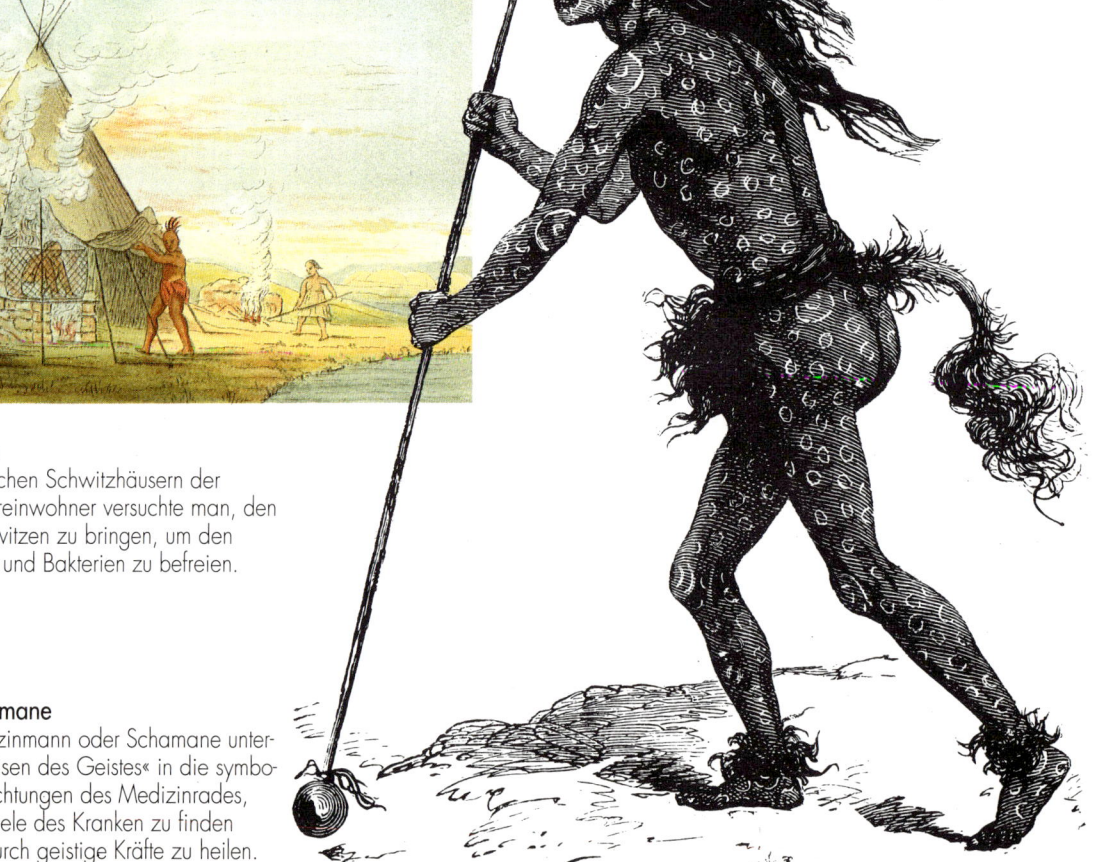

Das Schwitzhaus
In den saunaähnlichen Schwitzhäusern der amerikanischen Ureinwohner versuchte man, den Kranken zum Schwitzen zu bringen, um den Körper von Giften und Bakterien zu befreien.

Der Schamane
Der Medizinmann oder Schamane unternahm »Reisen des Geistes« in die symbolischen Richtungen des Medizinrades, um die Seele des Kranken zu finden und sie durch geistige Kräfte zu heilen.

Das Verschmelzen der Heilpraktiken

Physiomedikalismus

Zwischen den ersten Pionieren und den Indianern erfolgte ein reger Austausch ihrer Heilkräuterkenntnisse. SAMUEL THOMSON, Gründer der physiomedizinischen Bewegung, förderte diese Entwicklung. Er wurde 1769 in New Hampshire geboren und erlernte die Kräuterheilkunde als Knabe bei der Witwe BENTON, einer »Wurzel- und Kräuterärztin«, die die Fertigkeiten der amerikanischen Ureinwohner mit der traditionellen Rolle des »Kräuterweibleins« verband. THOMSON machte Eltern für ihre eigene Gesundheit und die ihrer Kinder verantwortlich. Das von ihm überarbeitete System der botanischen Praxis der Arzneimittel, eine Mischung aus Handbuch und Patentrezepten, fand im Amerika des frühen 19. Jahrhunderts große Verbreitung. Sein Hauptgrundsatz: »Alle Krankheiten werden durch Kälte verursacht«, was angesichts der bitterkalten Winter in Neuengland nicht so falsch gewesen sein mag. Ende 1830 hatte er drei Millionen Anhänger.

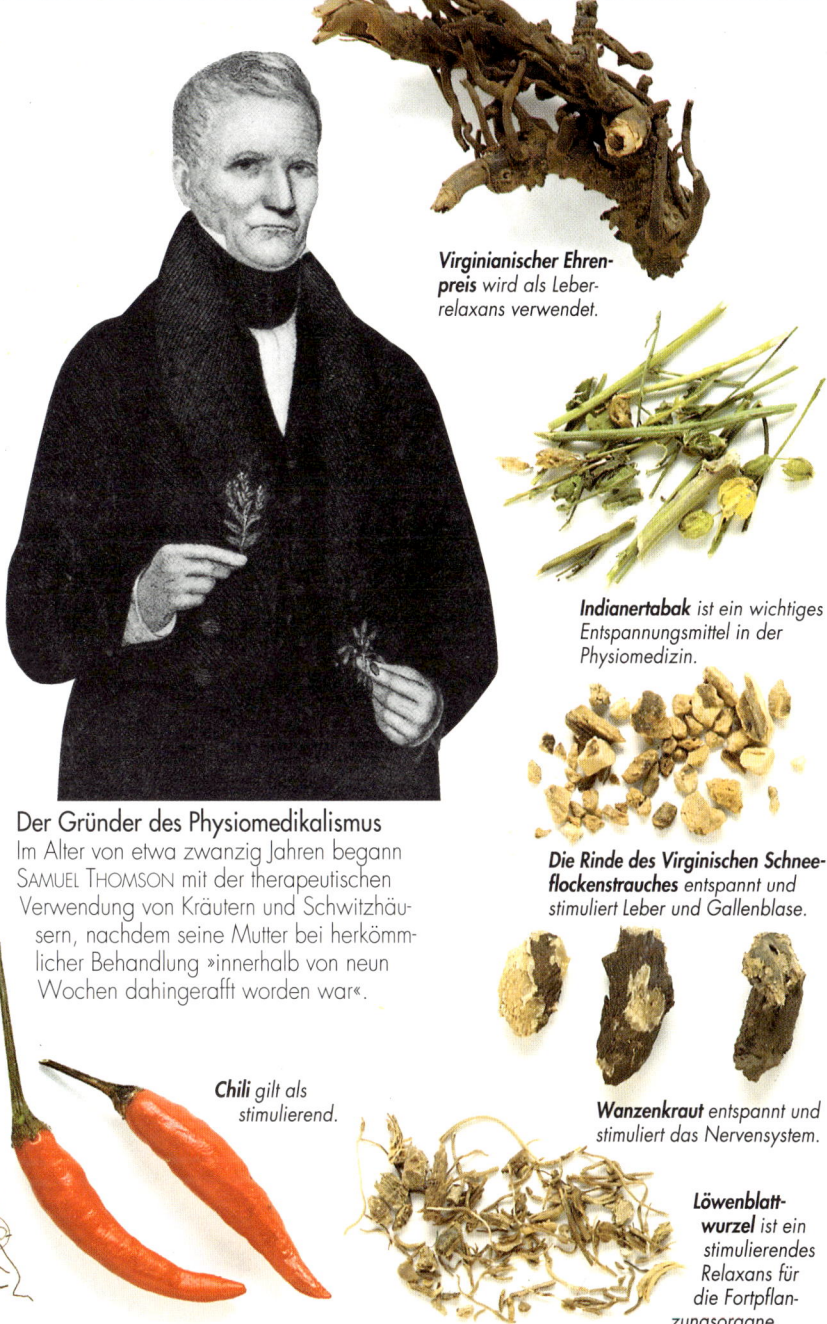

Virginianischer Ehrenpreis *wird als Leberrelaxans verwendet.*

Indianertabak *ist ein wichtiges Entspannungsmittel in der Physiomedizin.*

Die Rinde des Virginischen Schneeflockenstrauches *entspannt und stimuliert Leber und Gallenblase.*

Wanzenkraut *entspannt und stimuliert das Nervensystem.*

Löwenblattwurzel *ist ein stimulierendes Relaxans für die Fortpflanzungsorgane der Frau.*

Der Gründer des Physiomedikalismus
Im Alter von etwa zwanzig Jahren begann SAMUEL THOMSON mit der therapeutischen Verwendung von Kräutern und Schwitzhäusern, nachdem seine Mutter bei herkömmlicher Behandlung »innerhalb von neun Wochen dahingerafft worden war«.

Chili *gilt als stimulierend.*

Sternwurzel, *ein Liliengewächs, stimuliert den Uterus.*

Die Bewahrung des Gleichgewichts

Die physiomedizinischen Vorstellungen gründeten auf der Ansicht, daß die »Lebenskraft« des Körpers gestärkt werden kann, wenn Gewebe und Nerven· im Gleichgewicht sind. Die wesentlichen Bestandteile der Therapie waren die Entspannung oder adstringierende Behandlung des Gewebes und die Stimulierung oder Beruhigung der Nerven. Darmreizungen zum Beispiel wurden mit Kamille behandelt, um das Nervensystem und das Gewebe der Verdauungsorgane zu beruhigen. Anschließend setzte man ein adstringierendes Heilmittel ein wie Odermennig oder ein stimulierendes wie Ingwer, um die Lebenskraft und die inneren Körperenergien wieder in Schwung zu bringen.

Eklektizismus

Andere »botanische« Systeme folgten, wie etwa die eklektische Schule des DR. WOOSTER BEECH um 1830. Wie auch die Anhänger Thomsons verwendeten die Eklektiker Kräuterheilmittel und Heilpraktiken der amerikanischen Ureinwohner. Sie verknüpften diese aber noch mit herkömmlichen Behandlungsformen, wenn es um die Bestimmung einer Krankheit ging. Diese Richtung der Heilkunde stellte eine ernsthafte Konkurrenz zur Schulmedizin dar. Die Rivalität endete erst im Jahre 1907, als die Philanthropen ANDREW CARNEGIE und JOHN D. ROCKEFELLER nach einer Überprüfung der medizinischen Lehrinstitute beschlossen, nur den Einrichtungen der herkömmlichen Medizin finanzielle Unterstützung zu gewähren.

Die Bewegung in Europa

DR. ALBERT ISAIAH COFFIN brachte THOMSONS Physiomedikalismus im Jahre 1838 nach Großbritannien. Er entwickelte ein ähnliches System von Patentrezepten und Anleitungen zur Selbstdiagnose. WOOSTER BEECH folgte in den 50er Jahren und predigte seine eklektische Botschaft. Die Bewegung faßte in den Arbeitergebieten des Landes Fuß und war vor allem im Norden bis in die 30er Jahre unseres Jahrhunderts verbreitet. Im Jahre 1864 vereinigten sich mehrere Gruppen zum »Nationalen Verband medizinischer Kräuterexperten«. Dieser Verband besteht heute noch, und zwar unter der Bezeichnung »Nationales Institut medizinischer Heilpraktiker« – der ältesten Organisation von Kräuterheilkundlern in Europa.

Aus Pflanzen werden Pillen

Wenngleich schon seit Jahrtausenden Extrakte, zum Beispiel ätherische Öle, aus verschiedenen Pflanzen isoliert wurden, kombinierte die traditionelle Kräuterheilkunde doch immer verschiedene Kräuter, um auf diese Weise die Wirkungen zu verbessern; denn das Ganze wurde immer höher bewertet als die Einzelteile. Erst im 18. Jahrhundert begann man, die einzelnen Inhaltsstoffe zu bestimmen und sie als Einzeldrogen einzusetzen. Heute kennen wir Tausende solcher Arzneistoffe. Ihre Eigenschaften unterscheiden sich beträchtlich von denen ihrer Ur-

sprungspflanzen. Anfangs konnten diese Arzneistoffe nur aus Pflanzenextrakten gewonnen werden. Später bestimmte man ihre chemischen Strukturen, und heute werden die Drogen synthetisch hergestellt. Beim Übergang von unbehandelten Pflanzen zu klinischen Medikamenten hat die moderne Medizin die Fähigkeit verloren, die Kräuter so zu kombinieren, daß ihre Toxität beeinflußt werden kann. Auch werden keine ganzen Pflanzen mehr verwendet, die ja selbst die Substanzen enthalten, die das Risiko von Nebenwirkungen verringern können.

Kräuter in der modernen Medizin

Das Heilmittel Fingerhut

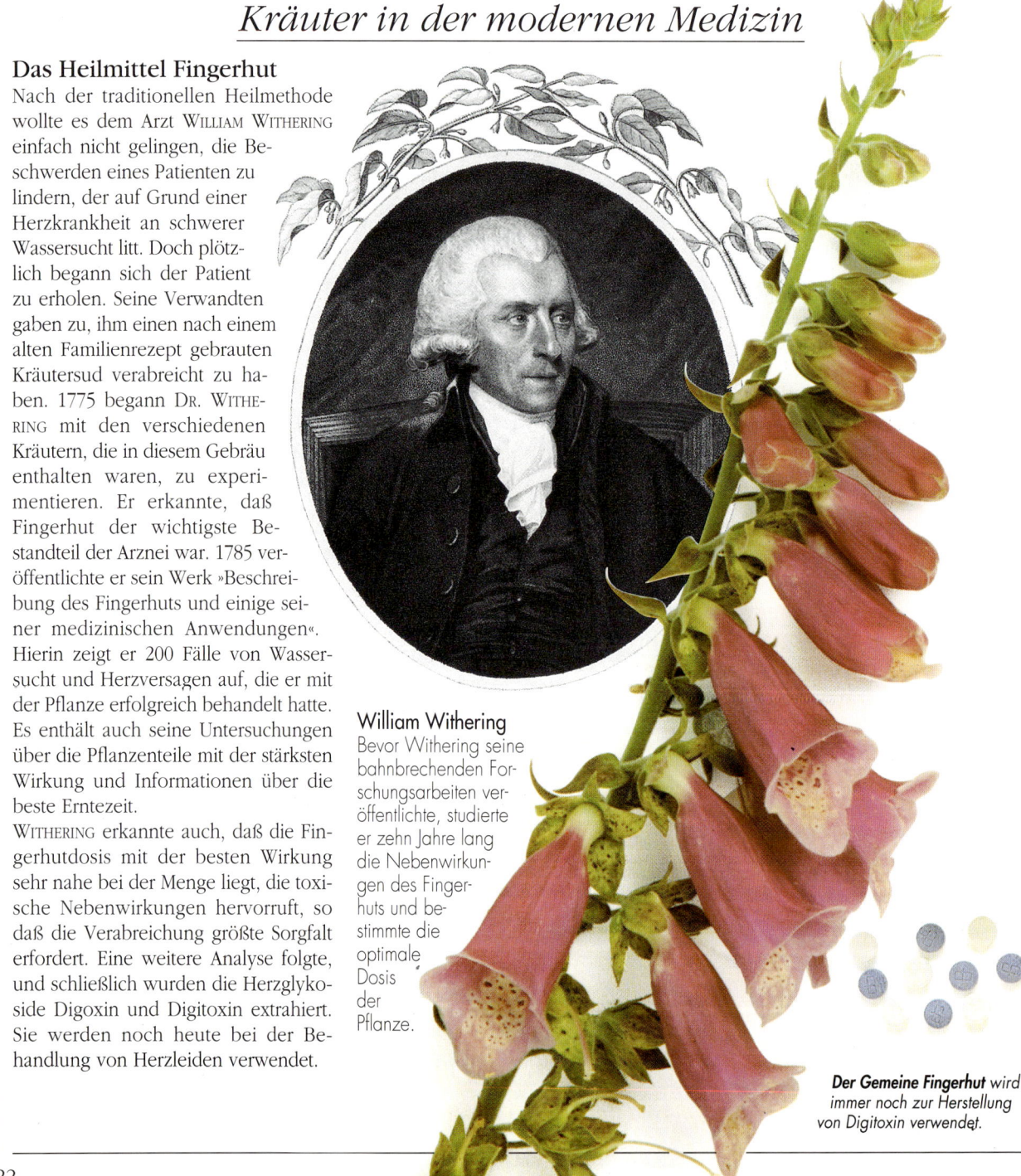

Nach der traditionellen Heilmethode wollte es dem Arzt WILLIAM WITHERING einfach nicht gelingen, die Beschwerden eines Patienten zu lindern, der auf Grund einer Herzkrankheit an schwerer Wassersucht litt. Doch plötzlich begann sich der Patient zu erholen. Seine Verwandten gaben zu, ihm einen nach einem alten Familienrezept gebrauten Kräutersud verabreicht zu haben. 1775 begann DR. WITHERING mit den verschiedenen Kräutern, die in diesem Gebräu enthalten waren, zu experimentieren. Er erkannte, daß Fingerhut der wichtigste Bestandteil der Arznei war. 1785 veröffentlichte er sein Werk »Beschreibung des Fingerhuts und einige seiner medizinischen Anwendungen«. Hierin zeigt er 200 Fälle von Wassersucht und Herzversagen auf, die er mit der Pflanze erfolgreich behandelt hatte. Es enthält auch seine Untersuchungen über die Pflanzenteile mit der stärksten Wirkung und Informationen über die beste Erntezeit.

WITHERING erkannte auch, daß die Fingerhutdosis mit der besten Wirkung sehr nahe bei der Menge liegt, die toxische Nebenwirkungen hervorruft, so daß die Verabreichung größte Sorgfalt erfordert. Eine weitere Analyse folgte, und schließlich wurden die Herzglykoside Digoxin und Digitoxin extrahiert. Sie werden noch heute bei der Behandlung von Herzleiden verwendet.

William Withering
Bevor Withering seine bahnbrechenden Forschungsarbeiten veröffentlichte, studierte er zehn Jahre lang die Nebenwirkungen des Fingerhuts und bestimmte die optimale Dosis der Pflanze.

Der Gemeine Fingerhut wird immer noch zur Herstellung von Digitoxin verwendet.

Pflanzliche Drogen

Eine der ersten modernen Drogen, die aus einer Pflanze isoliert wurde, war das Morphin, das von FRIEDRICH SERTÜRNER 1803 in Deutschland entdeckt wurde. Er extrahierte weiße Kristalle aus rohem Schlafmohn. Mit ähnlichen Techniken gewann man bald Aconitin aus dem Eisenhut, Emetin aus der Brechwurz, Atropin aus der Tollkirsche und Chinin aus der Chinarinde. Alle diese Bestandteile gehören zu den Alkaloiden und enthalten extrem potente Wirkstoffe. Bis zu ihrer synthetischen Herstellung wurden sie aus den Pflanzen selbst gewonnen.

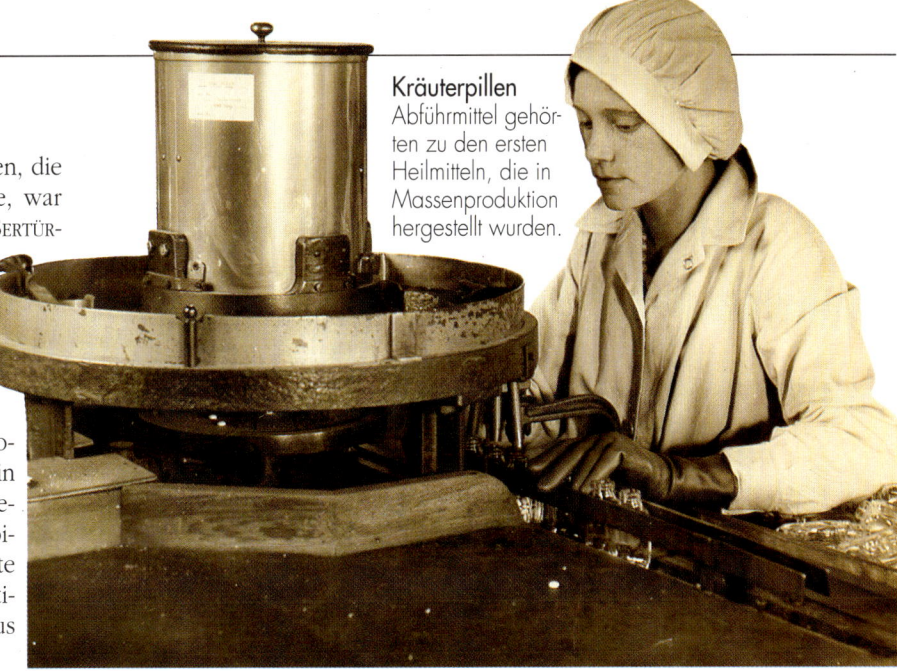

Kräuterpillen
Abführmittel gehörten zu den ersten Heilmitteln, die in Massenproduktion hergestellt wurden.

Synthetische Substanzen

Der Durchbruch erfolgte 1852, als das Salicin, eines der aktiven Bestandteile der Weidenrinde, zum ersten Mal künstlich synthetisiert wurde. Später wurde die Droge etwas abgewandelt, um die Gefahr von Magenreizungen zu verringern. 1899 brachte die Arzneimittelfirma Bayer Acetylsalicylsäure als Aspirin® auf den Markt.

In weniger als 100 Jahren haben sich die Pflanzenextrakte in den Apothekerschränken breit gemacht. Es gibt viele Ephedrin-Arzneien wie etwa Ma huang, ein Mittel, das es sowohl auf Rezept als auch rezeptfrei gibt. Diese helfen vor allem bei Husten, Katarrh, Heuschnupfen und Asthma. Mit Pilocarpin aus den Jaborandi-Blättern behandelt man den grünen Star. Vincristin, aus dem Madagaskar-Immergrün gewonnen, wird bei Leukämie eingesetzt. Strophanthin wird aus dem Kombe-*Strophanthus* gewonnen, der in den afrikanischen Tropen heimisch ist, wo er als Pfeilgift verwendet wird. Strophanthin wird bei schweren Herzleiden verschrieben.

Die »Macht« der Chemie

Extrahierte Drogen sind oft äußerst potent und können Wirkungen erzielen, die man bei der Verwendung der ganzen Pflanze gar nicht kannte. Die Rauwolfiawurzel, *Rauwolfia serpentina*, zum Beispiel, wurde seit Jahrhunderten in der ayurvedischen Medizin bei Schlangenbissen, Angstzuständen, Kopfschmerzen, Fieber und Unterleibsschmerzen eingesetzt. Es heißt, daß MAHATMA GANDHI abends ein Glas Rauwolfiawurzeltee trank, um sich zu entspannen. Im Westen galt die Rauwolfiawurzel als potentes Beruhigungsmittel und wurde zur Behandlung von Bluthochdruck verwendet. Man verschrieb diese Droge auch bei Schizophrenie und Psychosen.

1947 extrahierte die Firma CIBA das Alkaloid Reserpin und brachte das Medikament Serpasil® als Heilmittel bei Bluthochdruck auf den Markt. Doch Reserpin hat gefährliche Nebenwirkungen, wie etwa schwere Depression und abnorme Verlangsamung des Herzschlags. In den 60er Jahren wurde diese Arznei in Großbritannien verschreibungspflichtig und darf von Kräuterheilern nicht mehr verwendet werden. In anderen Teilen Europas und in Asien wird die Rauwolfiawurzel jedoch weiterhin als Beruhigungsmittel verwendet.

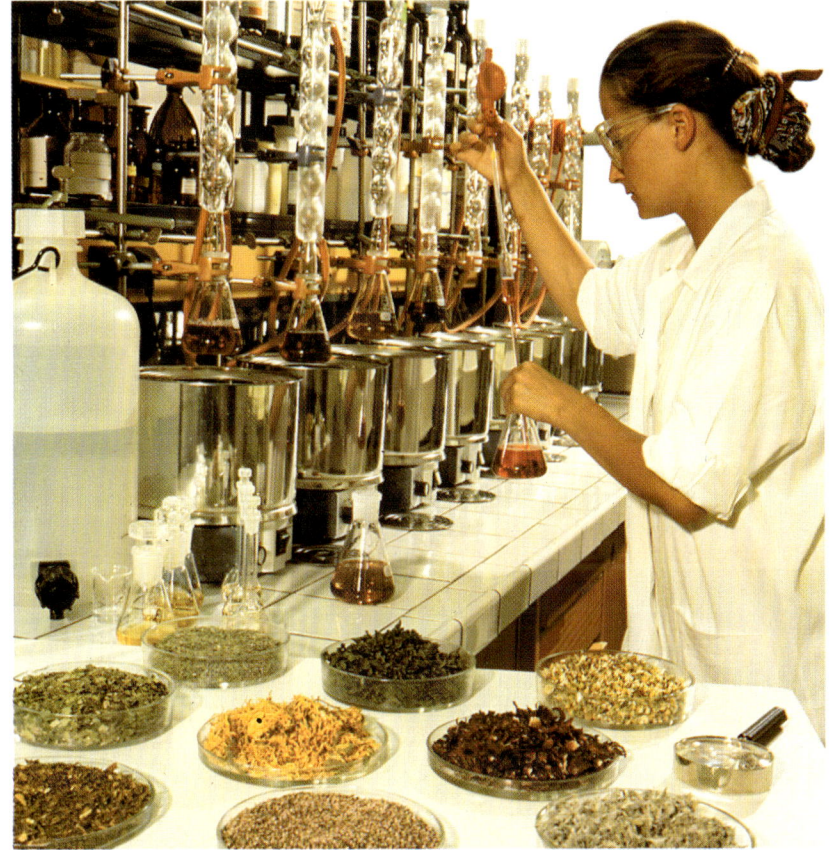

High-tech-Kräuterkunde
Auf dem europäischen Festland finden Kräuterarzneien in der Medizin häufige Verbreitung. Ihre Herstellung ist ebenso technisiert wie in allen pharmazeutischen Betrieben.

Medizinische »Mahlzeiten«

Die heutige Einteilung von Pflanzen in Kräuter, Gemüse, Obst und sogar »Unkraut« ist eine Erfindung der Neuzeit. Im 17. Jahrhundert betrachtete ein Koch Kohl, Möhren und Gurken genauso als »Küchenkräuter« wie Ringelblume und Majoran. Die aktiven Bestandteile, wie Alkaloide und Saponine, sind nicht auf die Pflanzen beschränkt, die wir heute als Kräuter bezeichnen. Auch Obst und Gemüse können eine therapeutische Wirkung haben, ihr übermäßiger Verzehr kann schädlich sein. Frühere Kulturen haben die Nahrungsmittel nach Temperatur oder Geschmack eingeteilt, was dem Bedürfnis des Körpers nach Ausgewogenheit entspricht. HIPPOKRATES bemerkte, daß Frischobst »mehr Kraft gibt«, da es lebendiger ist, während die tibetanische Medizin gefrorene Nahrungsmittel für kälter und schleimbildender hielt als frische Nahrung.

Ein »Menü« aus der Küche GALENS

»An einem guten alten Brauch sollte man jedenfalls festhalten, nämlich daß Fisch zusammen mit Fenchel gekocht wird. Der Grund liegt darin, daß Fenchel den phlegmatischen Humor absorbiert, den der Fisch im Übermaße absondert. So wird eine Reizung des Körpers verhindert. Die meisten sind sich jedoch dieses Grundes gar nicht bewußt.«
Nicholas Culpeper, 1653.

Einteilung der Nahrungsmittel

HIPPOKRATES unterteilte Nahrungsmittel gegen 420 v. Chr. in die Kategorien Heiß, Kalt, Trocken oder Feucht. GALEN und andere Wissenschaftler weiteten diese Vorstellungen später zu einem komplexen System aus, bei dem viele Nahrungsmittel gleichzeitig mehreren Kategorien angehörten. Äpfel waren zum Beispiel sowohl kalt als auch feucht.

Therapeutische Nahrungsmittel

GALEN und seine Anhänger ordneten nicht nur die »Kräuter« den Kategorien Heiß oder Kalt, Trocken oder Feucht zu; sie verfuhren auch mit anderen Lebensmitteln nach diesem Prinzip: Fleisch ist heiß, Fisch feucht, frische Bohnen und Äpfel sind kalt und feucht, Weizen ist im allgemeinen heiß und feucht usw. Es herrschte die Meinung, daß sich die Nahrungsaufnahme direkt auf die vier Humores Blut, Schleim, gelbe und schwarze Galle auswirkt. Wenn man zum Beispiel zu viele kalte, feuchte Nahrungsmittel zu sich nimmt, fördert das angeblich den phlegmatischen Humor und führt zu Katarrh. Zu viele heiße, trockene Nahrungsmittel dagegen fördern den cholerischen Humor (gelbe Galle) und führen zu Leber- oder Hautproblemen.

Die Hausfrau des Mittelalters glich den Charakter der verschiedenen Bestandteile automatisch aus und kochte Fisch zusammen mit »heißem und trockenem« Fenchel oder würzte »kalte und feuchte« Bohnen mit Pfeffer. Sie hätte sich gehütet, mitten im Winter Erdbeeren auf den Tisch zu bringen, weil der Genuß einer solch kalten Frucht während der Wintermonate unweigerlich zu einer Verkühlung des Magens führt. Heute haben wir das Gefühl für dieses Gleichgewicht zwischen Nahrungsmitteln und klimatischen Verhältnissen verloren.

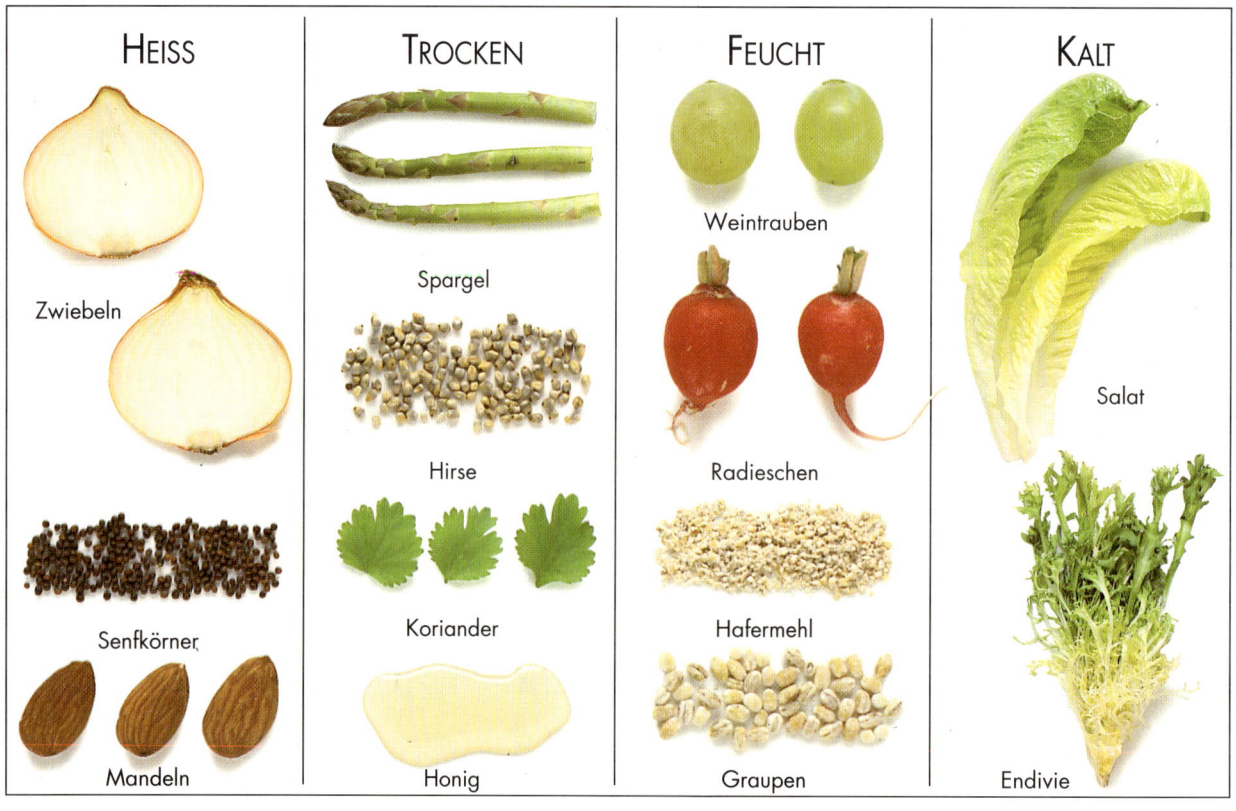

HEISS — Zwiebeln, Senfkörner, Mandeln

TROCKEN — Spargel, Hirse, Koriander, Honig

FEUCHT — Weintrauben, Radieschen, Hafermehl, Graupen

KALT — Salat, Endivie

Der »Geschmack« der Gesundheit

»Alle Lebewesen werden aus Nahrung geboren, leben von Nahrung und werden nach dem Tode wieder zu Nahrung. Nahrung ist der Herr aller Dinge. Deshalb ist sie die Medizin für alle Krankheiten des Körpers.«
Die Upanischaden, etwa 500 v. Chr.

Die sechs Geschmacksrichtungen

Nach der ayurvedischen Lehre können alle Nahrungsmittel und Kräuter in sechs Geschmäcke eingeteilt werden. Unten finden Sie ausgewählte Beispiele für jede dieser Kategorien.
▽

Ausgleich der Geschmäcke

In der ayurvedischen Medizin ist der Geschmack von höchster Wichtigkeit, Nahrungsmittel können sechs verschiedenen Geschmacksrichtungen zugeordnet werden. Diese führen im Körper zu einer Vermehrung oder Verringerung der drei Humores – Kapha (Wasser oder Schleim), Pitta (Feuer oder Galle) und Vata (Luft oder Wind). Die Humores gelten als Abfallprodukte der Verdauung. Einseitige Nahrungsaufnahme führt zu Ungleichgewicht und Krankheit. Eine gesunde Ernährung muß aus einer guten Mischung der sechs Geschmacksrichtungen bestehen, während man im Falle von Krankheit bestimmte Geschmäcke verstärkt zuführen muß, um das Gleichgewicht wiederherzustellen. Die richtige Zusammensetzung der Geschmäcke ist auch wichtig für Wachstum und gesunde Entwicklung. Kindern wird deshalb regelmäßig eine Kräutertablette verabreicht, die alle sechs Geschmäcke enthält.

SÜSS

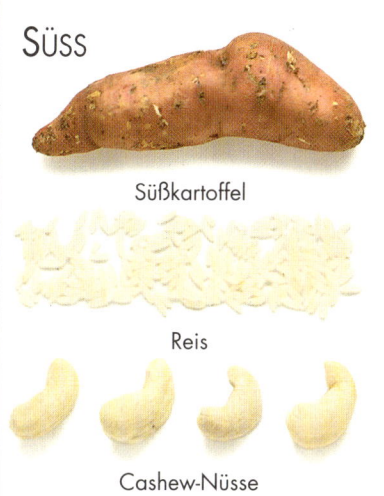

Süßkartoffel

Reis

Cashew-Nüsse

Süße oder »madhura«-Geschmäcke fördern die Bildung von Körpersäften, vor allem von Milch und Samenflüssigkeit. Sie verringern Pitta-bezogene Probleme wie Vergiftungserscheinungen. Süße Geschmäcke sollten bei einem Übermaß an Kapha vermieden werden (Erkältungen rheumatische Beschwerden).

SAUER

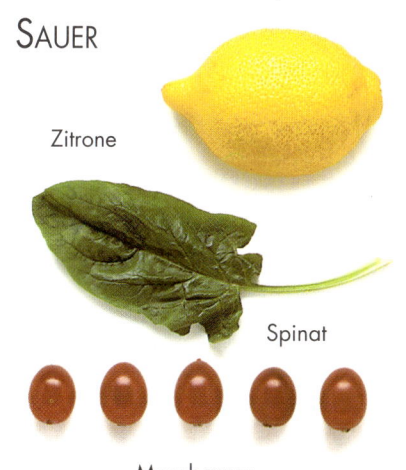

Zitrone

Spinat

Moosbeeren

Der saure oder »amla«-Geschmack verringert das Vata und erhöht das Kapha und Pitta. Solche Nahrungsmittel stimulieren die Verdauung und werden oft bei Schwäche eingesetzt. Übermäßige Zufuhr führt zu Muskelschwäche und Krankheiten, die auf zuviel Pitta zurückzuführen sind, wie Geschwüre und Leberbeschwerden.

SALZIG

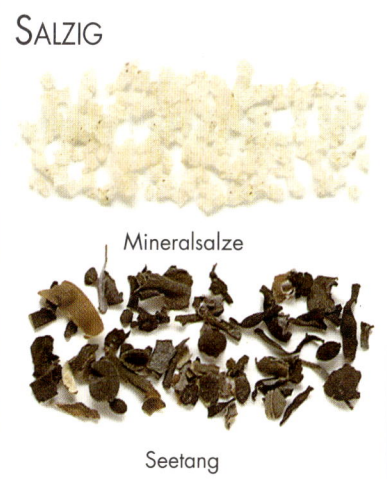

Mineralsalze

Seetang

Salzige oder »lavana«-Geschmäcke erhöhen das Pitta und Kapha. Sie halten Flüssigkeit im Körper zurück und wirken reinigend, da sie die Toxine binden. Salzige Nahrungsmittel werden zur Schleimlösung verwendet. Ein übermäßiger Verzehr kann zu vorzeitigem Altern, Impotenz und Hautproblemen führen.

SCHARF

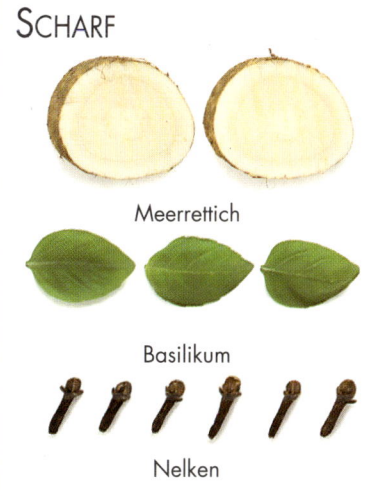

Meerrettich

Basilikum

Nelken

Scharfe oder »katu«-Geschmäcke erhöhen das Vata und Pitta und verringern das Kapha. Solche Nahrungsmittel wirken stimulierend und wärmend. Sie werden bei Erkältung, Lethargie und Depression verwendet, auch bei Übergewicht. Übermäßiger Verzehr führt zu Brennen, Durst und nervöser Erschöpfung.

BITTER

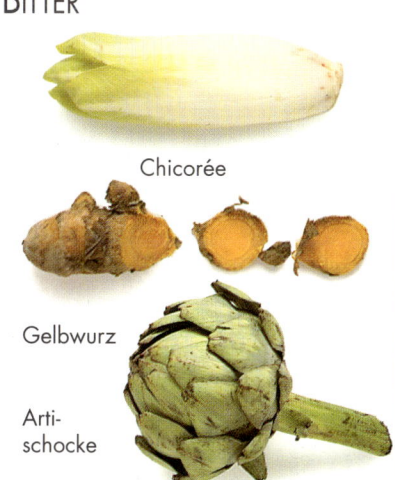

Chicorée

Gelbwurz

Artischocke

Der bittere oder »tikta«-Geschmack besteht aus den Elementen Luft und Äther; er erhöht somit das Vata und verringert das Pitta und Kapha. Bittere Nahrungsmittel stimulieren die Verdauung und absorbieren Schleim, wodurch dem Körper die »Feuergifte« entzogen werden. Hilfreich bei Fieber und Hautkrankheiten.

ADSTRINGIEREND

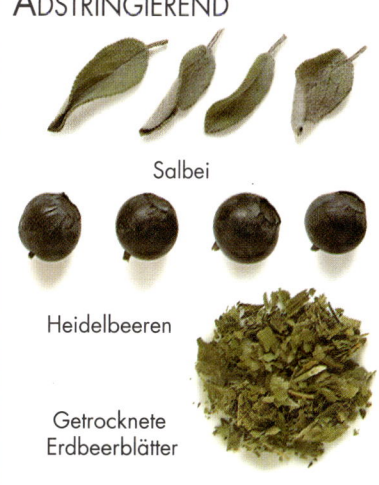

Salbei

Heidelbeeren

Getrocknete Erdbeerblätter

Adstringierende oder »kasaya«-Geschmäcke sind leicht, kalt und trocken. Sie erhöhen das Vata und verringern Pitta und Kapha. Adstringierende Heilmittel werden bei Durchfall und starker Menstruation verwendet. Zu viele adstringierende Nahrungsmittel führen zu Austrocknung (Verstopfung und Gliedersteife).

Das Gleichgewicht von Yin und Yang

»Medizin erst dann einzunehmen, wenn man krank ist, ist so, als grübe man erst dann einen Brunnen, wenn man durstig ist – ist es dann nicht schon zu spät?«
Ch'i Po, etwa 2500 v. Chr.

Die Harmonie der Energien

Die Chinesen verstehen unter einer ausgewogenen Ernährung nicht unbedingt eine, die die richtigen Anteile an Proteinen, Vitaminen, Fetten und Zucker enthält, sondern eine Ernährung, die die Energien des Körpers und damit Yin und Yang im Gleichgewicht hält.

Die Nahrungsmittel werden den fünf Elementen zugeordnet (siehe Seiten 14–15), und zwar den fünf Geschmacksrichtungen – süß, scharf, sauer, bitter und salzig – und den fünf Temperaturen – heiß, kalt, warm, kühl und neutral. Viele Nahrungsmittel werden ebenso wie die chinesischen Kräuter mit bestimmten Organen und Akupunkturmeridianen assoziiert. Kühle, bittere und salzige Nahrungsmittel haben eher Yin-Eigenschaften, während heiße, süße und scharfe Nahrungsmittel eher nach Yang tendieren. Den meisten Früchten werden starke Yin-Eigenschaften zugeschrieben, ähnlich der Klassifizierung »kühl und feucht« in GALENS Medizin.

Ein heißes, trockenes Klima kann sich ungünstig auf das Yin auswirken. Durch den Verzehr von genügend Obst kann diese Energie positiv beeinflußt werden. Wenn ein Tourist aus dem kalten Norden mitten im Winter in die Tropen reist, ist er anfangs ein ziemlicher Yin-Mensch. Angesichts der ungewohnten tropischen Temperaturen wird er im übermäßigen Verzehr von Mangos, Melonen, Papayas und Grapefruit »Kühlung« suchen. Dadurch werden die Yin-Energien überbetont, und das Ergebnis ist Durchfall – ein Leiden, das schon manchen Urlaub vergällt hat.

Wie die Systeme GALENS und der ayurvedischen Medizin unterteilen auch die Chinesen die Menschen nach ihrer körperlichen Konstitution in heiße und kalte, trockene und feuchte Typen. Eine »heiße« Person zum Beispiel, die die Fenster öffnet und an einem kalten Herbsttag ein leichtes Hemd trägt, ist oft durstig und neigt zu Furunkeln, Akne, Hitzewallungen und Verstopfung. Solch ein Mensch sollte kalte, bittere Nahrungsmittel (wie etwa Sellerie) zu sich nehmen und scharfe (wie etwa Zwiebeln) meiden, da diese den Körper erhitzen und austrocknen.

Die Temperatur der Nahrungsmittel

Die Chinesen schreiben die Nahrungsmittel den fünf Temperaturen oder Energien zu. So fördern heiße Nahrungsmittel die Hitze im Körper. Sie sind deshalb für »kalte« Individuen geeignet, während sie sich auf »heiße« Menschen ungünstig auswirken können.

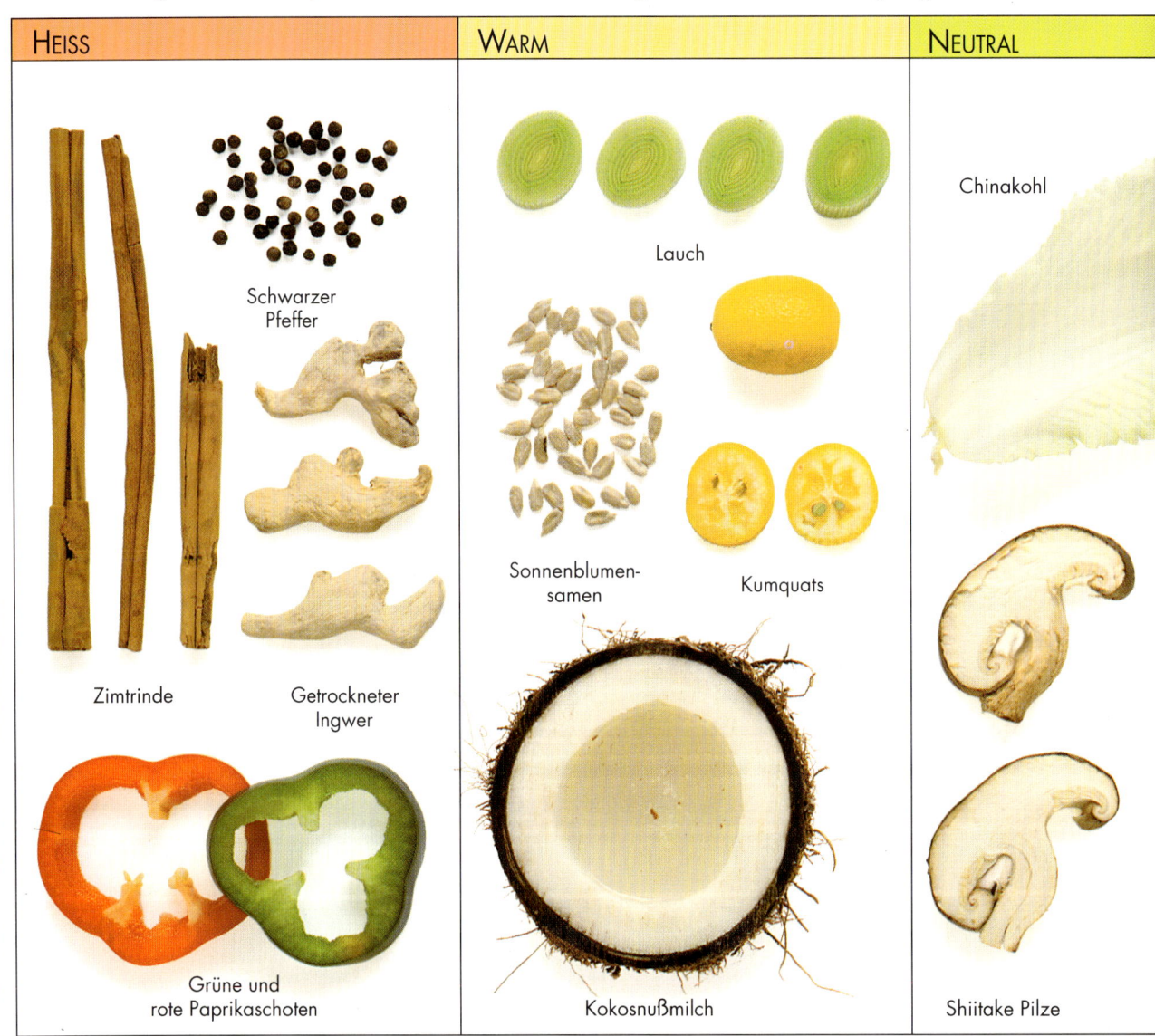

HEISS

Schwarzer Pfeffer

Zimtrinde

Getrockneter Ingwer

Grüne und rote Paprikaschoten

WARM

Lauch

Sonnenblumensamen

Kumquats

Kokosnußmilch

NEUTRAL

Chinakohl

Shiitake Pilze

Essen für die Gesundheit

Die Vorstellung von heißen und kalten Nahrungsmitteln hat sich bis heute in der chinesischen Küche erhalten. Überall im Fernen Osten findet man »therapeutische« Restaurants, in denen die Gäste Speisen auswählen können, die ihre jeweiligen Energiebedürfnisse befriedigen. Es werden betont solche Nahrungsmittel verzehrt, die das Gleichgewicht erhalten und Krankheit verhindern. Nahrungsmittel sind nicht an sich »gut« oder »schlecht«. Wichtig ist lediglich ihre Wechselwirkung. Die im Westen üblichen Diäten führen oft zu einem Ungleichgewicht, da ganze Nahrungsmittelkategorien vom Speiseplan gestrichen und dadurch lebenswichtige Energien und Kräfte geschwächt werden. Zuwenig Fleisch ist zum Beispiel den Yang-Energien abträglich, während übermäßiger Fleischkonsum das Yin schwächt.

Kaffee

Bitter: Wird mit dem Herzen assoziiert; kühl und trocknend; wird bei Fieber und zur Austrocknung übermäßiger Körperflüssigkeiten verwendet.

Zitrone

Die fünf Geschmacksrichtungen
Sie beziehen sich auf das Modell der fünf Elemente. Salz wird zum Beispiel mit den Nieren, Wasser und Kälte in Verbindung gebracht. Ein übermäßiger Verzehr erhöht die Feuchtigkeit, während Salzmangel zu Trockenheit und Gewebsverhärtung führt. Viele Nahrungsmittel haben mehr als einen Geschmack.

Dattel

Sauer: Wird mit der Leber assoziiert; soll die Bewegung verlangsamen; Verwendung bei Durchfall oder übermäßiger Schweißproduktion.

Süß: Wird mit dem Magen in Verbindung gebracht; fördert Gewichtszunahme, verlangsamt und lindert akute Symptome.

Steinsalz

Knoblauch

Salzig: Hat stimulierende Wirkung; fördert die Abschwellung von vergrößerten Lymphknoten und verhärteten Muskeln.

Scharf: Wird mit der Lunge und der Haut assoziiert; fördert die Zirkulation des Qi (Energie) und wirkt schweißtreibend.

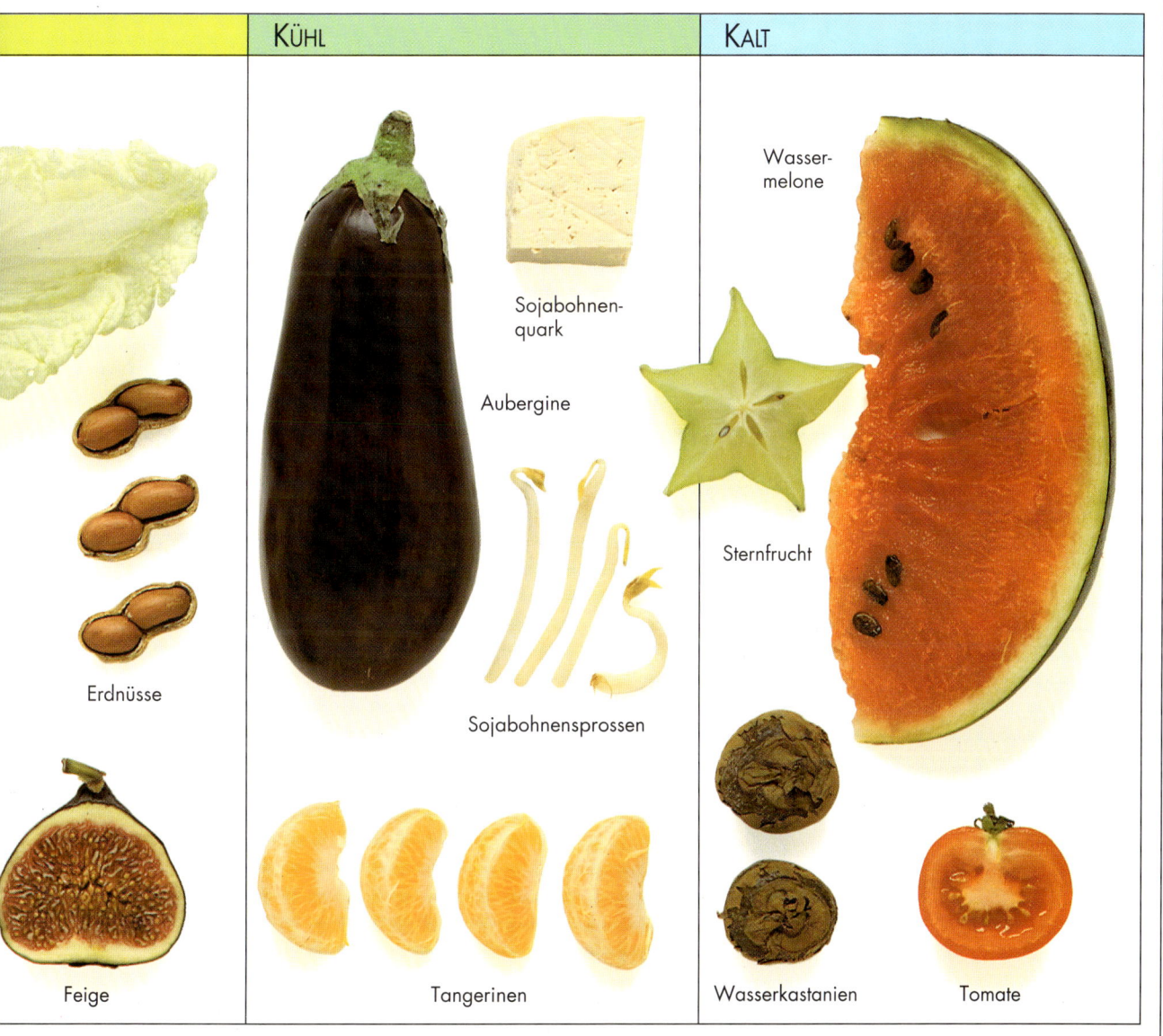

KÜHL

KALT

Wassermelone

Sojabohnenquark

Aubergine

Sternfrucht

Erdnüsse

Sojabohnensprossen

Feige

Tangerinen

Wasserkastanien

Tomate

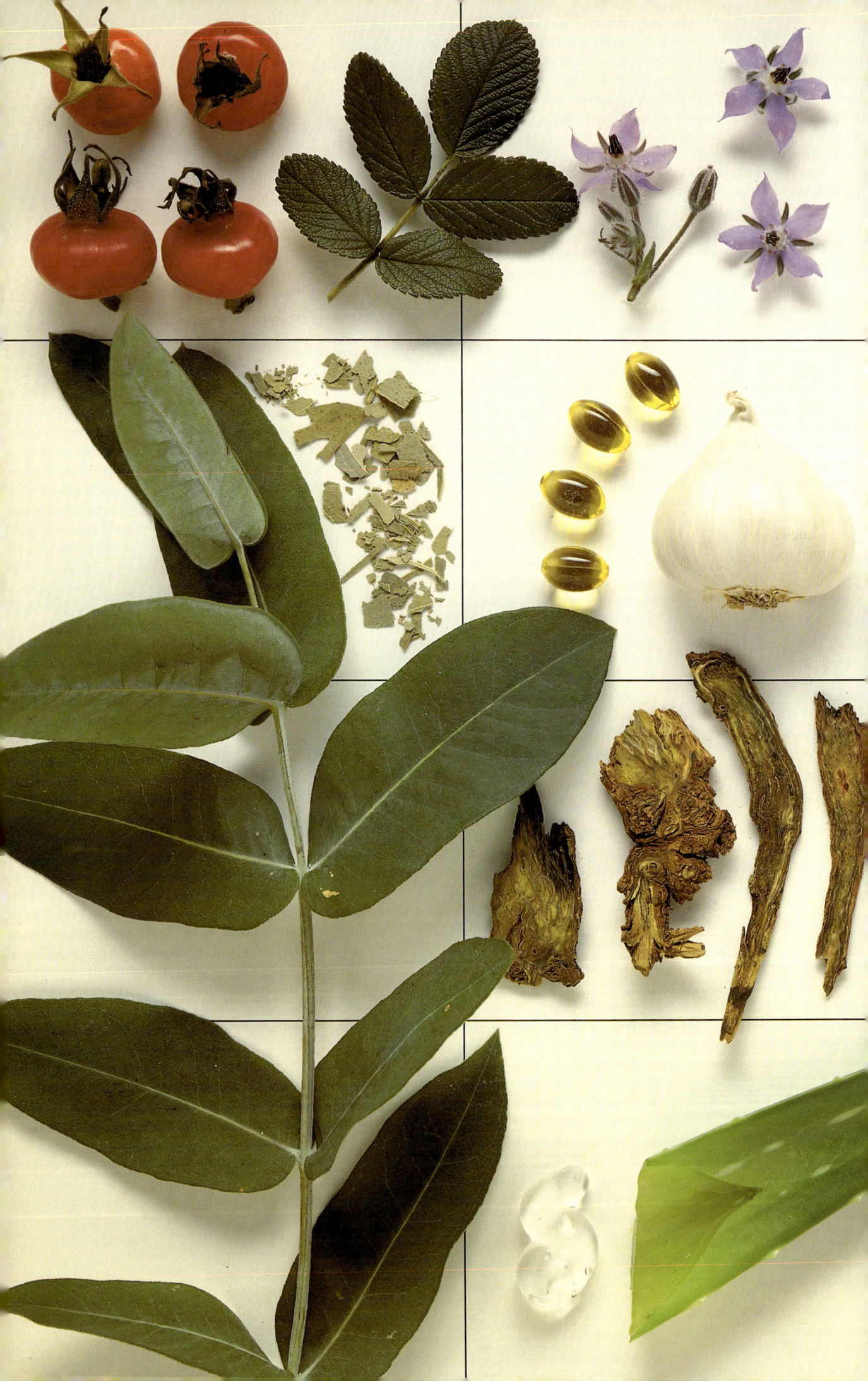

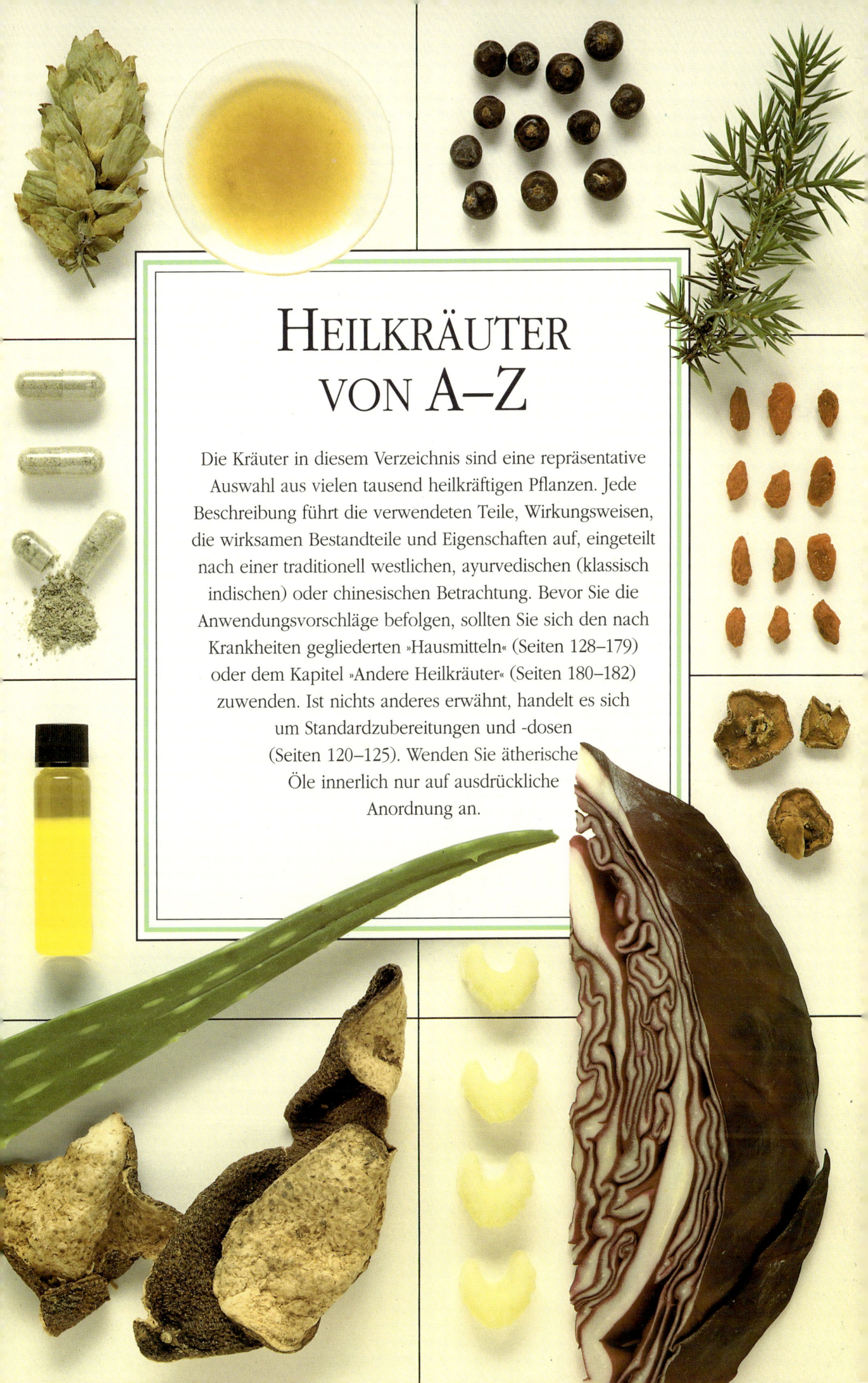

HEILKRÄUTER VON A–Z

Die Kräuter in diesem Verzeichnis sind eine repräsentative Auswahl aus vielen tausend heilkräftigen Pflanzen. Jede Beschreibung führt die verwendeten Teile, Wirkungsweisen, die wirksamen Bestandteile und Eigenschaften auf, eingeteilt nach einer traditionell westlichen, ayurvedischen (klassisch indischen) oder chinesischen Betrachtung. Bevor Sie die Anwendungsvorschläge befolgen, sollten Sie sich den nach Krankheiten gegliederten »Hausmitteln« (Seiten 128–179) oder dem Kapitel »Andere Heilkräuter« (Seiten 180–182) zuwenden. Ist nichts anderes erwähnt, handelt es sich um Standardzubereitungen und -dosen (Seiten 120–125). Wenden Sie ätherische Öle innerlich nur auf ausdrückliche Anordnung an.

Achillea millefolium

SCHAFGARBE

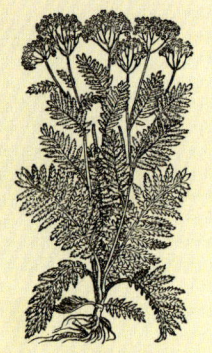

Der botanische Name der Pflanze geht auf den griechischen Helden Achilles zurück, denn während des Trojanischen Krieges wurde Schafgarbe häufig zur Wundbehandlung verwendet. Im Volksmund heißt sie »Blutkraut«, was ihre Anwendung als blutstillendes Mittel in Notfällen bezeugt. Heute wird die Schafgarbe vor allem bei Erkältung und Grippe eingesetzt sowie wegen ihrer heilsamen Wirkung auf den Kreislauf, das Verdauungssystem und die Harnwege. Die Pflanze wächst zwischen anderen Gräsern auf der Wiese.

»Es heißt, daß das Kauen der Blätter – insbesondere der grünen – Zahnschmerzen lindert.«
John Gerard, 1597.

Eigenschaften
Kühl, trocken, süß, adstringierend; mit leicht bitterem Geschmack.

Wirkstoffe
Ätherisches Öl (einschl. Chamazulen), Isovaleriansäure, Salicylsäure, Asparagin, Sterine, Flavonoide, Bitterstoffe, Gerbsäure, Cumarine.

Wirkung
Sproßteile: Adstringierend, schweißtreibend; entspannen die peripheren Blutgefäße; verdauungsfördernd; zyklusstärkend; fieberdämpfend.
Ätherisches Öl: Entzündungshemmend, krampflösend.

Verwendete Teile

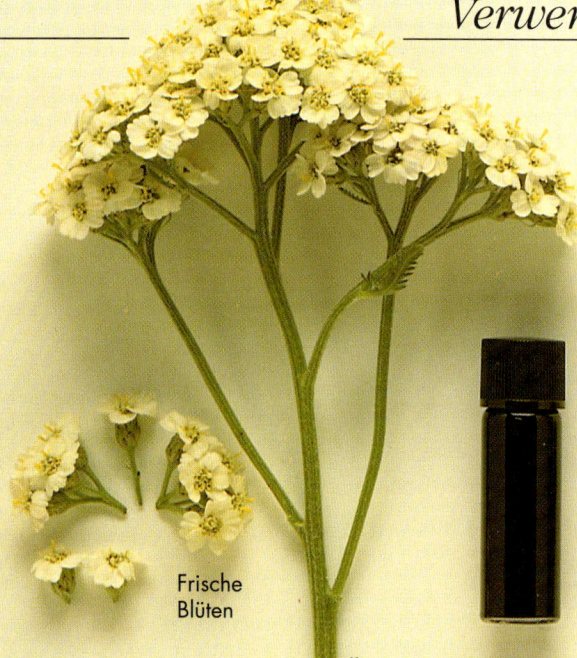

Blätter
Fördern die Blutgerinnung, bei Nasenbluten frisch verwenden. Einführung in die Nase kann Nasenbluten auslösen. Früher auch bei Migräne eingesetzt. Ernte während der Wachstumsphase.

Frische Blätter

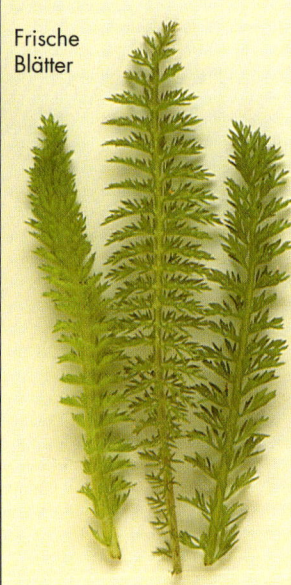

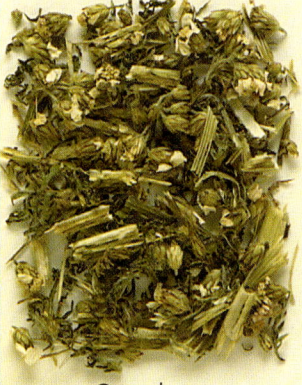

Getrocknete Sproßteile

Frische Blüten

Sproßteile
Werden bei Katarrh verwendet sowie als bitteres Tonikum zur Förderung des Gallenflusses und als Abführmittel. Wirken als Bluttonikum und fördern die Durchblutung. Bringen auch bei Menstruationsbeschwerden Linderung und wirken bei Fieber schweißtreibend. Ernte während der Blüte.

Blüten
Reich an Stoffen, die durch Dampf in ihre antiallergischen Bestandteile gespalten werden. Verwendung bei verschiedenen allergisch bedingten Katarrhen sowie bei Heuschnupfen. Ernte im Sommer und Herbst.

Ätherisches Öl
Dunkelblaues Öl, wird den Blüten durch Dampfdestillation entzogen und im allgemeinen als entzündungshemmendes Mittel sowie für Brustmassagen bei Erkältung und Grippe verwendet.

Anwendungen

Blüten
Aufguß: Soll bei Katarrh der oberen Atemwege getrunken oder bei Ekzemen äußerlich als Waschlösung angewendet werden.

Inhalation: Bei Heuschnupfen und leichtem Asthma, Verwendung frischer Blüten in kochendem Wasser.

Ätherisches Öl
Massageöl: Bei Gelenkentzündungen mischt man 5–10 Tropfen Schafgarbenöl mit 25 ml von einem Aufguß mit Johanniskrautöl.

Einreiben der Brust: Bei Erkältung im Brustraum und bei Grippe mischt man Schafgarbe mit Eukalyptus-, Pfefferminz-, Ysop- oder Thymianöl und verdünnt insgesamt 20 Tropfen mit 25 ml Mandel- oder Sonnenblumenöl.

Blätter
Frisch: Zur Stillung von Nasenbluten steckt man ein Blatt in das betroffene Nasenloch.

Umschlag: Man verbindet Schnitte und Schürfwunden mit frischen, gewaschenen Blättern.

Sproßteile
Aufguß: Wirkt fieberdämpfend und als Verdauungstonikum.

Tinktur: Verwendung bei Harnwegsinfekten und Menstruationsbeschwerden; bei Herz- und Kreislaufbeschwerden empfehlenswert.

Kompresse: Man tränkt ein Tuch mit dem Aufguß oder verdünnter Tinktur, um bei Krampfadern Linderung zu schaffen.

☛ WARNUNG ☚

• In seltenen Fällen kann die Schafgarbe ernste allergische Hautreaktionen auslösen. Bei längerer Anwendung kann die Lichtempfindlichkeit der Haut zunehmen.

• Während der Schwangerschaft sollte dieses Kraut nicht in höheren Dosen verwendet werden, da es den Uterus stimuliert.

Agrimonia-Arten
ODERMENNIG [3]

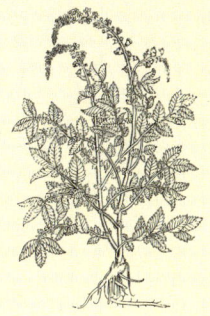

»Liegt sie unter eines Menschen Bett, schläft er wie ein Toter und wacht erst auf, wenn die Pflanze entfernt wird.«
Aus einer medizinischen Schrift des Mittelalters.

Gilt heute als Heilmittel für die Schleimhäute und wird auf Grund seiner adstringierenden Eigenschaften zur Blutstillung eingesetzt. *A. eupatoria* wurde schon von den Sachsen bei Wunden verwendet. Im 15. Jahrhundert war Odermennig Hauptbestandteil der »Arquebusade«, einem Wundwasser, mit dem auf dem Schlachtfeld Schußwunden verarztet wurden. Seine Wirkung basiert auf dem hohen Kieselerdegehalt. Die verwandte *A. pilosa* ist in China unter dem Namen Xian he cao bekannt und findet ähnliche Verwendung.

Eigenschaften
Kühl, austrocknend; bitterer, adstringierender Geschmack.

Wirkstoffe
Gerbsäure, Kieselerde, ätherisches Öl, Bitterstoffe, Flavonoide, Mineralstoffe, Vitamine B und K.

Wirkung
Adstringierend, abführend; heilt Gewebe; stillt Blutungen; fördert den Gallenfluß; angeblich auch zur Virusbekämpfung geeignet.
A. pilosa: Auch antiparasitär und antibakteriell.

Verwendete Teile

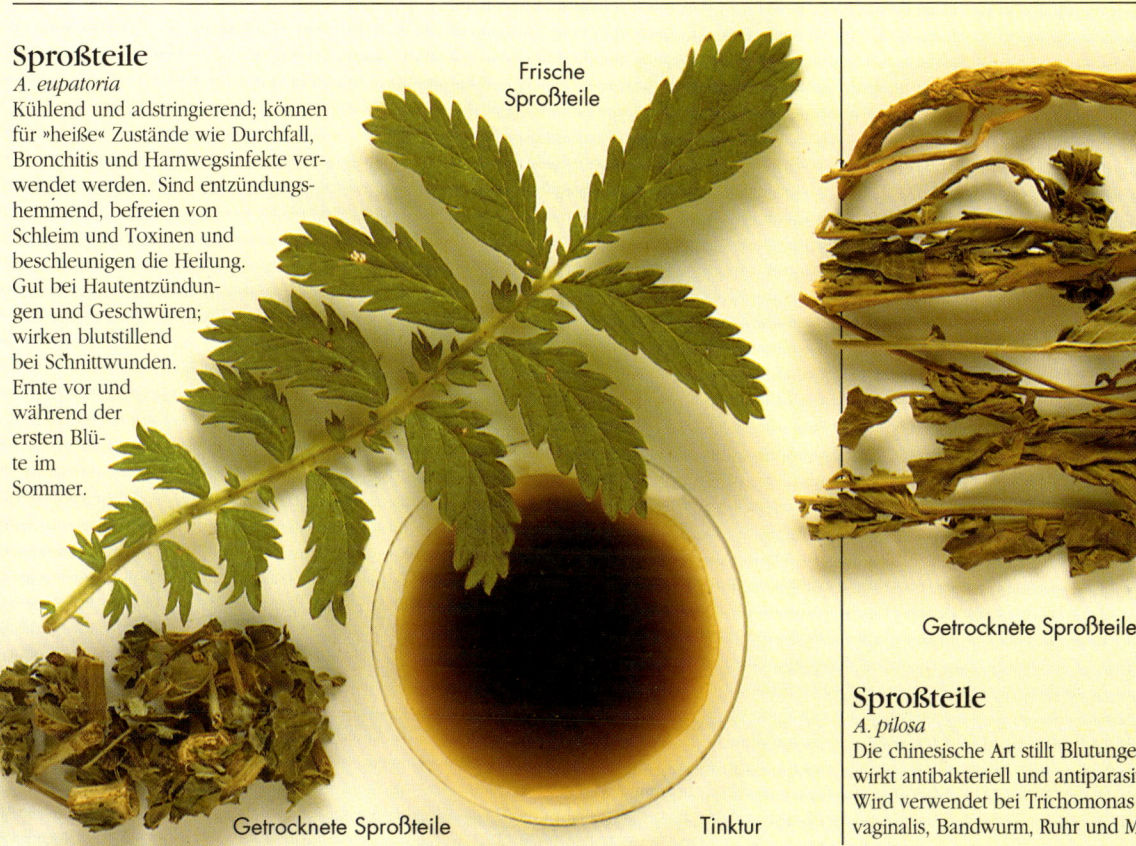

Sproßteile
A. eupatoria
Kühlend und adstringierend; können für »heiße« Zustände wie Durchfall, Bronchitis und Harnwegsinfekte verwendet werden. Sind entzündungshemmend, befreien von Schleim und Toxinen und beschleunigen die Heilung. Gut bei Hautentzündungen und Geschwüren; wirken blutstillend bei Schnittwunden. Ernte vor und während der ersten Blüte im Sommer.

Frische Sproßteile

Getrocknete Sproßteile

Getrocknete Sproßteile

Tinktur

Sproßteile
A. pilosa
Die chinesische Art stillt Blutungen und wirkt antibakteriell und antiparasitär. Wird verwendet bei Trichomonas vaginalis, Bandwurm, Ruhr und Malària.

Anwendungen

Sproßteile/ Blätter
A. eupatoria
Aufguß: Ein sanftes Heilmittel; ideal bei Durchfall, vor allem für Säuglinge und Kinder. Kann Säuglingen auch über die Muttermilch verabreicht werden.

Tinktur: Wirkungsvoller und stärker austrocknend als der Aufguß. Hilfreich bei übermäßigem Schleim. Verwendung bei Blasenkatarrh, Harnwegsinfekten, Bronchitis und starker Monatsblutung.

Umschlag: Bei Migräne verwendet man einen Umschlag aus den Blättern.

Augenspülung: Bei Bindehautentzündung hilft ein schwacher Aufguß (10 g Kräuter auf 500 ml Wasser).

Gurgelmittel: Bei Halsschmerzen und Katarrh gurgelt man mit dem Aufguß.

Waschlösung: Man verwendet den Aufguß zur Reinigung von Wunden, Verletzungen, Ekzemen und offenen Beinen.

Sproßteile
A. pilosa
Absud: Wird in China bei starken Uterusblutungen, Blut im Urin, Ruhr und Darmparasiten eingesetzt.

Kompresse: Man tränkt ein Tuch im Absud und behandelt damit Furunkel.

Spülung: Man läßt den Absud abkühlen, gießt ihn durch ein Sieb und verwendet ihn bei Trichomonas vaginalis.

☛ WARNUNG ☚
• Da das Kraut adstringierend wirkt, sollte es bei Verstopfung nicht verwendet werden.

Alchemilla vulgaris
FRAUENMANTEL

Der gezackte Blattrand, der an den Umhang der Jungfrau Maria in mittelalterlichen Gemälden erinnert, soll dem Frauenmantel angeblich seinen Namen gegeben haben. Wie viele Kräuter, bei denen »Frau« oder »Mutter« Teil des Namens ist, hilft auch diese Pflanze bei Frauenleiden, vor allem bei starker Monatsblutung und Vaginalreizungen. Ihre adstringierende Wirkung und der hohe Anteil an Gerbsäuren machte sie im 15. und 16. Jahrhundert zu einem der beliebtesten Heilmittel bei der Wundversorgung auf den Schlachtfeldern.

»... Wundkraut, das höchste Wertschätzung ... genießt und bei allen Wunden äußerliche und innerliche Anwendung findet.«
Nicholas Culpeper, 1653.

Eigenschaften
Kühl, trocken; bitter, adstringierender Geschmack.

Wirkstoffe
Gerbsäure, Salicylsäure, Saponine, Phytosterine, ätherisches Öl, Bitterstoff.

Wirkung
Adstringierend; reguliert den Menstruationszyklus; Verdauungstonikum; entzündungshemmend; wundheilend.

Verwendete Teile

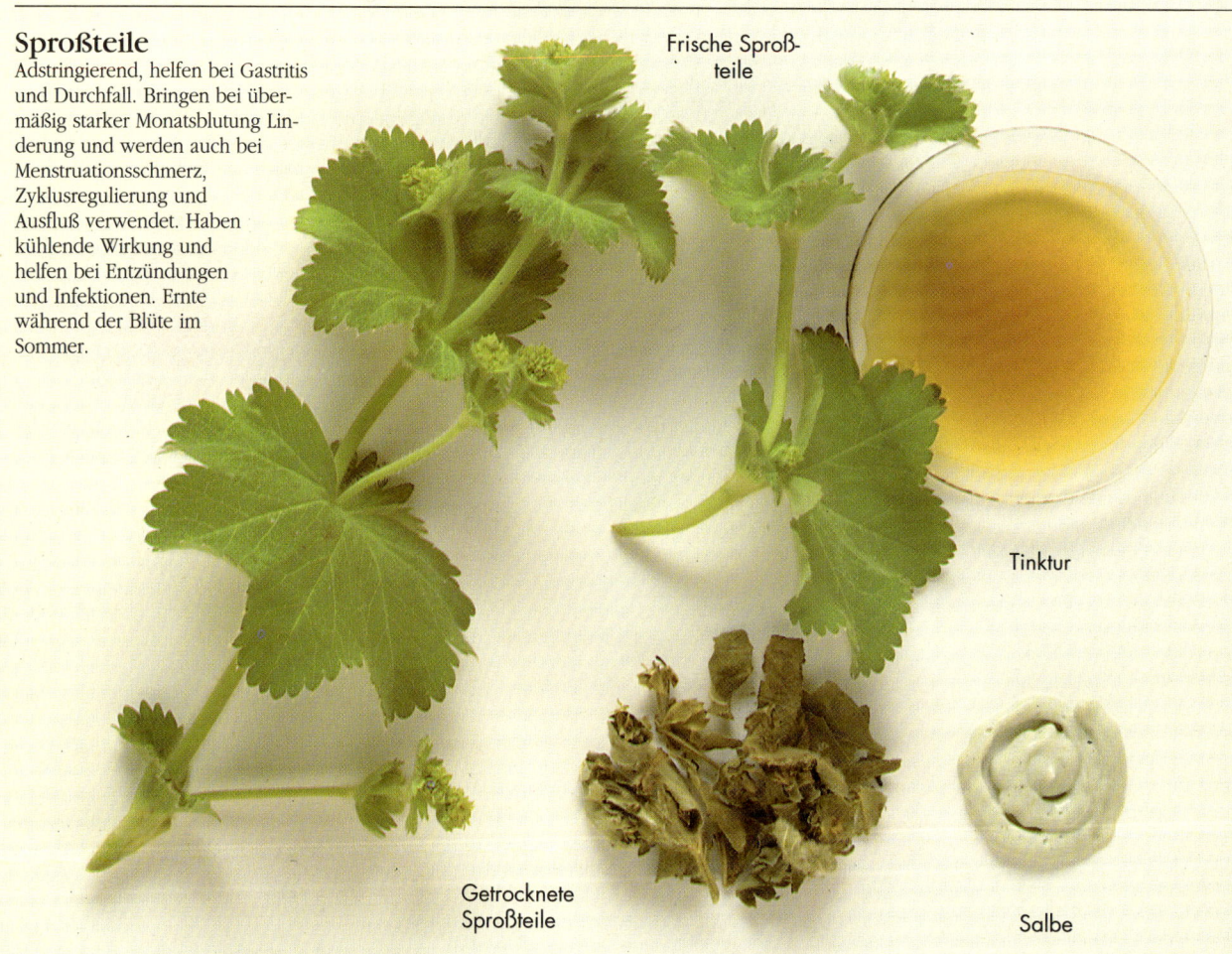

Sproßteile
Adstringierend, helfen bei Gastritis und Durchfall. Bringen bei übermäßig starker Monatsblutung Linderung und werden auch bei Menstruationsschmerz, Zyklusregulierung und Ausfluß verwendet. Haben kühlende Wirkung und helfen bei Entzündungen und Infektionen. Ernte während der Blüte im Sommer.

Frische Sproßteile

Tinktur

Getrocknete Sproßteile

Salbe

Anwendungen

Sproßteile

Aufguß: Bei Magen-Darm-Katarrh und Durchfall; bei akuten Symptomen sollte die bis zu fünffache Dosis eingenommen werden.

Tinktur: Bei Menstruationsbeschwerden, unregelmäßiger Monatsblutung und Problemen der Wechseljahre.

Salbe: Zur Linderung von Vaginalreizungen sollte man 50g Salbe mit etwa 20ml Rosenwasser und 15ml des Aufgusses oder der Tinktur vermengen und morgens und abends anwenden.

Waschlösung: Bei nässenden Ekzemen und wunden Stellen verwendet man den Aufguß äußerlich.

Mundspülung/Gurgelmittel: Man verwendet den Aufguß bei Halsschmerzen, Kehlkopfentzündung und Geschwüren im Mund.

Spülung: Man verwendet den Aufguß bei Ausfluß und vaginalem Juckreiz.

Zäpfchen: Verwendung bei Ausfluß und vaginalem Juckreiz. Vermengen Sie 20g Kakaobutter mit 20 Tropfen der Tinktur, um – je nach Größe der Form – 12–16 Zäpfchen zu bilden.

☛ **W A R N U N G** ☚

• Vermeiden Sie dieses Kraut während der Schwangerschaft, da es den Uterus stimuliert.

• Suchen Sie Ihren Arzt auf, falls es zu plötzlichen oder unnormalen Veränderungen der Uterusblutung kommt.

Allium sativum

KNOBLAUCH

Knoblauch wird seit mehr als 5000 Jahren geschätzt. Es ist lange bekannt, daß er den Cholesterinspiegel senkt. Selbst Schulmediziner geben zu, daß Knoblauch bei Herzpatienten die Gefahr eines neuerlichen Anfalls verringert. Er stimuliert auch das Immunsystem und wirkt als Antibiotikum. Sein starker Geruch ist hauptsächlich auf die schwefelhaltigen Bestandteile zurückzuführen, die seine heilkräftige Wirkung ausmachen. Zubereitungen ohne Geruch sind wesentlich weniger wirkungsvoll.

» ... bei Menschen, die unter Melancholie leiden, kann er seltsame Visionen hervorrufen. Deshalb sollte er innerlich nur mäßige Anwendung finden.«
Nicholas Culpeper, 1653.

Eigenschaften
Sehr heiß, trocken und scharf.

Wirkstoffe
Ätherisches Öl mit schwefelhaltigen Bestandteilen (vor allem Allicin, Alliin und Ajoen); Enzyme, B-Vitamine, Mineralstoffe, Flavonoide.

Wirkung
Antibiotisch, schleimlösend, schweißtreibend, gerinnungshemmend; senkt Blutdruck, Cholesterin- und Blutzuckerspiegel.

Verwendete Teile

Knoblauchzehen
Werden vielfach bei Infektionskrankheiten, vor allem bei Brustbeschwerden, Verdauungsproblemen und Pilzinfektionen verwendet. Eignen sich auch als Langzeitarznei bei Herz-Kreislauf-Problemen und senken einen übermäßig hohen Cholesterinspiegel im Blut sowie die Gefahr von Arteriosklerose und Thrombosen; erweitern auch die peripheren Blutgefäße und senken so den Blutdruck. Knoblauch reguliert den Blutzuckerspiegel und eignet sich somit auch zur Behandlung von Alterszucker. Die Zehen wirken ferner bei Hautinfektionen und Akne. Frisch verwenden.

Frische Knoblauchzehen

Zerdrückte Knoblauchzehen

Knolle

Perlen

Kapseln

Pulver

Eingeweichte Knoblauchzehen

Anwendungen

Zehen
Frisch: Man reibt frische Zehen auf Akne oder gepreßte auf Warzen oder Hühneraugen. Man gibt die Zehen regelmäßig in Speisen, um gegen Infektionen vorzubeugen, einen überhöhten Cholesterinspiegel zu senken, das Herz-Kreislauf-System zu unterstützen und den Blutzuckerspiegel zu senken. Bei schweren Verdauungsstörungen (Magen-Darm-Katarrh, Ruhr, Würmer) und bei Infektionen ißt man gepreßte Zehen (bei akuten Symptomen 3–6 täglich).

Saft: Man trinkt den Saft bei Verdauungsstörungen und Infektionen oder zur Behandlung von Arteriosklerose.

Einweichflüssigkeit: Lassen Sie 3–4 Knoblauchzehen über Nacht in Wasser oder Milch ziehen und trinken Sie die Flüssigkeit am nächsten Tag, um Darmparasiten zu bekämpfen.

Kapseln: Knoblauchpulver gibt es in Kapselform. Dies ist eine aromatische Alternative zu den im Handel erhältlichen »Perlen«. Klinische Untersuchungen haben ergeben, daß täglich 2 g Pulver in Kapseln die Häufigkeit von Angina-pectoris-Anfällen verringern können. Die tägliche Einnahme der Kapseln beugt auch Infektionen (Mundfäule) vor.

Perlen: Können als Alternative zu Kapseln verwendet werden. Je stärker sie »deodorisiert« sind, desto weniger wirkungsvoll sind sie.

☞ WARNUNG ☞
• Knoblauch wirkt stark erhitzend, kann zu Magenreizungen führen.
• Die in der Küche verwendeten Mengen können auch von Schwangeren verzehrt werden. Therapeutische Dosen von Knoblauch sollten jedoch während der Schwangerschaft und Stillzeit vermieden werden, da sie zu Verdauungsproblemen wie Sodbrennen führen können. Babys mögen vielfach den Geschmack von Knoblauch in der Muttermilch nicht.
• Frische Petersilie vermindert Knoblauchgeruch im Atem.

Aloe vera
ALOE

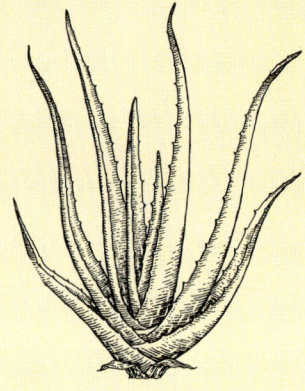

Die Aloe kommt aus dem tropischen Afrika, wo man verwandte Arten als Gegengift bei Giftpfeilwunden einsetzte. Römer und Griechen benutzten sie als Wundgel. In einer der zahlreichen Empfehlungen des PLINIUS heißt es, man solle Blätter auf »Geschwülste an den männlichen Genitalien« reiben. Im Mittelalter war Aloe ein beliebtes Abführmittel. In China fand das Kraut ähnliche Verwendung wie im Westen, wenngleich die Chinesen lediglich den Blattsaft einsetzten. In Indien ist der Blattsaft ein geschätztes kühlendes Tonikum. Aloe kam im 16. Jahrhundert nach Westindien und wird dort häufig angebaut.

«Es gibt für diese Pflanze viele Anwendungen. ... sie ist fast das einzige Abführmittel, das auch den Magen beruhigt...»
Plinius, 77 A. D.

Eigenschaften
Blätter: Bitter, heiß, feucht.
Blattsaft: Salzig, bitter, kühl, feucht.

Wirkstoffe
Anthrachinonglykoside, Harze, Polysaccharide, Sterine, Gelonine, Chromone.

Wirkung
Abführend; fördert den Gallenfluß; heilt Wunden; kühlend, lindernd, pilztötend, blutstillend, beruhigend; treibt Würmer aus.

Verwendete Teile

Blattsaft
Dick und schleimig, eignet sich bestens als Hausmittel bei Verbrennungen, Verletzungen und Sonnenbrand, hilft auch bei trockener Haut, Ekzemen im Augenbereich und bei empfindlicher Gesichtshaut. Kann auch bei Hautpilzinfektionen verwendet werden. In der ayurvedischen Medizin ist der Blattsaft ein wichtiges Tonikum für übermäßiges Pitta (Feuer).

Frisches Blatt

Blätter
Haben stark abführende Wirkung und eignen sich für chronische, hartnäckige Verstopfung. Fördern Gallenfluß und Verdauung und helfen bei Appetitmangel. Früher strich man Kindern einen Blätterextrakt auf die Finger, um sie vom Nägelbeißen abzuhalten. Die Aloe kann in gemäßigten Klimazonen als Hauspflanze gezogen werden.

Blattsaft

Salbe

Der Blattsaft *wird meist frisch verabreicht oder auch als Salbe für den Langzeitgebrauch.*

Pulverisierte Blätter

Kapseln

Anwendungen

Blattsaft
Frisch: Man legt ein gespaltenes Blatt direkt auf Verbrennungen, Verletzungen, trockene Haut, Pilzinfektionen und Insektenstiche. Als Tonikum nimmt man 3mal täglich 2 Teelöffel mit einem Glas Wasser oder Fruchtsaft.

Salbe: Man spaltet mehrere Blätter, um viel Blattsaft zu gewinnen, und verkocht sie zu einer dicken Paste, füllt diese in saubere Behälter, bewahrt sie an einem kühlen Ort auf und verwendet sie wie frische Blätter.

Weintonikum: Vergorener, mit Honig und Gewürzen versetzter Blattsaft ist in Indien als »kumaryasava« bekannt. Er wird als Tonikum bei Anämie, Verdauungsstörungen und Leberbeschwerden verwendet.

Inhalation: Bei Bronchialleiden verwendet man den Blattsaft für die Dampfinhalation.

Blätter
Tinktur: Man verwendet 1–3ml pro Dosis als Appetitanreger oder gegen Verstopfung. Unangenehmer Geschmack.

Pulver: Man verwendet 100–150mg pro Dosis oder in Kapseln als Abführmittel bei hartnäckiger Verstopfung und zur Förderung des Gallenflusses.

☞ W A R N U N G ☜
• Sollte während der Schwangerschaft vermieden werden, da die Anthrachinonglykoside stark abführend wirken.
• Hohe Dosen der Blätter können zu Erbrechen führen.

Althaea officinalis

EIBISCH

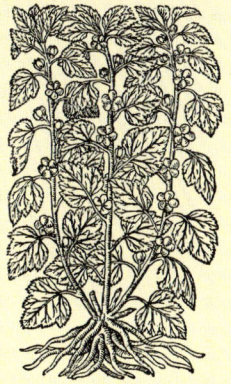

» ... wer täglich einen halben Kyathos voll von dem Saft trinkt, wird gegen alle Krankheiten immun sein.«
Plinius, 77 A. D.

Der botanische Name kommt von dem griechischen Wort »altho« und bedeutet »heilen«. Die Pflanze findet bereits seit der Zeit der alten Ägypter Verwendung. Die zuckerreiche Wurzel ist sehr schleimig und beruhigt das Gewebe. Die Blätter sind nicht so schleimig wie die Wurzel, werden aber auch als schleimlösendes Mittel verwendet. Bei Harnwegsleiden wirken die Blätter beruhigend. Sowohl Blätter als auch Wurzeln werden als Gemüse verzehrt. Alle Mitglieder der Malvenfamilie haben ähnliche Eigenschaften. Auch verwandte Pflanzen wie Stockrosen und Gemeine Malven werden gelegentlich als Heilmittel eingesetzt.

Eigenschaften
Kühl, feucht, süß.

Wirkstoffe
Blüten: Schleim, Flavonoide.
Blätter: Schleim, Flavonoide, Cumarin, Salicyl- und andere Phenolsäuren.
Wurzel: Schleim, Polysaccharide, Asparagin, Gerbsäuren

Wirkung
Blüten: Schleimlösend.
Blätter: Schleimlösend, abführend, lindernd.
Wurzel: Lindernd, schleimlösend, abführend, wundheilend.

Verwendete Teile

Blüten
Selten im Handel erhältlich, werden meist selbst gezogen und oft zur Herstellung eines schleimlösenden Hustensaftes verwendet. Man kann auch auf die Blüten der Stockrose ausweichen. Ernte im Sommer.

Frische Blüten

Frische Wurzel

Pulverisierte Wurzel

Paste

Blätter
Werden meist zur Beruhigung und Heilung bei Bronchialleiden und Harnwegsbeschwerden – Bronchitis, Reizhusten und Blasenkatarrh – verwendet. Ernte nach der Blüte im Spätsommer.

Getrocknete Wurzel

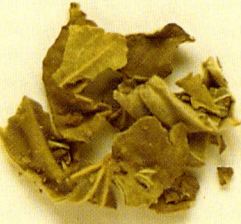

Getrocknetes Blatt

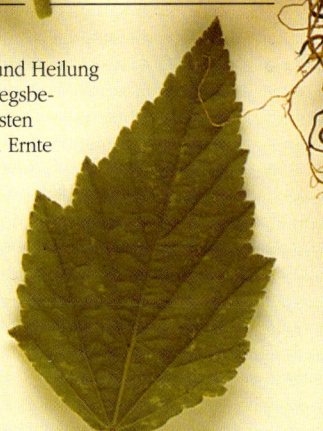

Frisches Blatt

Wurzel
Wird äußerlich bei Verletzungen, Brandwunden, Furunkel und Hautgeschwüren, innerlich bei Schleimhautentzündungen eingesetzt: Gastritis, Ösophagitis, Darmkatarrh, Magengeschwüre; zur Linderung von Harnwegsentzündungen wie Blasenkatarrh. Ernte im Herbst oder Winter.

Anwendungen

Blüten
Sirup: Man stellt aus dem Aufguß einen Sirup her und verwendet ihn als Hustensaft.

Blätter
Aufguß: Bei Bronchial- und Harnwegsbeschwerden.

Wurzel
Absud: Zur Behandlung von Entzündungen wie Ösophagitis und Blasenkatarrh; man gibt 25 g Wurzel auf 1 Liter Wasser und kocht dies auf 750 ml ein. Manchmal empfiehlt sich eine weitere Verdünnung.

Tinktur: Verwendung bei Schleimhautentzündungen im Verdauungstrakt oder in den Harnwegen.

Umschlag: Man verwendet die Wurzel oder eine Paste aus Wurzelpulver und Wasser und behandelt damit Hautentzündungen oder Geschwüre.

Salbe: Für Verletzungen, Hautgeschwüre oder zum Entfernen von Splittern: 50 g wasserfreies Lanolin, 50 g Bienenwachs sowie 300 g weiches Paraffin schmelzen, 100 g pulverisierte Eibischwurzel zufügen und 1 Stunde lang in diesen flüssigen Fetten über einem Wasserbad erhitzen. Nach dem Abkühlen 100 g pulverisierte Ulmenrinde einrühren.

☛ **W A R N U N G** ☚

• Wer die Tinktur bei Verdauungsstörungen oder Harnwegsbeschwerden einsetzt, sollte die Heißwassermethode (siehe Seite 125) verwenden, um den Alkoholgehalt zu verringern.

Angelica-Arten
ENGELWURZ

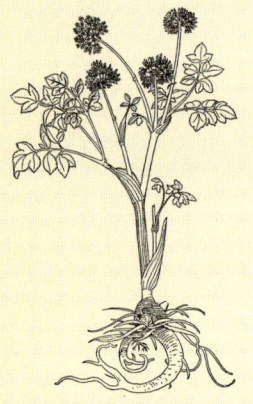

Der Benediktinerlikör erhält seinen charakteristischen Geschmack von der *A. archangelica*, einer großen zweijährigen Pflanze. Die kandierten Stengel und Wurzeln wurden früher als Tonikum gegen Infektionen und zur Energiesteigerung verwendet. Einige andere Arten finden in der östlichen Medizin Anwendung, wie die *A. sinensis* (Dang gui), eine der wichtigsten chinesischen Tonikumpflanzen. Sie wird in vielen Patentrezepten als blutstärkendes Tonikum und zur Regulierung des Menstruationszyklus eingesetzt. Im Westen gibt es viele rezeptfreie Präparate auf der Basis von Dang gui.

»Ein aus der Wurzel destilliertes Wasser ... lindert alle Schmerzen und Leiden, die von Kälte und Wind verursacht sind...«
Nicholas Culpeper, 1653.

Eigenschaften
Süß, scharf, warm, austrocknend.

Wirkstoffe
Ätherisches Öl, bittere Iridoide, Harz, Cumarine, Valeriansäure, Gerbstoffe, Bergapten; in der chinesischen Art die Vitamine A und B.

Wirkung
A. archangelica: Entblähend, krampflösend, schweißtreibend; lokal entzündungshemmend; schleimlösend, abführend, Verdauungstonikum, antirheumatisch; stimuliert den Uterus.
A. sinensis: Bluttonikum; stimuliert den Kreislauf; abführend.

Verwendete Teile

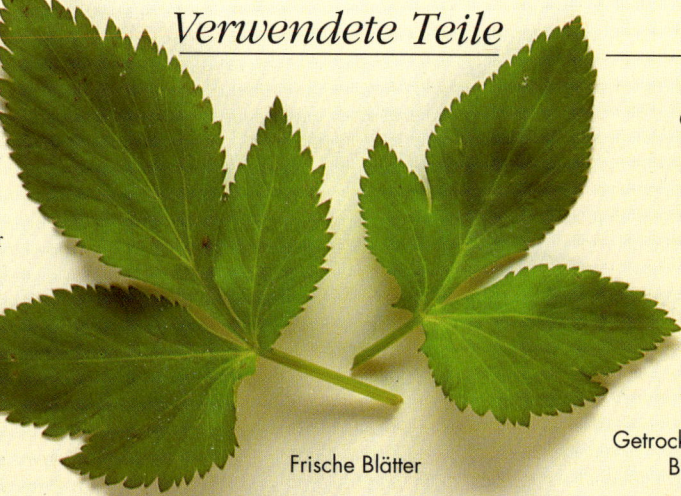

Blätter
A. archangelica
Werden vor allem bei Verdauungsstörungen und Bronchialleiden eingesetzt; sie erhitzen den Körper in der Regel weniger und wirken sanfter als die Wurzel. Ernte im Sommer.

Creme

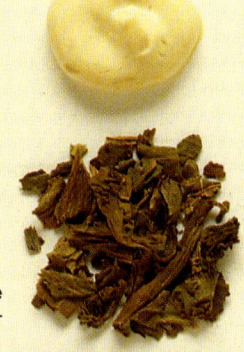

Frische Blätter

Getrocknete Blätter

Wurzel
A. archangelica
Verwendung bei Verdauungs- und Bronchialleiden, zur Stimulation von Appetit und Lebertätigkeit, zur Linderung von Rheumatismus und Arthritis sowie als schweißtreibendes Mittel bei Erkältung und Grippe. Bei langen Wehen oder bei unvollständiger Plazentalösung auch zur Stimulierung des Uterus. Ernte im Herbst des ersten Jahres.

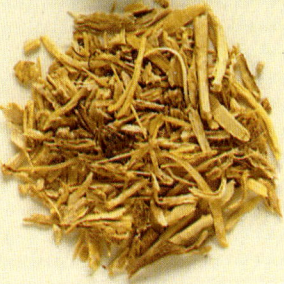

Getrocknete Wurzel

Wurzel
A. sinensis
Die Wurzel, Dang gui, hilft bei Anämie, Menstruationsschmerz oder als allgemeines Tonikum nach der Geburt. Befreit die Leber bei eingeschränkter Funktion von Energie und Toxinen und bringt besonders bei älteren Menschen Erleichterung bei Verstopfung.

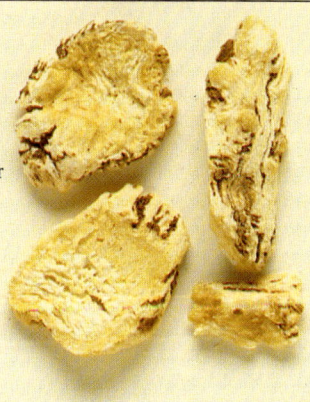

Getrocknete Dang gui

Anwendungen

Blätter
A. archangelica
Aufguß: Einnahme von Standarddosen bei Verdauungsstörungen.
Tinktur: Bei Bronchitis oder Blähungen nimmt man 3mal täglich bis zu 3ml.
Creme: Zur Anwendung bei Hautreizungen.

Wurzel
A. archangelica
Tinktur: Hilft bei Bronchialkatarrh, Husten, Verdauungsstörungen und wirkt stimulierend auf die Leber.
Kompresse: Man tränkt ein Tuch in der heißen, verdünnten Tinktur oder dem Absud und legt es auf schmerzende rheumatische oder arthritische Gelenke.

Massageöl: Zur Behandlung von arthritischen oder rheumatischen Beschwerden verdünnt man bis zu 10 Tropfen Engelwurzöl mit 25ml Mandel- oder Sonnenblumenöl.

Wurzel
A. sinensis
Absud: Hilft bei Anämie, unregelmäßiger Menstruation, Menstruationsschmerz, eingeschränkter Leberfunktion oder Schwäche nach der Geburt eines Kindes.

☞ WARNUNG ☜
• Während der Schwangerschaft sollte man regelmäßige oder hohe Dosen vermeiden, da die Pflanze den Uterus stimuliert. Dasselbe gilt für Diabetiker (wegen des Zuckergehaltes).
• Engelwurz hat eine erhitzende Wirkung und ist bei bestimmten »heißen«Zuständen kontraindiziert.
• Das Öl kann die Lichtempfindlichkeit erhöhen, deshalb sollte man sich bei äußerlicher Anwendung von Engelwurz nur mäßig der Sonne aussetzen.

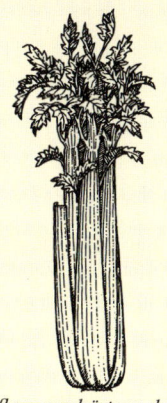

Apium graveolens
SELLERIE

Sellerie ist nicht nur ein bekanntes und beliebtes Gemüse, sondern auch ein bedeutendes Heilkraut. In der östlichen Medizin gilt er als bittersüß mit feuchtem, kühlem Charakter. Er eignet sich gut als Gegengewicht zu scharfen, würzigen Speisen. Die Pflanze ist nährstoffreich, hat eine belebende und stärkende Wirkung. Früher wurde Sellerie als Winter- und Frühlingsgemüse angebaut. Auf Grund seiner entgiftenden Eigenschaften reinigte er den Körper von den Giften des Winters. In Frankreich wird ein homöopathischer Extrakt aus den Samen häufig bei Urinverhaltung eingesetzt.

»Die Pflanze gehört zu den Kräutern, die im Frühling verzehrt werden, um das Blut zu süßen und zu reinigen.«
Nicholas Culpeper, 1653.

Eigenschaften
Leicht kühl, feucht, bittersüß.

Wirkstoffe
Ätherisches Öl, Glykoside, Furanocumarine, Flavonoide.

Wirkung
Antirheumatisch, harntreibend, antiseptisch; fördert die Ausscheidung von Harnsäure; hilft bei Blähungen; senkt den Blutdruck.

Verwendete Teile

Samen
Hauptsächlich als Diuretikum eingesetzt, sie entgiften den Körper; besonders geeignet bei Gicht, da sich hier Harnsäurekristalle in den Gelenken ablagern; ebenso bei Arthritis; leicht bitter; verdauungsfördernd. Ernte nach der zweiten Blütesaison der Pflanze.

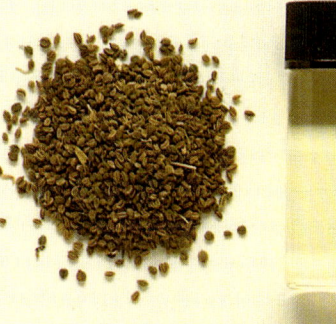

Samen

Ätherisches Öl
Wird aus den Samen destilliert und hat eine starke heilkräftige Wirkung. Bei der Anwendung ist Vorsicht geboten.

Stangen
Haben geringere heilsame Eigenschaften als die anderen Pflanzenteile. Der regelmäßige Verzehr frischer Selleriestangen fördert den Milchfluß nach der Entbindung. Wilder Sellerie ist zwar wirksamer, aber auch Kulturpflanzen können verwendet werden.

Wurzel
Wird heute kaum noch verwendet. Auf Grund ihrer harntreibenden Wirkung wurde sie für Blasensteine und -grieß verwendet. Sie schmeckt bitter und fördert Verdauung und Lebertätigkeit.

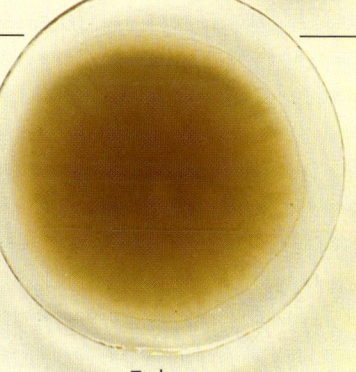

Tinktur

Stangen

Anwendungen

Samen
Aufguß: Bei rheumatischer Arthritis mischt man 2 TL Selleriesamen mit 1 TL Lignum vitae und gibt dann je 1/2 TL auf eine Tasse kochendes Wasser.

Ätherisches Öl
Öl: Bei Gichtschmerzen in Füßen oder Zehen gibt man 15 Tropfen Öl in eine Schüssel mit warmem Wasser und badet die Füße.

Massageöl: Zur Massage von schmerzenden Gelenken verdünnt man 5–10 Tropfen Sellerieöl mit 20 ml Mandel- oder Sonnenblumenöl.

Wurzel
Tinktur: Sie fand früher meist Verwendung als harntreibendes Mittel bei Bluthochdruck und Blasenbeschwerden, als Bestandteil arthritischer Heilmittel und auch zur Förderung der Funktion und Entgiftung der Nieren.

Ganze Pflanze
Saft: Bei Entzündungen der Gelenke oder Harnwege entsaftet man die ganze frische Pflanze (Samen, Wurzel, Stangen und Blätter) und trinkt den Saft. Das Mittel wirkt bei rheumatischer Arthritis, Blasenkatarrh und Harnröhrenentzündung ebenso wie bei körperlicher Schwäche und nervösen Erschöpfungszuständen.

☛ WARNUNG ☚
• Bergapten in den Samen kann die Lichtempfindlichkeit erhöhen. Aus diesem Grund sollte das ätherische Öl bei hellem Sonnenschein nicht äußerlich angewendet werden.

• Während der Schwangerschaft sollten das Öl und hohe Dosen der Samen vermieden werden, da sie die Uterustätigkeit anregen.

• Samen für den Anbau sollten nicht gekauft werden, da sie oft mit Fungiziden behandelt sind.

Arctium lappa
KLETTE [3]

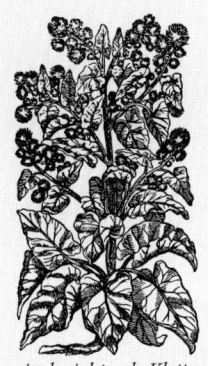

»Das sind nichts als Kletten, Vetter, die man in ausgelassener Festtagsstimmung auf dich wirft.«
William Shakespeare, 1599.

Die Klette wurde häufig wegen ihrer reinigenden Wirkung eingesetzt. Sie hat kleine Widerhaken, mit denen sie an Kleidung haften bleibt. Diese Eigenschaft findet sich in dem botanischen Namen: Das griechische Wort »arktos« deutet auf Früchte mit rauher Schale und »lappa« heißt »greifen«. Die Klette war einst ein beliebtes Blutreinigungsmittel und wurde mit hausgebrauten Getränken wie Löwenzahn- und Klettenwein vermischt. Diese Mittel galten als verdauungsfördernd. In China werden die Samen – Niu bang zi – zum Vertreiben von »Winden und Hitzewallungen« verwendet. Sie senken auch den Blutzuckerspiegel.«

Eigenschaften
Wurzel/Blätter: Kühl, austrocknend, bitter; Wurzel ist süßlich.
Samen: Kalt, scharf, bitter.

Wirkstoffe
Wurzel/Blätter: Glykoside, Flavonoide, Gerbsäuren, Polyacetylene, Harz, Schleim, Inulin, Alkaloide.
Samen: Essentielle Fettsäuren, Vitamine A, B$_2$.

Wirkung
Wurzel/Blätter: Leicht abführend, harntreibend, schweißtreibend, antirheumatisch, antibiotisch.
Samen: Entzündungshemmend, senken den Blutzuckerspiegel.

Verwendete Teile

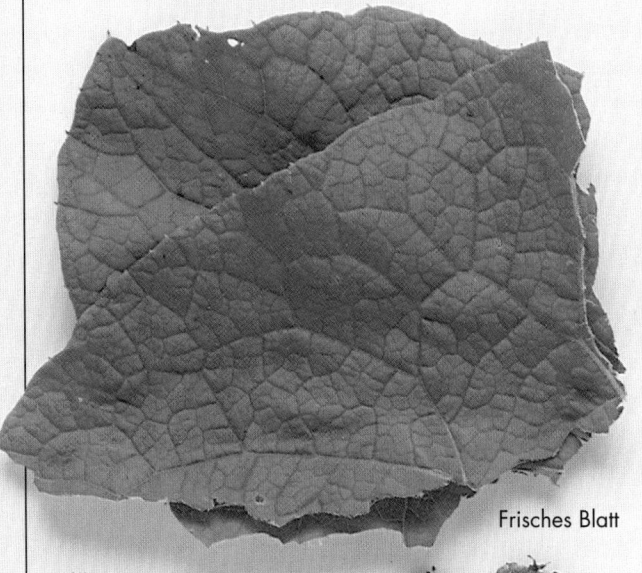

Frisches Blatt

Wurzel
Naturheiltherapeuten betrachten sie als den wichtigsten Teil der Klette und verwenden sie als Reinigungs- und Ausscheidungsmittel für durch Toxine verursachte Hautleiden, Darmträgheit oder arthritischen Schmerzen. Äußerliche Anwendung bei wunder Haut und Infektionen. Ernte im Herbst.

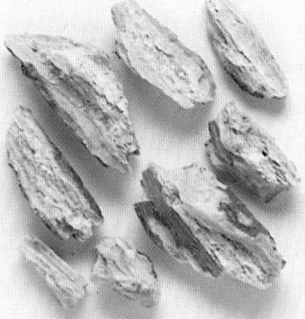

Getrocknete Wurzel

Samen
Die amerikanischen Eklektiker (siehe Seite 21) verwendeten sie bei Hautkrankheiten und als Diuretikum. In China setzt man die Samen bei Erkältung mit Halsschmerzen und schleimlosem Husten ein. Ernte, wenn die Samen im Spätsommer reif sind.

Blätter
Gewöhnlich weniger wirkungsvoll als die Wurzel, können aber auf ähnliche Weise eingesetzt werden. Eignen sich besonders bei Magenproblemen, allgemeinen Verdauungsstörungen und Darmträgheit. Ernte vor oder während der ersten Blüte.

Getrocknetes Blatt

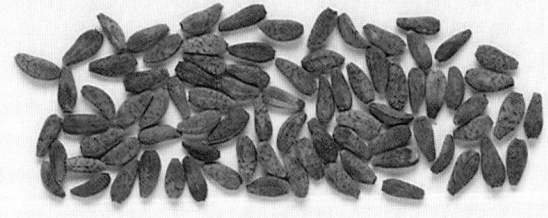

Niu bang zi

Anwendungen

Wurzel
Absud: Verwendung bei Hautleiden, vor allem hartnäckigen Furunkeln, wunden Stellen und trockenen, schuppigen Ekzemen.

Tinktur: Verwendung in Kombination mit antirheumatischen und, verdauungsfördernden Kräutern wie Krauser Ampfer zur Entgiftung des Körpers und Förderung der Verdauung; auch bei Blasensteinen und -grieß.

Umschlag: Verwendung bei wunder Haut und Beingeschwüren.

Waschlösung: Man verwendet den Absud bei Akne und Pilzinfektionen der Haut wie Fußpilz und Ringelflechte.

Blätter
Aufguß: Verwendung bei Verdauungsstörungen (1 Glas vor den Mahlzeiten) und zur sanften Verdauungsförderung.

Umschlag: Verwendung bei Schürfwunden und Hautentzündungen, einschließlich Akne.

Ölaufguß: Herstellung als heißer Aufguß (siehe Seite 122) und Verwendung bei offenen Beinen.

Samen
Absud: Verwendung bei fieberhafter Erkältung mit Halsschmerzen und Husten; zusammen mit Feldstiefmütterchen bei offener Haut.

Artemisia absinthium und *A. vulgaris*

WERMUT UND BEIFUSS

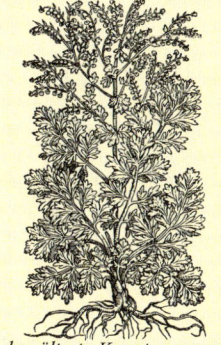

»... das älteste Kraut ... gegen Giftstoffe, gegen fliegende Übel und gegen die gefürchtetsten Leiden...«
Die Lacnunga, 9. Jahrhundert.

Diese beiden verwandten Kräuter werden in der westlichen und östlichen Medizin hochgeschätzt. Bei den Angelsachsen gehörte der Beifuß zu den »neun heiligen Kräutern«, die der Gott Wodan den Menschen geschenkt hatte. Es heißt auch, daß die Römer diese Kräuter am Wegesrand angepflanzt und sich bei langen Fußmärschen Zweiglein in die Sandalen gesteckt hätten, um Fußschmerzen vorzubeugen. Beide Kräuter sind bittere, verdauungsfördernde Heilmittel. Viele bittere Aperitifs enthalten Wermut als verdauungsförderndes Stimulans. Man verwendet Wermut auch zum Austreiben parasitärer Würmer.

Eigenschaften
Bitter, scharf, austrocknend, kalt.

Wirkstoffe
Ätherisches Öl, Bitterstoff, Flavonoide, Gerbsäuren, Kieselerde, antibiotische Polyacetylene, Inulin, Hydroxycumarine.

Wirkung
A. absinthium: Bitteres Verdauungstonikum; stimuliert den Uterus; treibt Würmer aus; fördert den Gallenfluß; entblähend, antiseptisch.
A. vulgaris: Bitteres Verdauungstonikum; stimuliert den Uterus; anregendes Nervenmittel; zur Menstruationsregulierung geeignet; antirheumatisch.

Verwendete Teile

Frische Sproßteile

Sproßteile
A. absinthium
Treiben Darmwürmer aus, regen den Appetit und die Lebertätigkeit, auch den Uterus an, werden deshalb traditionell während der Geburtswehen eingesetzt. Enthalten Thujon, das zu Abhängigkeit führen kann und dem Getränk Absinth seinen berüchtigten Ruf einbrachte. Ernte während der Blüte im Spätsommer.

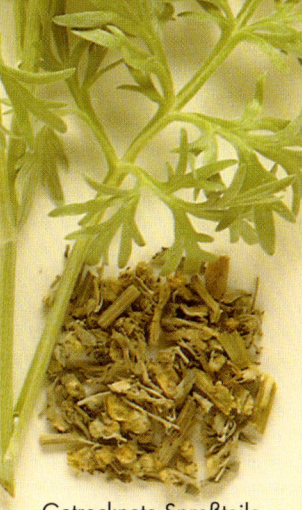

Getrocknete Sproßteile

Frische Sproßteile

Sproßteile
A. vulgaris
Sanftes Nervenmittel und zur Menstruationsregulierung, helfen im Klimakterium und bei Zyklusproblemen. Bitteres, verdauungsförderndes Heilmittel, auch bei Schüttelfrost und Fieber. In östlichen Ländern verbrennt man »Moxakegel« aus dem getrockneten Kraut (Ai ye) am Ende von Akupunkturnadeln (Moxibustion), um »Kälte« und »Feuchtigkeit« auszutreiben. Ernte während der Blüte im Spätsommer.

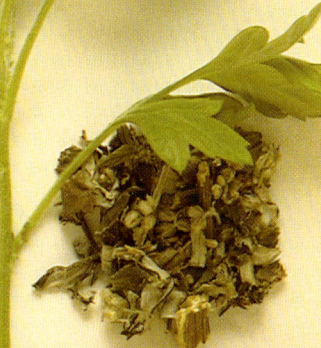

Getrocknete Sproßteile

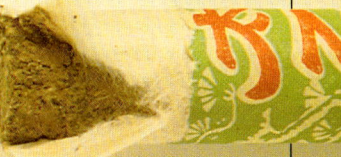

Moxastangen

Anwendungen

Sproßteile
A. absinthium
Aufguß: Bei Darmträgheit, Appetitmangel und Gastritis nimmt man einen schwachen Aufguß (5–10 g Kräuter auf 500 ml Wasser). Auch verordnet bei Gelbsucht und Hepatitis und zum Austreiben von Darmwürmern.

Tinktur: Verwendung wie beim Aufguß; höchstens 3 ml pro Tag.

Kompresse: Man tränkt ein Tuch im Aufguß, um Schürfwunden und Stiche zu behandeln.

Waschlösung: Äußerliche Anwendung des Aufgusses bei Hautkrankheiten wie Krätze.

Sproßteile
A. vulgaris
Aufguß: Verwendung bei Beschwerden im Klimakterium; auch als Bitterstoff zur Beruhigung des Verdauungstraktes bei Fieberzuständen.

Absud: Man mischt 5 g mit der gleichen Menge getrockneten Ingwers, um bei Menstruationsbeschwerden einen wärmenden Tee zu bereiten.

Tinktur: Bei Periodenschmerz, geringer sowie übermäßig langer Periodenblutung. Stimulierende Behandlung von Leber- und Darmträgheit. Bei der Entbindung Einsatz während langer Wehen und bei unvollständiger Plazentalösung.

☞ W A R N U N G ☞

• Während der Schwangerschaft sollte man beide Kräuter vermeiden, da sie den Uterus stimulieren und zu Fehlbildungen beim Fötus führen können; das gleiche gilt für die Stillzeit, da das Thujon durch die Muttermilch auf das Baby übertragen werden kann.

• Wenn man eine Tinktur aus einer der beiden Pflanzen bei Leber- oder Verdauungsproblemen verwendet, sollte man den Alkoholgehalt mit der Heißwassermethode (siehe Seite 125) verringern.

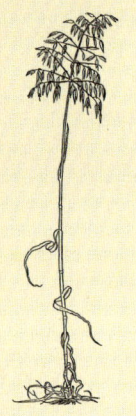

Avena sativa

HAFER

In Nordeuropa ist Hafer ein Grundnahrungsmittel, das sich wegen seiner warmen, süßen Eigenschaften bestens für kalte Klimazonen eignet. Hafermehlbrei (aus gemahlenen Haferkörnern) ist ein nahrhaftes Frühstück. Für medizinische Zwecke wird meist die ganze Pflanze (bekannt unter dem Namen Haferstroh) verwendet. Die Ernte erfolgt, wenn die Körner reif sind. Das Kraut ist ein gutes, stärkendes Nerventonikum, das bei Depressionen und Qi- (Energie-) Mangel hilft. Jüngste Untersuchungen haben ergeben, daß Haferkleie – und in einem geringeren Maß auch Hafermehl – zur Senkung eines überhöhten Cholesterinspiegels im Blut beitragen kann.

» ... der Verzehr von Hafer verjüngt den Körper von innen nach außen.«
Peter Holmes, 1989.

Eigenschaften
Warm, feucht, süß.

Wirkstoffe
Saponine, Flavonoide, viele Mineralstoffe, Alkaloide, Steroidbestandteile, Vitamine B_1, B_2, D und E, Carotin, Weizenprotein (Gluten), Stärke, Fett.

Wirkung
Haferstroh: Antidepressivum; stärkendes Nerventonikum; schweißtreibend.
Korn: Antidepressivum; stärkendes Nerventonikum; nährstoffreich.
Haferkleie: Antithrombotisch; senkt den Cholesterinspiegel im Blut.

Verwendete Teile

Haferstroh

Ergibt ein hervorragendes Tonikum für körperliche oder geistige Schwäche, ideal bei Depressionen. Kann bei Schilddrüsenunterfunktion und Östrogenmangel, bei Degenerationskrankheiten wie multipler Sklerose und bei hartnäckigen oder wiederholt auftretenden Erkältungen verwendet werden. Ernte bei Reife des Korns. Die ganze Pflanze wird getrocknet und gehäckselt.

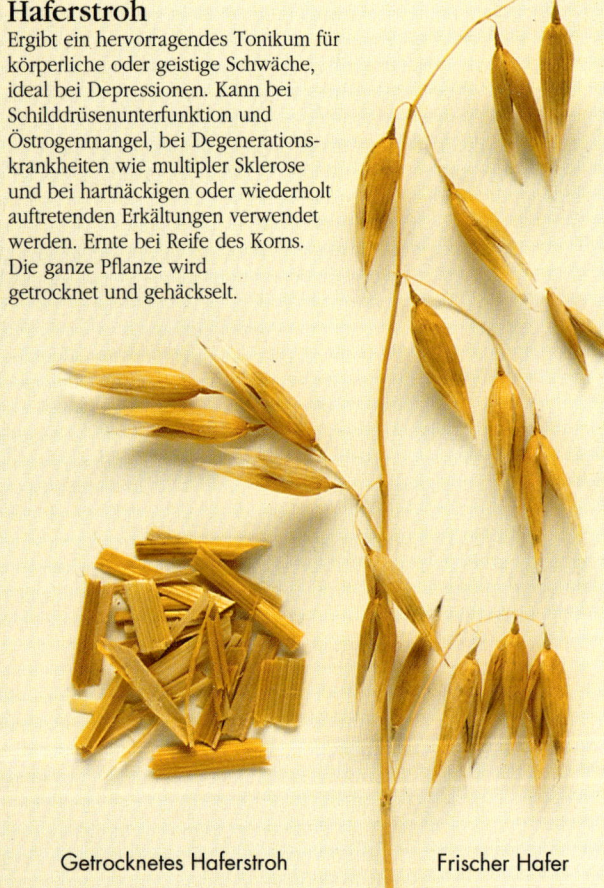

Getrocknetes Haferstroh   Frischer Hafer

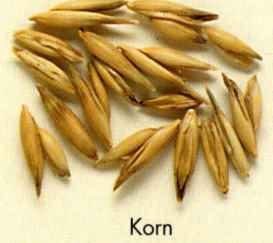

Korn

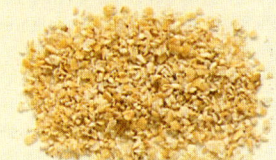

Haferkleie wird aus den groben Hülsen des Korns hergestellt und eignet sich besonders zur Senkung des Cholesterinspiegels.

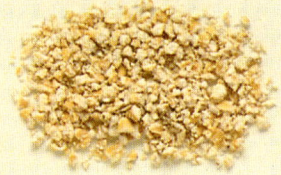

Hafermehl – die gemahlenen Körner – ist reich an Kieselerde und kann bei Hautproblemen äußerlich angewendet werden.

Korn

Die Samen haben ähnliche Eigenschaften wie die ganze Pflanze und können bei den gleichen gesundheitlichen Problemen eingesetzt werden. Ernte im Spätsommer, werden vermahlen zu Haferkleie und Hafermehl.

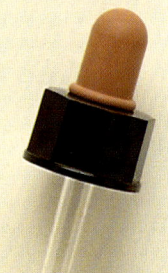

Dr. Bach empfahl sein Heilmittel aus Wildhaferblüten für Zeiten der Unsicherheit und Unzufriedenheit.

Anwendungen

Haferstroh

Flüssigextrakt: Bei Schlaflosigkeit, Angstgefühlen und Depressionen nimmt man je 2–3 ml. (Die Tinktur kann ähnlich verwendet werden.) Verträgt sich gut mit Eisenkraut. Ist auch eine nährstoffreiche Ergänzung für schweißtreibende Heilmittel gegen Erkältung und Schüttelfrost.

Absud: Wird aus der ganzen getrockneten Pflanze hergestellt und bei den gleichen Beschwerden eingesetzt wie der flüssig Extrakt.

Waschlösung: Bei Hautleiden verwendet man den Absud zur milden Reinigung.

Korn

Umschlag: Man verwendet einen Hafermehlumschlag für Hautkrankheiten wie Ekzeme, Fieberbläschen und Gürtelrose.

☛ **W A R N U N G** ☚

• Wer empfindlich auf Gluten (Zöliakie) reagiert, sollte den Absud oder die Tinktur etwas stehen lassen und dann nur die klare Flüssigkeit abgießen und verwenden.

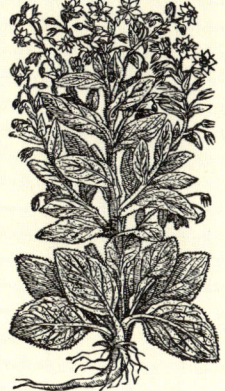

» ... gibt dem Hypochonder neue Lebenskraft und muntert den fleißigen Studenten auf.«
John Evelyn, 1699.

Borago officinalis
BORETSCH [3]

Der große Kräuterheilkundler JOHN GERARD zitiert 1597 das alte Sprichwort: »ego borago gaudia semper ago« (Ich, der Boretsch, bringe wieder neuen Mut). Die moderne Forschung hat diesem Spruch einen neuen Aspekt hinzugefügt: Man weiß heute, daß die Pflanze die Nebennierendrüse stimuliert und die Produktion von Adrenalin fördert, das den Körper in belastenden Situationen aktionsfähig macht. Schon im Elisabethanischen Zeitalter mengte man die hübschen blauen Blüten unter den Salat, »um die Seele fröhlich zu stimmen«. Manche Köche haben diesen Brauch bereits wieder aufleben lassen.

Eigenschaften
Kalt, feucht, leicht süß.

Wirkstoffe
Blätter/Blüten: Saponine, Gerbsäuren, Vitamin C, Kalzium, Kalium.
Samen: Essentielle Fettsäuren (cis- Linol- und γ-Linolensäuren).

Wirkung
Blätter/Blüten: Stimulieren die Nebenniere; fördern den Milchfluß; harntreibend, fieberdämpfend, antirheumatisch, schleimlösend.
Samen: Lindern Ekzeme; antirheumatisch; helfen bei Darmreizungen; regulieren den Menstruationszyklus.

Verwendete Teile

Blätter
Fleischig, sehr grob, können bei Stress als Nebennierentonikum eingesetzt werden und helfen bei der Überwindung der Langzeitfolgen einer Steroidtherapie. Auch bei trockenem Husten, zur Stimulierung des Milchflusses und im frühen Fieberstadium von Pleuritis und Keuchhusten. Ernte während der gesamten Wachstumszeit.

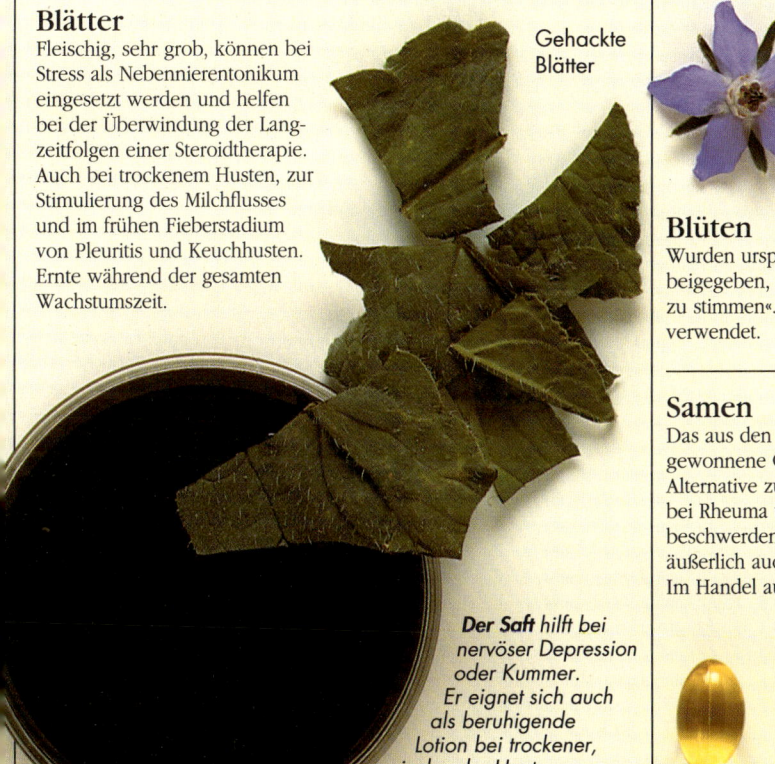

Gehackte Blätter

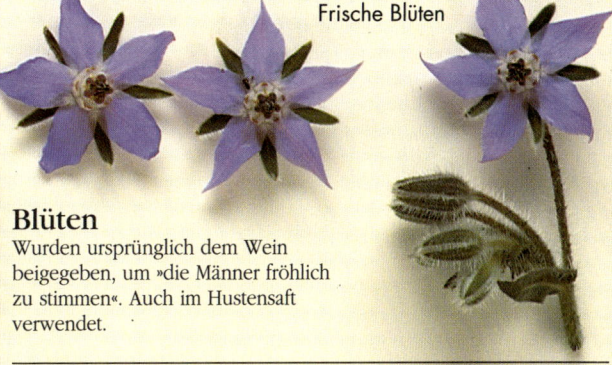

Frische Blüten

Blüten
Wurden ursprünglich dem Wein beigegeben, um »die Männer fröhlich zu stimmen«. Auch im Hustensaft verwendet.

Samen
Das aus den Samen gewonnene Öl wird als Alternative zum Nachtkerzenöl bei Rheuma und Menstruationsbeschwerden verwendet, äußerlich auch bei Ekzemen. Im Handel auch in Kapselform.

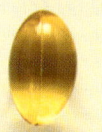

Samen

Der Saft hilft bei nervöser Depression oder Kummer. Er eignet sich auch als beruhigende Lotion bei trockener, juckender Haut.

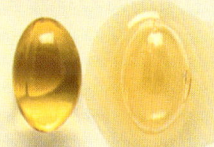

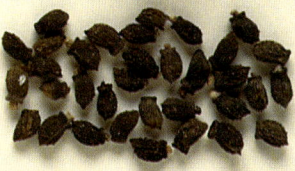

Samenöl und Kapseln

Anwendungen

Blätter
Aufguß: In den Frühstadien bei Lungenleiden oder fieberhafter Erkältung. Stillende Mütter können die Blätter mit Fenchel mischen, um den Milchfluß zu fördern.

Tinktur: Nach Steroidtherapie oder bei Stress nimmt man 10 ml 3mal täglich als ein Tonikum.

Saft: Man preßt die frischen Blätter aus und trinkt 3mal täglich 10 ml davon bei Depression, Kummer oder Angstzuständen.

Lotion: Man verdünnt den Saft mit der gleichen Menge Wasser und verwendet die Lotion bei gereizter, trockener Haut oder nervösem Ausschlag.

Samen
Kapseln: Man nimmt 500 mg Öl in Kapselform bei Ekzemen und rheumatischer Arthritis. Das Öl hilft auch manchmal bei unregelmäßiger Menstruation, Darmreizungen und als Erste Hilfe bei übermäßigem Alkoholgenuß (man nehme 1 g).

Blüten
Sirup: Zur Schleimlösung bei Husten stellt man aus dem Aufguß einen Sirup her. Kann mit Königskerzen- oder Eibischblüten vermischt werden.

Brassica oleracea
KOHL [3]

Kohl wird in der westlichen Welt mindestens seit 400 v. Chr. angebaut und ist ein wertvolles Heilmittel. Seit DIOSKORIDES wurde die Pflanze bei Verdauungsstörungen, als Gelenktonikum, bei Hautproblemen und Fieber verwendet. Die genußsüchtigen Römer aßen rohen Kohl, um nicht so schnell betrunken zu werden. Im volkstümlichen Gebrauch fand Kohl als Hausmittel seinen Einsatz.

»Die Medizin der armen Leute ...«
Dr. Jean Valnet, 1967.

Eigenschaften
Leicht süß, salzig, austrocknend, kühl.

Wirkstoffe
Mineralstoffe, Vitamine A, B_1, B_2, C, Aminosäuren, Fette.

Wirkung
Entzündungshemmend, antibakteriell, antirheumatisch; trägt durch Förderung des Zellwachstums zur Wundheilung bei; fördert die Lebertätigkeit.

Verwendete Teile

Blätter
Äußerlich bei Wunden, Geschwüren, Entzündungen, arthritischen Gelenken und Hautproblemen (vor allem Akne). Innerlich als Hausmittel bei fast allen Leiden einschließlich Verdauungsstörungen und Lungenleiden, Migräne, Wasseransammlung im Körper und anderen Beschwerden. Jüngste klinische Untersuchungen haben ihre Eignung auch bei Magengeschwüren ergeben.

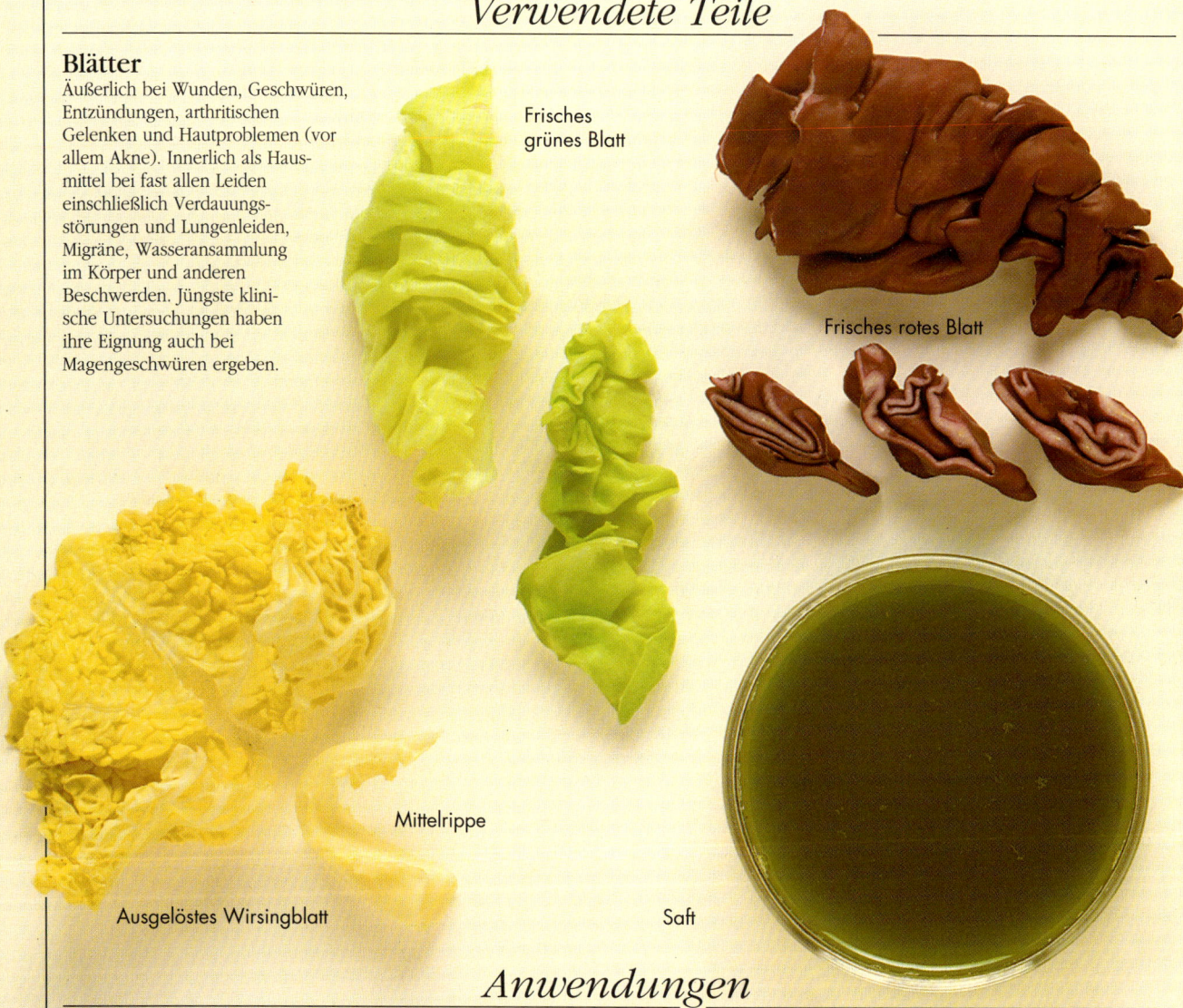

Frisches grünes Blatt

Frisches rotes Blatt

Mittelrippe

Ausgelöstes Wirsingblatt

Saft

Anwendungen

Blätter
Frisch: Zur direkten Anwendung auf arthritischen oder verstauchten Gelenken, offenen Beinen und Verletzungen. Zuerst entfernt man die Mittelrippe, dann klopft man das Blatt vorsichtig und befestigt es mit einem Verband an der betroffenen Stelle. Man steckt die ausgelösten Blätter in den Büstenhalter, um bei Mastitis und Brustschwellungen Linderung zu schaffen.

Absud: Bei Kolitis kocht man 60 g Blätter 1 Stunde lang in 500 ml Wasser und trinkt den Absud in weinglasgroßen Dosen.

Lotion: Bei Akne mischt man 250 g frische Blätter und 250 ml destillierte Zaubernuß in einer Haushaltsmaschine, seiht die Masse ab und mischt 2 Tropfen Zitronenöl bei. Anwendung morgens und abends.

Saft: Empfohlen bei Magen- und Zwölffingerdarmgeschwüren.

Sirup: Man nimmt den aus dem Absud hergestellten Sirup in 10 ml-Dosen bei Husten, Asthma und Bronchitis.

Calendula officinalis
RINGELBLUME

Die goldenen Blüten sind in der Kräuterheilkunde sehr beliebt. In MACERS Kräuterverzeichnis aus dem 12. Jahrhundert heißt es, daß der bloße Anblick der Pflanze das Augenlicht verbessert, den Kopf befreit und die Stimmung hebt. Zu CULPEPERS Zeiten glaubte man, daß die Ringelblume das Herz stärke. Man behandelte mit ihr auch Pocken und Masern. Heute ist das Kraut als homöopathisches Mittel verbreitet.

»Manche färben ihr Haar gelb ... wenn sie mit der Farbe nicht zufrieden sind...«
William Turner, 1551.

Eigenschaften
Leicht bitter, scharf, austrocknend, sanft kühlend.

Wirkstoffe
Saponine, Flavonoide, ätherisches Öl, Bitterstoff, Harz, Steroidanteile.

Wirkung
Adstringierend, antiseptisch, pilztötend, entzündungshemmend, wundheilend; menstruationsregulierend.

Verwendete Teile

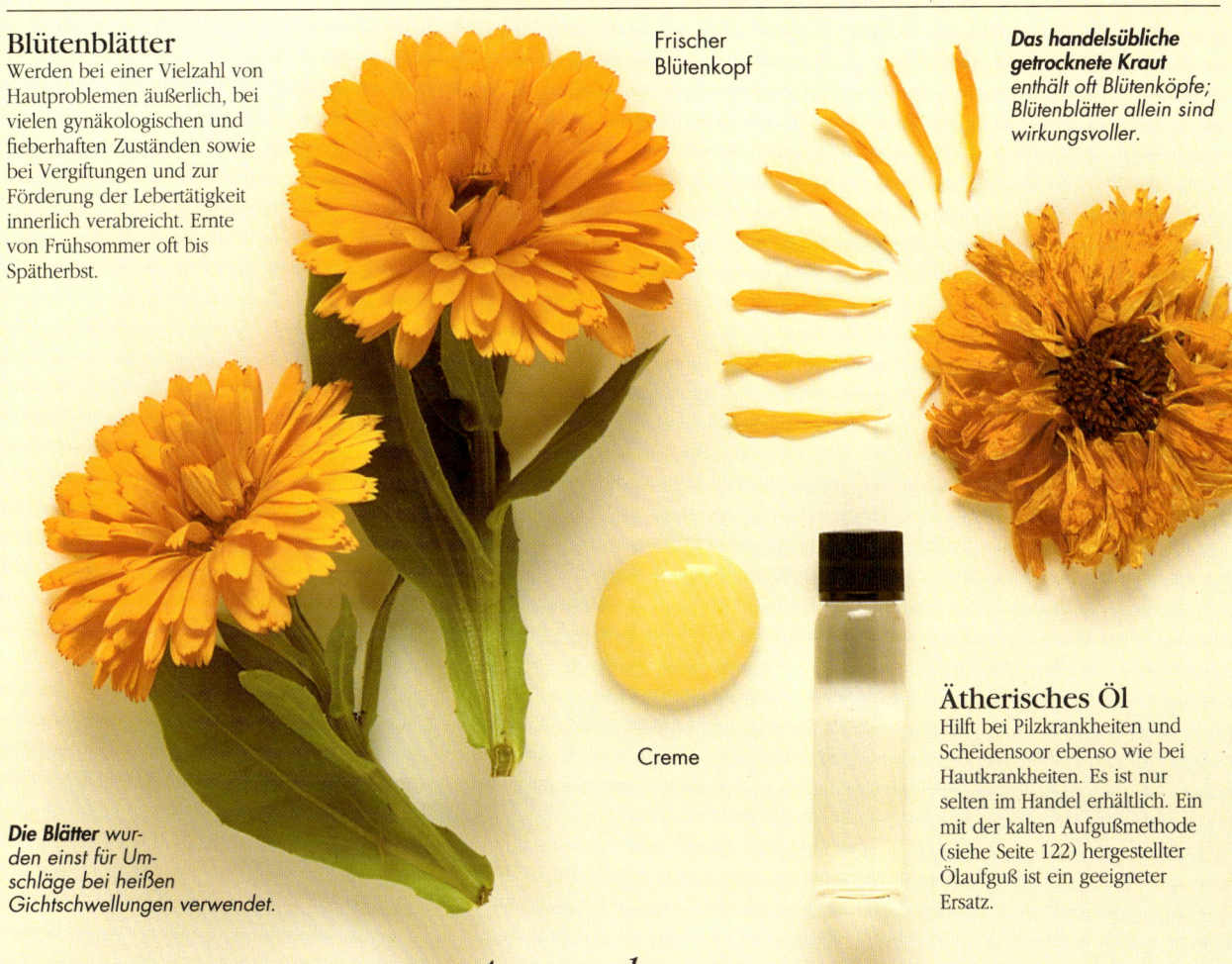

Blütenblätter
Werden bei einer Vielzahl von Hautproblemen äußerlich, bei vielen gynäkologischen und fieberhaften Zuständen sowie bei Vergiftungen und zur Förderung der Lebertätigkeit innerlich verabreicht. Ernte von Frühsommer oft bis Spätherbst.

Frischer Blütenkopf

Das handelsübliche getrocknete Kraut enthält oft Blütenköpfe; Blütenblätter allein sind wirkungsvoller.

Die Blätter wurden einst für Umschläge bei heißen Gichtschwellungen verwendet.

Creme

Ätherisches Öl
Hilft bei Pilzkrankheiten und Scheidensoor ebenso wie bei Hautkrankheiten. Es ist nur selten im Handel erhältlich. Ein mit der kalten Aufgußmethode (siehe Seite 122) hergestellter Ölaufguß ist ein geeigneter Ersatz.

Anwendungen

Blütenblätter
Aufguß: Hilft bei Problemen im Klimakterium, Periodenschmerz, Gastritis und Speiseröhrenentzündung.

Tinktur: Findet bei Leber- und Darmträgheit, Menstruationsbeschwerden und vor allem bei unregelmäßiger und schmerzhafter Periodenblutung Anwendung.

Kompresse: Man tränkt ein Tuch im Aufguß und legt es auf langsam heilende Wunden und offene Beine.

Mundspülung: Der Aufguß hilft bei Geschwüren im Mundbereich und bei Zahnfleischerkrankungen.

Creme: Man verwendet die Creme bei entzündeter und trockener Haut, Verletzungen, trockenen Ekzemen, wunden Brustwarzen während der Stillzeit, Verbrennungen und Sonnenbrand.

Aufgußöl: Anwendung bei Frostbeulen, Hämorrhoiden und geplatzten Äderchen.

Ätherisches Öl
Zäpfchen: Bei Pilzbefall der Vagina verwendet man 1–2mal täglich Zäpfchen mit 2–5 Tropfen Ringelblumen- und Teebaumöl.

Öl: Bei nervösen Angstzuständen und Depressionen gibt man 5–10 Tropfen in das Badewasser.

☛ WARNUNG ☛
• Verwechseln Sie diese Pflanze oder das daraus gewonnene ätherische Öl nicht mit Zubereitungen aus der französischen Ringelblume, *Tagetes patula*, und verwandten Arten. Diese werden bei Warzen sowie als Insektenschutz- und Unkrautvertilgungsmittel verwendet.

43

Camellia sinensis
TEESTRAUCH

Tee, in China unter dem Namen »cha« bekannt, ist ein solch beliebtes Getränk, daß seine Bedeutung als wichtiges Heilkraut fast vergessen wird. Die Chinesen trinken seit etwa 3000 v. Chr. Tee und betrachten ihn als anregendes Getränk sowie als adstringierendes, schleimlösendes und verdauungsförderndes Mittel. Die drei Teearten – grün, schwarz und Oolong – werden aus den Blättern der gleichen Pflanzenart hergestellt. Wissenschaftler aus dem Fernen Osten haben nachgewiesen, daß einige grüne Teesorten die Gefahr von Magenkrebs verringern.

»Lieber drei Tage ohne Essen als einen Tag ohne Tee.«
Altes chinesisches Sprichwort.

Eigenschaften
Bittersüß, austrocknend, Grüner Tee und Oolong sind kühlend, Schwarztee ist wärmend.

Wirkstoffe
Alkaloide (einschl. Koffein und Theobromin), Gerbsäuren (Polyphenole), Catechine, ätherisches Öl, Fluoride (in manchen Arten).

Wirkung
Stimulierend, adstringierend; verhindert Oxidation; antibakteriell, harntreibend.

Verwendete Teile

Blätter
Die jungen, frischen Blätter und Blattknospen werden getrocknet, dann maschinell zusammengerollt und weiterverarbeitet. Schwarzer Tee wird vollständig fermentiert, Oolong-Tee wird teilfermentiert, und grüner Tee wird gar nicht fermentiert.

Grüner Tee
Ist reich an Fluoriden und verringert die Gefahr von Karies. Hilft auch bei Insektenstichen und wirkt blutstillend. Es heißt ferner, daß der Tee bei Magen- und Hautkrebs wirksam eingesetzt werden könne und daß er das Immunsystem stärke.

Oolong-Tee
Sorten wie »Pu erh« eignen sich besonders zur Senkung des Cholesterinspiegels nach einer fetten Mahlzeit. Japanische Forschungen: Oolong-Tee verringert die Gefahr von Bluthochdruck und das Risiko von Arterienerkrankungen.

Schwarzer Tee
Schwarzer Tee ist als gewöhnliches Tagesgetränk in Europa, Indien sowie in Nordamerika weit verbreitet. Er ist reich an Gerbsäuren und wirkt stark adstringierend, so daß er bei Durchfall eine rasche Besserung bringt.

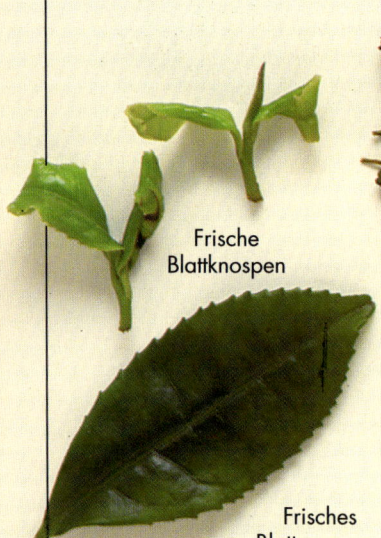

Frische Blattknospen

Frisches Blatt

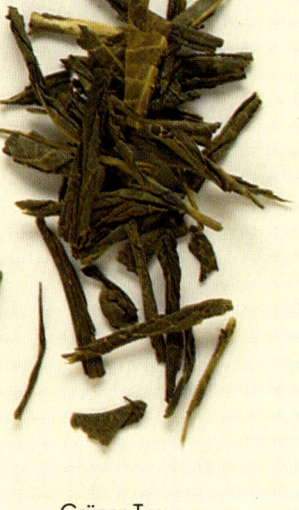

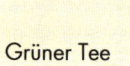

Grüner Tee

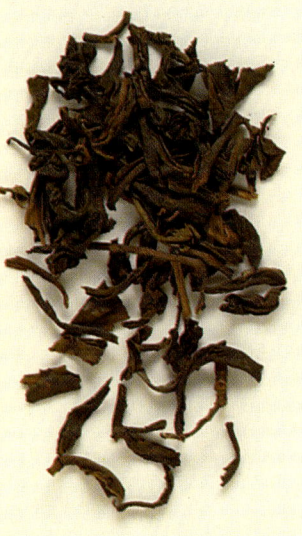

Oolong-Tee

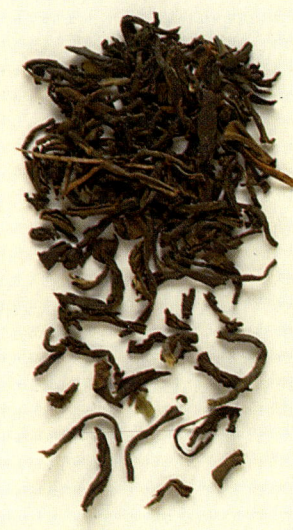

Schwarzer Tee

Anwendungen

Grüner Tee
Aufguß: Man trinkt ihn nach den Mahlzeiten, um Karies zu verhindern.

Umschlag: Man legt feuchte grüne Teeblätter auf Insektenstiche, um Juckreiz und Entzündung zu lindern.

Kompresse: Man tränkt ein Tuch in schwachem grünen Tee und verwendet es zur Ersten Hilfe bei blutenden Schnittverletzungen und Schürfwunden.

Oolong-Tee
Aufguß: Man trinkt ihn nach fetten Mahlzeiten, um den Cholesterinspiegel zu senken und Arterienverengungen vorzubeugen.

Schwarzer Tee
Aufguß: Bei Durchfall, Lebensmittelvergiftung und Ruhr nimmt man einen starken Aufguß aus gewöhnlichem Tee (2 Teelöffel pro Tasse, ohne Milch und Zucker). In Kanton gilt der Aufguß als altes Heilmittel nach übermäßigem Alkoholgenuß.

Umschlag: Auf müde Augen legt man benutzte Teebeutel. Feuchte Teeblätter beruhigen nach Insektenstichen.

Waschlösung: Bei Sonnenbrand verwendet man einen schwachen Aufguß zur kühlenden Reinigung.

☞ WARNUNG ☞
• Menschen mit Herzrhythmusstörungen, Schwangere und stillende Mütter sollten pro Tag nicht mehr als zwei Tassen Tee trinken, da der hohe Alkaloidgehalt zu einer Beschleunigung des Herzschlags führt.
• Menschen mit Magengeschwüren sollten übermäßigen Teegenuß vermeiden, da der bittere Geschmack die Magensäureproduktion anregen kann.

Capsella bursa-pastoris

HIRTENTÄSCHEL [3]

Das Hirtentäschel wird normalerweise eher als Unkraut eingeordnet; doch in der östlichen und westlichen Heilkunde hat es seinen festen Platz. Es verdankt seinen Namen den herzförmigen Samenkapseln, die an die Ledertaschen von Hirten erinnern. Im Volksmund trägt diese Pflanze auch noch den Namen »Mutterherzen«, ein Begriff, der auf ihre Verwendung bei Frauenleiden hinweist. Das Hirtentäschel wird hauptsächlich als blutstillendes Kraut verwendet. In China glaubt man, daß seine Samen gut für das Augenlicht sind.

»Nur wenige Pflanzen haben mehr Vorzüge, doch es bleibt unbeachtet.«
Nicholas Culpeper, 1653.

Eigenschaften
Süß, trocken, kühl.

Wirkstoffe
Saponine, Senföl, Flavonoide, Harz, Monoamine, Cholin, Acetylcholin, Sitosterin, Vitamine A, B, C.

Wirkung
Adstringierend, blutstillend; antiseptisch bei Harnwegsinfekten; fördert den Kreislauf; senkt den Blutdruck.

Verwendete Teile

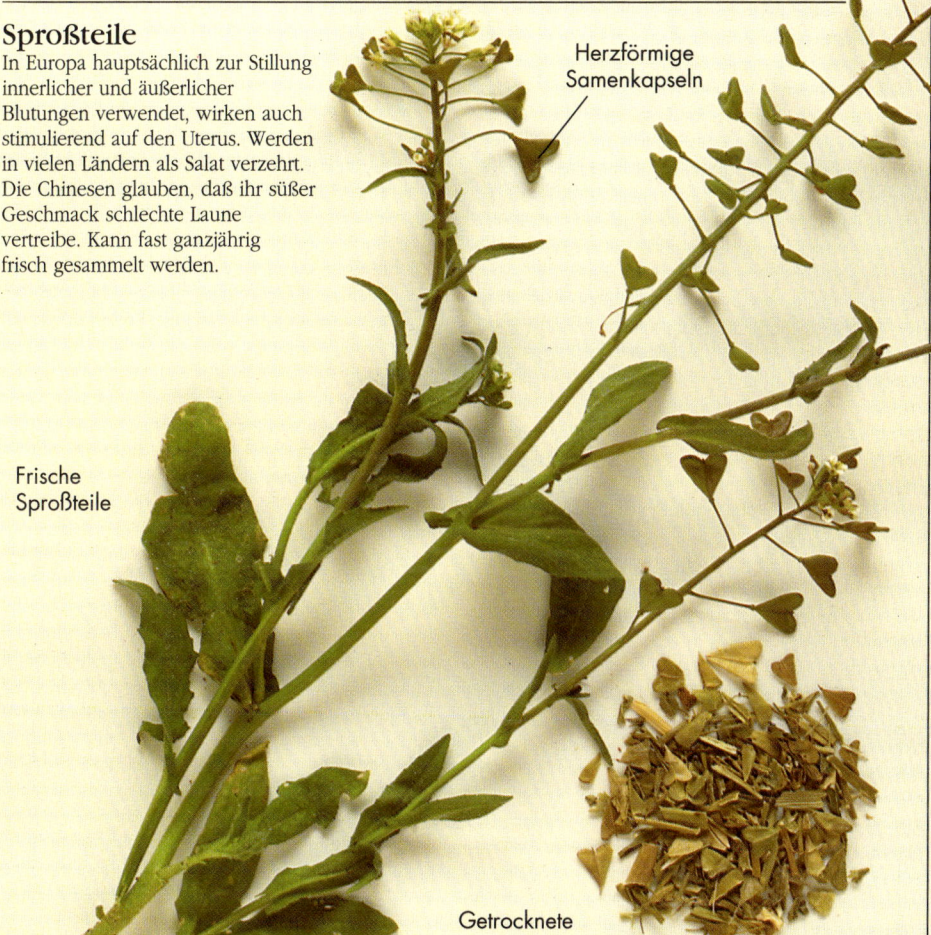

Sproßteile
In Europa hauptsächlich zur Stillung innerlicher und äußerlicher Blutungen verwendet, wirken auch stimulierend auf den Uterus. Werden in vielen Ländern als Salat verzehrt. Die Chinesen glauben, daß ihr süßer Geschmack schlechte Laune vertreibe. Kann fast ganzjährig frisch gesammelt werden.

Herzförmige Samenkapseln

Frische Blüten

Frische Sproßteile

Getrocknete Sproßteile

Blüten
Die westliche Medizin trennt die Blüten in der Regel nicht von den Pflanzen. Doch in China werden allein die Blüten bei Ruhr und Uterusblutungen verwendet.

Anwendungen

Sproßteile
Aufguß: Verwendung bei starker Periodenblutung, Blasenkatarrh und chronischem Durchfall. Ein starker Aufguß (doppelte Normalmenge) des frischen oder frisch getrockneten Krautes eignet sich am besten. Während der Wehen stimuliert der Genuß eines heißen Aufgusses die Kontraktionen; nach der Entbindung wirkt er blutstillend.

Tinktur: Bei starker Periodenblutung, Blasenkatarrh und Durchfall nimmt man 3mal täglich bis zu 10 ml.

Umschlag: Als Erste Hilfe legt man frische Kräuter auf blutende Wunden.

Kompresse: Man tränkt ein Tuch im Aufguß und legt es auf Schnittwunden. Bei Nasenbluten tränkt man einen kleinen Wattebausch in der Tinktur und führt ihn in das Nasenloch ein.

 **W A R N U N G**
• Außer während der Wehen sollte dieses Kraut von Schwangeren gemieden werden, da es die Uteruskontraktionen stimuliert.
• Bei einer plötzlichen Veränderung der Periodenblutung oder bei Blut im Urin sollte man einen Arzt aufsuchen, bevor man zur Selbstbehandlung übergeht.

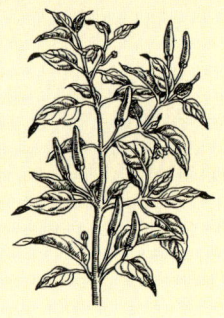

Capsicum frutescens
CHILI

Die scharfe rote Chilischote gelangte 1548 aus Indien in den Westen. GERARD beschreibt die Pflanze als »außerordentlich scharf und trocken, und das sogar im vierten Grad«. Er empfiehlt sie für Skrofulose, einer Lymphdrüsentuberkulose mit Hautinfektion, die auch unter dem Namen »Übel der Könige« bekannt war. Die Physiomedikalisten des 19. Jahrhunderts (siehe Seite 21) schätzten Chillies wegen ihrer wärmenden Eigenschaften bei Schüttelfrost, Rheumatismus und Depressionen.

» ... in ihm stecken böse Eigenschaften; er ist ein Feind der Leber und anderer Eingeweide ... er tötet Hunde.«
John Gerard, 1597.

Eigenschaften
Sehr scharf; austrocknend.

Wirkstoffe
Alkaloide (Capsaicin), Fettsäuren, Flavonoide, Vitamine A, B$_1$, C, ätherisches Öl, Zucker, Carotin.

Wirkung
Regt den Kreislauf an; schweißtreibend; stimuliert die Magensäfte; entblähend, antiseptisch, antibakteriell; anregendes Nerventonikum. Lokal: Hautreizmittel; verstärkt den Blutstrom in ein bestimmtes Gebiet.

Verwendete Teile

Frucht
Hat auf den ganzen Körper eine anregende Wirkung, verstärkt den Blutfluß, regt das Nervensystem an, fördert die Verdauung und stimuliert die Yang-Energien (siehe Seite 15). Schweißtreibend und antibakteriell, daher geeignete Arznei bei Erkältung und Schüttelfrost. Hilft auch bei Halsleiden wie Kehlkopfentzündung und Heiserkeit. Jüngste Untersuchungen lassen vermuten, daß Chili bei Gürtelrose und Migräne schmerzlindernd wirkt.

Frische Chillies

Aufgußöl und Salbe *brennen weniger als die rohe Pflanze. Sie sind deshalb hautfreundlicher.*

Salbe

Getrocknete Chillies

Pulver

Anwendungen

Frucht
Aufguß: Man gibt 1/2 Teelöffel der Pflanze in eine Tasse mit kochendem Wasser; dann verdünnt man 1 Eßlöffel dieses Aufgusses nochmals mit heißem Wasser, bis die Menge einer Tasse entspricht. Diesen Aufguß trinkt man nach Bedarf. Ideal bei Erkältung und Schüttelfrost, kalten Händen und Füßen, Schock und Depression. Zur Stimulierung der Verdauung nimmt man 2–3 Tropfen des unverdünnten Aufgusses.

Tinktur: Man verdünnt 5–10 Tropfen in einer Tasse mit heißem Wasser und trinkt dies zur Anregung des Kreislaufs und als Tonikum.

Kompresse: Man tränkt ein Tuch im Aufguß und verwendet es bei rheumatischen Beschwerden, Verstauchungen und Blutergüssen.

Salbe: Verwendung bei Frostbeulen, solange die Haut nicht aufgerissen ist.

Gurgelmittel: Man verdünnt 5–10 Tropfen der Tinktur in einem halben Wasserglas und gurgelt damit bei Halsschmerzen. Dieses Mittel eignet sich besonders bei geschwächten Menschen.

Aufgußöl: Man gibt 25 g Pulver auf 500 ml Sonnenblumenöl und erhitzt die Mischung 2 Stunden in einem Wasserbad. Dann streicht man einen kleinen Teil auf die Umgebung des offenen Beines (nicht auf das Geschwür selbst), um den Blutstrom von der betroffenen Region abzuleiten.

Massageöl: Man verwendet das Aufgußöl als wärmendes Massageöl bei Rheumatismus, Hexenschuß und Arthritis.

☛ WARNUNG ☛
• Die Samen können giftig wirken und müssen entfernt werden.

• Die vorgegebene Mengenangaben einhalten. Übermäßiger Verzehr von Chili kann zu Gastroenteritis und Leberschaden führen.

• Während der Schwangerschaft und Stillzeit sollten therapeutische Dosen vermieden werden.

• Lassen Sie die Kompresse nicht zu lange auf der Haut, da sich sonst Blasen bilden können.

• Fassen Sie sich nicht in die Augen, und berühren Sie keine offenen Wunden, wenn Sie mit frischen Chillies hantiert haben.

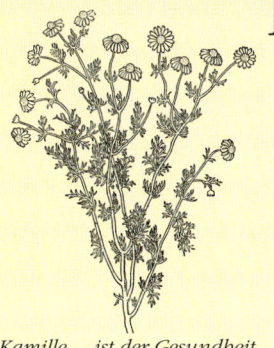

Chamaemelum nobile und *Chamomilla recutita*

RÖMISCHE UND ECHTE KAMILLE

»Kamille ... ist der Gesundheit des Menschen sehr zuträglich ... und hilft auch gegen Müdigkeit...«
William Turner, 1551.

Die Alten Griechen nannten die Kamille auf Grund ihres Geruchs »geriebener Apfel«. Den Angelsachsen galt »maythen« als eines der neun heiligen Kräuter, die Gott Wodan den Menschen geschenkt hat. Die zwei Arten, die für therapeutische Zwecke verwendet werden – Römische und Echte Kamille – haben im Grunde die gleichen Eigenschaften und Anwendungsbereiche. Die Echte Kamille ist auch bekannt als »matricaria«, ein Name, der auf ihre Bedeutung als gynäkologisches Heilmittel hinweist.

Eigenschaften
Bitter, hauptsächlich warm, feucht.

Wirkstoffe
Ätherisches Öl (einschl. Azulene), Flavonoide (einschl. Rutin), Valeriansäure, Cumarine, Gerbsäuren, Salicylate, cyanogene Glykoside.

Wirkung
Entzündungshemmend, krampflösend, bitter, beruhigend; verhindert Erbrechen.

Verwendete Teile

Blüten
Eine einzige selbstgetrocknete Blüte enthält mehr Aroma als eine ganze im Handel erhältliche Tüte. Die Kräuterheiler des Mittelalters züchteten doppelblütige Sorten, um den Ertrag zu erhöhen. Ernte während des ganzen Sommers; schnelles Trocknen der Blüten bewahrt das stark duftende Aroma über Monate.

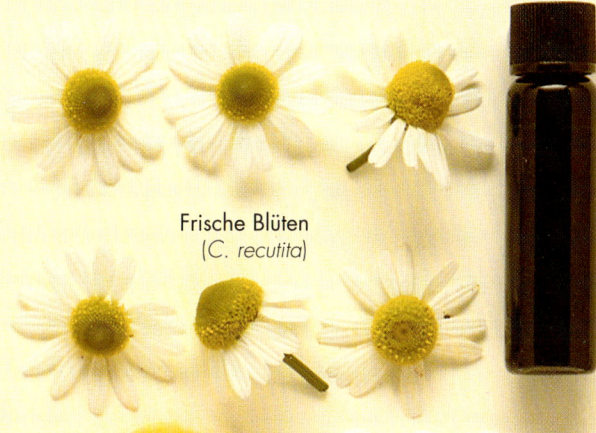

Frische Blüten
(*C. recutita*)

Ätherisches Öl
Seit dem Mittelalter aus frischen Blüten destilliert und bei einer Vielzahl verschiedener Krankheiten wie Ekzemen und Asthma eingesetzt. Echtes Kamillenöl ist sehr teuer und hat eine tiefblaue Farbe, die von den enthaltenen Azulenen herrührt.

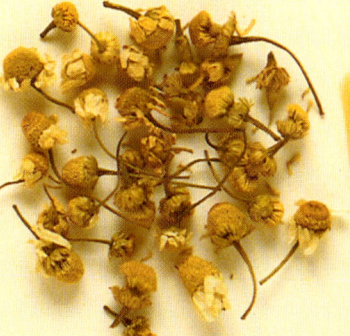

Getrocknete Blüten

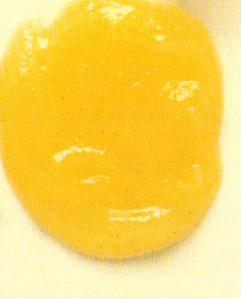

Salbe

Homöopathische Kamillentabletten oder eine verdünnte Tinktur lindern bei Säuglingen die Schmerzen beim Zahnen und bei Koliken. Sie helfen bei schmerzhafter Periodenblutung und während der Wehen.

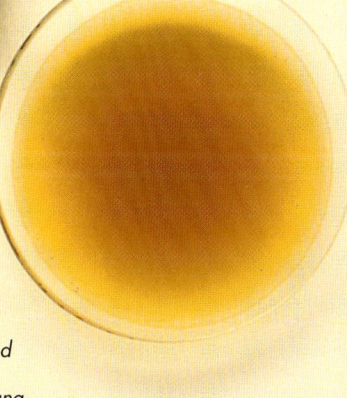

Tinktur

Anwendungen

Blüten
Aufguß: Verwendung bei Darmbeschwerden, Appetitmangel und Verdauungsstörungen. Bei Schlaflosigkeit, Angstzuständen und Stress trinkt man am Abend eine Tasse. Man gießt 200–400 ml des Aufgusses durch ein Sieb und gibt die Flüssigkeit in das Badewasser eines Säuglings, um das Einschlafen zu erleichtern.

Tinktur: Verwendung bei Darmbeschwerden, Schlaflosigkeit, Spannungsgefühlen.

Salbe: Bei Insektenstichen, Verletzungen, juckenden Ekzemen, und Reizungen an Anus und Vulva.

Mundspülung: Verwendung des Aufgusses bei Entzündungen im Mund.

Augenspülung: Man gibt 5–10 Tropfen der Tinktur in warmes Wasser und verwendet die Lösung bei Bindehautentzündung und müden Augen.

Inhalation: Man gibt 2 Teelöffel in eine Schale mit kochendem Wasser und inhaliert die Lösung bei Schnupfen, Heuschnupfen, Asthma und Bronchitis.

Ätherisches Öl
Lotion: Bei Ekzemen gibt man 5 Tropfen Kamillenöl auf 50 ml destillierte Zaubernuß.

Inhalation: Bei schlimmem Schnupfen, Asthma und (unter ärztlicher Aufsicht) Keuchhusten gibt man 2–3 Tropfen in eine Untertasse mit warmem Wasser, die man während der Nacht im Zimmer läßt.

☞ **WARNUNG** ☜
• Erhöhen Sie die festgelegte Dosis nicht, und vermeiden Sie das Öl während der Schwangerschaft, da es den Uterus stimuliert.
• Kamille kann Kontaktdermatitis auslösen, vor allem beim Sonnenbad auf feuchten Kamillenwiesen.

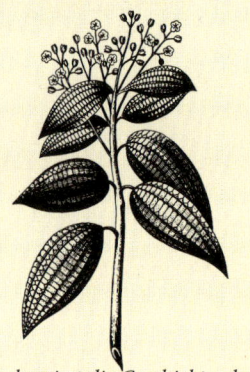

Cinnamomum-Arten
ZIMT

Der stark duftende und wärmende Zimt eignet sich für alle möglichen »kalten« Zustände, von gewöhnlicher Erkältung und verkühltem Magen bis zu Arthritis und Rheumatismus. Im Westen verwendet man meist die Rinde von *C. zeylanicum* (Ceylonzimt), die als gerollte Zimtstange im Handel ist. Die Chinesen bevorzugen *C. cassia* (Zimtkassie) und verwenden Rinde (Rou gui) und Zweige (Gui zhi); die Rinde soll für den Rumpf, die Zweige für Finger und Zehen heilsam sein. Wissenschaftliche Untersuchungen betonen die blutzuckersenkenden Eigenschaften, die sich günstig auf Diabetes auswirken.

» ... kursiert die Geschichte, daß Zimt in den Sümpfen wächst, von einer schrecklichen Fledermausart bewacht; ... erfunden, um die Preise hoch zu treiben.«
Plinius, 77 A. D.

Eigenschaften
Rinde: Stark duftend, süß, sehr heiß.
Zweige: Stark duftend, süß, weniger heiß.

Wirkstoffe
Ätherisches Öl, Gerbsäuren, Schleim, Gummi, Zucker, Cumarine.

Wirkung
Rinde und Zweige: Entblähend, schweißtreibend; wärmendes, verdauungsförderndes Mittel; krampflösend, antiseptisch, stärkend; stimuliert den Uterus.
Ätherisches Öl: Stark antibakteriell, pilztötend; stimuliert den Uterus.

Verwendete Teile

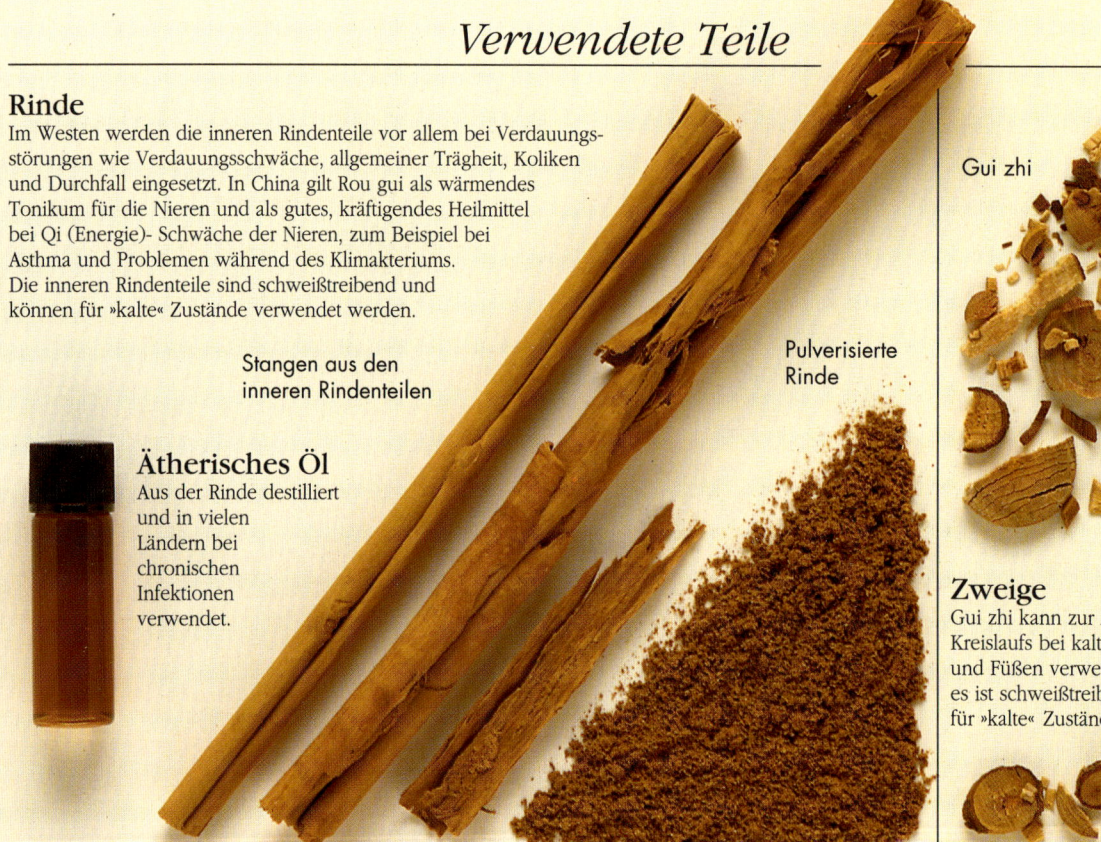

Rinde
Im Westen werden die inneren Rindenteile vor allem bei Verdauungsstörungen wie Verdauungsschwäche, allgemeiner Trägheit, Koliken und Durchfall eingesetzt. In China gilt Rou gui als wärmendes Tonikum für die Nieren und als gutes, kräftigendes Heilmittel bei Qi (Energie)- Schwäche der Nieren, zum Beispiel bei Asthma und Problemen während des Klimakteriums. Die inneren Rindenteile sind schweißtreibend und können für »kalte« Zustände verwendet werden.

Stangen aus den inneren Rindenteilen

Ätherisches Öl
Aus der Rinde destilliert und in vielen Ländern bei chronischen Infektionen verwendet.

Pulverisierte Rinde

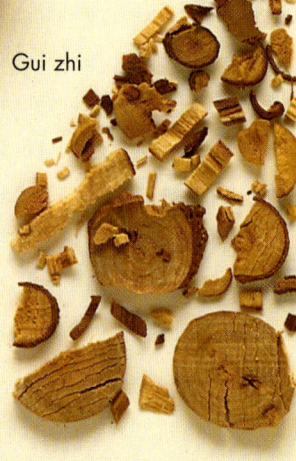

Gui zhi

Zweige
Gui zhi kann zur Anregung des Kreislaufs bei kalten Händen und Füßen verwendet werden; es ist schweißtreibend und ideal für »kalte« Zustände.

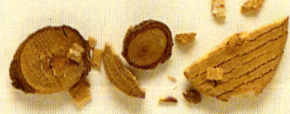

Anwendungen

Rinde
Absud: Verwendung bei chronischem Durchfall oder Leiden, die auf eine Qi (Energie)- Schwäche der Nieren zurückgehen. Auch bei »kalten« Zuständen.

Tinktur: Bei Erkältung und Schüttelfrost verdünnt man bis zu 5 ml in etwas heißem Wasser.

Pulver/Kapseln: Verwendung bei »kalten« Zuständen, die die Nieren und die Verdauung betreffen.

Ätherisches Öl
Inhalation: Man löst 5 Tropfen Öl in kochendem Wasser und inhaliert den Dampf bei Husten und Reizungen der Atemwege.

Massageöl: Man verdünnt 10 ml Zimtöl in 25 ml Mandel- oder Sonnenblumenöl und verwendet es bei Unterleibskoliken, Magenverkühlung und Durchfall.

Zweige
Absud: Verwendung bei Erkältung, Magenverkühlung und zur Anregung des Kreislaufs. Verträgt sich gut mit Ingwer.

Tinktur: Man verdünnt bis zu 5 ml in etwas heißem Wasser und verwendet es als Absud.

Kompresse: Man tränkt ein Tuch im Absud oder der verdünnten Tinktur zur Schmerzlinderung bei Arthritis und Rheuma.

☞ W A R N U N G ☜
• Während der Schwangerschaft sollte man therapeutische Dosen, vor allem des ätherischen Öls, vermeiden, da die Pflanze den Uterus stimuliert.
• Bei überhitzten oder fiebrigen Zuständen sollte man das Kraut mit Vorsicht genießen.

Citrus Sinensis

ORANGE

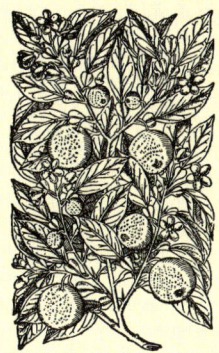

»Die süßen Arten fördern die Sekretion der Bronchien, die sauren die Schleimlösung. Sie stillen den Durst, sind heilsam für den Magen ...«
Li Shi Zen, 16. Jahrhundert.

Die Orange ist eine geschätzte Heilpflanze, die aus China stammt. Bereits im Mittelalter war sie auch bei arabischen Ärzten sehr beliebt. Im 16. Jahrhundert soll eine italienische Prinzessin namens ANNA-MARIE DE NEROLA ein Öl aus dem Extrakt der Blüten entdeckt haben, mit dem sie ihre Handschuhe parfümierte. Heute ist das sogenannte Neroliöl fast unbezahlbar. Bei den Chinesen erfreuen sich Citrus-Arten als Heilpflanzen immer noch größter Beliebtheit: Die bittere Pomeranze (*C. aurantium*) und die süßeren Tangerinen und Satsumas (*C. reticulata*) finden am meisten Verwendung.

Eigenschaften
C. aurantium: Sauer, bitter, kühl.
C. reticulata: Warm, stark duftend, bitter.

Wirkstoffe
Ätherisches Öl, Vitamine A, B, C, Flavonoide, Bitterstoffe.

Wirkung
C. aurantium: Entblähend, verdauungsfördernd, nervenberuhigend; erhöht den Blutdruck; harntreibend, schleimlösend, stärkend.
Neroliöl: Beruhigend, stärkend, krampflösend; antidepressiv.
C. reticulata: Harntreibend, verdauungsfördernd, schleimlösend.

Verwendete Teile

Frucht
C. aurantium
In China werden reife und unreife Früchte für Heilzwecke verwendet, die unreife, bittere Orange (Zhi shi) ist wirkungsvoller als die reife (Zhi ke). Die Frucht fördert die Verdauung, hilft bei Verstopfung, bewegt stagnierendes Qi (Energie) und wirkt bei Husten (vor allem bei zähem gelbem Schleim) kühlend und schleimlösend; beruhigt auch die Nerven und hilft bei Schlaflosigkeit und Schock.

Reife bittere Orange

Zhi ke

Zhi shi

Neroliöl
C. aurantium
Wird aus den Blüten bitterer Orangen extrahiert, hilft gegen Depressionen und beruhigt. Es kann auch bei chronischem Durchfall, trockener Haut und geplatzten Äderchen eingesetzt werden.

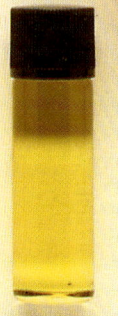

Schale
C. reticulata
Die Chinesen verwenden die grüne Schale (Qing pi) der unreifen und die getrocknete (Chen pi) der reifen Frucht. Beide bringen stagnierendes Qi (Energie) wieder in Bewegung und fördern die Verdauung. Chen pi wirkt auch schleimlösend bei Husten. Ernte von frischen unreifen oder reifen Früchten und anschließendes Trocknen.

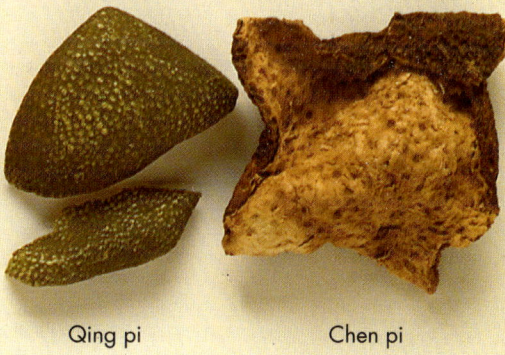

Qing pi

Chen pi

Anwendungen

Frucht
C. aurantium
Absud: Verwendung bei Verdauungsstörungen, Verstopfung und Husten. Bei Menstruationsbeschwerden mit Dang gui mischen.
Tinktur: Bei Angst, Schock und Schlaflosigkeit nimmt man einige Tropfen.

Neroliöl
C. aurantium
Creme: Man mischt 1–2 Tropfen unter die Hautcreme und verwendet sie für alle Hauttypen.
Massageöl: Man mischt 1–2 Tropfen unter 10ml Mandelöl und verwendet es bei nervösen Zuständen und Verdauungsstörungen.

Orangenblütenwasser: Ein Nebenprodukt der Dampfdestillation. Verwendung als Beruhigungsmittel bei Blähungen sowie bei Schock, Angstzuständen und Schlaflosigkeit. Wenn Säuglinge unter Koliken oder Schlaflosigkeit leiden, gibt man 5–10ml zu ihrer Nahrung.

Schale
C. reticulata
Absud: Man verwendet beide Schalenarten bei Verdauungsschwäche und Blähungen im Unterleib. Bei Husten nimmt man Chen pi.
Sirup: Bei Husten gibt man 2–4ml Sirup aus Chen pi.

☞ WARNUNG ☞
• Wenn Sie Chen pi aus Tangerinen selbst zubereiten wollen, sollten Sie Früchte aus organischem Anbau verwenden, um die Pestizidbelastung möglichst niedrig zu halten.
• Während der Schwangerschaft sollten Sie bittere Orangen mit Vorsicht genießen, da sie Kontraktionen auslösen können.

Commiphora molmol

MYRRHE

Mit ihrem ölhaltigen Harz aus den Ästen der buschigen Sträucher, die in Arabien und Somalia wachsen, gilt die Myrrhe seit Jahrtausenden als einer der Schätze des Orients. Im alten Ägypten verwendeten die Hausfrauen Myrrhekügelchen, um Flöhe zu vertreiben. In der Volksheilkunde wurde Myrrhe zur Behandlung von Muskelschmerzen und für Rheumapflaster eingesetzt. In China ist das Heilmittel unter dem Namen »mo yao« bekannt und wird mindestens seit der Tang Dynastie (600 n. Chr.) zur Wundversorgung und Blutbildung verwendet.

»Es führte zu weit, all die wunderbaren Wirkungen dieser Pflanze auf frische Wunden aufzuführen ...«
John Gerard, 1597.

Eigenschaften
Heiß, trocken, herb, bitter.

Wirkstoffe
Ätherisches Öl, Harz, Gummi.

Wirkung
Pilztötend, antiseptisch, astringierend; stärkt das Immunsystem; bitter, schleimlösend; fördert die Durchblutung; lindert Katarrh.

Verwendete Teile

Harz
Beim Anschneiden der Äste tritt eine dicke hellgelbe Flüssigkeit aus. Sie trocknet zu einer rotbraunen festen Masse, die aufgelöst in Tinkturen und Ölen Verwendung findet. Das adstringierende Harz wird häufig zur Wundversorgung eingesetzt und eignet sich auch für Halsschmerzen und Mundgeschwüre. Laut Wissenschaft kann es zur Senkung des Cholesterinspiegels beitragen. In China verwendet man es, um Blut »zu bewegen« und schmerzhafte Geschwulste zu lindern.

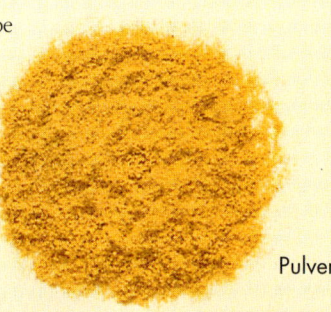
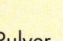

Pulver

Ätherisches Öl
Myrrheöl wird aus dem Harz destilliert und wurde bereits bei den Alten Griechen zur Wundversorgung verwendet. Den Eigenschaften nach gilt es allgemein als Yang, aber es wirkt eher entzündungshemmend als erhitzend. Schleimlösend, zum Einreiben der Brust bei Bronchitis und Erkältung mit Katarrh.

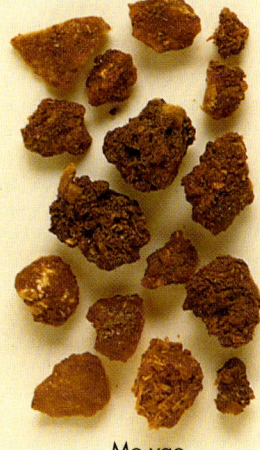
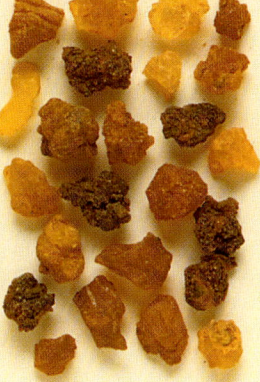
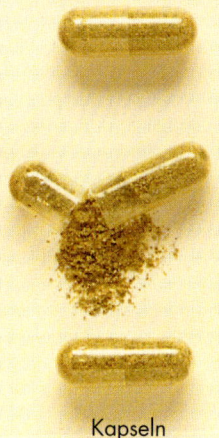
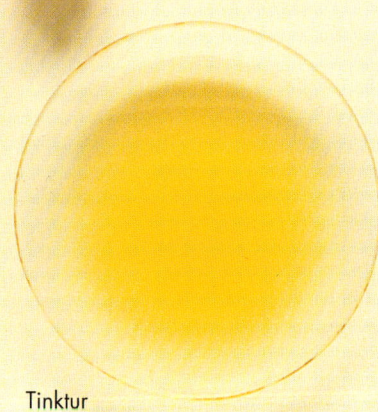

Mo yao

Festes Harz

Kapseln

Tinktur

Anwendungen

Harz
Tinktur: Verwendung bei Infektionen und fiebrigen Erkrankungen, von Erkältung im Kopfbereich bis zu Drüsenfieber. Ideal bei Katarrh der oberen Atemwege, kann mit schleimlösenden Mitteln kombiniert werden. Man nimmt täglich bis zu 5 ml in 1–2 ml Dosen, verdünnt mit Wasser (schmeckt unangenehm).

Kapseln: Eine wohlschmeckende Alternative zur Tinktur. Man nimmt bis zu 5mal täglich eine 200mg-Kapsel.

Gurgelmittel/Mundwasser: Bei Halsschmerzen und Mundgeschwüren gibt man 1–2 ml der Tinktur in ein halbes Wasserglas.

Mundspülung: Bei Mundfäule spült man mit verdünnter Tinktur.

Pulver: In China wird Myrrhe (3–9 g) als Analgetikum verwendet, vermahlen mit Färberdistel. Es hilft bei Unterleibsschmerzen, die von eingeschränkter Blutzirkulation herrühren, wie Menstruationsschmerz.

Ätherisches Öl
Öl: Man verdünnt 10 Tropfen mit 25 ml Wasser, schüttelt es und trägt es äußerlich auf Wunden und chronische Geschwüre auf oder verwendet es als Hämorrhoidenlotion.

Einreiben der Brust: Bei Bronchitis und Erkältung mit zähem Schleim verwendet man 1 ml Öl in 15 ml Mandel- oder Sonnenblumenöl.

Zäpfchen: Man vermischt 10 Tropfen Öl mit 30 g geschmolzener Kakaobutter und läßt die Masse in einer Form für 24 Zäpfchen fest werden.

☛ WARNUNG ☚

• Sollte von Schwangeren gemieden werden, da Myrrhe den Uterus stimuliert.

Crataegus-Arten
WEISSDORN

Der Weißdorn wurde schon immer wegen seiner adstringierenden Wirkung geschätzt und bei Durchfall, starker Monatsblutung und als Erste-Hilfe-Mittel zum Entfernen von Splittern verwendet. Im letzten Jahrhundert hat man seine beachtliche tonische Wirkung auf das Herz entdeckt. Heute gehört er zu den beliebtesten Kräutern bei Herzleiden. Im Westen werden hauptsächlich die Arten *C. oxycantha* und *C. monogyna* verwendet. In China werden die Beeren von *C. pinnatifida* zur Anregung von Verdauung und Kreislauf eingesetzt.

»Crataegus ist schnell zu einem der häufigsten Herzmittel geworden.«
Rudolf Weiss, 1985.

Eigenschaften
Blühende Triebspitzen: Kühl; adstringierender Geschmack.
Beeren: Sauer, leicht süß, warm.

Wirkstoffe
Flavonoidglykoside, Procyanidine, Saponine, Gerbsäuren, Mineralstoffe.

Wirkung
Entspannt die peripheren Blutgefäße; Herztonikum; adstringierend.

Verwendete Teile

Blühende Triebspitzen
C. oxycantha und
C. monogyna
Die Blüten werden vielfach als Herztonikum verwendet. Ihre genaue Wirkungsweise wird noch untersucht, aber sie scheinen die Koronardurchblutung zu fördern, was die Gefahr von Angina-pectoris-Anfällen verringert; leicht blutdrucksenkend. Bei starken Herzrhythmusstörungen spritzt man hohe Dosen. Ernte im Frühsommer.

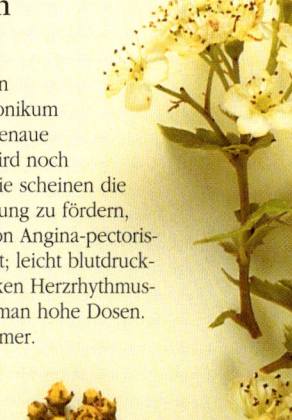

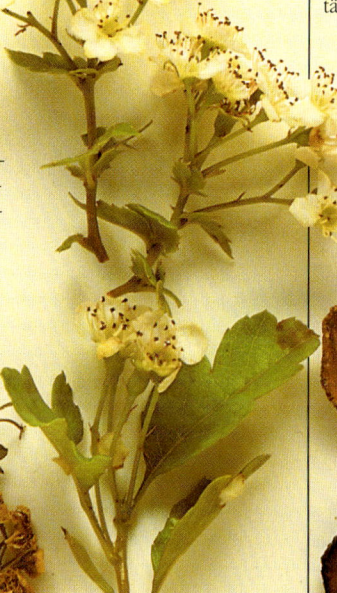

Getrocknete blühende Triebspitzen

Frische blühende Triebspitzen

Beeren
C. oxycantha und *C. monogyna*
Laut Forschung enthalten die Beeren weniger Bestandteile, die die Herztätigkeit beeinflussen, als die Blüten. Von Naturheiltherapeuten werden dennoch beide verschrieben. Die Beeren helfen auch bei Durchfall. Ernte der reifen Beeren im Spätsommer oder Frühherbst.

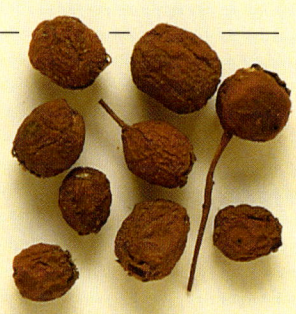

Getrocknete Beeren

Beeren
C. pinnatifida
In China heißen die Beeren Shan zha und werden vor allem bei Symptomen einer »Nahrungsträgheit« verwendet. Dazu gehören Schwellungen im Unterleib, Verdauungsschwäche und Blähungen. Man glaubt, daß die Beeren das Blut »bewegen« und Trägheit, vor allem nach der Geburt eines Kindes, überwinden. Teilweise verkohlte Beeren helfen bei Durchfall.

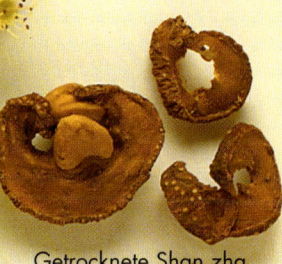

Getrocknete Shan zha

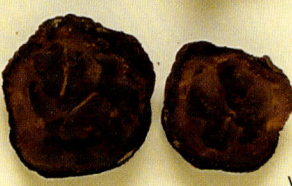

Verkohlte Shan zha

Anwendungen

Blühende Triebspitzen
C. oxycantha/C. monogyna
Aufguß: Verwendung bei schlechter Durchblutung und als Herztonikum; in Kombination mit Schafgarbe oder Ju hua bei Bluthochdruck.

Tinktur: Wird zusammen mit anderen Herzkräutern bei Angina pectoris, Bluthochdruck und ähnlichen Leiden verschrieben.

Beeren
C. oxycantha/C. monogyna
Absud: Man verwendet 30 g Beeren auf 500 ml Wasser und läßt die Mischung lediglich 15 Minuten sieden. Verwendung bei Durchfall oder zusammen mit Ju hua und Gou qi zi bei Bluthochdruck.

Saft: Man verwendet den Saft frischer Beeren als Herztonikum; auch bei Durchfall, Verdauungsschwäche oder als allgemeines Verdauungstonikum.

Beeren
C. pinnatifida
Absud: Bei Schwellungen im Unterleib verwendet man 10–20 g auf 500 ml Wasser zusammen mit Zhi ke; bei Menstruationsschmerz oder Beschwerden nach der Entbindung zusammen mit Dang shen und Dang gui.

Kapseln: Man verwendet die pulverisierten Beeren mit San qi-Pulver bei Unterleibsschmerzen auf Grund mangelnder Durchblutung und bei Angina-pectoris-Schmerzen.

Dioscorea-Arten

YAMSWURZEL [2]

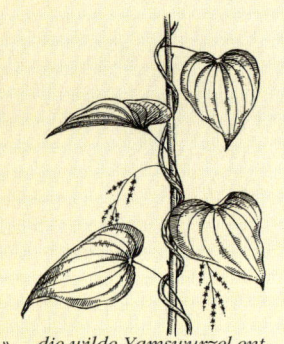

» ... die wilde Yamswurzel enthält Diosgenin, einen Vorläufer in der Synthese von Progesteron. Sie ist die einzig verfügbare Quelle.«
Rudolf Weiss, 1985.

Die wilde Mexikanische Yamswurzel (*D. villosa*) wurde zur Herstellung der Antibabypille verwendet, als Hormone noch nicht synthetisch hergestellt werden konnten. Die Pflanze enthält hormonelle Substanzen, die dem Progesteron sehr ähnlich sind. Die Yamswurzel entspannt auch die glatte Muskulatur, daher ihr zweiter Name: Kolikwurzel. Viele andere Yamswurzelarten werden als Ausgangssubstanz bei Herstellung von Hydrokortisonen für herkömmliche Ekzemsalben verwendet. Einige verwandte Arten sind in China sehr beliebt: *D. hypoglauca* wird für Harnwegsleiden eingesetzt; mit *D. opposita* behandelt man Milz- und Magenbeschwerden.

Eigenschaften
Neutral, allgemein austrocknend, bitter (die meisten Arten) oder süß (*D. opposita*).

Wirkstoffe
Alkaloide, Steroidsaponine, Gerbsäuren, Phytosterine, Stärke.

Wirkung
D. villosa: Entspannt die glatte Muskulatur; krampflösend; fördert den Gallenfluß; entzündungshemmend, schweißtreibend.
D. opposita: Schleimlösend, verdauungsfördernd; Nierentonikum.
D. hypoglauca: Antibakteriell, entzündungshemmend.

Verwendete Teile

Rhizom
D. villosa
Wichtiges Muskelrelaxans, wird wegen der krampflösenden Eigenschaften bei Koliken verwendet, auch bei akuten Rheumaanfällen.

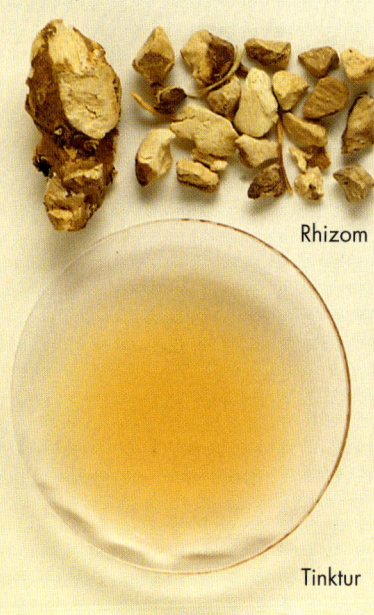

Rhizom

Tinktur

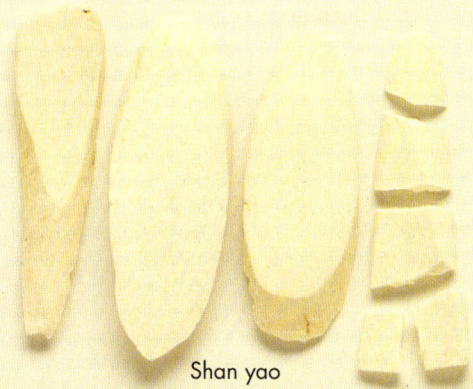

Shan yao

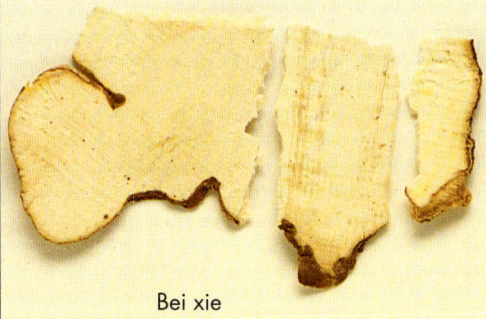

Bei xie

Rhizom
D. opposita
Die chinesische Yamswurzel, »shan yao«, ist in der chinesischen Heilkunde ein wichtiges belebendes Mittel. Sie wirkt besonders auf Nieren, Lunge und Magen und ist auch in Heilmitteln für Asthma, Klimateriumsbeschwerden, Harnwegsinfekte und gestörte Nierenfunktion enthalten.

Rhizom
D. hypoglauca
In China wird Bei xie (siebenlappige Yamswurzel) vor allem bei Harnwegsinfekten wie Blasenkatarrh verwendet. Antibakteriell und entzündungshemmend, deshalb auch bei rheumatischer Arthritis geeignet. Extrakte aus Bei xie werden bei der Herstellung der Antibabypille eingesetzt.

Anwendungen

Rhizom
D. villosa
Absud: Verwendung bei kolikartigen Schmerzen in Zusammenhang mit Darmbeschwerden oder Divertikulose. Kann auch bei Menstruationsschmerz und während der Wehen eingesetzt werden. Bei arthritischen Schmerzen gemeinsam mit Weidenrinde zubereiten.

Tinktur: Während der Wehen oder bei Schmerzen nach der Entbindung nimmt man nach Bedarf 5–10 Tropfen. Kann mit arthritischen Heilmitteln wie Selleriesamen, Engelwurz, Mädesüß, Fieberklee oder Weide bei akuter rheumatischer Arthritis verwendet werden.

Rhizom
D. opposita
Absud: Bei Klimateriumssymptomen, die auf einen Yin-Mangel in den Nieren zurückzuführen sind, kombiniert man den Absud mit Kräutern wie Shu di huang, Shan zhu yu, Fu ling, Gou qi zi und Süßholz.

Tinktur: Verwendung bei asthmatischem Husten.

Rhizom
D. hypoglauca
Absud: Verwendung mit Huai niu xi bei rheumatischen Schmerzen.

Tinktur: Bei Harnwegsinfekten nimmt man täglich bis zu 10ml.

☛ WARNUNG ☛
• Während der Schwangerschaft sollten größere Mengen der *D. villosa* nur unter ärztlicher Aufsicht eingenommen werden. Kann während der Wehen Verwendung finden.

Echinacea-Arten
SONNENHUT

»Sie hat sich als wirkungsvoll erwiesen, wenn es gilt, die Abwehrkräfte des Körpers bei allen möglichen Infektionskrankheiten zu stärken...«
Rudolf Weiss, 1985

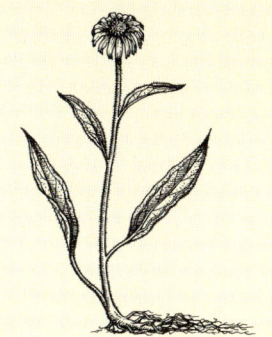

Die Ureinwohner Amerikas verwendeten *E. purpurea*, den Purpurfarbenen Sonnenhut, zur Behandlung von Schlangenbissen, Fieber und schlecht heilenden Verletzungen. Die ersten Siedler übernahmen die Pflanze bald als Hausmittel bei Erkältung und Grippe. Auch die Eklektiker des 19. Jahrhunderts (siehe Seite 21) schätzten ihre Wirkung. In den letzten fünfzig Jahren ist sie auf Grund ihrer virusbekämpfenden, pilztötenden, antibakteriellen Eigenschaften weltweit bekannt geworden und wird heute auch in der Aids-Therapie eingesetzt. Heilkundler halten *E. angustifolia*, den Schmalblättrigen Sonnenhut, für wirkungsvoller als die kultivierte Art.

Eigenschaften
Kühl, austrocknend, stark duftend.

Wirkstoffe
Ätherisches Öl, Glykoside, Amide, antibiotische Polyacetylene, Inulin.

Wirkung
Antibiotisch; stärkt das Immunsystem; antiallergisch; Lymphtonikum.

Verwendete Teile

Wurzel
Als Tinktur oder Puder für fast alle Arten von Infektionen und Entzündungen, hilft vor allem bei chronischen Niereninfektionen sowie bei Katarrh und Erkältung. Ernte nach der Blüte. Die Wurzel wird gewaschen, gehackt und getrocknet.

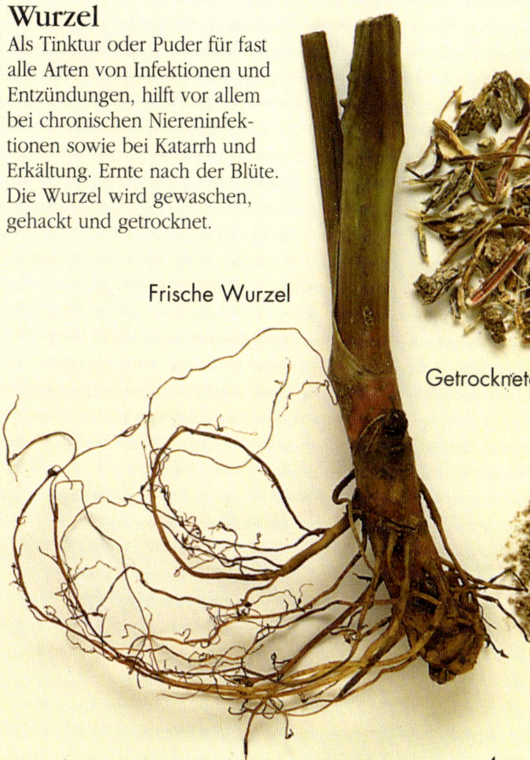

Frische Wurzel

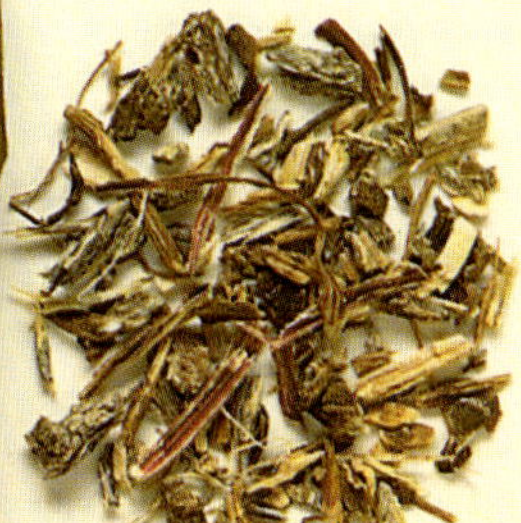

Getrocknete Wurzel

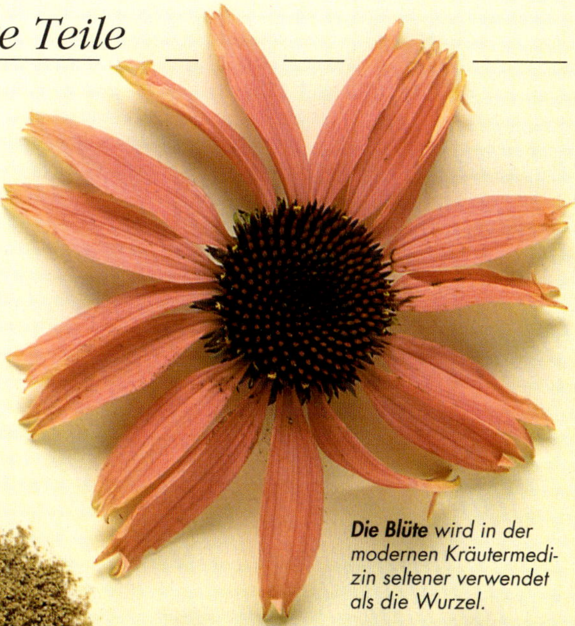

***Die Blüte** wird in der modernen Kräutermedizin seltener verwendet als die Wurzel.*

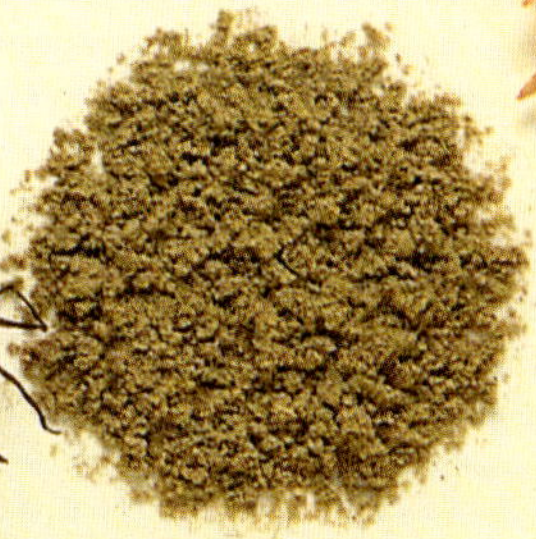

Pulver

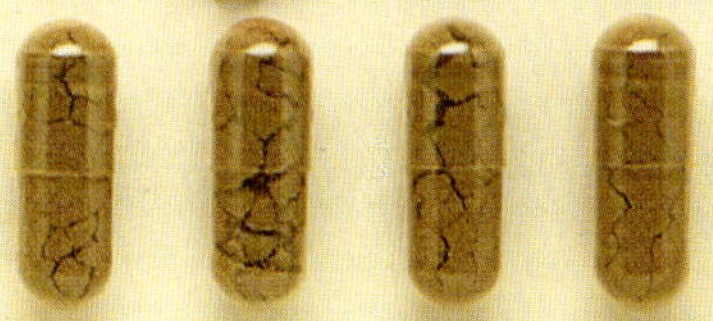

Kapseln

Anwendungen

Wurzel
Absud: Bei akuten Infektionen nimmt man alle 1–2 Stunden 10 ml.

Tinktur: Man nimmt im akuten Anfangsstadium von Grippe, Erkältung und Harnwegsinfekt alle 2–3 Stunden 2–5 ml. Bei chronischen Leiden wird die Standarddosis verabreicht und mit anderen geeigneten Kräutern wie Bukko und Haargerste (bei Niereninfektion) oder Kletten-Labkraut (bei Drüsenfieber) gemischt. Kann in 10 ml-Dosen auch bei Lebensmittelvergiftung oder Schlangenbissen eingesetzt werden.

Waschlösung: Man verwendet den Absud oder die verdünnte Tinktur bei infizierten Wunden. Häufiges Baden der betroffenen Partie ist hilfreich.

Gurgelmittel: Bei Halsschmerzen gibt man 10 ml der Tinktur in ein Glas mit warmem Wasser.

Pulver: Verwendung als Puder bei infizierten Hautstellen wie Furunkeln (zusammen mit Eibisch) oder bei nässenden Ekzemen.

Kapseln: Im Anfangsstadium akuter Infektionen (Erkältung, Grippe, Nieren- oder Harnwegsinfektionen) nimmt man 3mal täglich drei 200 mg-Kapseln.

WARNUNG

- Hohe Dosen können gelegentlich zu Übelkeit und Schwindelgefühlen führen.

Ephedra sinica
MEERTRÄUBCHEN

In China heißt die Pflanze Ma huang und wird dort seit mindestens 5000 Jahren bei Asthma verwendet. Das extrahierte Alkaloid Ephedrin wurde von chinesischen Wissenschaftlern erstmals 1924 bestimmt. Zwei Jahre später stellte der pharmazeutische Betrieb Merck eine synthetische Version her, die immer noch zur Behandlung von Asthma eingesetzt wird. Die indische Art, *E. gerardiana*, soll Hauptbestandteil von Soma sein, einem wirkungsvollen Tonikum und Jungbrunnen.

»Als weiser Mann habe ich Soma genossen, den süßen Trank, der Kraft gibt und die unsterbliche Macht und Freiheit der Götter verleiht.«
Die Rig Veda, ca. 1000 v. Chr.

Eigenschaften
Zweige: Stark duftend, bitter, warm.
Wurzel: Stark duftend, neutral.
Wirkstoffe
Alkaloide (einschl. Ephedrin), Saponine, ätherisches Öl.
Wirkung
Zweige: Krampflösend, fiebersenkend, schweißtreibend, harntreibend; das ätherische Öl enthält antibakterielle Eigenschaften.
Wurzel: Schweißhemmend.

Verwendete Teile

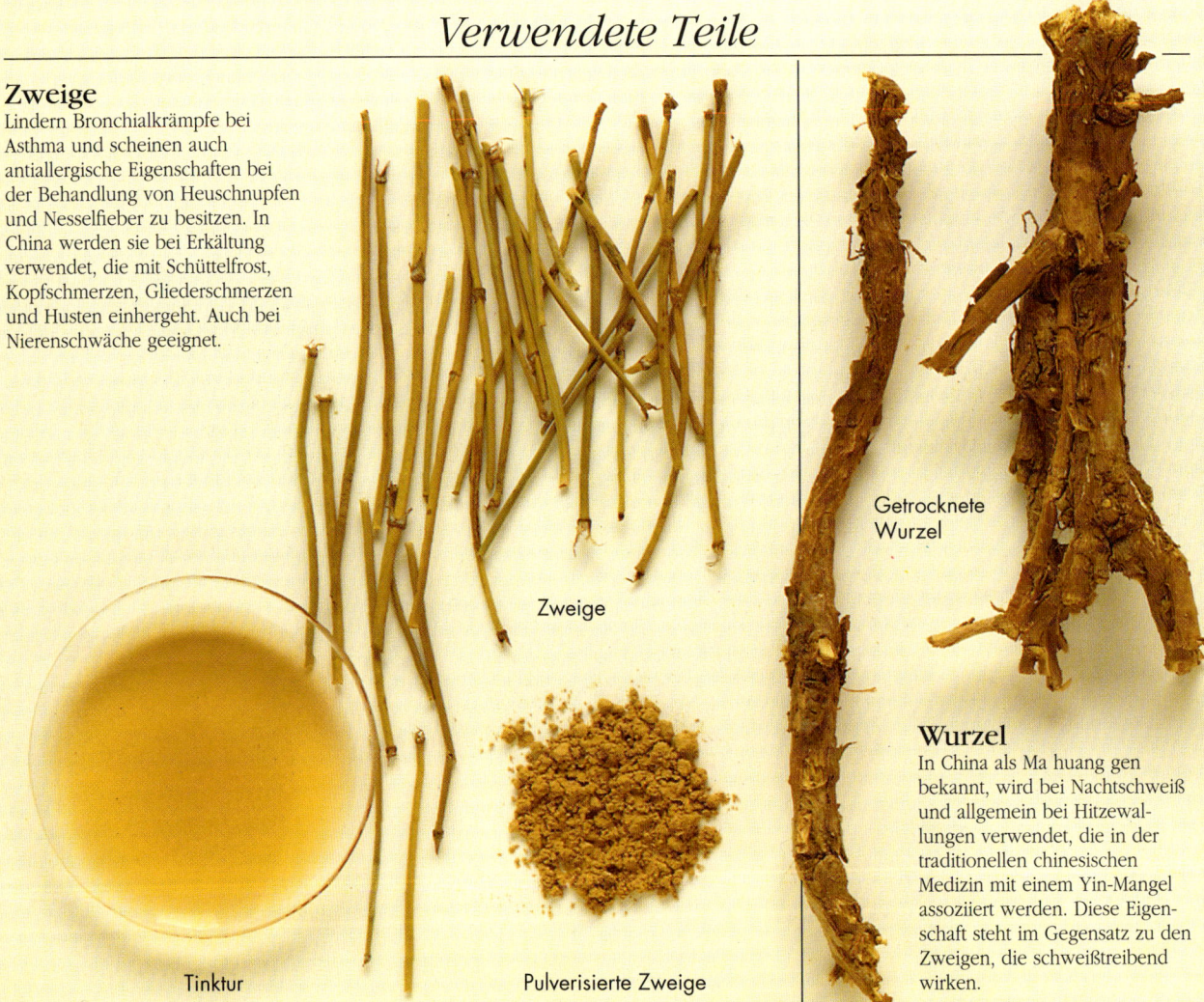

Zweige
Lindern Bronchialkrämpfe bei Asthma und scheinen auch antiallergische Eigenschaften bei der Behandlung von Heuschnupfen und Nesselfieber zu besitzen. In China werden sie bei Erkältung verwendet, die mit Schüttelfrost, Kopfschmerzen, Gliederschmerzen und Husten einhergeht. Auch bei Nierenschwäche geeignet.

Getrocknete Wurzel

Zweige

Tinktur

Pulverisierte Zweige

Wurzel
In China als Ma huang gen bekannt, wird bei Nachtschweiß und allgemein bei Hitzewallungen verwendet, die in der traditionellen chinesischen Medizin mit einem Yin-Mangel assoziiert werden. Diese Eigenschaft steht im Gegensatz zu den Zweigen, die schweißtreibend wirken.

Anwendungen

Zweige
Tinktur: Verwendung bei Asthma, Heuschnupfen und schwerem Schüttelfrost. In Verbindung mit Schlüsselblumenwurzel und Thymiantinkturen Einsatz bei Bronchialasthma, Emphysem, Keuchhusten und anderen Erkrankungen im Brustraum. Die Dosierung beträgt 20–30 mg 3–4mal täglich.

Wurzel
Absud: Die Chinesen verwenden den Absud, wenn eine Yin- oder Qi(Energie)- Schwäche zu unkontrollierten Schweißausbrüchen führt.

☞ WARNUNG ☜
• Darf Patienten, die MAO-Hemmer als Antidepressiva einnehmen, nicht verabreicht werden.
• Sollte bei schweren Fällen von grünem Star, Bluthochdruck und Koronarthrombose vermieden werden.

Equisetum-Arten

SCHACHTELHALM

Der Schachtelhalm ist ein prähistorisches botanisches Relikt und eng mit den Bäumen verwandt, die vor 270 Millionen Jahren auf der Erde wuchsen und Quelle unserer modernen Kohlenflöze sind. Seine spröden, gegliederten Halme enthalten heilsame Kieselerde. Schon die Alten Griechen verwendeten den Schachtelhalm zur Wundbehandlung. Heute wird er als Unkraut betrachtet. Die Chinesen verwenden *E. hyemale* oder Mu zei. *E. arvense* ist der Ackerschachtelhalm.

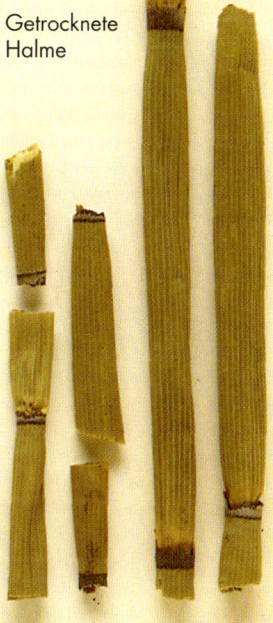

»Seine Wirkung ist so wundervoll, daß eine einzige Berührung der Wundblutung Einhalt gebietet.«
Plinius, 77 A. D.

Eigenschaften
Kalt, trocken, leicht bitter.

Wirkstoffe
Kieselerde, Alkaloide (einschl. Nikotin), Saponine, Flavonoide, Mineralstoffe (Kalium, Mangan, Magnesium), Phytosterine, Gerbsäuren.

Wirkung
Adstringierend, blutstillend, harntreibend, entzündungshemmend, gewebeheilend.

Verwendete Teile

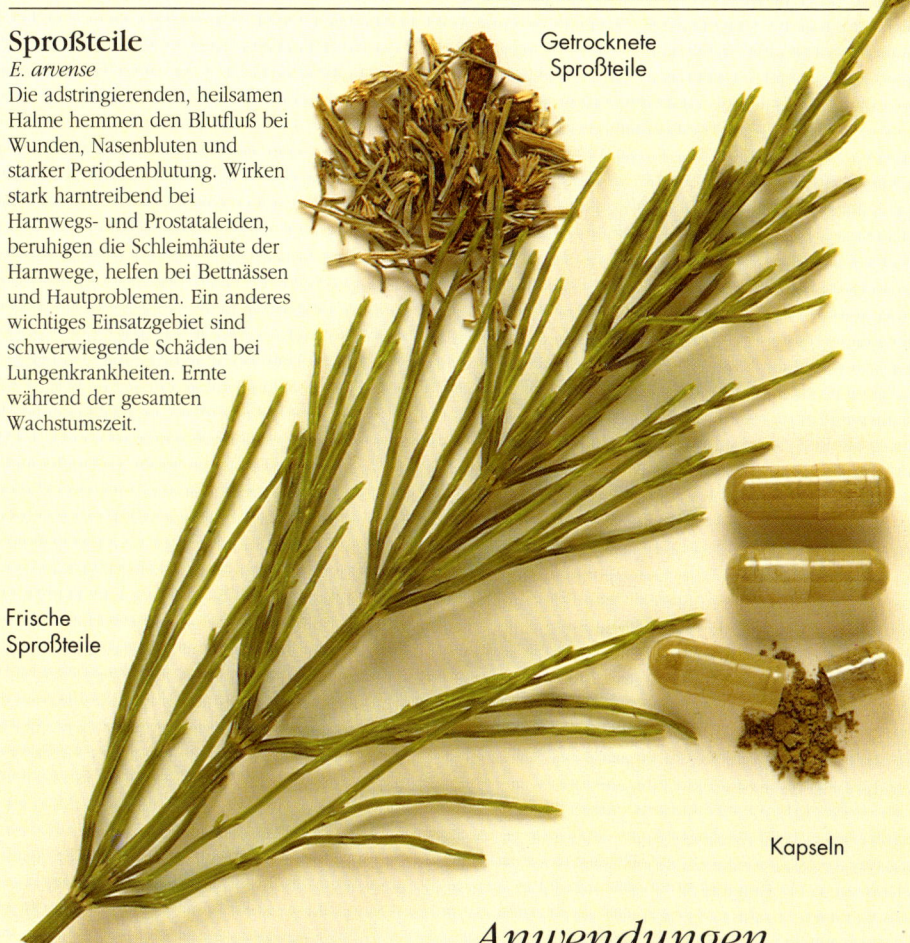

Sproßteile
E. arvense
Die adstringierenden, heilsamen Halme hemmen den Blutfluß bei Wunden, Nasenbluten und starker Periodenblutung. Wirken stark harntreibend bei Harnwegs- und Prostataleiden, beruhigen die Schleimhäute der Harnwege, helfen bei Bettnässen und Hautproblemen. Ein anderes wichtiges Einsatzgebiet sind schwerwiegende Schäden bei Lungenkrankheiten. Ernte während der gesamten Wachstumszeit.

Getrocknete Sproßteile

Getrocknete Halme

Frische Sproßteile

Kapseln

Sproßteile
E. hiemale
In China vor allem zur Eindämmung von Fieber und als Heilmittel bei Augenentzündungen wie Bindehautentzündung und Hornhauterkrankungen verwendet.

Anwendungen

Sproßteile
E. arvense
Absud: Verwendung bei starker Periodenblutung und Hautleiden wie Akne oder Ekzem: die Sproßteile mindestens 3 Stunden köcheln, um die wichtigsten Wirkstoffe freizusetzen. Verwendung bei Magengeschwüren, Harnwegsinfekten sowie Prostata- und Lungenleiden.

Umschlag: Man verarbeitet das Pulver zu einer Paste und verwendet diese bei Beingeschwüren, Verletzungen, wunden Stellen und Frostbeulen.

Mundspülung/Gurgelmittel: Man verdünnt den Absud und verwendet ihn bei Mund-, Zahnfleisch- und Halsentzündungen.

Saft: Im Halmsaft entfaltet sich die heilsame Wirkung des Schachtelhalms am besten. Bei Harnwegsleiden nimmt man 3mal täglich 5–10 ml. Bei Nasenbluten tränkt man einen Wattebausch in etwas Saft und führt ihn in das Nasenloch ein. Wird auch bei langwierigen Lungenleiden empfohlen.

Kapseln: Manchmal ist es einfacher, das Schachtelhalmpulver in Kapselform statt den Saft oder Absud einzunehmen. Verwendung bei den gleichen Leiden (ausgenommen Nasenbluten).

☞ WARNUNG ☞

• Bei Blut im Urin und bei plötzlicher vehementer Verstärkung der Menstruationsblutung sollte ein Arzt konsultiert werden.

Eucalyptus globulus
EUKALYPTUS

Eukalyptus, das traditionelle Fiebermittel der Aborigines (australische Ureinwohner), wurde im 19. Jahrhundert vom Direktor der Botanischen Gärten von Melbourne in den Westen gebracht und verbreitete sich in Südeuropa und Nordamerika. Die Eigenschaften der Öle der verschiedenen Arten unterscheiden sich geringfügig, doch alle wirken stark antiseptisch. Russische Untersuchungen lassen vermuten, daß einige Arten Grippeviren bekämpfen, andere helfen bei Malaria oder wirken Bakterien entgegen.

»Vater versorgte alle möglichen Wunden mit Eukalyptusblättern, wie die Schwarzen es ihn gelehrt hatten.«
May Gilmore, zitiert in Bill Wannans Volksmedizin.

Eigenschaften
Kühl, feucht, stark duftend, bitter.

Wirkstoffe
Ätherisches Öl, Gerbsäuren, Aldehyde, Bitterharz.

Wirkung
Antiseptisch, krampflösend, anregend, fieberdämpfend, schleimlösend; senkt den Blutzuckerspiegel; treibt Würmer aus.

Verwendete Teile

Blätter
Die Aborigines verwendeten die Blätter als Umschlag für alle möglichen Verletzungen und Entzündungen, die verschiedenen Absude auch innerlich, wenngleich dies für den heutigen Hausgebrauch nicht zu empfehlen ist.

Frische Blätter

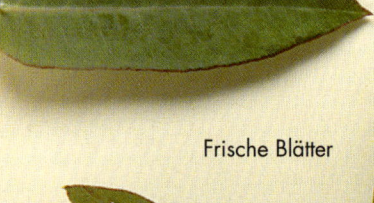

Getrocknete Blätter

Ätherisches Öl
Durch Dampfdestillation aus den Blättern gewonnen, gehört in der Kräutermedizin zu den am stärksten antiseptisch wirkenden Essenzen. Wird bei vielen Infektionskrankheiten wie Scharlach, Grippe, Masern und Typhus verwendet. Es ist im Handel erhältlich. Aufgußöl hat eine vergleichbare, aber weniger starke Wirkung und kann zu Hause hergestellt werden (siehe Seite 122).

Anwendungen

Blätter
Inhalation: Man gießt kochendes Wasser über einige Blätter und inhaliert den Dampf bei Infektionen im Brustraum.

Ätherisches Öl
Kompresse: Man tränkt ein Tuch in 2ml Öl, das in 100 ml Wasser aufgelöst wurde, und legt es auf Entzündungen, schmerzende Gelenke, Verbrennungen.

Gurgelmittel: Man vermischt 5 Tropfen Öl mit einem Glas Wasser und gurgelt damit bei Halsschmerzen.

Einreiben der Brust: Bei Erkältungen, Bronchitis, Asthma und Grippe verdünnt man 0,5–2ml Öl mit 25ml Mandelöl.

Inhalation: Bei Infektionen im Brustraum gibt man 10 Tropfen Öl in etwas heißes Wasser und inhaliert den Dampf.

Öl: Zur Behandlung von Lippenherpes mischt man 2 Tropfen Öl mit 10ml Sonnenblumenöl oder einer Salbenzubereitung.

Massageöl: Bei rheumatischen oder arthritischen Schmerzen mischt man 10–20 Tropfen Eukalyptusöl zusammen mit 10–20 Tropfen Rosmarinöl in 20ml Aufgußöl von Blasentang oder Mandelöl.

Eupatorium-Arten
WASSERDOST [2]

»Bei Husten zermahlt man Wasserdost in einem Mörser, vermengt den Saft mit kochender Milch und siebt das Gebräu vor Verwendung ab.«
Heilmittel der Ärzte von Myddfai, Wales, 13. Jahrhundert.

Die Art *E. purpureum*, bei den amerikanischen Ureinwohnern sehr beliebt, war auch als »Joe-Pye-Kraut« bekannt, nach einem Medizinmann aus Neuengland, der das Kraut zur Typhusbehandlung einsetzte. Die Art *E. perfoliatum* wurde in ähnlicher Weise für »Wasserdostfieber« verwendet. Heute wird es oft bei Grippe verabreicht. Eine verwandte europäische Art, der Gemeine Wasserdost (*E. cannabium*), wird wieder vielfach eingesetzt, da er das Immunsystem stärkt und die Widerstandskraft gegen Virusinfektionen fördert.

Eigenschaften
Bitter, stark duftend, austrocknend.

Wirkstoffe
Gerbsäuren, Bitterstoff, Flavonoide, sesquiterpene Laktone.

Wirkung
E. cannabium: Fiebersenkend, harntreibend; verhindert Skorbut; abführend, stärkend; fördert den Gallenfluß; schleimlösend, schweißtreibend, antirheumatisch.
E. purpureum: Harntreibend, antirheumatisch, menstruationsfördernd.

Verwendete Teile

Sproßteile
E. cannabium
Gelten als Heilmittel bei fieberhaften Erkältungen und werden äußerlich bei faulenden Wunden angebracht. Bei jüngsten Forschungen hat man das Eupatoriopicrin entdeckt, das angeblich der Tumorbildung entgegenwirkt. Ernte während der Blüte im Herbst.

Frische Sproßteile

Getrocknete Sproßteile

Wurzel
E. purpureum
Die Hauptwirkung liegt in der diuretischen Eigenschaft, mit deren Hilfe Harnsteine ausgeschwemmt werden. Wird auch bei Prostataleiden, manchen Periodenschmerzen und in der Geburtshilfe eingesetzt. Ernte im Herbst.

Frische Wurzel

Getrocknete Wurzel

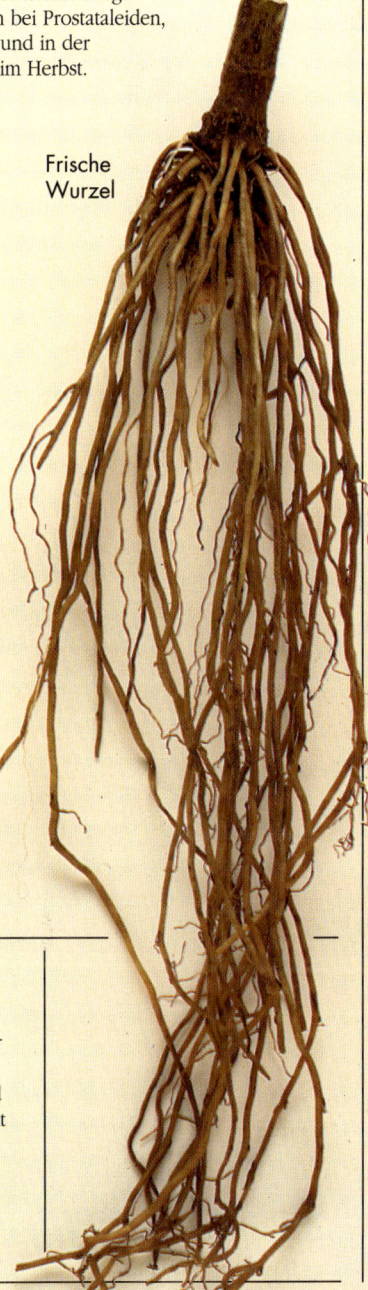

Anwendungen

Sproßteile
E. cannabium
Aufguß: Wird bei rheumatischen Beschwerden und Arthritis getrunken. Ein stärkerer Aufguß hat bei eingeschränkter Leberfunktion und einigen Arten von Verstopfung eine abführende Wirkung.
Tinktur: Bei fieberhafter Erkältung und Grippe nimmt man bei Bedarf 5 Tropfen. Bei Katarrh mischt man die Tinktur mit anderen Kräutern wie Holunderblüten oder Gundermann.

Wurzel
E. purpureum
Absud: Verwendung bei Periodenschmerz und während der Wehen. Wirkt auch reinigend bei hartnäckigen Harnwegsinfekten.
Tinktur: Bei Harnwegsleiden wie Blasenkatarrh und Harngrieß sowie infektiös bedingtem Ausfluß nimmt man 3mal täglich 2–3ml. Bei Prostataleiden mit Weißer Taubnessel mischen.

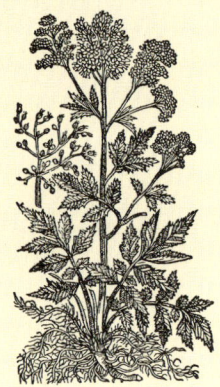

» ... die Blüten in Wein kocht und trinkt, befreit die Pflanze von Anfällen des Viertagefiebers...«
John Gerard, 1597.

Filipendula ulmaria
MÄDESÜSS

Mädesüß war einst ein beliebtes »Streukraut«. Es wurde aber auch bei Fieber und Schmerzen eingesetzt. Entzündungshemmende Stoffe namens Salicylate wurden gegen 1830 zum ersten Mal aus der Pflanze extrahiert. Etwa 60 Jahre später stellte die Arzneimittelfirma Bayer eine ähnliche Substanz, nämlich Acetylsalicylsäure (ASS), künstlich her und nannte diese neue »Wunderarznei« nach dem alten botanischen Namen, *Spiraea ulmaria*, Aspirin®.

Eigenschaften
Kalt; adstringierender Geschmack; sowohl feucht als auch austrocknend.

Wirkstoffe
Salicylate, Flavonoide, Gerbsäuren, ätherisches Öl, Zitronensäure, Schleim.

Wirkung
Entzündungshemmend, antirheumatisch; beruhigendes Verdauungsmittel; harn- und schweißtreibend.

Verwendete Teile

Sproßteile
Kühlend, lindern Entzündungen, senken Fieber, schützen den Verdauungstrakt und unterstützen die Wirkung von Salicylsäure. Langfristig kann Aspirin® zu Magengeschwüren und -blutungen führen. Mädesüß verursacht keine derartigen Nebenwirkungen, ist eine sanfte Arznei bei Übersäuerung und einigen Arten von Durchfall. Ernte während der Blüte im Sommer.

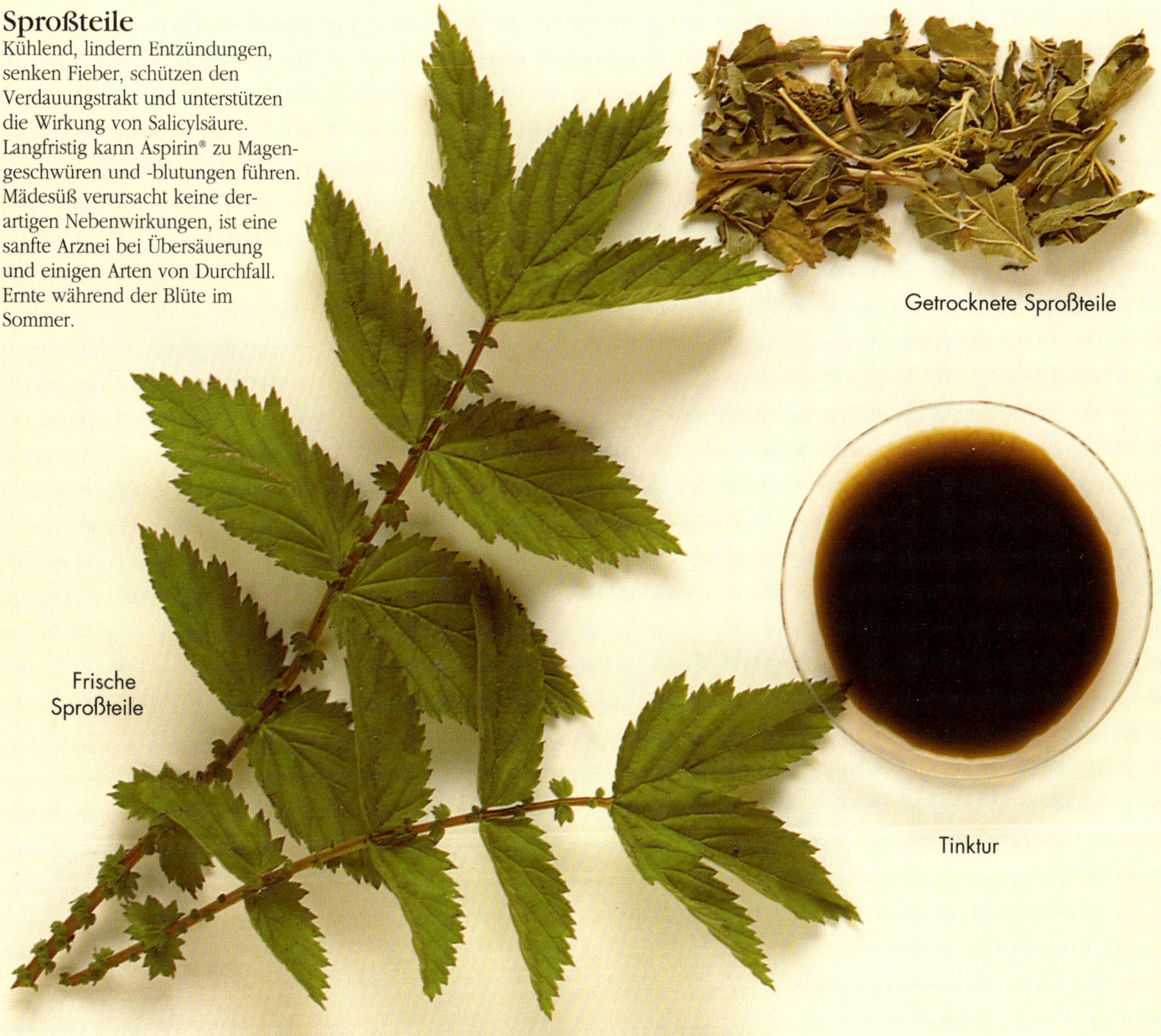

Getrocknete Sproßteile

Frische Sproßteile

Tinktur

Anwendungen

Sproßteile
Aufguß: Verwendung bei fieberhafter Erkältung und rheumatischen Schmerzen. Wirkt auch beruhigend bei kindlichen Magenverstimmungen.

Tinktur: Hat im allgemeinen eine stärkere Wirkung als der Aufguß. Verwendung zusammen mit Heilmitteln für Magengeschwüre oder Übersäuerung (z.B. Süßholz). Hilft zusammen mit Engelwurz oder Weide bei Arthritis.

Kompresse: Man tränkt ein Tuch mit der verdünnten Tinktur und legt die Kompresse auf schmerzende arthritische oder rheumatische Gelenke. Auch zur Behandlung von Neuralgien geeignet.

Augenspülung: Den Aufguß abkühlen lassen und abseihen. Verwendung bei Bindehautentzündungen oder anderen Augenleiden.

☛ WARNUNG ☛
• Bei Salicylatempfindlichkeit sollte das Kraut vermieden werden.
• Wer die Tinktur bei Magengeschwüren oder Übersäuerung einsetzt, sollte die Heißwassermethode (siehe Seite 125) zur Verringerung des Alkoholgehaltes verwenden.

Foeniculum officinale

FENCHEL

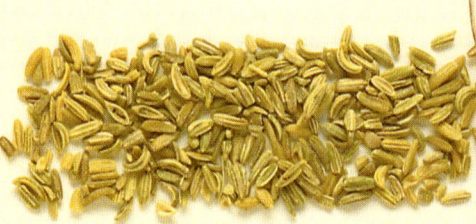

» ... Samen, Blätter und Wurzel unseres Gartenfenchels werden vielfach von dicken Menschen in Form von Getränken und Brühen genossen...«
William Coles, 1650.

Die Römer glaubten, daß Schlangen den Saft der Pflanze aussaugten, um ihre Sehfähigkeit zu steigern. PLINIUS empfahl das Kraut bei »Trübung des Augenlichtes«. Fenchel wurde auch schon früh zur Unterstützung der Gewichtsabnahme eingesetzt. Sein griechischer Namen »marathron« ist angeblich von einem Verb mit der Bedeutung »dünn werden« abgeleitet. Im Mittelalter kaute man das Kraut, um Magengeräusche während der Predigt in der Kirche zu unterdrücken.

Eigenschaften
Wärmend, trocken, duftend, süß.

Wirkstoffe
Ätherisches Öl (einschl. Estragol, Anethol), essentielle Fettsäuren, Flavonoide (einschl. Rutin), Vitamine, Mineralstoffe.

Wirkung
Entblähend, kreislaufanregend, entzündungshemmend; fördert den Milchfluß; sanft schleimlösend; harntreibend.

Verwendete Teile

Samen
Wirken beruhigend auf die Verdauung und fördern den Milchfluß während der Stillzeit. Wird der Aufguß von stillenden Müttern genossen, lindert er Koliken auch bei den Säuglingen. In der chinesischen Heilkunde gelten die Samen (Hui xiang) als Tonikum für Milz und Nieren und werden auch bei Problemen der Harnwege und der Fortpflanzungsorgane verwendet. Ernte bei Reife im Herbst.

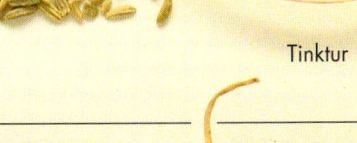

Samen

Tinktur

Ätherisches Öl
Aus den Samen gewonnen, wird vor allem bei Verdauungsproblemen sowie als mildes schleimlösendes Mittel bei Husten und Atemwegsleiden verwendet.

Wurzel
Ist weniger wirkungsvoll als die Samen, wurde aber früher auf ähnliche Weise verwendet. Wird heute meist bei Harnwegsleiden eingesetzt. Ernte im Spätherbst.

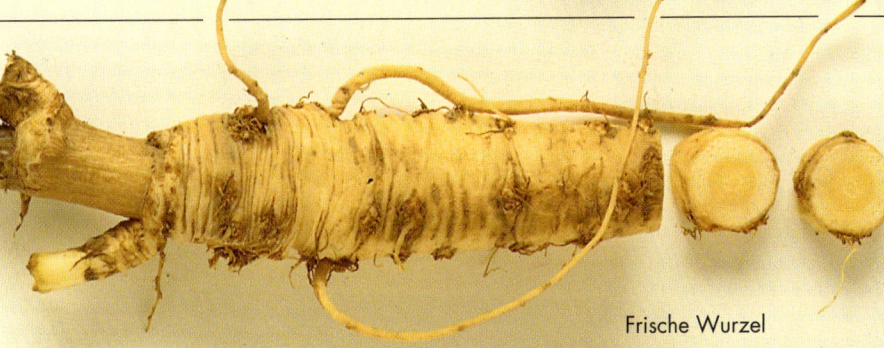

Frische Wurzel

Anwendungen

Samen
Aufguß: Ein nützliches, wohlschmeckendes Heilmittel: Bei Blähungen, Verdauungsschwäche, Koliken und anderen Darmverstimmungen trinkt man den Aufguß nach den Mahlzeiten. Kann auch von stillenden Müttern verwendet werden, um den Milchfluß zu fördern oder Koliken des Säuglings zu lindern.

Absud: Wird in der chinesischen Heilkunde bei Unterleibsschmerzen, Koliken und Magenverkühlung eingesetzt.

Tinktur: Verwendung bei Verdauungsstörungen. Zusammen mit Abführmitteln wie der Rhabarberwurzel oder der Kassie zur Behandlung von Bauchgrimmen.

Mundspülung/Gurgelmittel: Man verwendet die Infusion bei Zahnfleischleiden, lockeren Zähnen, Kehlkopfentzündung und Halsschmerzen.

Ätherisches Öl
Einreiben der Brust: Man löst 25 Tropfen Thymian-, Eukalyptus- und Fenchelöl in 25 ml Sonnenblumen- oder Mandelöl, bei Beschwerden im Brustraum.

Wurzel
Absud: Verwendung bei Harnwegsleiden wie Grieß oder bei Problemen, die auf einen zu hohen Harnsäuregehalt zurückzuführen sind.

☞ **W A R N U N G** ☜

• Fenchel stimuliert den Uterus, deshalb sollten hohe Dosen während der Schwangerschaft vermieden werden. Kleine Mengen, die in der Küche Verwendung finden, sind gefahrlos.

Fragaria vesca
WALDERDBEERE

Früchte, Blätter und Wurzeln der Walderdbeere wurden schon in der Vergangenheit für Heilzwecke verwendet. Die Wurzel war einst ein beliebtes Hausmittel gegen Durchfall, und die Stengel wurden bei Verletzungen verwendet. Die Beeren galten als kühlend; schon GERARD meinte, daß sie »Durst stillen, Magenhitze und Leberentzündungen kühlen«. Die Menschen glaubten auch, daß sie, wenn im Winter »auf kalten Magen« verzehrt, zu einer Vermehrung des phlegmatischen Humors und damit zu Verdauungsstörungen führten.

» ... das aus den Beeren destillierte Wasser ist gut für die Leidenschaften des Herzens, die von Verwirrung herrühren.«
John Parkinson, 1640.

Eigenschaften
Kühl, feucht, süß und sauer.

Wirkstoffe
Gerbsäuren, Schleim, Zucker, Fruchtsäuren, Salicylate, Mineralstoffe, Vitamine B, C, E.

Wirkung
Adstringierend, wundheilend, harntreibend, abführend; Lebertonikum; reinigend.

Verwendete Teile

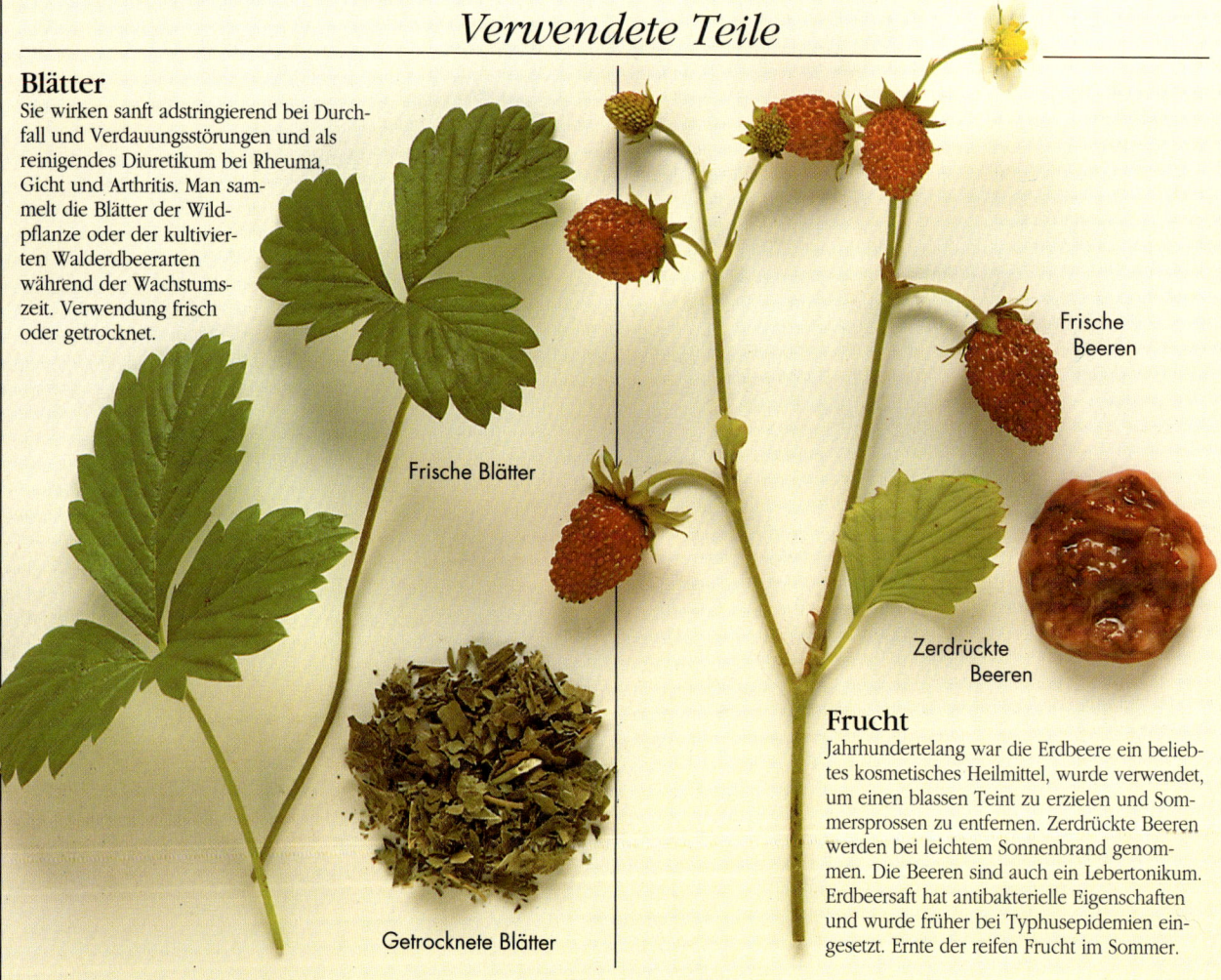

Blätter
Sie wirken sanft adstringierend bei Durchfall und Verdauungsstörungen und als reinigendes Diuretikum bei Rheuma, Gicht und Arthritis. Man sammelt die Blätter der Wildpflanze oder der kultivierten Walderdbeerarten während der Wachstumszeit. Verwendung frisch oder getrocknet.

Frische Blätter

Getrocknete Blätter

Frische Beeren

Zerdrückte Beeren

Frucht
Jahrhundertelang war die Erdbeere ein beliebtes kosmetisches Heilmittel, wurde verwendet, um einen blassen Teint zu erzielen und Sommersprossen zu entfernen. Zerdrückte Beeren werden bei leichtem Sonnenbrand genommen. Die Beeren sind auch ein Lebertonikum. Erdbeersaft hat antibakterielle Eigenschaften und wurde früher bei Typhusepidemien eingesetzt. Ernte der reifen Frucht im Sommer.

Anwendungen

Blätter
Aufguß: Verwendung bei Durchfall, Magenentzündungen und -infektionen sowie bei Gelbsucht. Auch als Appetitanreger geeignet. Zusammen mit Mädesüß oder Johanniskraut bei leichten arthritischen Beschwerden oder zusammen mit Selleriesamen bei Gicht.

Frucht
Frisch: Man ißt Erdbeeren bei Gastritis oder als Lebertonikum. Sie unterstützen die Rekonvaleszenz nach Hepatitis und eignen sich auch bei fieberhafter Erkältung. Erdbeeren haben eine kühlende Wirkung und verursachen keine Gärvorgänge im Magen.

Umschlag: Man legt zerdrückte Erdbeeren auf Sonnenbrand oder andere Hautentzündungen.

Weintonikum: Man tränkt die Erdbeeren in Wein und stellt so ein traditionelles Heilmittel her, das »den Geist belebt und das Herz fröhlich stimmt«.

Fucus vesiculosis
BLASENTANG

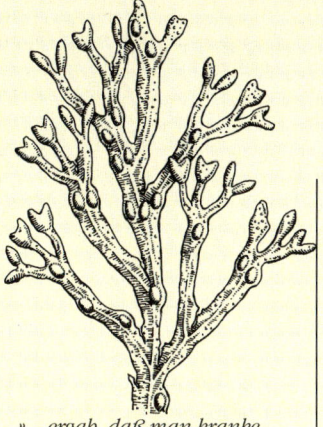

*»... ergab, daß man kranke
Pferde mit Seetang kurieren
konnte, während sich der Zustand der Pferde, die Hafer
fraßen, nicht verbesserte.«*
Maud Grieve, 1931.

Verschiedene Arten dieser Braunalge werden für
Heilzwecke genutzt. Im 18. Jahrhundert gewann man
Jod durch Destillation der langen bandartigen Thalli,
über 50 Jahre war Blasentang die Hauptquelle für Jod.
Er wurde vielfach bei der Kropfbehandlung eingesetzt, da diese Schilddrüsenschwellung auf Jodmangel
beruht. Gegen 1860 nutzte man ihn wegen seiner stimulierenden Wirkung auf die Schilddrüse zur Therapie von Fettsucht, denn er beschleunigt den Stoffwechsel. Seit dieser Zeit ist der Blasentang Bestandteil
vieler Schlankheitsmittel.

Eigenschaften
Salzig, kühl, feucht.

Wirkstoffe
Schleim, Jod und andere
Mineralstoffe, Mannitol,
ätherisches Öl.

Wirkung
Stimuliert den Stoffwechsel;
nährstoffreich; Schilddrüsen-
tonikum; antirheumatisch,
entzündungshemmend.

Verwendete Teile

Thalli
Regen den Stoffwechsel sanft an
und helfen bei Schwäche und
während der Rekonvaleszenz.
Innerlich verabreicht
und örtlich angewandt,
wirken sie auch anti-
rheumatisch. Blasen-
tang ist jodreich, Jod-
mangel in der Nahrung kann
zu einer Schilddrüsenunterfunktion führen. Gesunde, lebende
Thalli aus dem Meer fischen,
nicht am Strand sammeln.

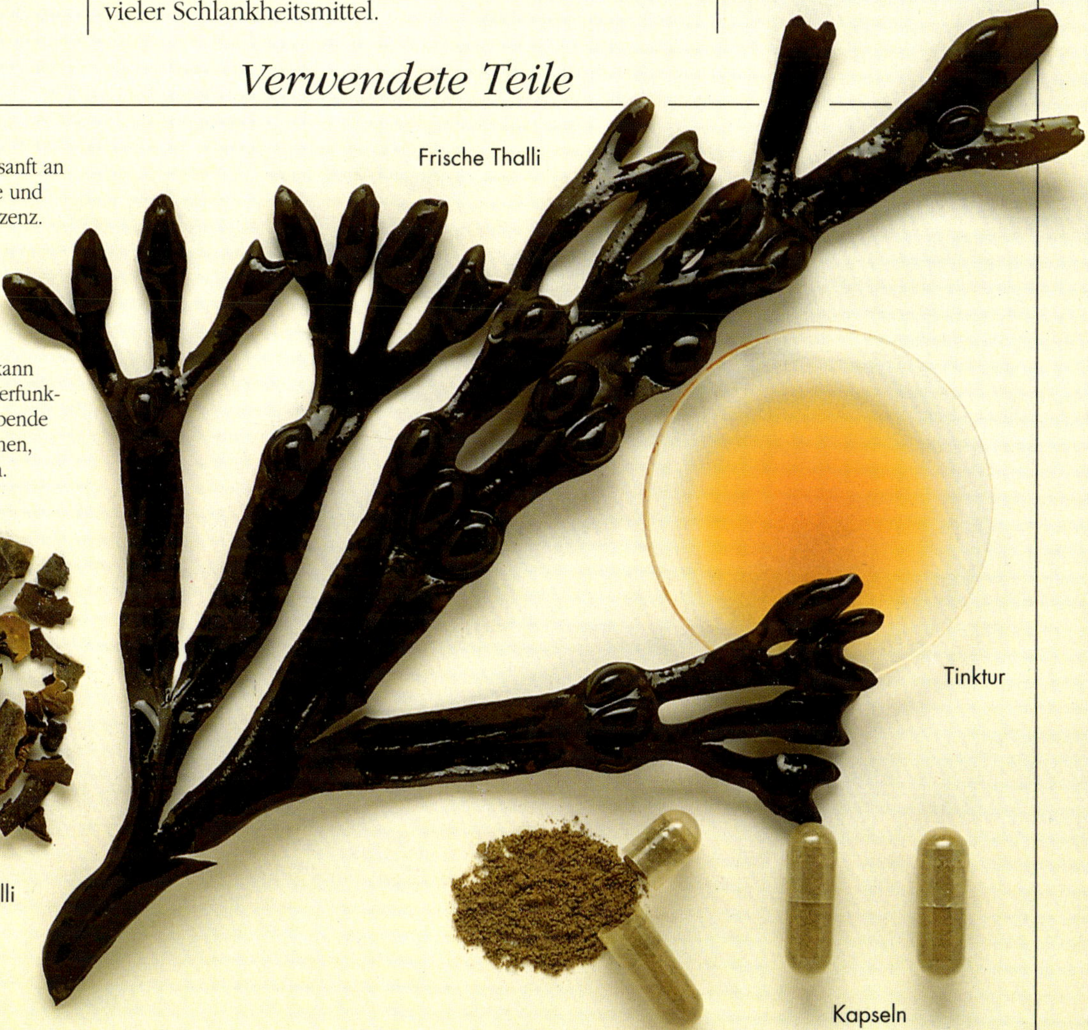

Frische Thalli

Getrocknete Thalli

Tinktur

Kapseln

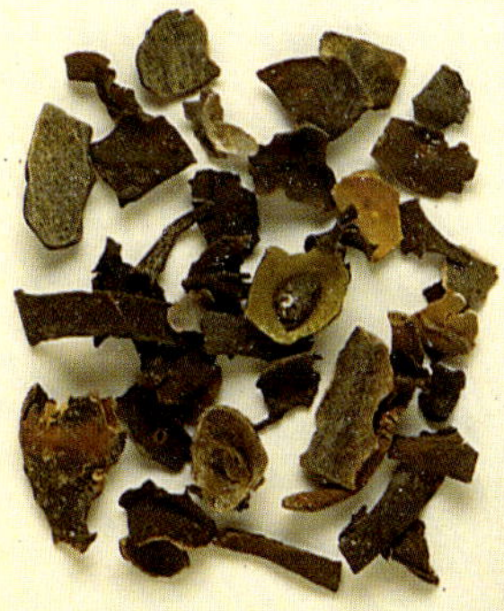

Anwendungen

Thalli
Tinktur: Verwendung bei Schilddrüsenunterfunktion
zur sanften Anregung des Stoffwechsels oder bei
rheumatischen Beschwerden.

Aufguß: Verwendung wie bei der Tinktur. Kann als
Teil einer Abmagerungskur verwendet werden, vor
allem, wenn das Übergewicht auf Stoffwechselträgheit
zurückzuführen ist. Jedoch keine leichte Methode zur
Gewichtsreduktion.

Tabletten/Kapseln: Zur Anregung des Stoffwechsels
nimmt man täglich 3–6 Kapseln. Hilft auch bei Übergewicht auf Grund einer Schilddrüsenunterfunktion.

Aufgußöl: Man weicht 500 g getrockneten Blasentang
über Nacht in 500 ml Sonnenblumenöl ein, erhitzt die
Masse 2 Stunden lang in einem Wasserbad und gießt
sie ab. Man verwendet das Öl äußerlich bei
arthritischen Gelenkschmerzen und Rheumatismus.

☛ **WARNUNG** ☚
• Wie viele Meereslebewesen ist
auch der Blasentang von Schwer-
metallbelastung bedroht. Sammeln
Sie die Pflanze nicht in Gegenden,
wo die Konzentration von Kadmi-
um und Quecksilber bekannter-
maßen hoch ist.

Galium aparine
KLETTEN-LABKRAUT

Das Kletten-Labkraut oder Gänsegras, durch die Jahrhunderte in der Volksmedizin begehrt, ist ein schnell wachsendes Unkraut, das sich mit seinen langen, klebrigen Stengeln über Hecken und Gartenanpflanzungen ausbreitet. Aus den im Frühjahr erscheinenden Trieben kann man ein hervorragendes Reinigungstonikum zubereiten, das in Mitteleuropa und auf dem Balkan weite Verbreitung gefunden hat.

» ... eine Suppe aus Kletten-Labkraut ..., um schlank zu bleiben und eine Gewichtszunahme zu verhindern.«
John Gerard, 1597.

Eigenschaften
Kalt, leicht trocken, salzig.
Wirkstoffe
Cumarine, Gerbsäuren, Glykoside, Zitronensäure.
Wirkung
Harntreibend; reinigt die Lymphe; leicht adstringierend.

Verwendete Teile

Sproßteile
Werden am besten frisch verarbeitet und als wirkungsvolles Diuretikum und zur Lymphreinigung eingesetzt, schaffen bei geschwollenen oder vergrößerten Lymphdrüsen Abhilfe. Gelten auch als blutreinigend und werden bei Hautproblemen und anderen Leiden eingesetzt, bei denen der Körper Gifte nicht selbsttätig ausscheidet. Auch als Gemüse geeignet: wie Spinat dünsten. Ernte von Frühling bis Herbst.

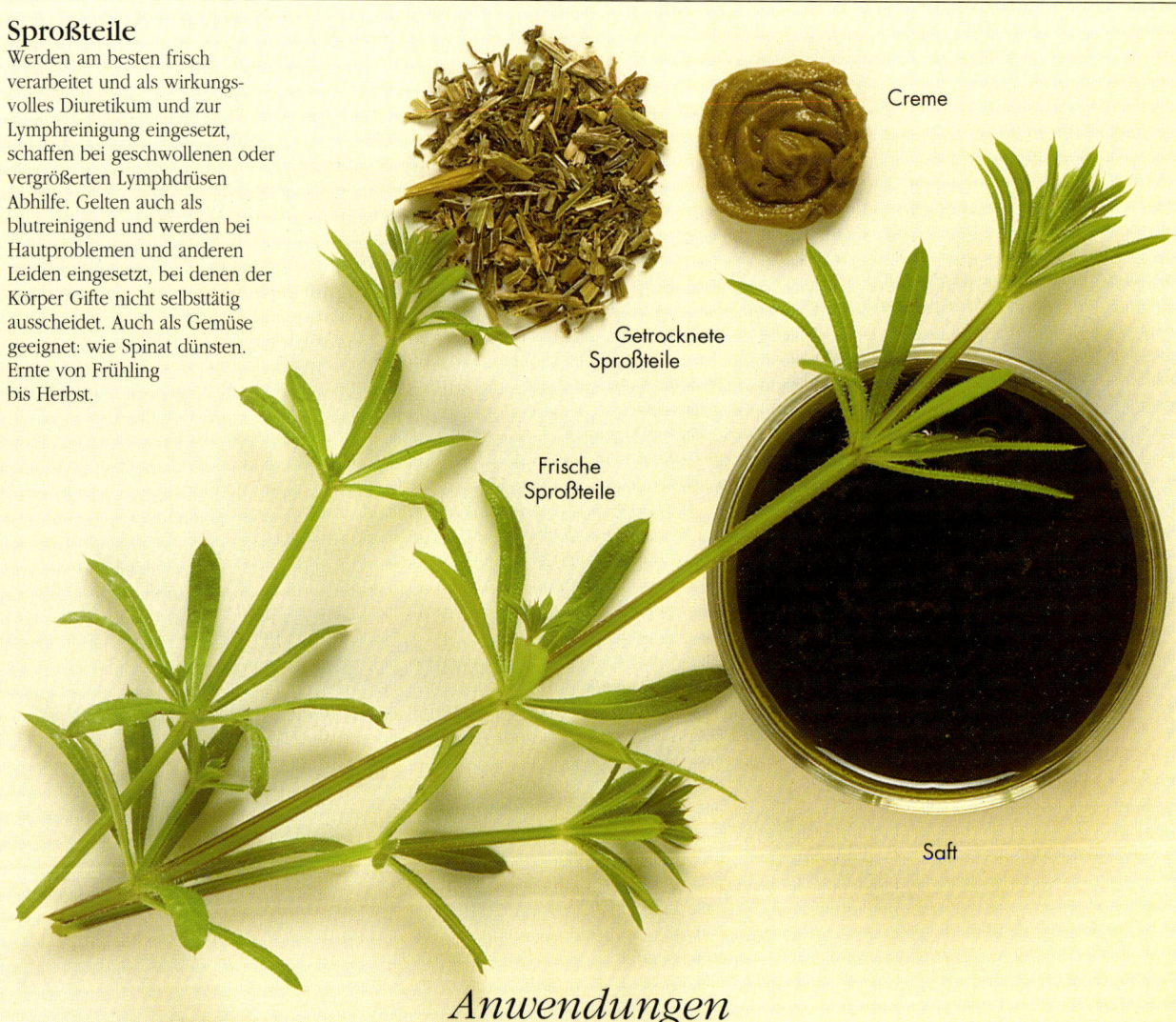

Creme

Getrocknete
Sproßteile

Frische
Sproßteile

Saft

Anwendungen

Sproßteile
Saft: Man entsaftet die frische Pflanze, um ein wirkungsvolles Diuretikum und Lymphreinigungsmittel für Leiden wie Drüsenfieber, Mandelentzündung oder Prostatabeschwerden herzustellen.

Aufguß: Im allgemeinen weniger stark als der Saft. Verwendung bei Harnwegsbeschwerden wie Blasenkatarrh und Harngrieß; auch als kühlendes Getränk bei Fieber.

Tinktur: Anwendungsbereich wie beim Aufguß. Kann auch mit anderen lymphatischen oder entgiftenden Kräutern zubereitet werden, wie etwa mit getrockneter Kermesbeere oder Lian qiao.

Kompresse: Man tränkt ein Tuch im Aufguß und verwendet die Kompresse bei Verbrennungen, Schürfwunden, Geschwüren und anderen Hautentzündungen.

Creme: Regelmäßige Verwendung bei Psoriasis (Schuppenflechte).

Haarspülung: Man verwendet den Aufguß bei Schuppen oder anderen Kopfhautleiden.

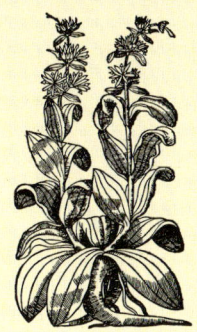

Gentiana-Arten
ENZIAN [4]

Dieses Kraut verdankt seinen Namen angeblich einem König von Illyrien, der seine fiebersenkende Eigenschaft entdeckte. Im Mittelalter war der Enzian Bestandteil eines alchemistischen Gebräus namens »theriac«, einem Allheilmittel nach streng geheimem Rezept. Im Westen wird *G. lutea* verwendet, während die Chinesen die dort heimischen Arten *G. macrophylla* (Qin jiao) oder *G. scabra* (Long dan cao) einsetzen.

»Er soll angeblich für Menschen mit Leberbeschwerden oder Magenleiden gut sein.«
John Gerard, 1597.

Eigenschaften
Sehr bitter, kalt, adstringierend, austrocknend.

Wirkstoffe
Bittere Glykoside, Alkaloide, Flavonoide.

Wirkung
Bitter, stärkend, appetitanregend; fördert die Sekretion von Magensäften; entzündungshemmend.

Verwendete Teile

Wurzel
G. lutea
Stark bitteres Mittel zur Verdauungsförderung, hilft bei Zuständen, die mit Appetitmangel und Darmträgheit einhergehen. Wird auch bei Fieber eingesetzt, wirkt kühlend auf den Körper und bringt die Verdauungsvorgänge bereits im Magen in Schwung, so daß weitere gesundheitliche Probleme vermieden werden. Ernte im Spätsommer und Herbst.

Wurzel
G. macrophylla und *G. scabra*
Bitteres Heilmittel bei Verdauungsproblemen und Fieber. Chinesische Heilkundige verwenden sie, um die Patienten von »Hitze und Feuchtigkeit« zu befreien, und setzen sie bei Bluthochdruck ein, der von Leberhitze begleitet wird, sowie bei Harnwegsinfekten und rheumatischen Beschwerden.

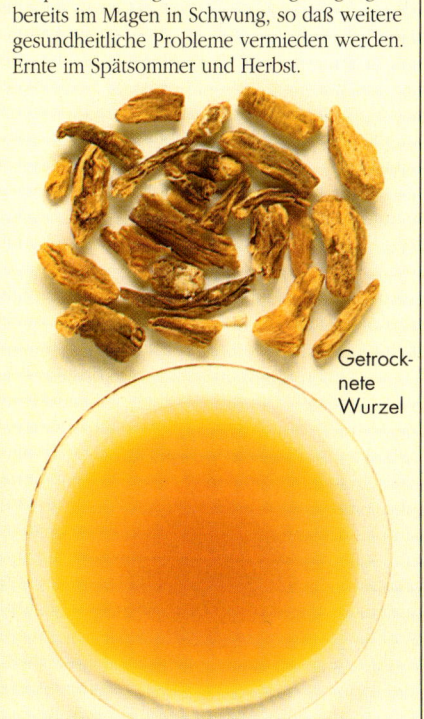

Getrocknete Wurzel

Tinktur

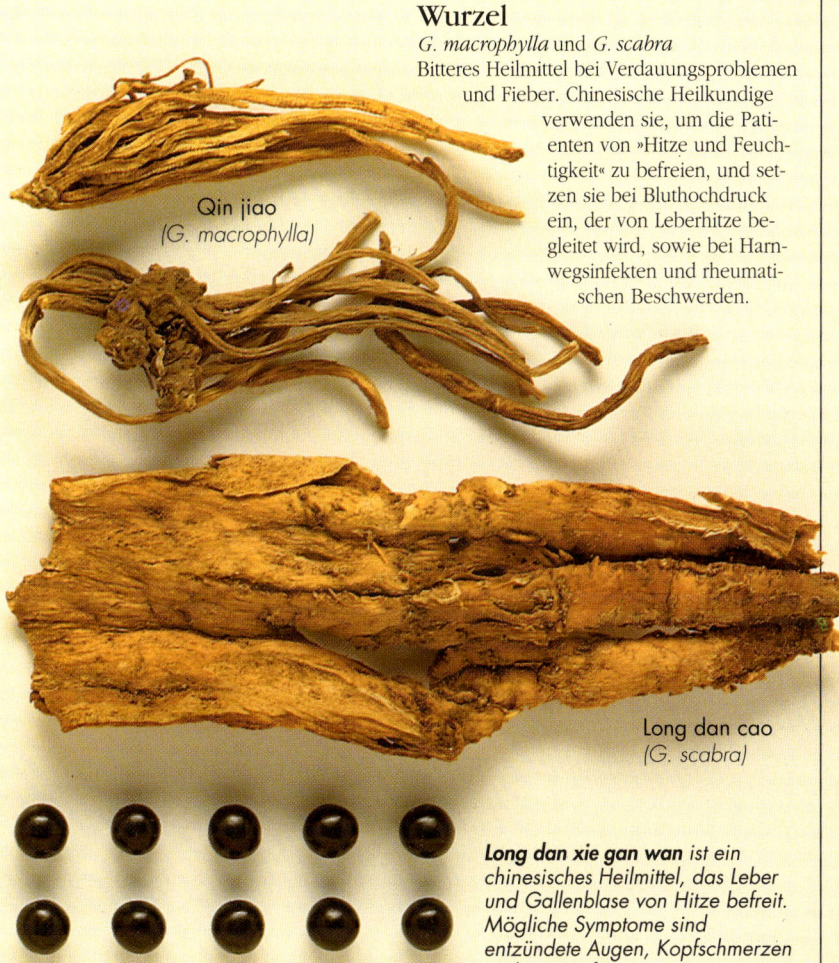

Qin jiao
(G. macrophylla)

Long dan cao
(G. scabra)

Long dan xie gan wan ist ein chinesisches Heilmittel, das Leber und Gallenblase von Hitze befreit. Mögliche Symptome sind entzündete Augen, Kopfschmerzen und Verstopfung.

Anwendungen

Wurzel
G. lutea
Aufguß: Man verwendet 10 g auf 500 ml Wasser, kocht diese Mischung 20 Minuten und trinkt den Aufguß bei Völlegefühl und Magenschmerzen.

Tinktur: Man nimmt 3mal täglich bis zu 2 ml zur Verdauungsförderung oder in Tropfendosis, um den Heißhunger auf Süßigkeiten zu stillen. Eignet sich bei Leberleiden einschließlich Hepatitis, Gallenblasenentzündung und Gelbsucht.

Wurzel
G. macrophylla
Absud: Verwendung in Kombination mit anderen Mitteln wie Du huo und Zimt bei rheumatischen Schmerzen, Fieber und allergischen Entzündungen.

Wurzel
G. scabra
Absud: Verwendung in Kombination mit anderen Mitteln wie Chai hu, Zhi zi und Huang qin bei Leberleiden, Bluthochdruck und Harnwegsinfekten.

Ginkgo biloba

GINKGOBAUM

Seine Art reicht etwa 200 Millionen Jahre zurück, doch ist die Wildform seit Jahrhunderten ausgestorben. Einzig im Fernen Osten hat der Ginkgo in Tempelgärten überlebt. Der laubabwerfende Baum mit männlichen und weiblichen Formen wurde 1730 nach Europa gebracht und war als Zierbaum sehr beliebt. Seit den 80er Jahren dieses Jahrhunderts ist das medizinische Interesse an ihm sprunghaft gestiegen, als nämlich die positive Wirkung auf das Kreislaufsystem (Mikrozirkulation) erkannt wurde.

»Man berichtet von beträchtlicher Besserung bei Geisteskrankheiten, Gemütsveränderung, Gedächtnislücken und schneller Ermüdung...«
Rudolf Weiss, 1985.

Eigenschaften
Süß, bitter, adstringierend, neutral.

Wirkstoffe
Blätter: Flavonglykoside (einschl. Ginkgolid), Bioflavone, Sitosterin, Laktone, Anthocyanin.
Samen: Fettsäuren, Mineralstoffe, Bioflavone.

Wirkung
Blätter: Entspannen die Blutgefäße; regen den Kreislauf an.
Samen: Adstringierend, pilztötend, antibakteriell.

Verwendete Teile

Blätter
Werden erst seit den 80er Jahren dieses Jahrhunderts in der Kräuterheilkunde zur Behandlung von Kreislauferkrankungen eingesetzt; eignen sich besonders zur besseren Blutversorgung des Gehirns. Untersuchungen haben ergeben, daß Ginkgolid auch bei Herzrhythmusstörungen wirkt. Die Blätter werden auch bei Krampfadern, Hämorrhoiden und Beingeschwüren verwendet. Ernte im Sommer.

Samen
Im China werden die Samen mit dem Namen Bai gou wegen ihrer Wirkung auf die Akupunkturmeridiane von Lunge und Niere geschätzt. Man verwendet sie bei Asthma und tief sitzendem Husten mit dickem Schleim. Auf die Harnwege wirken sie tonisch, so daß man sie bei Inkontinenz und übermäßiger Harnausscheidung einsetzen kann.

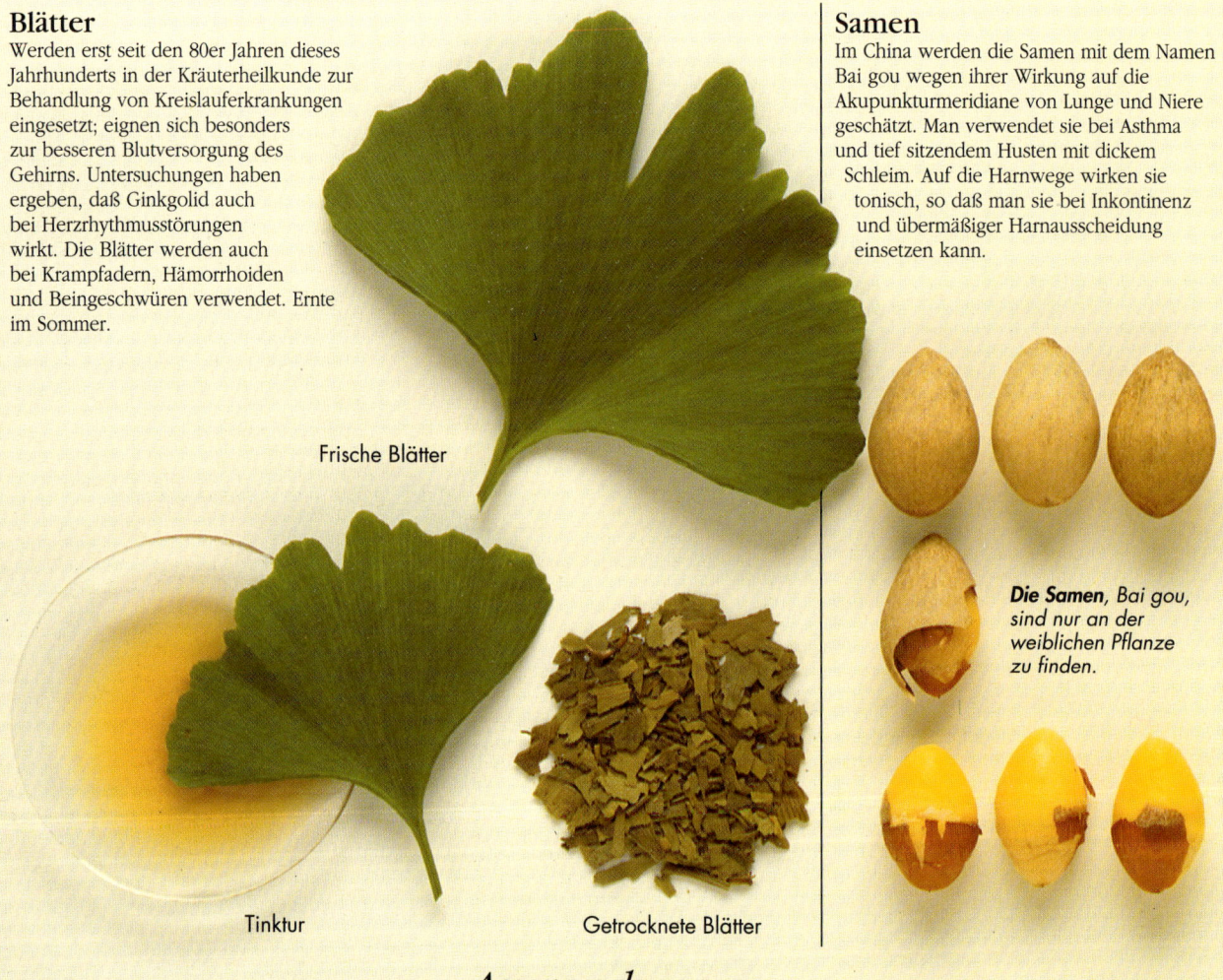

Frische Blätter

Tinktur

Getrocknete Blätter

Die Samen, Bai gou, sind nur an der weiblichen Pflanze zu finden.

Anwendungen

Blätter
Flüssigextrakt: In Europa ist ein Extrakt aus den frischen Blättern zur Behandlung von Zerebralarteriosklerose bei älteren Menschen und von peripheren Durchblutungsstörungen auf dem Markt.

Tinktur: In Kombination mit anderen Herz-Kreislauf-Mitteln (z. B. Immergrünkraut und Lindenblüte) bei Durchblutungsstörungen; zusammen mit Steinklee bei Venenleiden.

Aufguß: Man gibt 50 g getrocknete Blätter auf 500 ml Wasser und nimmt den Aufguß bei Arteriosklerose und Krampfadern. Verwendung als Waschlösung bei offenen Beinen oder Hämorrhoiden.

Samen
Absud: In Kombination mit Kräutern wie Meerträubchen, Echtem Alant oder Maulbeerblättern bei Asthma, schlimmem oder hartnäckigem Husten: 3–4 Samen reichen für 3 Dosen.

☛ W A R N U N G ☛
• Überschreiten Sie die angegebene Samendosis nicht, da dies zu Hautkrankheiten und Kopfschmerzen führen kann.
• Fälle von Kontaktdermatitis mit dem Fruchtfleisch (wird nicht als Heilmittel verwendet) sind bekannt.

Glycyrrhiza-Arten
SÜSSHOLZ

Das Süßholz wird mindestens seit 500 v. Chr. für Heilzwecke verwendet. In offiziellen Arzneibüchern ist es immer noch als »Droge« bei Magengeschwüren aufgeführt. *G. glabra* stammt aus dem Mittelmeerraum und dem Mittleren Osten, in Europa wird es etwa seit dem 16. Jahrhundert angebaut. In China verwendet man *G. uralensis* oder Gan cao. Es gilt als »großer Entgifter«, der die Toxine aus dem Körper treibt. Es ist ein wichtiges Tonikum und wird oft »Großvater der Kräuter« genannt.

» ... *wenn man es im Mund behält, wirkt es durststillend ...*«
Theophrastus von Lesbos, etwa 310 v. Chr.

Eigenschaften
Sehr süß, neutral, feucht.

Wirkstoffe
Saponine, Glykoside (einschl. Glycyrrhizin), östrogenartige Substanzen, Cumarine, Flavonoide, Sterine, Cholin, Asparagin, ätherisches Öl.

Wirkung
Entzündungshemmend, antiarthritisch; anregendes Tonikum für die Nebennierenrinde; beruhigt die Magenschleimhaut; kühlend, schleimlösend.

Verwendete Teile

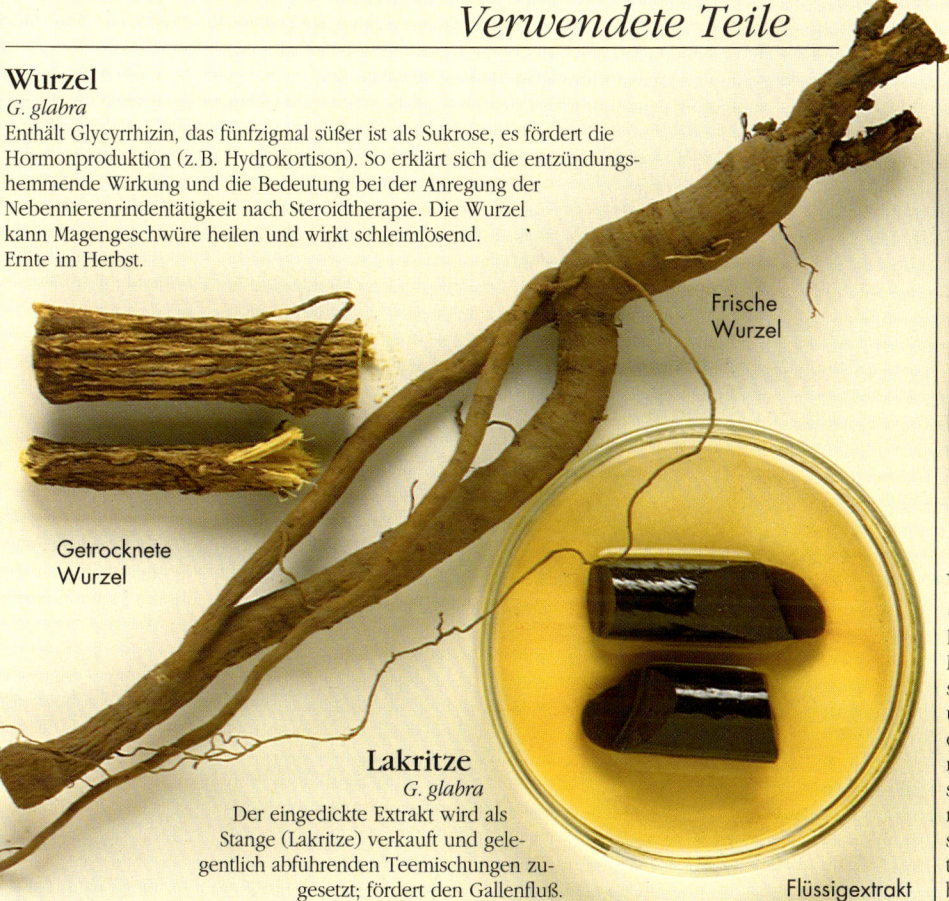
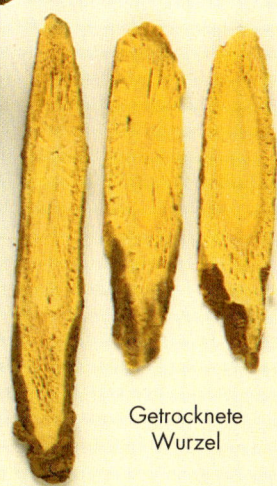

Wurzel
G. glabra
Enthält Glycyrrhizin, das fünfzigmal süßer ist als Sukrose, es fördert die Hormonproduktion (z.B. Hydrokortison). So erklärt sich die entzündungshemmende Wirkung und die Bedeutung bei der Anregung der Nebennierenrindentätigkeit nach Steroidtherapie. Die Wurzel kann Magengeschwüre heilen und wirkt schleimlösend. Ernte im Herbst.

Frische Wurzel

Getrocknete Wurzel

Getrocknete Wurzel

Lakritze
G. glabra
Der eingedickte Extrakt wird als Stange (Lakritze) verkauft und gelegentlich abführenden Teemischungen zugesetzt; fördert den Gallenfluß.

Flüssigextrakt

Wurzel
G. uralensis
Ein Energietonikum, vor allem für Milz und Magen. Ist in China Bestandteil vieler Kräuterrezepturen und dient der Ausgewogenheit der Präparate. Wird auch bei asthmatischem Husten, als krampflösendes Mittel, bei Magengeschwüren und zur Kühlung »heißer« Zustände verwendet. Die getrocknete Wurzel kann wie ein Gummibonbon gekaut werden.

Anwendungen

Wurzel
G. glabra
Tinktur: Verwendung als entzündungshemmendes Mittel bei Arthritis oder Allergien, als verdauungsförderndes Heilmittel sowie bei Lungenleiden. Wird bei Magenentzündung und zur Förderung der Nebennierenwundentätigkeit nach einer Steroidtherapie verschrieben. Überlagert den Geschmack anderer Medikamente.

Absud: Zur Behandlung von Magenübersäuerung bei Geschwüren.

Sirup: Man stellt aus dem Absud einen Sirup her und verwendet ihn als schleimlösendes Beruhigungsmittel bei Asthma und Bronchitis.

Flüssigextrakt: Man löst die Lakritze langsam in Wasser auf. So entsteht ein starker Extrakt, das als Absud, Tinktur oder Sirup verwendet werden kann.

Wurzel
G. uralensis
Absud: In Verbindung mit Ginseng als tägliches Tonikum.

Weintonikum: Man weicht ein Wurzelstück einige Wochen in Gin oder Wodka ein und trinkt kleine Mengen davon nach den Mahlzeiten.

☞ WARNUNG ☜
• Bei Bluthochdruck sollte Süßholz vermieden werden, da es angeblich Wasser im Körper zurückhält.
• Süßholz sollte von Menschen gemieden werden, die Arzneimittel auf Digoxinbasis einnehmen.

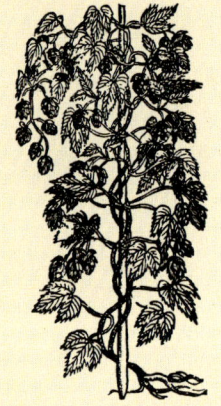

Humulus lupulus

GEMEINER HOPFEN

Hopfen wird in Europa schon seit dem 11. Jahrhundert in der Braukunst verwendet. Anfangs ging man davon aus, daß Hopfen den melancholischen Humor anregt. GERARD meinte, daß zuviel Hopfen im Bier »schlecht für den Kopf« sei. Man glaubte aber, daß Hopfen von einem Übermaß an cholerischen und sanguinischen Humores befreie. Bier galt als ein »gesünderes Getränk für das körperliche Wohlbefinden« als das traditionelle englische Ale (ohne Hopfen). Hopfen enthält einen hohen Anteil Östrogen, als Folge kann übermäßiger Biergenuß bei Männern zu Libidoverlust führen.

Eigenschaften
Kalt, trocken, bitter, leicht scharf.

Wirkstoffe
Ätherisches Öl, Valeriansäure, östrogenhaltige Substanzen, Gerbsäuren, Bitterstoff, Flavonoide.

Wirkung
Beruhigend; Anaphrodisiakum; Stärkungsmittel für das Nervensystem; bitteres Heilmittel zur Verdauungsförderung; harntreibend.

»Hopfen ... macht das Getränk haltbar, aber man bezahlt den Genuß mit Krankheiten und einer verkürzten Lebensdauer.«
John Evelyn, 1670.

Verwendete Teile

Zapfen
Die Blüten der weiblichen Pflanze, als Zapfen bekannt, werden für Heilzwecke verwendet. Da die Wirkstoffe oxidieren, ändern sich die Eigenschaften der Pflanzen mit zunehmendem Alter beträchtlich. Bei Schlaflosigkeit verwendet man am besten frische Zapfen. Wer zu diesem Zweck getrocknete Zapfen in ein Kissen steckt, muß sie nach einigen Monaten auswechseln, da alte, trockene Zapfen häufig anregend wirken.

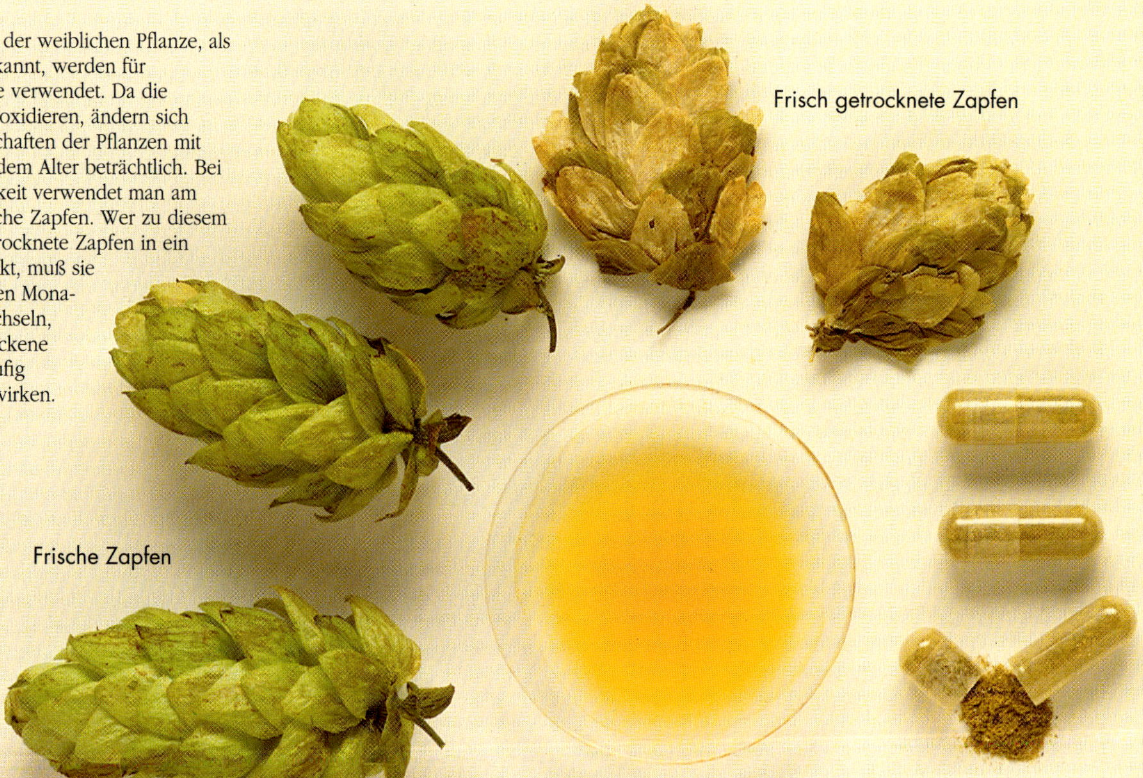

Frisch getrocknete Zapfen

Frische Zapfen

Tinktur

Kapseln

Anwendungen

Zapfen
Aufguß: Bei Schlaflosigkeit gibt man 2 Teelöffel frische Hopfenzapfen in eine Tasse mit kochendem Wasser und läßt sie 5 Minuten ziehen. Man kann auch frisch getrocknete oder gefriergetrocknete Zapfen verwenden.

Tinktur: Bei Nervosität und Angst nimmt man 3mal täglich bis zu 2 ml als Beruhigungsmittel. Bei Darmbeschwerden vermischt man Hopfen mit anderen Verdauungskräutern wie Eibisch, Wegerich, Kamille oder Pfefferminze. Bei nervösem Magen verabreicht man 1,5 ml auf ein Stück Würfelzucker. Wird auch bei manchen Sexualproblemen wie vorzeitigem Samenerguß verschrieben.

Kompresse: Man tränkt ein Tuch im Aufguß oder in der verdünnten Tinktur und legt es auf Krampfadern.

Waschlösung: Bei chronischen Geschwüren, Hautrissen und Verletzungen verwendet man einen Aufguß aus frischen oder frisch getrockneten Hopfenzapfen.

Kapseln: Im Handel erhältlich; zur Appetitanregung nimmt man 2 Kapseln vor den Mahlzeiten. Nicht länger als einige Tage einnehmen.

☛ W A R N U N G ☚
• Hopfen hat auf die höheren Nervenzentren eine leicht dämpfende Wirkung und sollte bei Depression vermieden werden. Die angegebenen Dosen sollten nicht überschritten werden.

• Während ihrer Wachstumszeit kann die Pflanze Kontaktdermatitis auslösen.

Hydrastis canadensis
GELBWURZ [2]

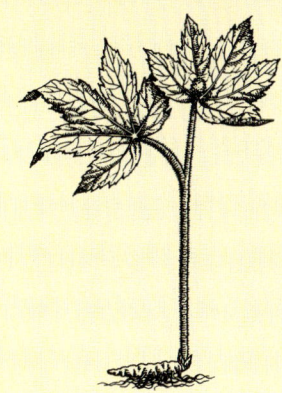

»Es heißt, daß die Cherokee ihn [Krebs] mit einer Pflanze heilen, die man für Hydrastis canadensis hält.«
Benjamin Smith Barton, 1798.

Gelbwurz ist ein traditionelles Heilkraut der amerikanischen Ureinwohner und wurde von den europäischen Siedlern übernommen. Die Cherokee verwendeten das Kraut bei Verdauungsstörungen, lokalen Entzündungen und als Appetitanreger. Die Irokesen dagegen setzten die Pflanze bei Keuchhusten, Leberleiden, Fieber und Herzbeschwerden ein. Gelbwurz gelangte 1760 nach Europa. Während des 19. Jahrhunderts war er bei den Anhängern der Theorie THOMSONS und bei den Eklektikern sehr beliebt (siehe Seite 20–21). In den Arzneibüchern der Vereinigten Staaten (Pharmacopoeia) war er bis 1926 aufgeführt.

Eigenschaften
Bitter, adstringierend, trocken, hauptsächlich kalt.

Wirkstoffe
Alkaloide, ätherisches Öl, Harz.

Wirkung
Adstringierend; stärkend; regt Verdauung und Gallenfluß an; hilft bei Katarrh; abführend; heilt die Magenschleimhaut; erhöht den Blutdruck.

Verwendete Teile

Rhizom
Ein hervorragend trocknendes, antikatarrhalisches Heilmittel bei Magenleiden, Beschwerden der oberen Atemwege und der Vaginalschleimhäute. Eignet sich bei schleimiger Kolitis, Nasenentzündungen und Ohreninfektionen, hilft auch bei gynäkologischen Beschwerden, lindert Probleme der Wechseljahre sowie Menstruationsschmerz und prämenstruelles Syndrom. Wird meist als Stärkungsmittel verschrieben. Ernte im Herbst.

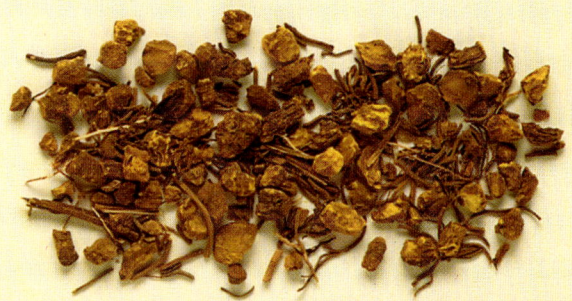

Getrocknetes Rhizom

Tinktur

Kapseln

Tabletten

Anwendungen

Rhizom
Tinktur: Bei katarrhalischen Beschwerden (Schnupfen, schleimige Kolitis, Gastroenteritis und Ausfluß) nimmt man 3mal täglich 0,5–2ml (höhere Dosen wirken abführend). Eignet sich auch als Lebertonikum bei Darmträgheit und Verdauungsproblemen, die mit einer Überempfindlichkeit gegenüber Nahrungsmitteln und übermäßigem Alkoholgenuß zusammenhängen. Auch bei prämenstruellem Syndrom sowie bei starker Periodenblutung.

Waschlösung: Bei Hautreizungen, Ekzemen und Masern stellt man aus 5ml Tinktur und 100ml Wasser eine Waschlösung her.

Mundspülung/Gurgelmittel: Bei Geschwüren im Mundraum, Zahnfleischleiden, Halsschmerzen und katarrhalischen Beschwerden gibt man 2–3ml der Tinktur in ein Glas mit warmem Wasser.

Spülung: Man verwendet die verdünnte Tinktur (2–3 ml in Wasser) bei Ausfluß und Infektionen, auch bei Mundfäule. Bei vaginalem Juckreiz gibt man 5 ml der Tinktur in 100ml Rosenwasser.

Kapseln: Bei Katarrh und bei Magen- oder Atemwegsinfektionen nimmt man 3mal täglich eine 200mg-Kapsel. In Kombination mit dem Beerenpulver des Mönchspfeffers hilft die Arznei auch bei menstruellen Hitzewallungen und Schweißausbrüchen. Zusammen mit Augentrost zur Behandlung von Heuschnupfen.

Ohrentropfen: Zur Behandlung von katarrhalischen Verstopfungen und einem »Pfropf im Ohr« verwendet man 10ml der Tinktur auf 100ml Wasser.

Tabletten: Einige im Handel erhältliche Tabletten können auch bei Verdauungsproblemen verwendet werden.

☛ **WARNUNG** ☚

• Gelbwurz stimuliert den Uterus und sollte während der Schwangerschaft gemieden werden.

• Das Kraut erhöht den Blutdruck und sollte Hypertonikern nicht verordnet werden.

• Verwenden Sie die Ohrentropfen nicht, wenn die Gefahr einer Trommelfellperforation besteht.

• Der Verzehr der frischen Pflanze kann zu Schleimhautgeschwüren führen.

Hypericum perforatum
JOHANNISKRAUT

»Bei Frostbeulen kocht man die Wurzeln des Tutsan, gießt das Gebräu über Quark, vermengt dies mit altem Fett und verwendet es als Pflaster...«
Heilmittel der Ärzte von Myddfai, Wales, 13. Jahrhundert.

Seinen Namen verdankt es dem Johanniterorden von Jerusalem, dessen Ritter das Kraut während der Kreuzzüge zur Wundversorgung auf den Schlachtfeldern verwendeten. Es soll auch böse Geister vertreiben, deshalb wurde Geisteskranken oft der Aufguß aufgezwungen. Wegen ihrer gelben Farbe wird die Pflanze mit dem cholerischen Humor assoziiert und bei Gelbsucht und Hysterie eingesetzt. Alte Kräuterverzeichnisse nennen »tutsan« (*H. androsaemum*), abgeleitet vom französischen »toutsain« oder Allheilmittel, das man ebenfalls bei Verletzungen und Entzündungen verwendete.

Eigenschaften
Bittersüß, kühl, austrocknend.

Wirkstoffe
Glykoside, Flavonoide (einschl. Rutin), ätherisches Öl, Gerbsäuren, Harze.

Wirkung
Adstringierend, analgetisch, entzündungshemmend, beruhigend; ein stärkendes Tonikum für das Nervensystem.

Verwendete Teile

Sproßteile
Innerlich angewendet, verbessern sie Stimmung und Seele. Ein Stärkungsmittel für die Nerven, das sich für die Behandlung von Angst und Reizbarkeit, z.B. während der Wechseljahre eignet. Auch bei chronischen Beschwerden, die mit einem nervösen Erschöpfungszustand zusammenhängen. Lindern eine Reihe von Nervenschmerzen wie Ischias und Neuralgien.
Ernte im Sommer.

Blühende Triebspitzen
Johannisöl, ein blutrotes Aufgußöl: die Blüten in kaltgepreßtem Distel-, Walnuß- oder Sonnenblumenöl einweichen und einige Wochen in der Sonne stehen lassen. Man verwendet das Öl lokal bei Verbrennungen, Entzündungen (der Haut, Muskeln und des Bindesgewebes) sowie bei Neuralgien. Ernte im Hochsommer.

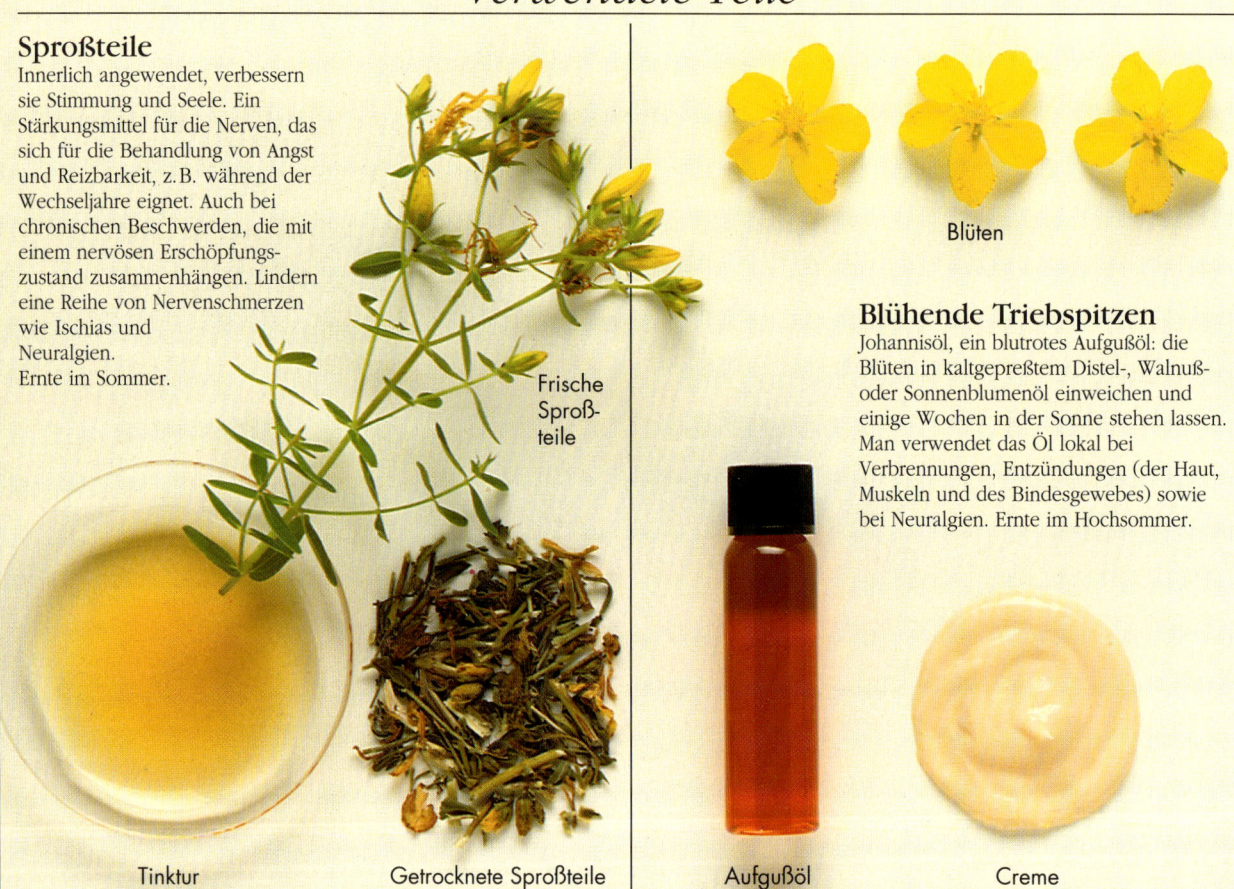

Blüten

Frische Sproßteile

Tinktur

Getrocknete Sproßteile

Aufgußöl

Creme

Anwendungen

Sproßteile
Aufguß: Verwendung bei Angst, Nervosität, Reizbarkeit oder Gefühlserregung, vor allem in Zusammenhang mit den Wechseljahren oder dem prämenstruellen Syndrom.
Tinktur: Bei langwieriger nervöser Spannung, die zu Erschöpfung und Depression führt, nimmt man die Tinktur mindestens 2 Monate.
Waschlösung: Man verwendet den Aufguß zum Baden von Verletzungen, wunden Hautstellen und Prellungen.

Blühende Triebspitzen
Creme: Verwendung bei örtlichen Nervenschmerzen wie Ischias, Verstauchungen und Krämpfen sowie zur Verringerung der Brustschwellung während der Stillzeit. Kann bei Abschürfungen, wunden Hautstellen und Geschwüren auch antiseptisch und blutstillend eingesetzt werden.
Aufgußöl: Verwendung bei Verbrennungen, Muskel- oder Gelenkentzündungen (z.B. Tennisarm), Neuralgien und Ischias. Bei Verbrennungen fügt man einige Tropfen Lavendelöl, bei Gelenkentzündungen einige Tropfen Schafgarbenöl hinzu.

☞ WARNUNG ☞
• Das Kraut kann Dermatitis verursachen, wenn man die Arznei innerlich anwendet und die Haut dann der Sonne aussetzt. Kontaktdermatitis kann durch Beschneiden oder Sammeln der Pflanze bei feuchtem, aber sonnigem Wetter verursacht werden.

Hyssopus officinalis
YSOP

Ysop wurde von HIPPOKRATES bei Brustfellentzündung verschrieben. DIOSKORIDES empfahl Ysop zusammen mit Gartenraute bei Asthma und Katarrh. Der Name kommt von dem griechischen Wort »azob« oder »heiliges Kraut«, wiewohl der »hyssopus« in der Bibel wahrscheinlich eine regionale Majoranvariante war. Ysop gehört zu den wichtigeren der 130 aromatisierenden Kräuter des berühmten französischen Chartreuse-Likörs.

»Der Atem des Ysop vertreibt die Winde aus den Ohren, hält man ihn über die Ohrmuschel.«
William Turner, 1562.

Eigenschaften
Bitter, scharf, trocken, leicht wärmend.

Wirkstoffe
Ätherisches Öl, Flavonoide, Gerbsäuren, Bitterstoffe (Marrubin).

Wirkung
Schleimlösend, entblähend; entlastet die peripheren Blutgefäße; schweißtreibend; antikatarrhalisch; lokal entzündungshemmend; bekämpft Viren (*Herpes simplex*), krampflösend.

Verwendete Teile

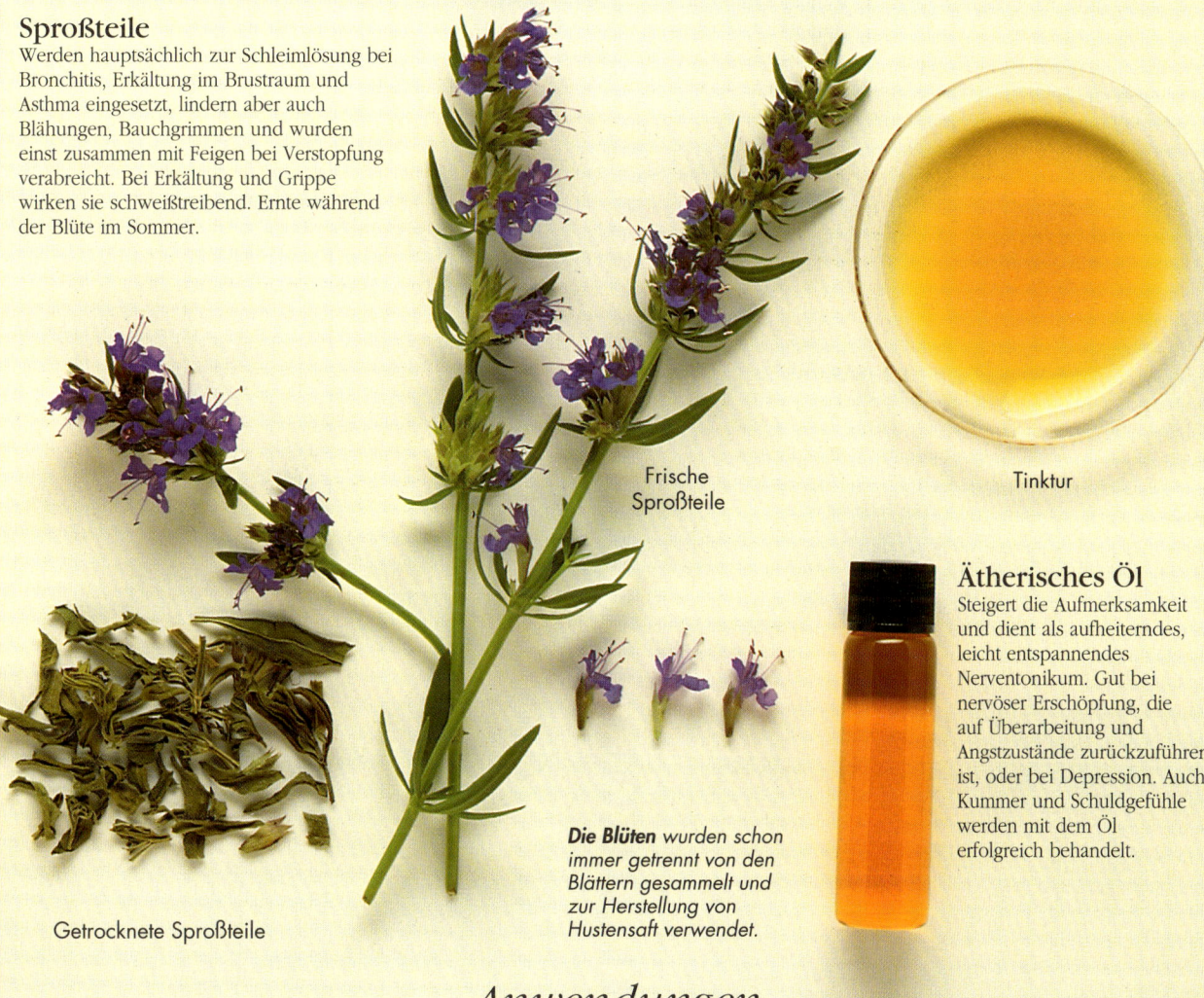

Sproßteile
Werden hauptsächlich zur Schleimlösung bei Bronchitis, Erkältung im Brustraum und Asthma eingesetzt, lindern aber auch Blähungen, Bauchgrimmen und wurden einst zusammen mit Feigen bei Verstopfung verabreicht. Bei Erkältung und Grippe wirken sie schweißtreibend. Ernte während der Blüte im Sommer.

Frische Sproßteile

Tinktur

Getrocknete Sproßteile

Die Blüten wurden schon immer getrennt von den Blättern gesammelt und zur Herstellung von Hustensaft verwendet.

Ätherisches Öl
Steigert die Aufmerksamkeit und dient als aufheiterndes, leicht entspannendes Nerventonikum. Gut bei nervöser Erschöpfung, die auf Überarbeitung und Angstzustände zurückzuführen ist, oder bei Depression. Auch Kummer und Schuldgefühle werden mit dem Öl erfolgreich behandelt.

Anwendungen

Sproßteile
Aufguß: Wird im Frühstadium von Erkältung und Grippe heiß getrunken. Kann auch bei Magenverstimmung und nervösem Magenleiden verabreicht werden.

Tinktur: Verwendung bei Bronchitis und hartnäckigem Husten zusammen mit anderen schleimlösenden Kräutern wie Süßholz, Alant und Anis.

Sirup: Bei Husten nimmt man einen Sirup, zubereitet aus dem Aufguß von Sproßteilen oder Blüten. Bei hartnäckigem Husten und Lungenschwäche eine Mischung mit den Blüten der Königskerze oder Süßholz.

Ätherisches Öl
Einreiben der Brust: Bei Bronchitis oder Erkältung im Brustraum verdünnt man 10 Tropfen Ysopöl mit 20 ml Mandel- oder Sonnenblumenöl. Kann auch gut mit Thymian und Eukalyptus versetzt werden.

Öl: Bei nervöser Erschöpfung, Melancholie und Trauer gibt man 5–10 Tropfen ins Badewasser.

☛ WARNUNG ☚
• Das ätherische Öl enthält das Keton Pinocamphen, das in hohen Dosen zu Krämpfen führen kann. Überschreiten Sie die vorgeschriebene Dosis aus diesem Grund nicht.

Inula-Arten
ECHTER ALANT

Der Echte Alant (*I. helenium*) gehörte bei den Griechen und Römern zu den wichtigsten Kräutern. Er galt als Allheilmittel bei so verschiedenartigen Leiden wie Wassersucht, Magenverstimmung, Menstruationsbeschwerden und Ischias. Die Angelsachsen verwendeten das Kraut als Tonikum bei Hautkrankheiten und Lepra. Im 19. Jahrhundert wurde es bei Hautkrankheiten, Neuralgien, Leberschäden und Husten eingesetzt. Heute findet die Pflanze fast nur noch bei Beschwerden der Atemwege Verwendung. In China wird *I. japonica* genutzt.

»Inula campana reddit praecordia sana (Alant erhält den Geist gesund).«
Altes lateinisches Sprichwort.

Eigenschaften
I. helenium: Bitter und leicht süß, warm, trocken.
I. japonica: Salzig, warm.

Wirkstoffe
Schleim, Bitterstoff, ätherisches Öl (einschl. Azulene), Inulin, Sterine, möglicherweise Alkaloide.

Wirkung
Stärkend; schleimlösend, schweißtreibend, antibakteriell, pilztötend, antiparasitär, verdauungsfördernd.

Verwendete Teile

Wurzel
I. helenium
Ein hervorragendes Tonikum, vor allem bei Schwäche nach Grippe oder Bronchitis. Löst hartnäckigen Schleim, hilft bei Husten und Verschleimung (vor allem bei Kindern). Enthält Inulin, das bei Diabetes als Zuckerersatz dient. Ernte im Herbst. Die Wurzel muß vor dem Trocknen gewaschen und in kleine Stücke gehackt werden.

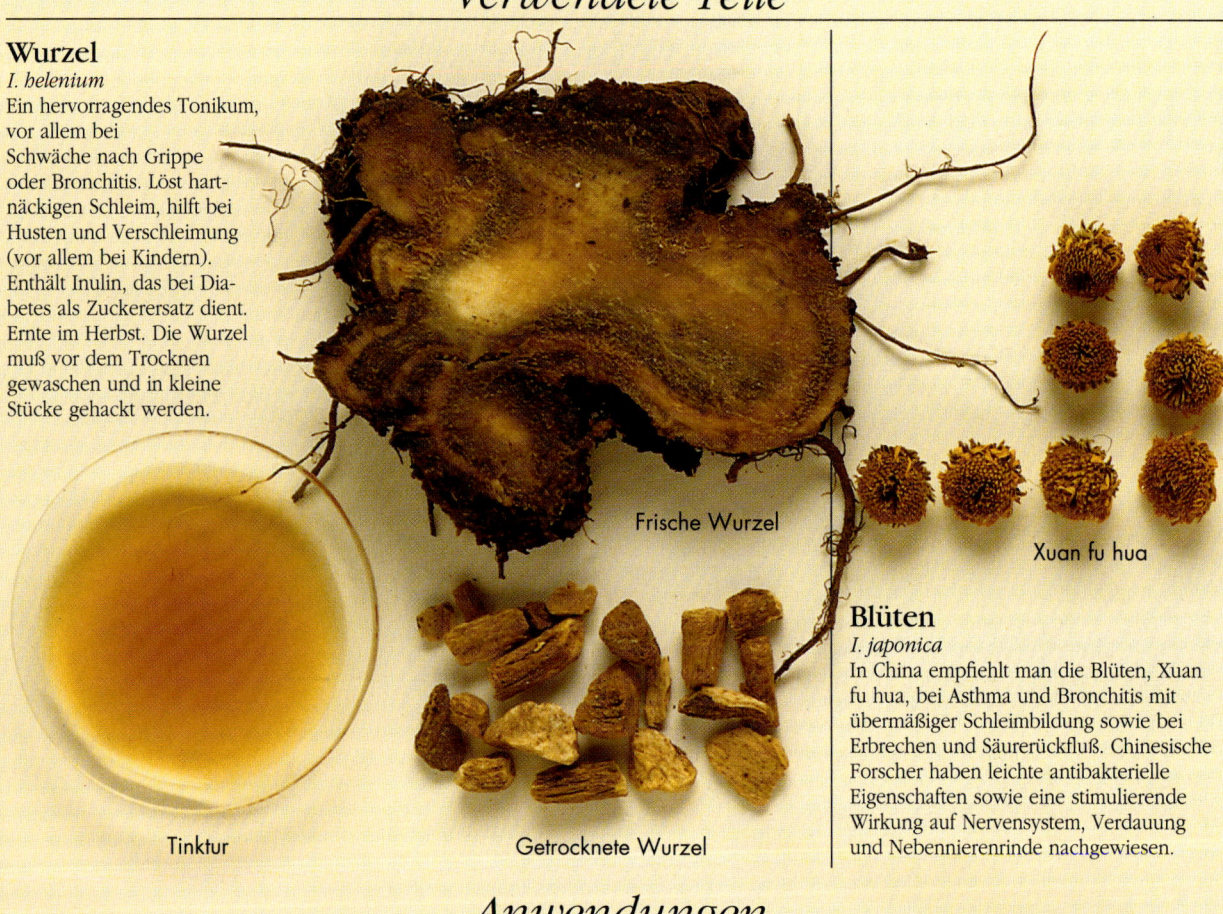

Frische Wurzel

Xuan fu hua

Blüten
I. japonica
In China empfiehlt man die Blüten, Xuan fu hua, bei Asthma und Bronchitis mit übermäßiger Schleimbildung sowie bei Erbrechen und Säurerückfluß. Chinesische Forscher haben leichte antibakterielle Eigenschaften sowie eine stimulierende Wirkung auf Nervensystem, Verdauung und Nebennierenrinde nachgewiesen.

Tinktur

Getrocknete Wurzel

Anwendungen

Wurzel
I. helenium
Absud: Verwendung bei Bronchitis, Asthma, Katarrh der oberen Atemwege und zur Linderung von Heuschnupfen. Regelmäßige Einnahme als Tonikum oder bei langwierigen chronischen Atemwegsleiden. Wirkt auch verdauungsfördernd und stimuliert die Leber.

Tinktur: Einsatz als Tonikum bei Schwäche und bei chronischen Atemwegsbeschwerden.

Waschlösung: Man verwendet den Absud oder die verdünnte Tinktur bei Ekzemen, Ausschlag und offenen Beinen.

Sirup: Bei Husten nimmt man einen aus dem Absud hergestellten Sirup.

Blüten
I. japonica
Absud: Verwendung bei Übelkeit, Erbrechen oder Husten mit starker Schleimbildung. Man kann 10 g Blüten zusammen mit 10 g frischer Ingwerwurzel, 10 ml Ban xia und 5 ml Süßholzwurzel geben bei übermäßiger Schleimbildung im Magen mit Übelkeit, Unterleibsschwellung, Blähungen und Erbrechen von Schleim.

Sirup: Man verwendet den aus dem Aufguß hergestellten Sirup bei Husten in 10–20 ml-Dosen.

Juglans regia

WALNUSSBAUM

In der Legende heißt es, daß die Götter sich auf ihren irdischen Reisen von Walnüssen ernährten. Daher kommt auch der Name »Juglans« oder »Jovis glans« (Jupiternuß). In Europa wurde der Baum bereits von den Römern wegen seiner Nüsse gezüchtet. Aus diesen läßt sich ein wichtiges Öl gewinnen, das essentielle Fettsäuren wie α-Linolensäure enthält. Diese Fettsäuren sind für eine gesunde Zellfunktion und Entwicklung von Prostaglandin unabdingbar. Die Butternuß (*J. cinerea*) aus dem östlichen Nordamerika hat eine abführende Wirkung.

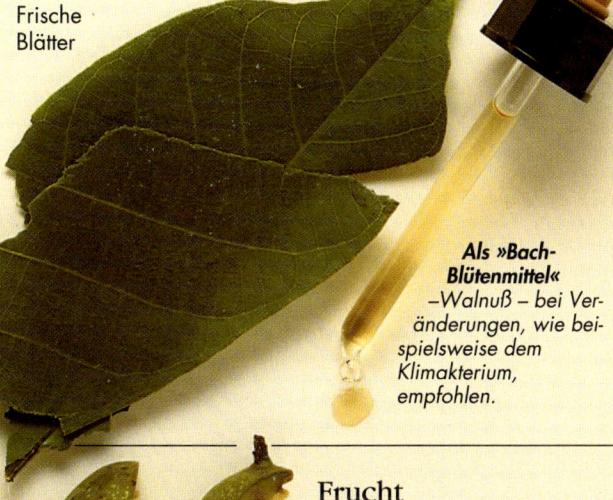

»Das Öl der Walnuß macht Hände und Gesicht weich und entfernt ... blaue Flecken von Prellungen,«
John Gerard, 1597.

Eigenschaften
Bitter, adstringierend, hauptsächlich warm, austrocknend; die frische Fruchtschale wirkt kühlend.

Wirkstoffe
Quinone, Öle, Gerbsäuren; die Nüsse enthalten essentielle Fettsäuren.

Wirkung
J. **regia**: Adstringierend; krampflösend; die Fruchtschale wirkt entzündungshemmend.
J. **cinerea**: Abführend, adstringierend; fördert den Gallenfluß.

Verwendete Teile

Blätter
J. regia
In Europa sind die Walnußblätter ein beliebtes Hausmittel zur Behandlung von Ekzemen und entzündeten Augenlidern bei Kindern. Jüngste Forschungen brachten Hinweise auf pilztötende Eigenschaften und antiseptische Wirkungen. Die Blätter werden auch bei Darmwürmern und als Verdauungstonikum eingesetzt. Ernte während der gesamten Wachstumszeit.

Frische Blätter

Als »BachBlütenmittel« –Walnuß – bei Veränderungen, wie beispielsweise dem Klimakterium, empfohlen.

Frucht
J. regia
Die fleischige grüne Fruchtschale, die die Nuß anfangs umgibt, ist reich an Fruchtsäuren und Mineralstoffen. Ein Aufguß daraus wurde schon früh dazu verwendet, Haare dunkel zu färben. Das extrahierte Nußöl enthält essentielle Fettsäuren, die für viele Körperfunktionen lebenswichtig sind. Ernte im Spätsommer.

Frucht

Frische Fruchtschale

Innere Rindenschicht
J. cinerea
Gehört zu den wenigen wirksamen Abführmitteln während der Schwangerschaft. Ernte im Frühsommer.

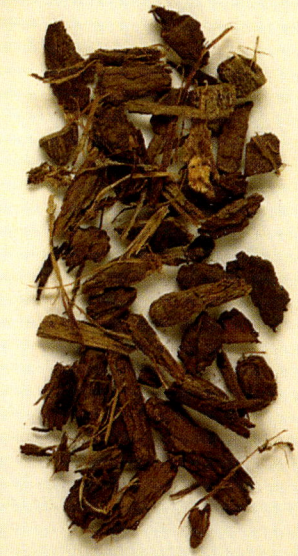

Getrocknete innere Rindenschicht

Anwendungen

Blätter
J. regia
Aufguß: Verwendung bei Hautproblemen und Augenentzündungen sowie als Verdauungstonikum bei Appetitmangel.

Waschlösung: Man nimmt den Aufguß bei Ekzemen, Verletzungen und Schürfwunden.

Augenspülung: Bei Bindehautentzündung und entzündeten Lidern nimmt man entweder den gut durchgeseihten Aufguß oder 5 Tropfen Tinktur mit Wasser zum Baden der Augen.

Fruchtschale
J. regia
Aufguß: Verwendung bei chronischem Durchfall oder als Tonikum bei Anämie. Als Spülung bei Haarausfall.

Nuß
J. regia
Öl: Man nimmt täglich 2 Teelöffel nicht raffiniertes Walnußöl als Nahrungsergänzung bei Menstruationsbeschwerden und bei trockenen, schuppigen Ekzemen.

Innere Rindenschicht
J. cinerea
Absud: Verwendung bei Verstopfung, Darmträgheit, zur Stimulation der Lebertätigkeit und bei Hautkrankheiten.

Tinktur: Bei den unter Absud genannten Leiden kann man auch täglich 5 ml Tinktur einnehmen.

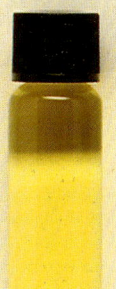

Juniperus communis
WACHOLDER

Wacholder wurde lange schon mit Reinigungsriten verbunden und während der Purifikation in den Tempeln verbrannt. Auf ägyptischen Papyrusrollen hat man einige Heilrezepte entdeckt, die auf die Zeit um 1550 v. Chr. zurückgehen. In der mitteleuropäischen Volksmedizin galt das aus den Beeren gewonnene Öl als Allheilmittel bei Typhus, Cholera, Ruhr, Bandwurm und anderen Leiden, die mit Armut einhergingen.

»Um vom Bandwurm zu befreien, gibt man 5 Teile Wacholderbeeren auf 5 Teile Weißöl und nimmt das Gemisch innerhalb eines Tages.«
Ägypten, etwa 1550 v. Chr.

Eigenschaften
Scharf, leicht bittersüß, heiß, trocken.

Wirkstoffe
Ätherisches Öl, Flavonoide, Zucker, Glykoside, Gerbsäuren, Vitamin C.

Wirkung
Antiseptisch bei Harnwegsleiden; harntreibend, entblähend; Verdauungstonikum; stimuliert den Uterus; antirheumatisch.

Verwendete Teile

Beeren
Die reifen, blauen Beeren hauptsächlich bei Harnwegsinfekten und zum Ausschwemmen von Harnsäureablagerungen bei Arthritis und Gicht; lindern Koliken und Blähungen, fördern die Verdauung und die Uteruskontraktionen während der Wehen. Man sammelt die lilablauen Beeren, wenn sie sich von Grün nach Lilablau verfärbt haben; dies kann bis zu zwei Jahre dauern.

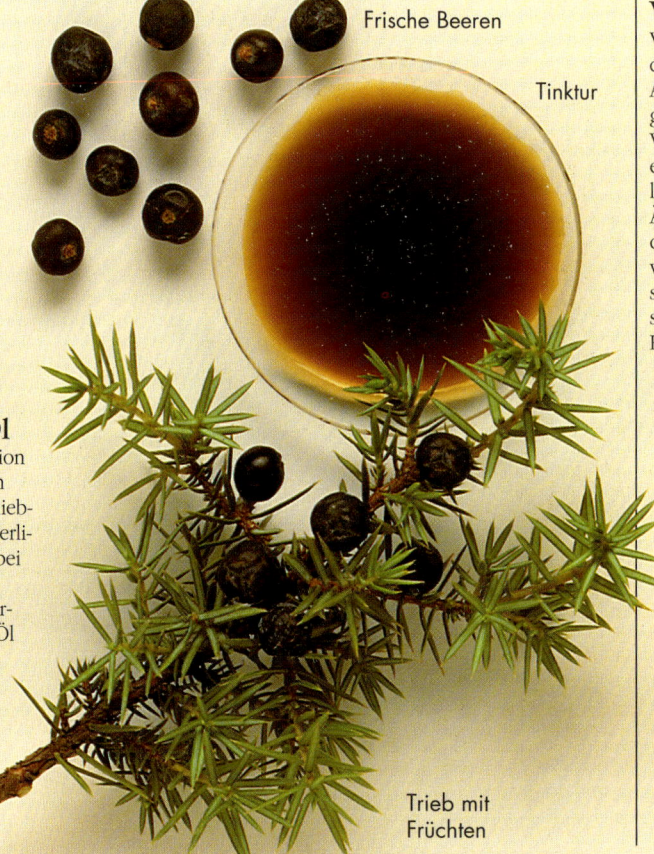

Frische Beeren

Tinktur

Trieb mit Früchten

Ätherisches Öl
Durch Dampfdestillation aus den reifen Beeren gewonnen, ist ein beliebtes Heilmittel zur äußerlichen Anwendungen bei Arthritis und Muskelschmerz. Innerlich verabreicht, fördert das Öl die Nierentätigkeit und somit die Ausschwemmung von Giftstoffen, antibakterielle Wirkung.

Wacholderholzöl
Wird durch Trockendestillation des Kernholzes verschiedener Arten von Wacholderbäumen gewonnen. Es ist auch als Wacholder-Teeröl bekannt, enthält Phenol und hat eine leicht desinfizierende Wirkung. Äußerlich angewandt, reizt es die Haut in keiner Weise und wird hauptsächlich bei chronischen Hautkrankheiten wie schuppigem Ekzem oder Psoriasis eingesetzt.

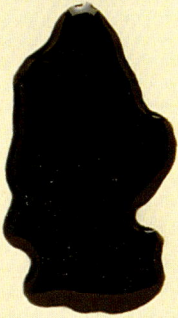

Wacholderholzöl

Anwendungen

Beeren
Aufguß: Bei Magenverstimmung oder -verkühlung sowie bei Periodenschmerz trinkt man einen schwachen Aufguß (15 g Beeren auf 500 ml Wasser).

Tinktur: Bei Harnwegsinfekten wie Blasenkatarrh und zur Verdauungsförderung nimmt man 3mal täglich 2 ml.

Ätherisches Öl
Lotion: Bei fettiger Haut und Akne gibt man 5 Tropfen Öl auf je 25 ml Rosenwasser und 25 ml Zaubernuß.

Einreiben der Brust: Bei hartnäckigem Husten verdünnt man 10 Tropfen Wacholderöl und 10 Tropfen Thymianöl mit 20 ml Mandelöl und massiert damit die Brust.

Öl: Bei Arthritis, Gicht und Muskelschmerz gibt man 5 Tropfen ins Badewasser.

Massageöl: Zur Massage arthritischer Gelenke verdünnt man 10 Tropfen Wacholderöl mit 5 ml Mandelöl.

Wacholderholzöl
Salbe: Man gibt 10 Tropfen zu 20 ml geschmolzener Salbenbasis. Nach dem Abkühlen trägt man die Salbe auf chronische, schuppige Ekzeme und Psoriasis auf.

Haarspülung: Bei Psoriasis der Kopfhaut mischt man 10 Tropfen mit 500 ml heißem Wasser. Man läßt die Spülung mindestens 15 Minuten lang im Haar und wäscht sie dann gründlich aus.

☛ WARNUNG ☚

• Während der Schwangerschaft sollte Wacholder gemieden werden, da es den Uterus stimuliert. Kann während der Wehen eingesetzt werden.

• Bei Langzeitanwendung kann Wacholder zu Nierenreizungen führen. Aus diesem Grund sollte Wacholder nicht länger als sechs Wochen ununterbrochen innerlich verabreicht werden. Bei bestehendem Nierenschaden sollte man von einer Verordnung absehen.

Lavandula-Arten
LAVENDEL

» ... hilft besonders bei allen Kümmernissen und Schmerzen von Kopf und Gehirn.«
John Parkinson, 1640.

Von alters her gehört Lavendel zu den beliebtesten Heilkräutern. Sein Name stammt vom lateinischen »lavare« (waschen). In der arabischen Medizin wird Lavendel als schleimlösendes und entkrampfendes Mittel verwendet, während er in der europäischen Volksmedizin zur Wundversorgung und zum Austreiben von Würmern bei Kindern eingesetzt wird. Die Art mit Heilwirkung ist *L. angustifolia*.

Eigenschaften
Bitter, trocken, kühlend.

Wirkstoffe
Ätherisches Öl, Gerbsäuren, Cumarine, Flavonoide, Triterpene.

Wirkung
Entspannend, krampflösend, Kreislauftonikum, Nerventonikum, antibakteriell, analgetisch, entblähend; fördert den Gallenfluß; antiseptisch.

Verwendete Teile

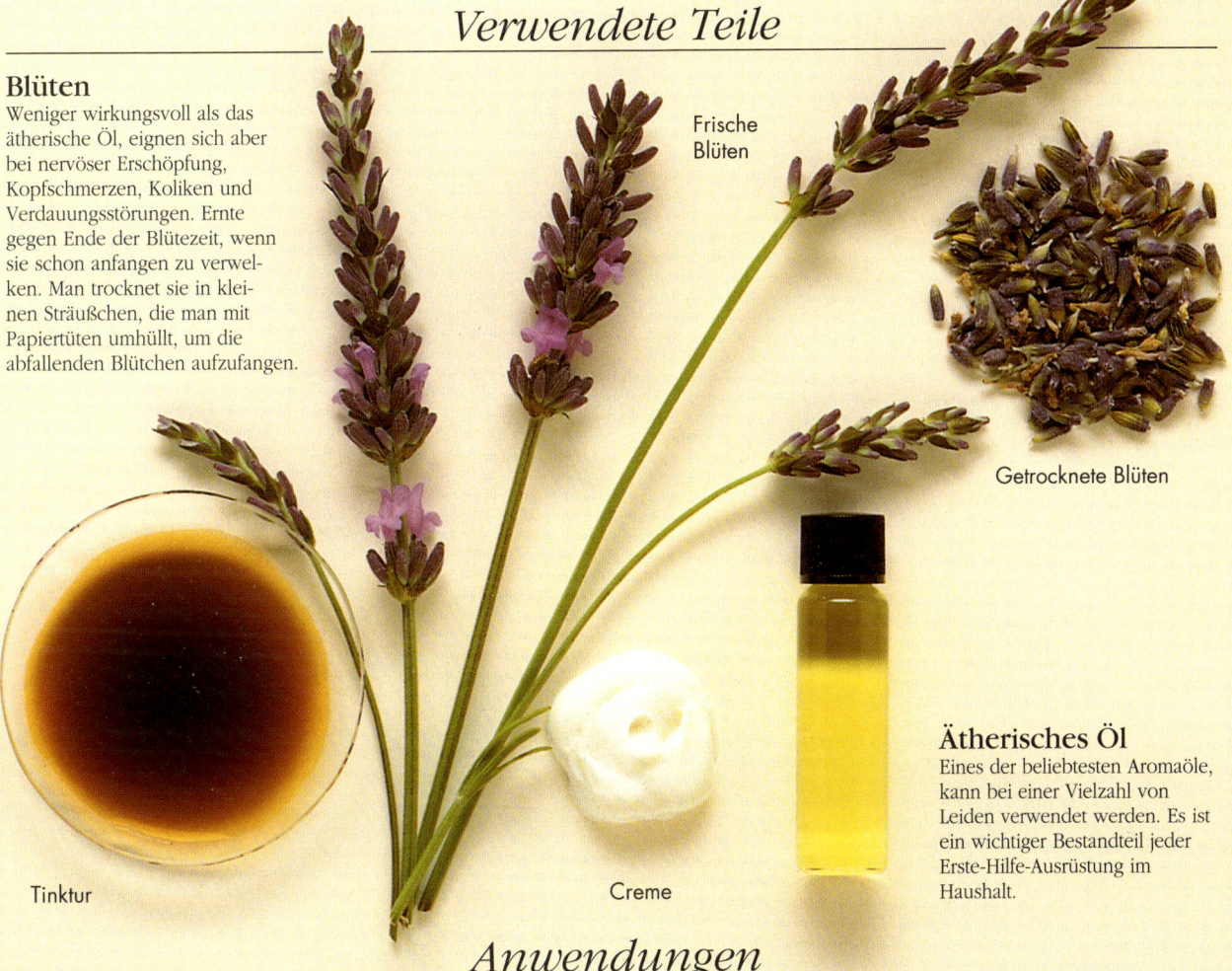

Blüten
Weniger wirkungsvoll als das ätherische Öl, eignen sich aber bei nervöser Erschöpfung, Kopfschmerzen, Koliken und Verdauungsstörungen. Ernte gegen Ende der Blütezeit, wenn sie schon anfangen zu verwelken. Man trocknet sie in kleinen Sträußchen, die man mit Papiertüten umhüllt, um die abfallenden Blütchen aufzufangen.

Frische Blüten

Getrocknete Blüten

Tinktur

Creme

Ätherisches Öl
Eines der beliebtesten Aromaöle, kann bei einer Vielzahl von Leiden verwendet werden. Es ist ein wichtiger Bestandteil jeder Erste-Hilfe-Ausrüstung im Haushalt.

Anwendungen

Blüten
Aufguß: Verwendung bei nervöser Erschöpfung, Spannungskopfschmerz und während der Wehen; auch bei Koliken und Verdauungsstörungen. Säuglingen, die an Koliken leiden, reizbar oder aufgeregt sind, verabreicht man einen schwachen Aufguß (25% der normalen Stärke).

Tinktur: Bei Kopfschmerzen und Depression nimmt man 2mal täglich bis zu 5ml.

Mundspülung: Verwendung bei Mundgeruch.

Ätherisches Öl
Creme: Bei Ekzemen gibt man einige Tropfen auf Kamillencreme.

Lotion: Bei Sonnenbrand oder Verbrennungen mischt man einige Tropfen mit etwas Wasser.

Einreiben der Brust: Bei Asthma und Bronchialkrämpfen gibt man 1ml Öl und 5 Tropfen Kamillenöl auf 10ml neutrales Öl.

Haarspülung: Bei Läusen verdünnt man 5–10 Tropfen des Öls mit etwas Wasser. Zur Beseitigung der Nissen gibt man einige Tropfen des unverdünnten Öls auf einen feinen Kamm.

Massageöl: Man verdünnt 1ml Lavendelöl mit 25ml neutralem Öl und verwendet die Lösung zur Massage schmerzender Muskeln. Bei Spannungskopfschmerz und im Frühstadium von Migräne massiert man die Schläfen und den Nacken mit einer Mischung aus 10 Tropfen Lavendelöl und 25ml neutralem Öl.

Öl: Unverdünnte Anwendung bei Insektenstichen. Bei Hitzschlag und zur Verhinderung von Sonnenbrand verdünnt man 10 Tropfen Öl mit 25ml neutralem Öl. (Wichtig: Dies ist kein wirkungsvoller Sonnenschutz.)

☛ **W A R N U N G** ☚

• Während der Schwangerschaft sollten hohe Dosen vermieden werden, da Lavendel den Uterus stimuliert.

Leonurus-Arten

HERZGESPANN

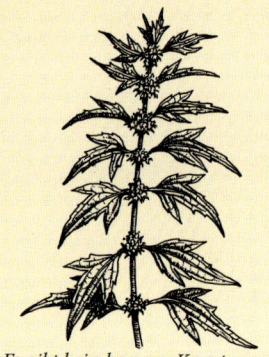

»Es gibt kein besseres Kraut, wenn es gilt, die Schleier der Melancholie vom Herzen zu heben, es zu stärken und das Gemüt fröhlich und munter zu stimmen.«
Nicholas Culpeper, 1653.

Das Echte Herzgespann (*L. cardiaca*) war bereits zur Zeit der Römer ein wichtiges Heilkraut. Der Name »leonurus« kommt aus dem Griechischen, bedeutet Löwenschwanz und bezieht sich auf die zottige Form der Blätter. Sein volkstümlicher Name verweist auf die medizinische Anwendung bei denen, die sich nach GERARDS Worten »in einem fortgeschrittenen Stadium der Schwangerschaft befinden«. Frühe Kräuterbücher empfehlen die Pflanze auch bei »bösartiger Speritis«. Kräuterkundige Chinesen verwenden die verwandte Art, *L. heterophyllus*, vor allem bei Menstruationsbeschwerden.

Eigenschaften
Scharf, bitter, austrocknend, kühl.

Wirkstoffe
Alkaloide (einschl. Stachydrin), bittere Glykoside, ätherisches Öl, Gerbsäuren, Vitamin A.

Wirkung
Stimuliert den Uterus; entspannend, Herztonikum, entblähend.

Verwendete Teile

Sproßteile
L. cardiaca/L. heterophyllus
Eignen sich als Tonikum und zur Behandlung von Herzleiden, vor allem bei Herzklopfen mit Angst- und nervösen Spannungszuständen. Die Alkaloide fördern und erleichtern Uteruskontraktionen und helfen somit bei Periodenschmerz und während der Wehen. Das Kraut stimuliert auch den Menstruationsfluß. In China wird *L. heterophyllus* (Yi mu cao) auch bei Ekzemen und wunden Stellen verwendet. Ernte im Sommer.

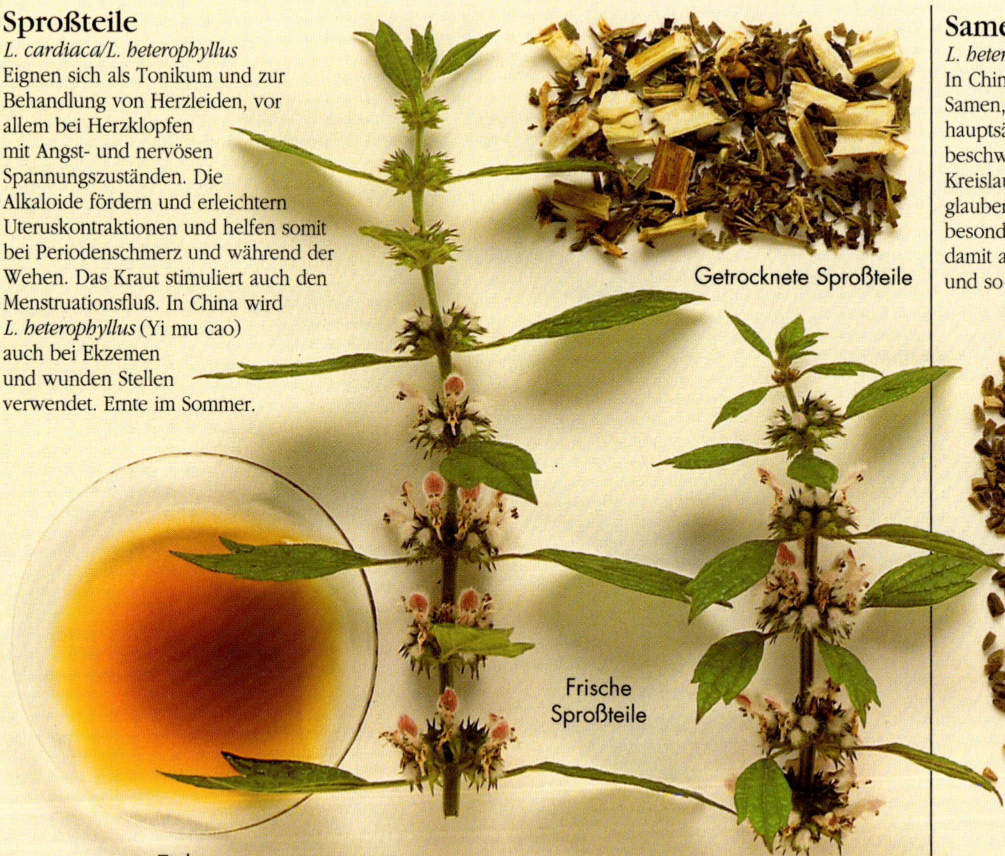

Getrocknete Sproßteile

Frische Sproßteile

Tinktur

Samen
L. heterophyllus
In China verwendet man die Samen, Chong wei zi, hauptsächlich bei Menstruationsbeschwerden und zur Kreislaufanregung. Die Chinesen glauben, daß sich die Samen besonders auf die Leber und damit auf die Augen auswirken und so »die Sicht erhellen«.

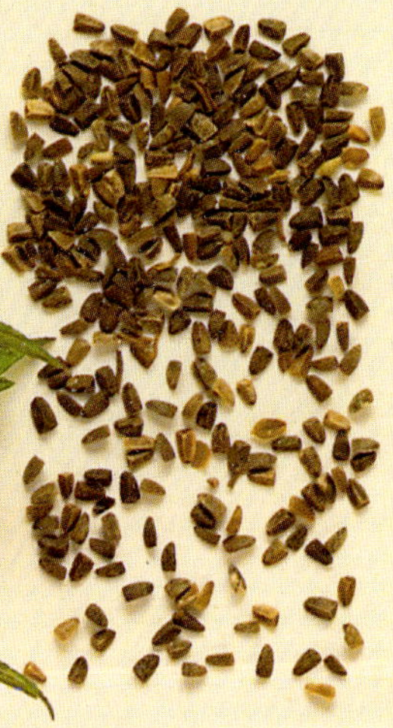

Chong wei zi

Anwendungen

Sproßteile
L. cardiaca/L. heterophyllus
Aufguß: Verwendung als Tonikum bei Beschwerden in den Wechseljahren, Angst und Herzschwäche sowie bei Periodenschmerz. Während der Wehen trinkt man den Aufguß mit 2–3 Nelken. Nach der Entbindung trägt der Aufguß zur Wiederherstellung des Uterus bei und verringert die Gefahr von nachgeburtlichen Blutungen.

Sirup: Der Aufguß wird zu Sirup verarbeitet, um den Geschmack zu übertönen. Gleicher Anwendungsbereich wie beim Aufguß.

Tinktur: Gleicher Anwendungsbereich wie beim Aufguß. Wird zusammen mit Kräutern wie Maiglöckchen und Weißdorn auch als Herztonikum verwendet.

Spülung: Man verwendet den Aufguß oder die verdünnte Tinktur bei Vaginalinfektionen und Ausfluß.

Samen
L. heterophyllus
Absud: Verwendung bei Menstruationsbeschwerden.

Augenspülung: Bei Bindehautentzündung und müden oder entzündeten Augen verwendet man einen schwachen Absud.

☞ **W A R N U N G** ☜
• Das Kraut stimuliert den Uterus und sollte während der Schwangerschaft gemieden werden. Einsatz während der Wehen möglich.
• Bei Herzleiden sollte der Rat eines Arztes eingeholt werden.

Linum-Arten
LEIN

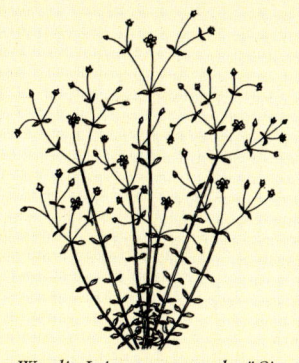

»Wo die Leinsamen regelmäßiger Bestandteil der Ernährung sind, erfreuen sich die Menschen einer besseren Gesundheit.«
Mahatma Gandhi.

L. usitatissimum, der Rohstoff für die Leinenfaser, wird bereits seit 5000 v. Chr. angebaut. Heute wird Lein auch wegen seines Öles kultiviert. Schon die Griechen waren sich der heilkräftigen Wirkung der Samen oder Leinsamen bewußt: HIPPOKRATES empfahl sie bei Schleimhautentzündungen. Im 8. Jahrhundert erließ KARL DER GROSSE in Frankreich ein Gesetz, das den Genuß der Samen befahl, um die Gesundheit seiner Untertanen sicherzustellen. Die verwandte Art *L. catharticum* war einst ein beliebtes Abführmittel, findet jedoch heute kaum mehr Verwendung.

Eigenschaften
Feucht, warm, süß; das Öl wirkt austrocknend.

Wirkstoffe
Schleim, cyanogene Glykoside, Bitterstoff; Leinsamenöl: essentielle Fettsäuren; Vitamine A, B, D, E; Mineralstoffe, Aminosäuren.

Wirkung
L. usitatissimum: Lindernd; bekämpft Husten; antiseptisch, entzündungshemmend, abführend.
L. catharticum: Abführend, antirheumatisch, harntreibend.

Verwendete Teile

Leinsamen
L. usitatissimum
Die reifen Samen werden zur Entspannung und Schleimlösung, als ballaststoffreiches Abführmittel sowie für Umschläge eingesetzt, sie helfen auch bei Gastritis und Halsschmerzen. Leinsamenöl enthält cis-Linol und α- Linolensäure, die für die Herstellung der wichtigen hormonähnlichen Prostaglandine von größter Bedeutung sind. Ernte bei Reife.

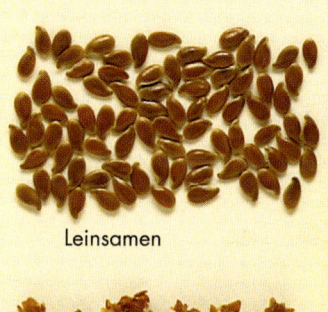

Leinsamen

Zerdrückte Samen

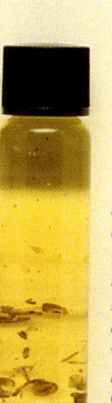

Leinsamenöl ist eine wichtige Quelle für essentielle Fettsäuren, die den Aufbau von Fettablagerungen im Gewebe verhindern.

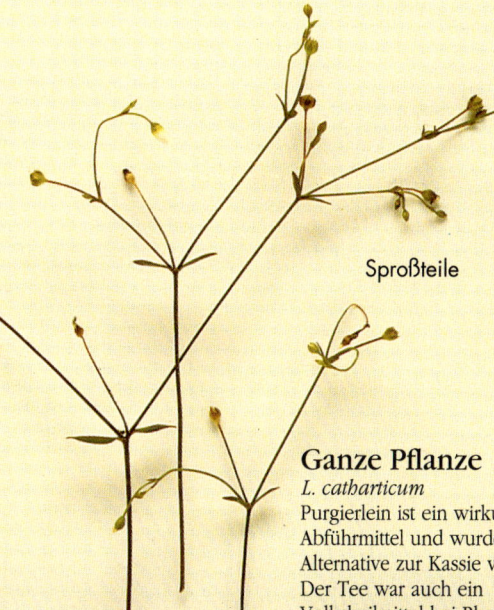

Sproßteile

Ganze Pflanze
L. catharticum
Purgierlein ist ein wirkungsvolles Abführmittel und wurde oft als Alternative zur Kassie verwendet. Der Tee war auch ein Volksheilmittel bei Rheumatismus und Leberbeschwerden, da seine stark abführende Wirkung den Körper von Giftstoffen befreit. Ernte während der Blüte.

Anwendungen

Leinsamen
L. usitatissimum
Samen: Bei Verstopfung ißt man 1–2 Eßlöffel Samen und trinkt anschließend 1–2 Gläser Wasser. Wer die Samen in einer Schüssel quellen läßt, erhält ein sanftes, ballaststoffreiches Abführmittel. Die Samen können mit Müsli, Brei oder Honig und Quark gemischt und als Frühstück verzehrt werden. Es ist wichtig, gleichzeitig große Mengen Flüssigkeit aufzunehmen.
Aufguß: Verwendung bei Husten und Halsschmerzen. Kann mit Honig und Zitronensaft abgeschmeckt werden.
Umschlag: Man zerdrückt die Samen und legt sie auf Furunkel, Abszesse und Geschwüre. Lokale Anwendung bei Pleuritisschmerz (Brustfellentzündung).
Eingeweichte Leinsamen: Man läßt die Samen in Wasser quellen, bis ein dicker Schleim entsteht. Diesen verwendet man bei Schleimhautentzündungen wie Gastritis und Entzündungen im Rachenbereich.

Öl: Die essentiellen Fettsäuren des Öles helfen bei Ekzemen, Menstruationsbeschwerden, rheumatischer Arthritis und Arteriosklerose. Man gibt 2 Teelöffel des frisch gepreßten Öles oder 1–2 Teelöffel der frisch zerdrückten Samen jeden Tag zur Nahrung.

Ganze Pflanze
L. catharticum
Aufguß: Man nimmt das frische Kraut bei Verstopfung, Leberträgheit und rheumatischen Schmerzen.

☛ **W A R N U N G** ☛
• Leinsamenöl ist nicht lange haltbar. Aus diesem Grund sollte es, soweit möglich, frisch zubereitet werden. Verwenden Sie das Leinsamenöl, das für Künstlerfarben im Handel angeboten wird, nicht innerlich.
• Die Samen enthalten Spuren von Blausäure, die in großen Mengen giftig ist. Wenngleich keine Fälle bekannt sind, in denen es zu einer Blausäurevergiftung nach Leinsamenverzehr kam, sollte die angegebene Dosis doch nicht überschritten werden.

Lonicera-Arten
GEISSBLATT [1] [2]

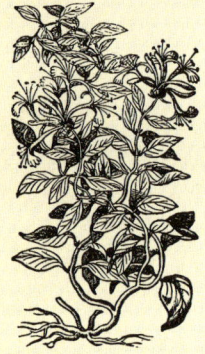

»Dies ist das beste Heilmittel bei Asthma, das ich kenne ...«
Nicholas Culpeper, 1653.

Das Waldgeißblatt (*L. periclymenum*) wurde einst häufig bei Asthma, Harnwegsinfekten und Entbindungen verwendet. PLINIUS empfahl in Wein eingelegtes Geißblatt bei Milzleiden. Heute wird hauptsächlich das Chinesische Geißblatt (*L. japonica* oder Jin yin) für Heilzwecke eingesetzt. Es wurde zum ersten Mal im »Tang Ben Cao« aus dem Jahre 659 n. Chr. aufgeführt und gehört zu den wichtigsten chinesischen Kräutern, um den Körper von Hitze und Giften zu befreien.

Eigenschaften
Süß, kalt.

Wirkstoffe
Gerbsäure, Flavonoide, Schleim, Zucker; die europäischen Arten enthalten angeblich Salicylsäure.

Wirkung
L. periclymenum: Harntreibend, entkrampfend, schleimlösend, abführend; fördert Erbrechen.
L. japonica: Antibakteriell; senkt den Blutdruck; entzündungshemmend; krampflösend.

Verwendete Teile

Blüten
L. periclymenum
Wurden früher häufig zu einem Sirup verarbeitet und als schleimlösendes Mittel bei schlimmem Husten und Asthma sowie als Abführmittel verabreicht. Auch heute werden die Blüten noch bei Husten verwendet. Ernte im Sommer.

Frische Blüten

Blütenknospen
L. japonica
Sind als Jin yin hua bekannt und werden häufig bei Fieber verwendet, vor allem, wenn dieses auf »Sommerhitze« zurückzuführen ist. Sie reinigen von Toxinen oder »Feuergiften«, die nach der traditionellen chinesischen Heilkunde für Krankheiten wie Furunkel und Ruhr verantwortlich sind. Zur Behandlung mancher Arten von Durchfall erwärmen die Chinesen die Knospen vorsichtig in einer Pfanne. Ernte im Sommer.

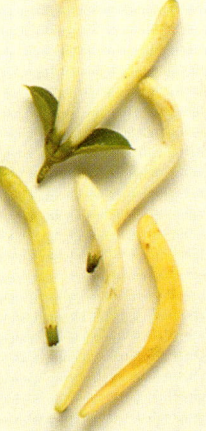
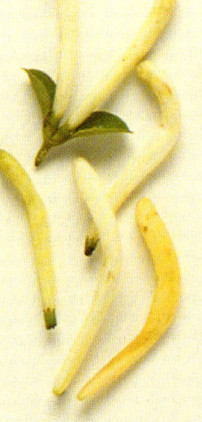
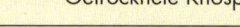

Frische Knospen

Getrocknete Knospen

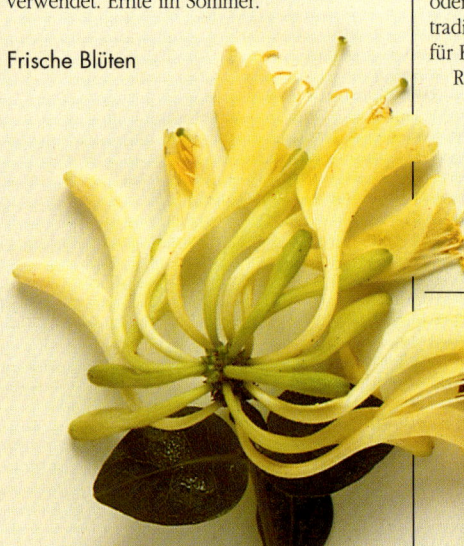

Frische Blätter

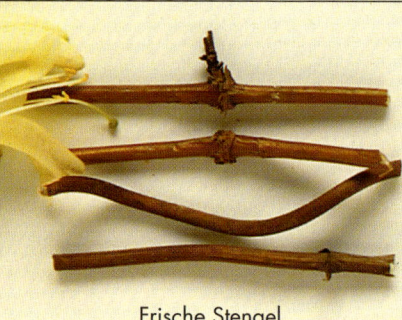

Frische Stengel

Stengel
L. japonica
Die Stengel und Zweige, Jin yin teng und Ren dong teng, werden verwendet, um durch verstärkte Zirkulation des Qi (Energie) die Hitze von den Akupunkturmeridianen zu entfernen. Auch zur Behandlung von fieberhaften Erkältungen und Ruhr geeignet sowie zusammen mit anderen Kräutern als kühlendes Heilmittel in den akuten Stadien von rheumatischer Arthritis.

Anwendungen

Blüten
L. periclymenum
Aufguß: Bei Husten und leichtem Asthma Verwendung in Kombination mit anderen schleimlösenden Kräutern wie Schlüsselblume, Alant oder Maulbeere.

Sirup: Bei Husten (aus dem Aufguß hergestellt). Kann mit anderen schleimlösenden Blüten wie Königskerze oder Eibisch vermischt werden.

Blütenknospen
L. japonica
Absud: Verwendung im Frühstadium einer fieberhaften Erkältung mit Kopfschmerzen, Durst und Halsschmerzen. Man gibt 10–15 g auf 600 ml Wasser. Bei hohem Fieber fügt man Huang lian und Huang qin hinzu.

Tinktur: Verwendung bei Durchfall und Gastroenteritis durch Lebensmittelvergiftung.

Stengel
L. japonica
Absud: Man gibt 15–30 g auf 600 ml Wasser und verwendet den Absud wie den Blütenknospenabsud, vor allem bei Gliederschmerzen, wie sie bei Grippe häufig sind. In Verbindung mit anderen kühlenden Kräutern wie Luo shi teng oder Shi hu bei Entzündungen (z. B. rheumatischer Arthritis).

☞ WARNUNG ☞
• Verwenden Sie keine Geißblattbeeren, sie sind giftig.
• Wer die Tinktur bei Magenverstimmung einsetzt, sollte den Alkoholgehalt nach der Heißwassermethode (siehe Seite 125) verringern.

Malus sylvestris
APFEL

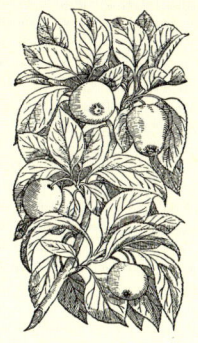

»Der Sirup hilft bei Ohnmacht, bei Herzklopfen und bei Melancholie.«
Nicholas Culpeper, 1653.

Trotz des Sprichwortes »Ein Apfel am Tag hält den Arzt fern« werden seine heilkräftigen Eigenschaften häufig vergessen. Äpfel wurden bereits von den Römern gezüchtet, reife Äpfel als Abführmittel, unreife zur Behandlung von Durchfall verabreicht. Nach der Lehre GALENS (siehe Seite 24) sind die meisten Apfelsorten kühl und feucht. Saft und Aufguß wurden bei Fieber und Augenentzündungen verschrieben. Nach einer 1983 durchgeführten Studie senken Äpfel den Cholesterinspiegel im Blut.

Eigenschaften
Reife Frucht: Kühl, feucht, allgemein süß.
Unreife Frucht und einige Zuchtsorten: Kühl, feucht, sauer.

Wirkstoffe
Zucker, Fruchtsäuren, Pektin, Vitamine A, B_1, C, Mineralstoffe.

Wirkung
Tonikum; stimuliert Verdauung und Leber; diuretisch, antirheumatisch, abführend, antiseptisch.

Verwendete Teile

Rohe Frucht
Reinigt den Körper, vor allem, wenn sie am Morgen verzehrt wird, abends hat sie eher abführende Wirkung. Man hat sie auch schon immer für Umschläge bei Hautentzündungen verwendet.

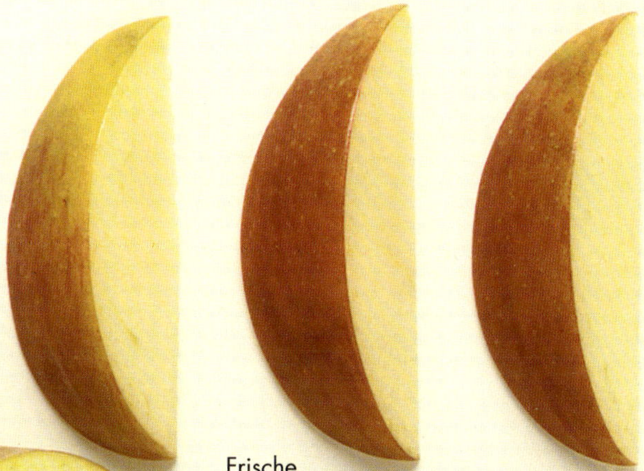

Frische
Apfelstücke

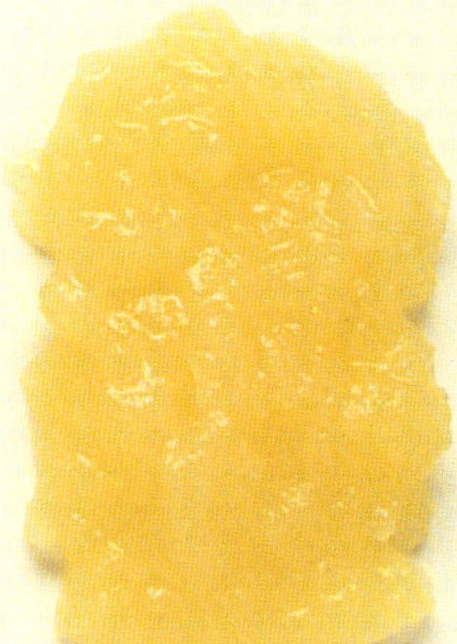

Gedämpfter Apfel

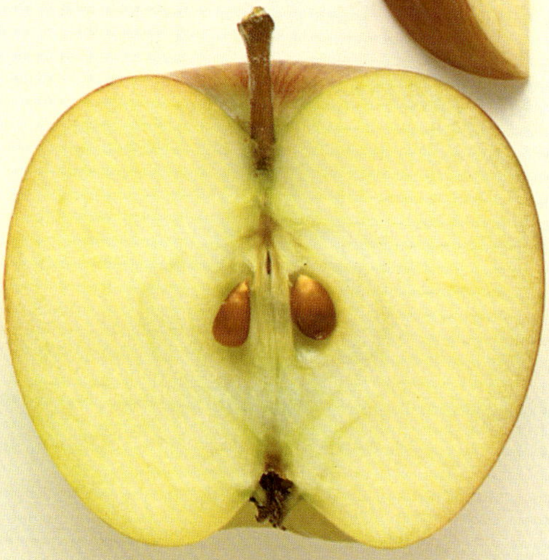

Gedämpfte Frucht
Wird schon lange bei Durchfall und Ruhr eingesetzt, besonders für Säuglinge und Kleinkinder. Bei Magen- und Dickdarmgeschwüren von lindernder Wirkung.

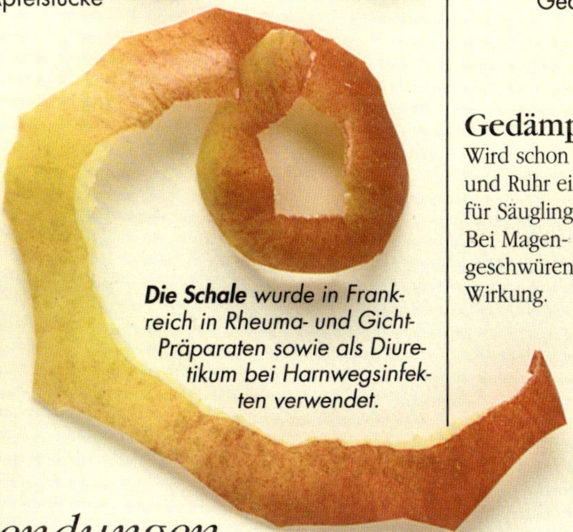

Die Schale wurde in Frankreich in Rheuma- und Gicht-Präparaten sowie als Diuretikum bei Harnwegsinfekten verwendet.

Frischer Apfel

Anwendungen

Rohe Frucht
Frisch: Man ißt reife Äpfel bei Verstopfung, die auf einen überhitzten Magen zurückzuführen ist. Saure Äpfel ißt man als Diuretikum bei Blasenkatarrh und anderen Harnwegsinfekten. Äpfel sind reich an Mineralstoffen und Vitaminen und somit hilfreich bei Anämie und Schwäche.

Aufguß: Man genießt einen Aufguß aus frischen, rohen Früchten als wärmendes Getränk bei rheumatischen Schmerzen und Darmkoliken sowie als kühlendes Heilmittel bei fieberhaften Erkältungen.

Saft: Man verwendet den unverdünnten Saft oder eine Mischung aus Saft und Olivenöl als Hausmittel bei Schnitt- und Schürfwunden.

Gedämpfte Frucht
Frisch: Verwendung bei Durchfall, Gastroenteritis und Darminfektionen.

Umschlag: Anwendung bei Hautinfektionen wie Krätze.

☛ W A R N U N G ☚
• Äpfel sind eine »kühle« Frucht. Übermäßiger Verzehr und Genuß bei Magenverkühlung können zu Magenverstimmung und Blähungen führen.

Melissa officinalis
ZITRONENMELISSE

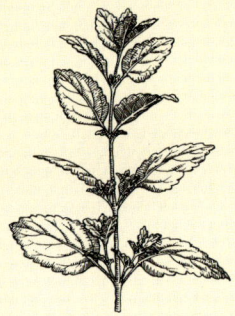

»Melisse ist ein Wundermittel für das Gehirn. Sie stärkt das Gedächtnis und vertreibt Melancholie.«
John Evelyn, 1679.

Melisse und Bienen werden seit alters her in einem Atemzug genannt. Melissa (griechisch) heißt »Honigbiene«, und Zitronenmelisse hat die gleichen heilenden und tonischen Eigenschaften wie Honig und Nektar. GERARD sagte, daß das Kraut »das Herz tröstet und alle Traurigkeit wegbläst«. Im Mittelalter galt es als »Elixier ewiger Jugend«. Der Alchemist PARACELSUS stellte das Präparat *primum ens melissae* her, von dem man noch im 18. Jahrhundert glaubte, daß es »die Jugend zurückbringt«.

Eigenschaften
Kalt, trocken, sauer, leicht bitter.

Wirkstoffe
Ätherisches Öl (einschl. Zitronellaöl), Polyphenole, Gerbsäuren, Bitterstoff, Flavonoide, Rosmarinsäure.

Wirkung
Beruhigend, antidepressiv, verdauungsfördernd; entspannt die peripheren Blutgefäße; schweißtreibend; entspannendes Stärkungsmittel für das Nervensystem; bekämpft Viren, antibakteriell, krampflösend.

Verwendete Teile

Blätter
Helfen bei Depression und Spannung, auch entblähend und deshalb gut für Menschen, die unter Verdauungsstörungen auf Grund von Sorgen oder Ängsten leiden. Zitronenmelisse wirkt kühlend, und so eignen sich die Blätter bei fieberhafter Erkältung. Im Sommer kann man aus den frischen Blättern einen belebenden Tee zubereiten. Äußerlich hilft das Kraut bei wunden Stellen oder schmerzhaften Schwellungen. Ernte vor der Blüte.

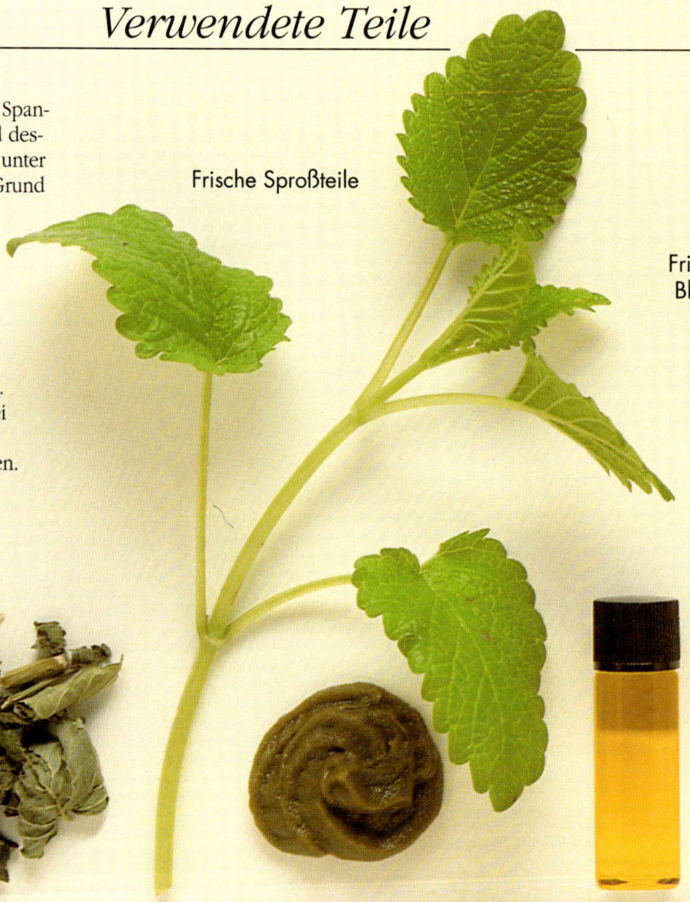

Frische Sproßteile

Frische Blätter

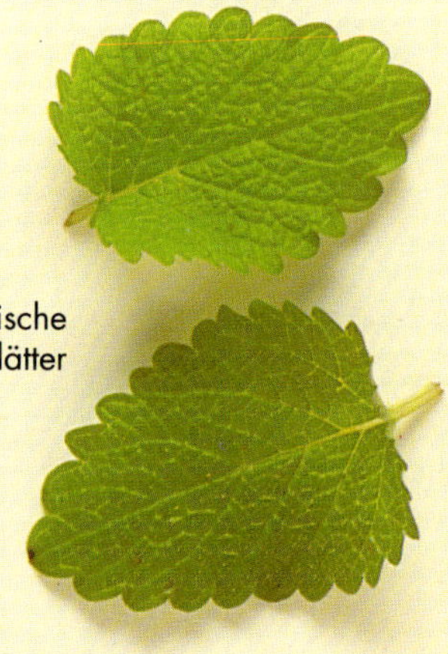

Ätherisches Öl
Hat die gleichen Eigenschaften wie die Blätter, ist aber wesentlich wirkungsvoller: schon einige Tropfen helfen hervorragend bei Depression. Das reine ätherische Öl ist im Handel nur selten erhältlich. Es wird oft mit Zitronen- oder Zitronengrasöl »gepanscht«.

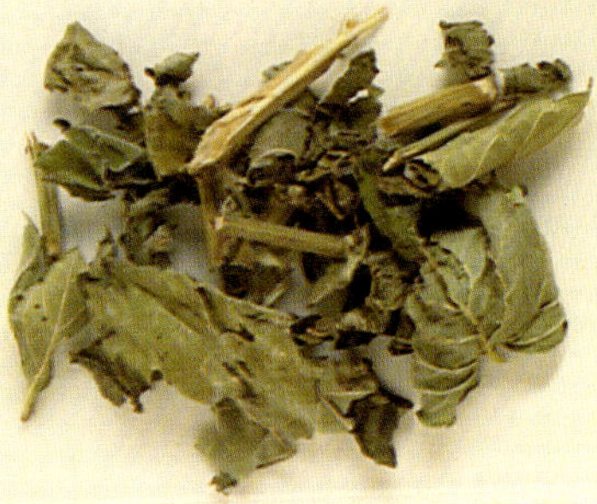

Getrocknete Blätter

Salbe

Anwendungen

Blätter
Aufguß: Verwendung bei Depression, nervöser Erschöpfung, Verdauungsstörungen, Übelkeit und im Frühstadium von Erkältung und Grippe. Sollte möglichst aus frischen Blättern hergestellt werden.

Tinktur: Hat eine stärkere, wenngleich ähnliche Wirkung wie der Aufguß. Sollte möglichst aus frischen Blättern hergestellt werden. Kleine Dosen (5–10 Tropfen) sind meistens am wirkungsvollsten.

Kompresse: Man tränkt ein Tuch im Aufguß und legt es auf schmerzhafte Schwellungen (z. B. bei Gicht).

Salbe: Verwendung bei Wunden, Insektenstichen oder zur Abwehr von Insekten.

Aufgußöl: Man verwendet das Aufgußöl wie die Salbe oder als sanftes Massageöl bei Depression, Anspannung, Asthma und Bronchitis.

Ätherisches Öl
Salbe: Man mischt 5 ml Öl mit 100 g Salbenbasis bei Insektenstichen oder zur Abwehr von Insekten.

Massageöl: Man verdünnt 5–10 Tropfen Öl mit 20 ml Mandel- oder Olivenöl und setzt es bei Spannungsgefühlen oder Brustleiden ein.

Mentha-Arten
MINZE

Es gibt wohl mindestens dreißig Minzearten. Bis zum 17. Jahrhundert wurden alle Arten mehr oder weniger für dieselben Leiden verwendet – mit nur geringen Unterschieden bei einzelnen Arten. Heute zieht man in der westlichen Heilkunde die Pfefferminze (*M. piperita*) vor. Die Chinesen verwenden die Ackerminze (*M. arvensis*), auch als Bo he bekannt. Gartenminze ist meist Ährenminze (*M. spicata*). Sie ist weniger stark als Pfefferminze, kann ähnlich verwendet werden und eignet sich besonders für Kinder.

Eigenschaften
Scharf, trocken, allgemein kühlend.

Wirkstoffe
Ätherisches Öl (hauptsächlich Menthol), Gerbsäuren, Flavonoide, Tocopherole, Cholin, Bitterstoff.

Wirkung
Krampflösend, Verdauungstonikum; verhindert Erbrechen; entblähend; entspannt die peripheren Blutgefäße; schweißtreibend, aber auch innerlich kühlend; fördert den Gallenfluß; analgetisch.

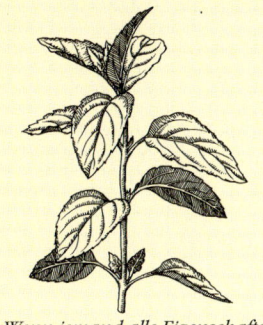

»Wenn jemand alle Eigenschaften der Minze nennen kann, dann weiß er auch, wie viele Fische im Indischen Ozean schwimmen.« Wilafried von Strabo, 12. Jahrhundert.

Verwendete Teile

Sproßteile
M. piperita
Entspannen die Muskeln des Verdauungstraktes und fördern den Gallenfluß, eignen sich deshalb bei Verdauungsstörungen, Blähungen, Koliken und ähnlichen Beschwerden. Lindern Übelkeit und helfen bei Reisekrankheit. Bei Fieber und Grippe wirken sie schweißtreibend. Ernte kurz vor der Blüte.

Frische Sproßteile

Sproßteile
M. arvensis
Kühlendes Heilmittel bei Erkältungen im Kopfbereich, Grippe und einigen Arten von Kopf-, Halsschmerzen und Augenentzündungen. Ihre leberstimulierenden Eigenschaften werden zusammen mit anderen Heilmitteln bei Verdauungsstörungen oder vermindertem Leber-Qi (Energie) verordnet.

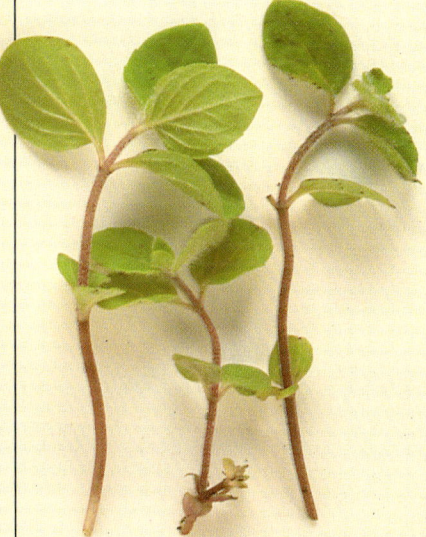

Frische Sproßteile

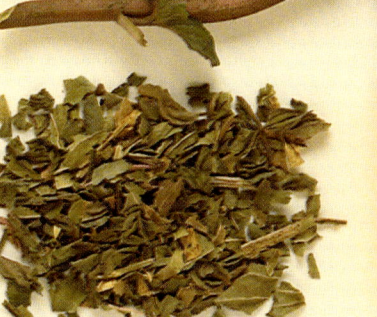

Getrocknete Sproßteile

Ätherisches Öl
M. piperita
Pfefferminzöl enthält große Mengen Menthol. Wirkt in relativ hohen Dosen analgetisch und beruhigend. Seine kühlenden Eigenschaften nutzen bei Hautleiden, Fieber, Kopfschmerzen und Migräne wegen Überhitzung. Seine antibakteriellen Eigenschaften bekämpfen Infektionen. Als Inhalat wirkt es befreiend bei verstopfter Nase.

Anwendungen

Sproßteile
M. piperita/M. arvensis
Aufguß: Verwendung bei Übelkeit, Reisekrankheit, Verdauungsstörung, Blähungen, Koliken, Fieber und Migräne.
Tinktur: Gleiche Verwendung wie Aufguß.
Kompresse: Man tränkt ein Tuch mit dem Aufguß und legt es bei Rheuma und Neuralgien zur Kühlung auf entzündete Gelenke.
Inhalation: Man gibt einige frische Blätter in kochendes Wasser und inhaliert den Dampf, um besser durchatmen zu können.

Ätherisches Öl
M. piperita
Waschlösung: Bei Hautreizungen, Juckreiz, Verbrennungen, Entzündungen, Krätze und Hautpilz sowie zur Abwehr von Mücken gibt man 2–3 Tropfen des Öls in 10 ml Wasser.
Inhalation: Man gibt 2–3 Tropfen des Öles in eine Untertasse mit Wasser und läßt diese nachts im Zimmer stehen. Befreit die Nase.
Massageöl: Bei Kopfschmerzen, Fieber, Periodenschmerz oder zur Förderung des Milchflusses beim Stillen verdünnt man 5–10 Tropfen mit 25 ml Mandel- oder Sonnenblumenöl.

☛ WARNUNG ☚
• Die Langzeitverwendung des ätherischen Öls als Inhalat sollte vermieden werden.
• Minze kann die Schleimhäute reizen und sollte Kindern nicht länger als eine Woche ohne Unterbrechung verabreicht werden. Säuglingen darf keine Art von Minze direkt gegeben werden.
• Pfefferminze kann den Milchfluß hemmen. Deshalb sollte sie während des Stillens mit Vorsicht genossen werden.

Morus-Arten
MAULBEERBAUM [1]

Im 16. Jahrhundert wurden die Beeren, Rinde und Blätter des Schwarzen Maulbeerbaums (*M. nigra*) für Heilzwecke genutzt: die Beeren bei Entzündungen und zur Blutstillung, die Rinde bei Zahnschmerzen, die Blätter bei »Schlangenbissen« und als Gegenmittel bei Akonitvergiftung. Aus der europäischen Heilkunde verschwunden, wird jedoch der Weiße Maulbeerbaum (*M. alba*) in China noch häufig bei Husten, Erkältung und Bluthochdruck sowie als Yin-Tonikum genutzt.

»Maulbeeren, zusammen mit Fleisch verzehrt, durchlaufen rasch die Gedärme und schaffen Platz für weiteres Fleisch.«
John Gerard, 1597.

Eigenschaften
Hauptsächlich süß, kalt; Blätter auch bitter; Äste bitter und neutral.

Wirkstoffe
Flavonoide, Cumarin, Gerbsäuren, Zucker; Beeren Vitamine A, B_1, B_2, C.

Wirkung
Beeren: Stärkend, abführend.
Blätter: Antibakteriell, schweißtreibend, schleimlösend.
Äste: Antirheumatisch.
Wurzelrinde: Beruhigend, diuretisch, schleimlösend; senkt den Blutdruck.

Verwendete Teile

Beeren
M. alba und *M. nigra*
In China werden die Weißen Maulbeeren, Sang shen, als Yin-Tonikum zur Stärkung des Blutes und des »Lebens« verwendet, auch als sanftes Abführmittel bei Verstopfung. In Europa galt die Schwarze Maulbeere ebenfalls als Tonikum und wurde bei Schwäche verabreicht. Ernte bei Reife.

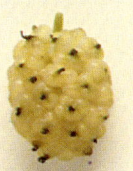
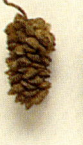

Frische Weiße Maulbeere
Getrocknete Weiße Maulbeere

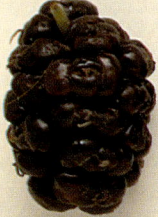
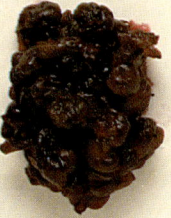

Frische Schwarze Maulbeere
Zerdrückte Schwarze Maulbeere

Blätter
M. alba und *M. nigra*
In China werden die Weißen Maulbeerblätter, Sang ye, allgemein bei Erkältung mit Fieber, Kopf- und Halsschmerzen verwendet, überhitztem Leberkanal, der zu Augenentzündungen und Reizbarkeit führen kann, und zur Abkühlung des Blutes. In Europa verwendet man die Schwarzen Maulbeerblätter in letzter Zeit zur Stimulierung der Insulinproduktion bei Diabetes. Ernte im Sommer.

Frische Schwarze Maulbeerblätter

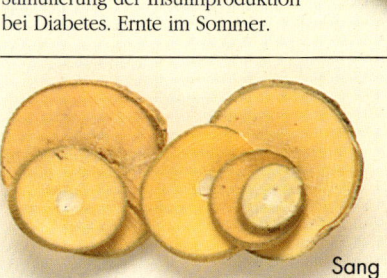

Sang zhi

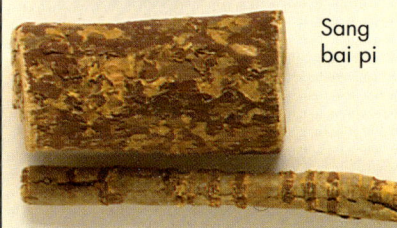

Sang bai pi

Äste und Zweige
M. alba
Sang zhi hat analgetische Wirkung und senkt den Blutdruck, wurde früher bei rheumatischen Beschwerden eingesetzt. Nach Meinung der Chinesen eher für Schmerzen im Oberkörper geeignet.

Wurzelrinde
M. alba
Sang bai pi eignet sich zur Schleimlösung bei Husten, der mit »heißen« Zuständen (meist mit charakteristischem zähen, gelben Schleim) einhergeht. Hilft auch bei Asthma und wirkt beruhigend.

Anwendungen

Beeren
M. alba/M. nigra
Tinktur: Verwendung als Tonikum zur Stärkung des Blutes und des Yin. Kombination mit Wu wei zi, He shou wu oder einfach Verzehr der frischen Früchte.
Mundspülung/Gurgelwasser: Man zerdrückt die frischen Beeren und verwendet den Saft bei Mundgeschwüren und Halsschmerzen.

Blätter
M. alba/M. nigra
Aufguß: Verwendung bei Erkältung und Verkühlung; kann auch mit Holunderblüte und Minze kombiniert werden.
Absud: Verwendung bei Erkältung.

Sirup: Bei Husten verwendet man einen Sirup, der aus dem Absud hergestellt wird.

Zweige
M. alba
Absud: Verwendung bei rheumatischen Schmerzen im Oberkörper. Kombination mit Kräutern wie Wei ling xian, Sibirischem Ginseng, Fang feng, Gui zhi oder Qin jiao.

Wurzelrinde
M. alba
Absud: Verwendung bei »heißen« Zuständen, die die Lunge betreffen (z.B. Asthma), oder als Diuretikum bei Ödemen (Kombination mit Fu ling, Chen pi und Bukko).

☛ WARNUNG ☚
• Bei Durchfall sollte ein übermäßiger Verzehr der Früchte vermieden werden.
• Wenn die Lunge geschwächt oder »kalt« ist, sollten Blätter und Wurzelrinde gemieden werden. Falls Zweifel bestehen, empfiehlt sich ärztlicher Rat.

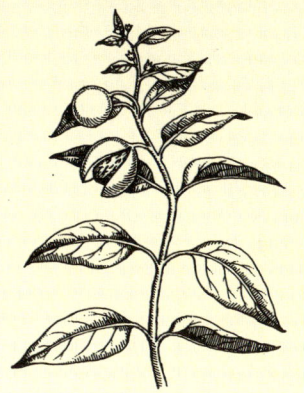

Myristica fragrans
MUSKATNUSSBAUM [1] [2]

Die Muskatnuß wurde gegen 1512 von portugiesischen Seefahren zum ersten Mal von den Bandainseln nach Europa gebracht. Sie galt als Allheilmittel und wurde vielfach als Tonikum verabreicht. Bald erkannte man ihre halluzinogene Wirkung, da Muskatnußesser »wie im Delirium« schienen. Irrtümlicherweise wurde sie auch für Abtreibungen eingesetzt und als Heilmittel für die Pest. In China heißt sie Rou dou kou und wird schon seit dem 7. Jahrhundert bei Magenbeschwerden verordnet.

Eigenschaften
Scharf, warm.

Wirkstoffe
Ätherisches Öl (einschl. Borneol, Eugenol).

Wirkung
Entblähend, verdauungsfördernd, entkrampfend; verhindert Erbrechen; fördert den Appetit; entzündungshemmend.

»... in großen Mengen verzehrt, steigt sie zu Kopf und zeigt sogar eine hypnotische Wirkung...«
Dr. E. Sibley, 1821.

Verwendete Teile

Samen (»Nüsse«)
Heute meist als Verdauungsmittel bei Übelkeit, Erbrechen, Verdauungsschwäche sowie bei Durchfall nach einer Nahrungsmittelvergiftung eingesetzt. Versuche haben Erfolg bei Morbus Crohn ergeben. Die Chinesen nehmen Rou dou kou, um den Magen zu erwärmen und den Qi (Energie)- Fluß zu regulieren. Wird auch beim klassischen Morgendurchfall eingesetzt, der beim Aufstehen eintritt und auf eine Qi-Schwäche zurückgeführt wird.

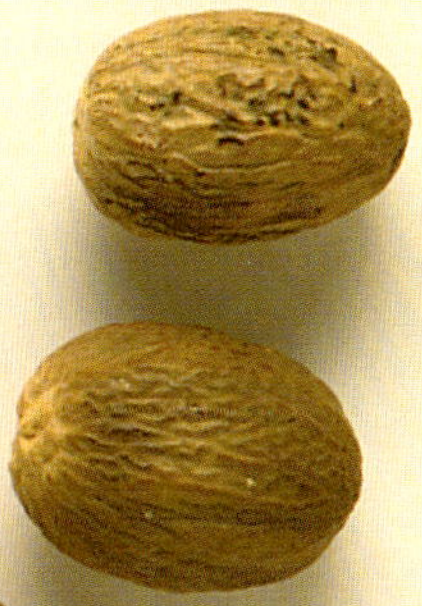

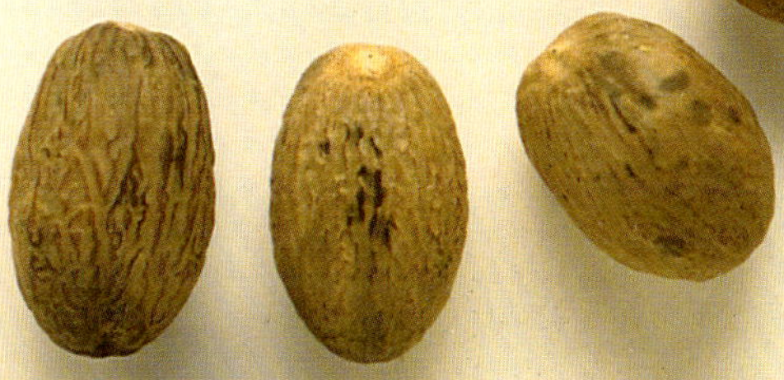

Samen
(»Nüsse«)

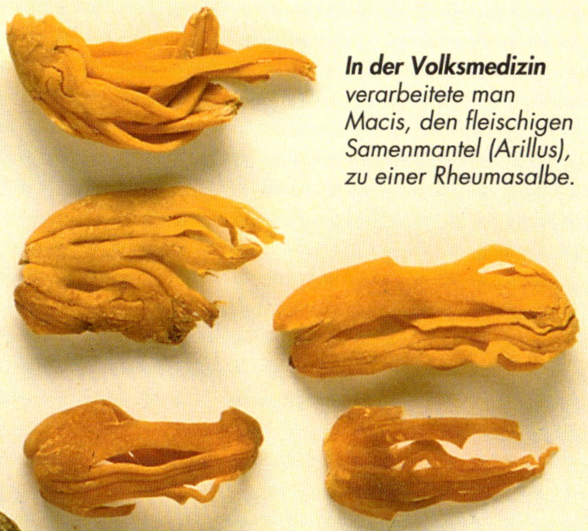

In der Volksmedizin *verarbeitete man Macis, den fleischigen Samenmantel (Arillus), zu einer Rheumasalbe.*

Macis
(Muskatblüte)

Ätherisches Öl
Wird äußerlich bei rheumatischen Schmerzen angewandt und wie Nelkenöl zur Notfallbehandlung bei dumpfen Zahnschmerzen. In Frankreich vermischt man einige Tropfen mit Honig und setzt das Mittel bei Verdauungsstörungen und Mundgeruch ein.

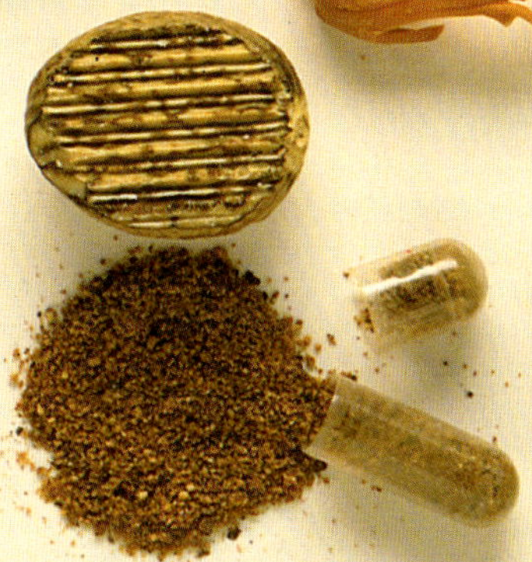

Geriebene Muskatnuß

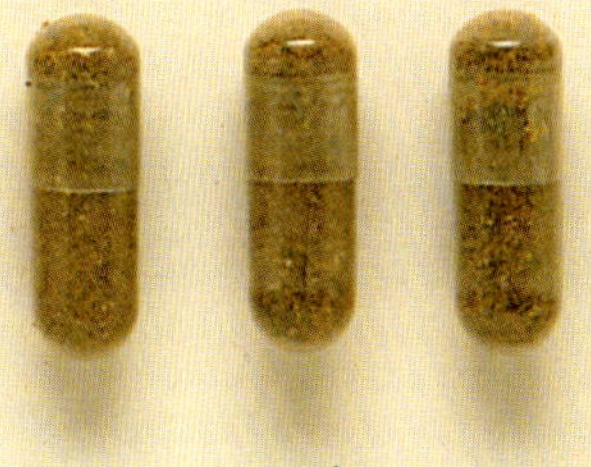

Kapseln

Anwendungen

Ätherisches Öl
Öl: Man gibt 1–2 Tropfen auf einen Wattebausch und legt ihm auf das Zahnfleisch, das einen schmerzenden Zahn umgibt. Dann sucht man einen Zahnarzt auf. Bei Übelkeit, Gastroenteritis, chronischem Durchfall und Verdauungsstörungen gibt man 3–5 Tropfen auf ein Stück Würfelzucker oder auf einen Teelöffel Honig.

Massageöl: Man verdünnt 10 Tropfen mit 10 ml Mandelöl und verwendet es zur Massage bei Muskelschmerzen, die durch Rheuma oder Überanstrengung bedingt sind. Kann auch mit dem ätherischen Öl von Thymian oder Rosmarin vermischt werden. Zur Vorbereitung auf die Entbindung massiert man den Unterleib während der letzten drei Wochen täglich mit einer Mischung aus 5 Tropfen Muskatöl, höchstens 5 Tropfen Salbeiöl und 25 ml Mandelöl.

Samen
Absud: Man siedet 5g mit 2g Ingwer, 2g Süßholz, 5g Wu wei zi, 5g Wu zhu yu und 10g Bu gu zhi in 600 ml Wasser (drei Dosen) und nimmt 3mal täglich eine Dosis bei Morgendurchfall und chronischer Kolitis.

Kapseln: Man nimmt 1–2mal eine 200mg-Kapsel bei Übelkeit, Verdauungsschwäche, Magenverstimmung und chronischem Durchfall.

☞ WARNUNG ☜
• Hohe Dosen (7,5g oder mehr in einer einzigen Dosis) sind gefährlich und führen zu Krämpfen und Herzklopfen.

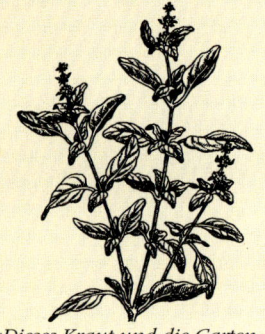

Ocimum basilicum

BASILIKUM

Über die heilkräftige Wirkung von Basilikum – aus Indien stammend, aber schon früh nach Europa eingeführt – gibt es unterschiedliche Ansichten und Anwendungsbereiche. Einige Kulturen assoziieren das Kraut mit Haß und Mißgeschick; anderen gilt es als Unterpfand der Liebe. Nach DIOSKORIDES sollte Basilikum niemals innerlich angewendet werden. PLINIUS dagegen empfahl es – eingelegt in Essig – als Riechlösung bei Ohnmachtsanfällen. In der ayurvedischen Medizin ist Basilikum als »tulsi« bekannt, sein Saft hat zahlreiche Anwendungen.

»Dieses Kraut und die Gartenraute wachsen nie nebeneinander ... und wir wissen, daß die Gartenraute sich mit keinerlei Gift verträgt.«
Nicholas Culpeper, 1653.

Eigenschaften
Süß, scharf, leicht bitter, sehr warm, trocken.

Wirkstoffe
Ätherisches Öl (einschl. Estragol), Gerbsäuren, Basilikumkampfer.

Wirkung
Antidepressivum; antiseptisch; fördert die Nebennierenrindentätigkeit; verhindert Erbrechen; tonisch, entblähend, fiebersenkend, schleimlösend; lindert Juckreiz.

Verwendete Teile

Blätter
Insektenstiche soll man mit den Blättern einreiben. Auch als wärmendes und belebendes Tonikum bei nervöser Erschöpfung und bei allen kalten Zuständen. Ernte vor der Blüte.

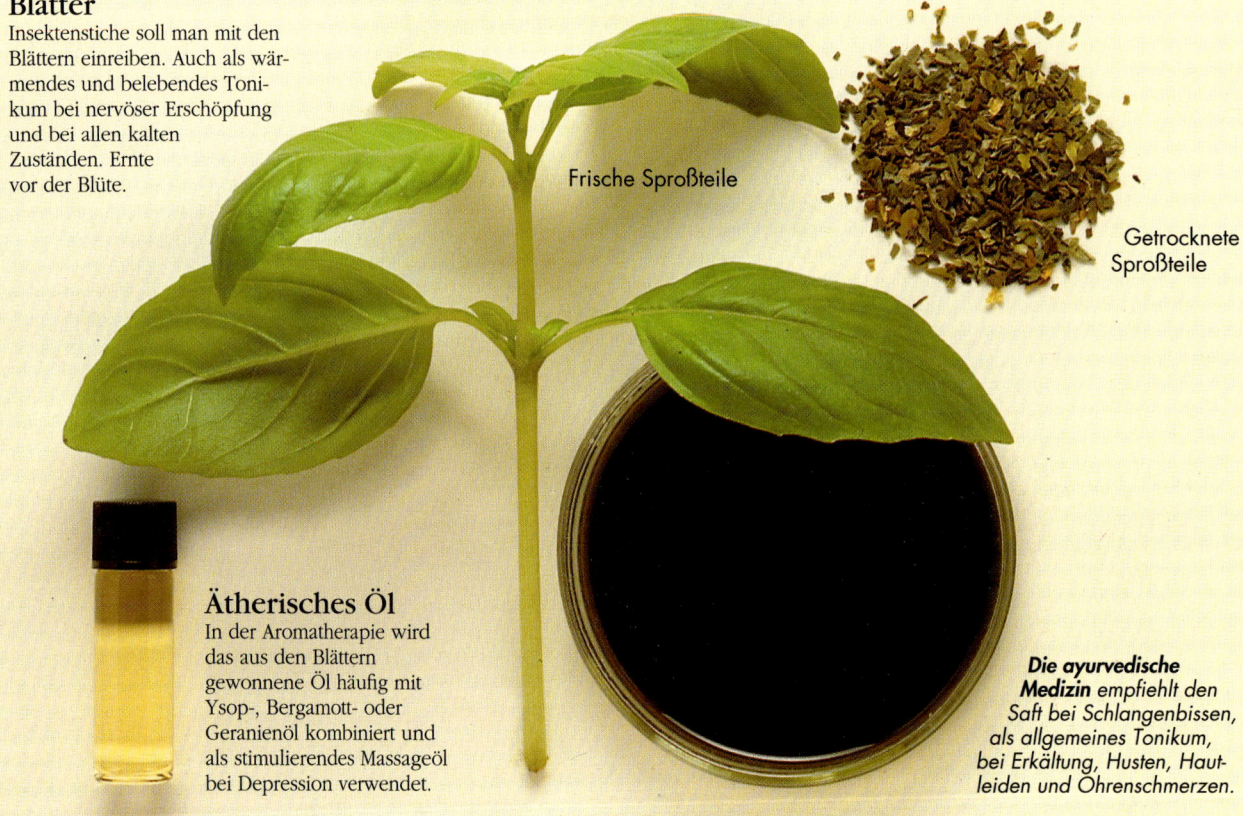

Frische Sproßteile

Getrocknete Sproßteile

Ätherisches Öl
In der Aromatherapie wird das aus den Blättern gewonnene Öl häufig mit Ysop-, Bergamott- oder Geranienöl kombiniert und als stimulierendes Massageöl bei Depression verwendet.

Die ayurvedische Medizin empfiehlt den Saft bei Schlangenbissen, als allgemeines Tonikum, bei Erkältung, Husten, Hautleiden und Ohrenschmerzen.

Anwendungen

Blätter
Frisch: Man reibt die Blätter auf Insektenstiche, um Juckreiz und Entzündung zu lindern.

Aufguß: Man mischt Basilikum mit Herzgespann und trinkt dies sofort nach der Entbindung, um eine vollständige Plazentalösung zu sichern.

Tinktur: In Kombination mit Ziest und Helmkraut bei nervösen Zuständen, oder mit Alant und Ysop bei Husten und Bronchitis.

Waschlösung: Man mischt den Saft mit der gleichen Menge Honig und verwendet die Lösung bei Ringelflechte und juckender Haut.

Saft: Mischung mit einem Absud aus Zimt und Nelken zur Verwendung bei Erkältungen.

Sirup: Bei Husten mischt man den Saft mit der gleichen Menge Honig.

Inhalation: Man gießt kochendes Wasser über die Blätter und inhaliert den Dampf bei Erkältung im Kopfbereich.

Ätherisches Öl
Öl: Bei nervöser Erschöpfung, Abgespanntheit, Melancholie oder Angst gibt man 5–10 Tropfen ins Badewasser.

Einreiben der Brust: Bei Asthma oder Bronchitis verdünnt man 5 Tropfen Basilikumöl mit 10ml Mandel- oder Sonnenblumenöl.

Massageöl: Man verwendet das verdünnte Öl bei nervöser Schwäche; dient auch als Insektenschutz.

☞ WARNUNG ☜
• Während der Schwangerschaft sollte das ätherische Öl weder äußerlich noch innerlich angewendet werden.

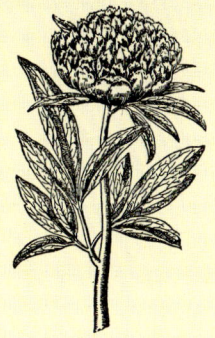

Paeonia-Arten
PFINGSTROSE

Wenngleich die Pfingstrose im Westen heute eher als Zierpflanze gilt, sieht sie doch auf eine lange Geschichte als Heilkraut zurück. Man verwendete sie früher zur Behandlung von nervösen Zuständen und sogar bei Epilepsie. In der chinesischen Medizin wird sie heute noch geschätzt. Man verwendet zwei Arten: die Rotblühende und die Weißblühende *P. lactiflora* oder Chinesische Päonie und die *P. suffruticosa* oder Strauchpäonie. Der Name kommt angeblich von Paeos, einem Arzt im Trojanischen Krieg.

»Diese Pflanze hält die boshaften Traumbilder fern, die die Faune im Schlaf über uns herabsenken.«
Plinius, 77 n. Chr.

Eigenschaften
P. lactiflora: Sauer, bitter, kalt.
P. suffruticosa: Schärfer.

Wirkstoffe
Alkaloide, ätherisches Öl, Benzoesäure, Asparagin.

Wirkung
P. lactiflora: Antibakteriell, krampflösend, entzündungshemmend, senkt den Blutdruck.
P. suffruticosa: Antibakteriell; stimuliert den Kreislauf; senkt den Blutdruck; entzündungshemmend.

Verwendete Teile

Wurzel
P. lactiflora (rot)
In China als Chi shao yao bekannt. Man nimmt an, daß sie das Blut kühlt, Blutstauungen löst und Schmerzen lindert. In jüngster Vergangenheit wurde sie in Kombination mit anderen chinesischen Kräutern erfolgreich zur Behandlung von Ekzemen bei Kindern eingesetzt.

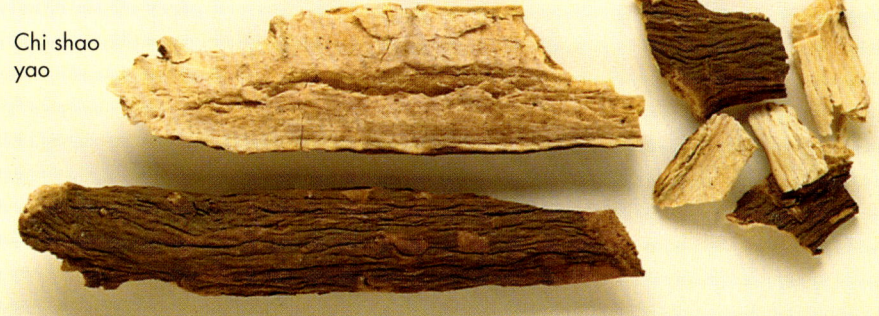

Chi shao yao

Wurzel
P. lactiflora (weiß)
Hat eine deutlichere Wirkung auf die Leber als die der roten Pfingstrose, sie beruhigt die Lebertätigkeit und verbessert ihre Funktion. In der chinesischen Medizin gilt Bai shao yao als Nährstofflieferant für das Blut und weniger als kühlendes Heilmittel. Wird als Frauentonikum auch bei Menstruationsbeschwerden eingesetzt.

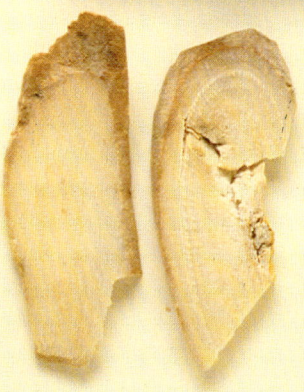

Bai shao yao

Wurzelrinde
P. suffruticosa
In China glaubt man, daß die Wurzelrinde der Strauchpäonie, Mu dan pi, das Blut kühlt. Sie wurde auch bei dem Projekt zur Ekzembehandlung bei Kindern eingesetzt. Ihre antibakteriellen Eigenschaften sind auch bei Furunkeln und Abszessen hilfreich.

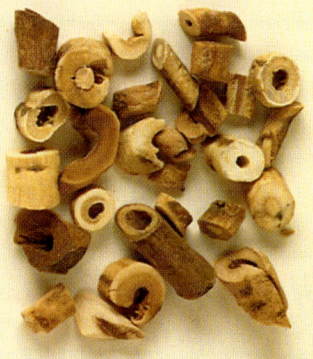

Mu dan pi

Anwendungen

Wurzel
P. lactiflora (rot)
Absud: Man gibt 45 g in 600 ml Wasser (reicht für drei Dosen) und nimmt den Absud bei Zuständen, die auf Blutüberhitzung (einschließlich einiger Arten von Ekzemen, Hautentzündungen, Nasenbluten und Wundschmerz) zurückzuführen sind. Am wirksamsten in Kombination mit anderen Kräutern wie Mu dan pi (*P. suffruticosa*) und Fang feng.

Wurzel
P. lactiflora (weiß)
Absud: Verwendung bei Leberleiden und einigen Menstruationsbeschwerden. Als regelmäßiges Tonikum eignet es sich bestens für Frauen und verschönt angeblich die Haut. Man siedet 20 g Bai shao yao mit 5 g Süßholzwurzel 15 Minuten in 500 ml Wasser und trinkt täglich zwei mit dem Tonikum gefüllte Weingläser.

Wurzelrinde
P. suffruticosa
Absud: Man gibt 30 g zusammen mit anderen Kräutern wie Shen di huang in 600 ml Wasser (reicht für drei Dosen). Verwendung bei fiebrigen Zuständen mit Nasenbluten. Man kann auch Heilmittel zur Behandlung heißer, trockener Ekzeme hinzufügen. In Kombination mit Shu di huang, Shan zhu yu, Fu ling, Ze xie und Shan yao bei Leberleiden.

Panax-Arten
GINSENG

Ginseng (*P. pseudoginseng*) wird in China seit mehr als 5000 Jahren gebraucht und war auch den arabischen Ärzten des 9. Jahrhunderts bereits bekannt. Schon MARCO POLO berichtete von dieser Wunderarznei. Eine Delegation des Königs von Siam übergab Ludwig XIV. eine Wurzel des Gintz-aen als Geschenk. Seit dieser Zeit wurde Ginseng von wohlhabenden Europäern bei Erschöpfung und Schwäche verwendet. Im 18. Jahrhundert wurde die Pflanze auch in Amerika populär, dort gehört *P. quinquefolius* zu den heimischen Kräutern.

»Bei den Chinesen ist dies die Arznei par excellence, die Anwendung findet, wenn alle anderen Heilmittel versagen ...«
G. Stuart, 1911.

Eigenschaften
Alle Arten: Süß, leicht bitter.
P. ginseng/P. notoginseng: Warm.
P. quinquefolius: Kühl.

Wirkstoffe
Steroidglykoside, Saponine, ätherisches Öl, Vitamin D, Acetylenbestandteile, Sterine.

Wirkung
Stärkend, anregend; senkt den Blutzucker- und Cholesterinspiegel; stimuliert das Immunsystem.

Verwendete Teile

Wurzel
P. ginseng
Der Koreanische oder Chinesische Ginseng, Ren shen, gehört zu den am höchsten geschätzten und teuersten Kräutern. Er ist ein Yang-Tonikum, das das Qi (Energie) – vor allem in Milz und Lunge – erneuert. Die moderne Wissenschaft hat Steroidbestandteile nachgewiesen, die den menschlichen Sexualhormonen ähnlich sind. Ren shen stärkt auch das Immunsystem und hilft bei Erschöpfung.

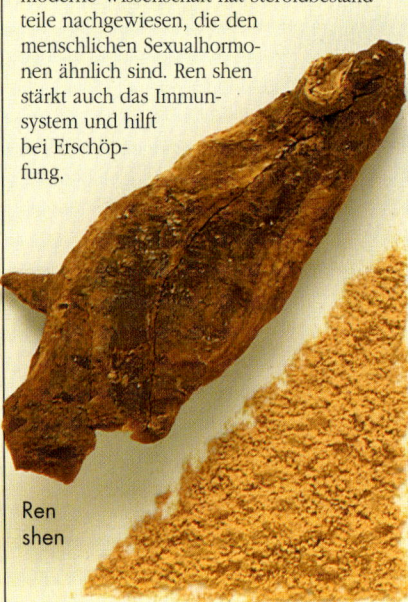

Ren shen

Pulver

Wurzel
P. quinquefolius
Der Amerikanische Ginseng, Xi yang shen, ist ein Yin-Tonikum. Wird in China bei Fieber und bei Erschöpfung verwendet. Hilft auch bei Husten, der auf Lungenschwäche zurückzuführen ist.

Xi yang shen

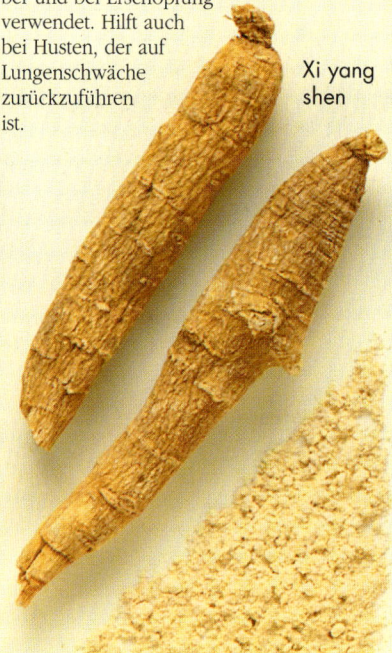

Pulver

Wurzel
P. notoginseng
Heißt in China San qi und wird als Analgetikum und zur inneren und äußeren Blutstillung eingesetzt. Ergänzend bei Erkrankungen der Herzkranzgefäße und Angina. San qi wurde während des Vietnamkrieges von den Vietcong häufig zur Behandlung von Schußwunden verwendet.

San qi

In Scheiben geschnittene Wurzel

Anwendungen

Wurzel
P. ginseng
ANMERKUNG: Es ist meist am besten, *P. ginseng* im Herbst einen Monat lang einzunehmen, um den Körper für den Winter zu stärken. Wer *P. ginseng* regelmäßig anwendet, sollte alle zwei Monate eine Pause von mindestens 2–3 Wochen einlegen.

Absud: Man nimmt 3–10 g in 500 ml Wasser als allgemeines Yang-Tonikum.

Tinktur: Verwendung bei Durchfall auf Grund von Verdauungsschwäche. Bei Asthma und chronischem Husten Kombination mit Walnuß und Ingwer.

Pulver: Verwendung in Kapsel- oder Tablettenform in 500 mg-4 g-Dosen als Tonikum.

Wurzel
P. quinquefolius
Tinktur: Verwendung als Tonikum oder in Verbindung mit anderen Kräutern wie Alant und Maulbeerrinde bei chronischem Husten und Lungenschwäche.

Pulver: Verwendung in Kapsel- oder Tablettenform in 1–2 g-Dosen bei einem Yin-Mangel.

Wurzel
P. notoginseng
Pulver: Verwendung in Kapsel- oder Tablettenform in 1–2 g-Dosen bei Verletzung, Blutung oder Schmerz. In Verbindung mit Rotulme bei Schmerzen durch Magengeschwüre.

☛ WARNUNG ☛
• Während der Schwangerschaft sollte man *P. notoginseng* meiden. Die Pflanze kann negative Auswirkungen auf den Fötus haben.
• Wenngleich *P. ginseng* allgemein als risikolos gilt, können sich doch Nebenwirkungen manifestieren. Während der Schwangerschaft und bei Bluthochdruck sollten hohe Dosen oder langfristige Einnahme vermieden werden.
• Bei Einnahme von *P. ginseng* sollten andere anregende Genußmittel wie Tee, Kaffee oder Cola vermieden werden.

Phytolacca americana

KERMESBEERE [1][2]

Die amerikanischen Ureinwohner nannten die Kermesbeere »pocon« und verwendeten sie hauptsächlich als Brechmittel und äußerlich bei Hautkrankheiten. Die Indianer in Delaware nahmen das Kraut zur Stimulierung der Herztätigkeit, und in Virginia galt es als starkes Abführmittel. Noch heute kauen die Hinterwäldler aus den Appalachen bei Arthritis die Samen und Beeren. Dies ist um so erstaunlicher, als die frische Pflanze hochgiftig ist. Im 19. Jahrhundert gelangte sie nach Europa, wo sie seither zur Reinigung der Lymphe eingesetzt wird.

Eigenschaften
Scharf, austrocknend, leicht kalt.

Wirkstoffe
Saponine, Gerbsäuren, Alkaloide, Bitterstoff, Zucker.

Wirkung
Antirheumatisch, stimulierend, antikatarrhalisch, abführend; führt zu Erbrechen; antiparasitär; stimuliert das Immunsystem und die Lymphe; leicht analgetisch.

Verwendete Teile

Getrocknete Wurzel
Wird heute zur Reinigung der Lymphe, vor allem bei Drüsenfieber und Mandelentzündung, verwendet, hilft aber auch bei Brustdrüsenentzündung und ergänzt Rheumamittel. Wird äußerlich gelegentlich bei Hautinfektionen wie Krätze oder durch Trichophyten (Pilze) eingesetzt. Kann als Umschlag auch bei Geschwüren, Hämorrhoiden und entzündeten Gelenken verabreicht werden.

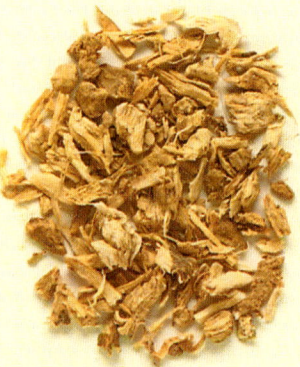

Getrocknete Wurzel

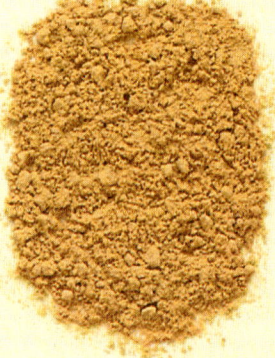

Pulverisierte Wurzel

Beeren
Gelten allgemein als »milder« als die Wurzel. Frische und getrocknete Beeren sind giftig. Dem Beispiel der Appalachen, die diese kauen, sollte deshalb nicht gefolgt werden. Früher wurden sie bei Hautleiden äußerlich und bei Rheuma in Form von Umschlägen verabreicht, der Saft bei Geschwüren und Tumoren, er ist aber wenig wirkungsvoll.

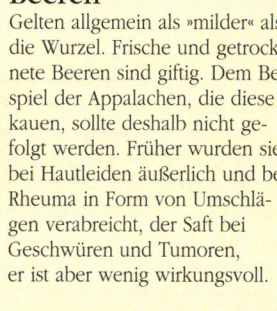

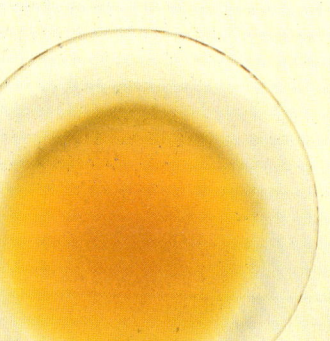

Tinktur

Tabletten

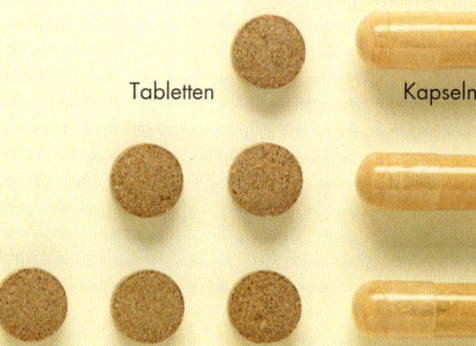

Kapseln

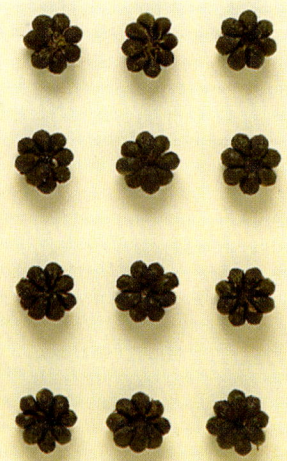

Getrocknete Beeren

Anwendungen

Getrocknete Wurzel
Tinktur: Bei akutem Lymphstau und Infektionen wie Brustdrüsen-, Mandelentzündung, Skrofulose und Drüsenfieber verwendet man eine Höchstdosis von 1 ml (20 Tropfen). Kombination mit wildem Indigo, Sonnenhut oder Labkraut. Zur Ergänzung anderer Kräutermittel bei Rheuma und rheumatischer Arthritis. Kann auch Heilmitteln beigefügt werden, die die Leber stimulieren, sowie Arzneien zur Behandlung von Magengeschwüren.

Umschlag: Verwendung bei entzündeten Gelenken, offenen Beinen und Hämorrhoiden.

Lotion: Verwendung der verdünnten Tinktur oder des in Wasser aufgelösten Pulvers bei Lymphdrüsenschwellung.

Pulver: Bei Lymphstörungen wie Brustdrüsen- oder Mandelentzündung, sowie bei Rheuma wendet man kleine Dosen (50–250 mg) innerlich an. Man verabreicht das Pulver auch als Puder bei Pilzerkrankungen der Haut, trockenem Ekzem, Psoriasis und Krätze.

☞ WARNUNG ☞
• Alle Teile der frischen Pflanze sind giftig und können zu Erbrechen führen. Nicht im Garten anpflanzen, wenn kleine Kinder im Haushalt leben, es wurde schon von Todesfällen berichtete.

• Die getrockneten Beeren sind giftig. In großen Dosen genossen, ist die Wurzel ein äußerst starkes Brech- und Abführmittel. Die angegebene Dosis einhalten.

• Während der Schwangerschaft sollte die Kermesbeere gemieden werden, da sie zu Fehlbildungen beim Fötus führen kann.

Plantago-Arten
WEGERICH

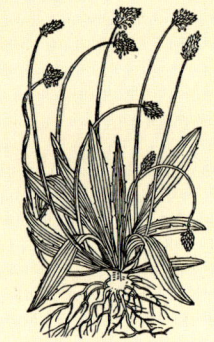

»Und Du, Wegebreit, Mutter aller Kräuter, bist nach Osten hin offen und im Innern von großer Heilkraft.«
Die Lacnunga, 9. Jahrhundert.

Die Angelsachsen nannten den Gemeinen Wegerich (*P. major*) Wegebreit und betrachteten ihn als wichtiges Heilkraut. PLINIUS vertrat sogar die Ansicht, daß man den Wegerich nur in eine Schale mit einigen Stücken Fleisch geben müsse, und die Pflanze würde die Teile zu einem Ganzen verbinden. Heute findet in der Kräuterheilkunde meist der Spitzwegerich (*P. lanceolata*) Verwendung. Mit Wegebreit oder Breitwegerich werden immer noch Bienenstiche behandelt. Die Samen einer verwandten Art werden als Abführmittel verordnet.

Eigenschaften
Leicht süß, salzig und bitter; kühl; hauptsächlich austrocknend.

Wirkstoffe
Blätter: Schleim, Glykoside, Gerbsäuren, Mineralstoffe.
Samen: Schleim, Öle, Protein, Stärke.

Wirkung
Blätter: Entspannendes Mittel zur Schleimlösung; beruhigt die Schleimhäute; antikatarrhalisch, krampflösend; lokal heilend.
Samen: Lindernd, abführend.

Verwendete Teile

Blätter
P. major und *P. lanceolata*
Beruhigen bei Harnwegsinfektionen oder -reizungen und lindern trockenen Husten. Äußerlich angewandt, beschleunigen sie die Heilung von Wunden und Verletzungen. Die Blätter des Spitzwegerichs sind antikatarrhalisch und helfen bei allergischem Schnupfen, die des Breitenwegerichs hingegen eignen sich eher bei Magenentzündungen. Ernte während des ganzen Jahres.

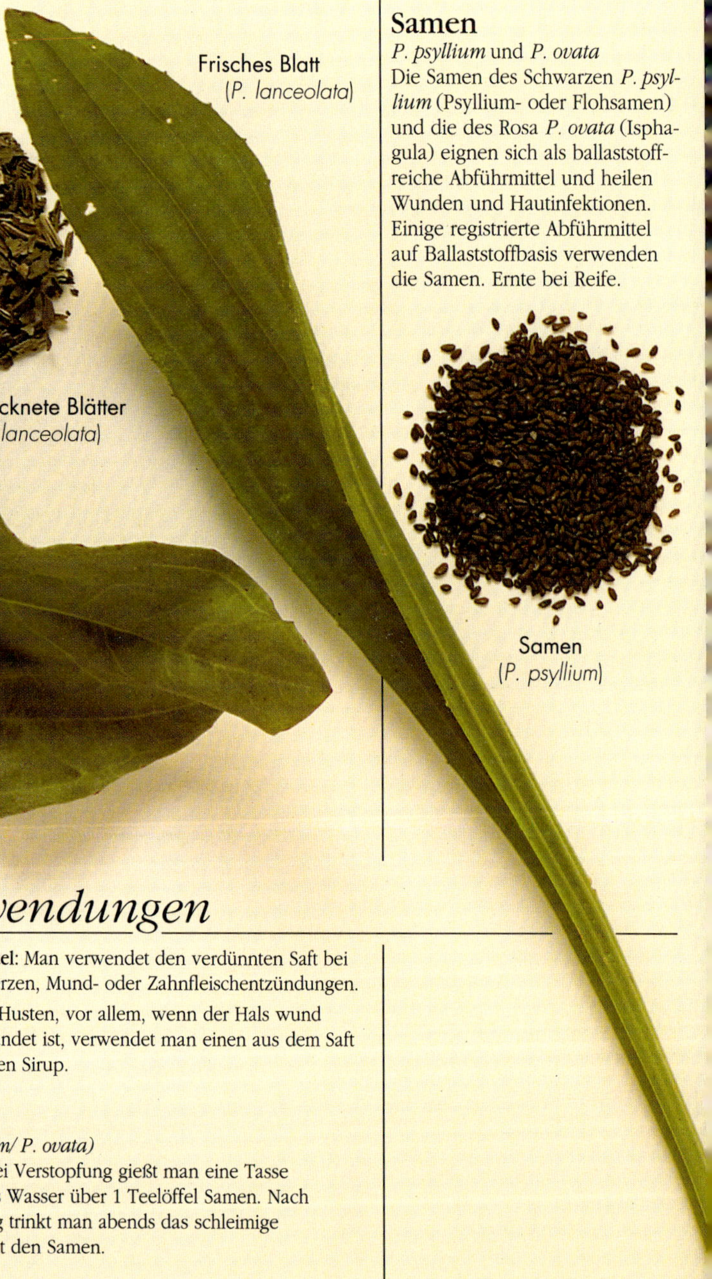

Frisches Blatt
(*P. lanceolata*)

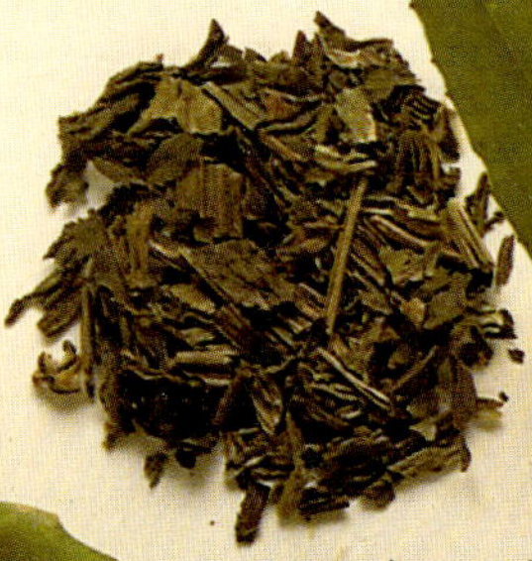

Getrocknete Blätter
(*P. lanceolata*)

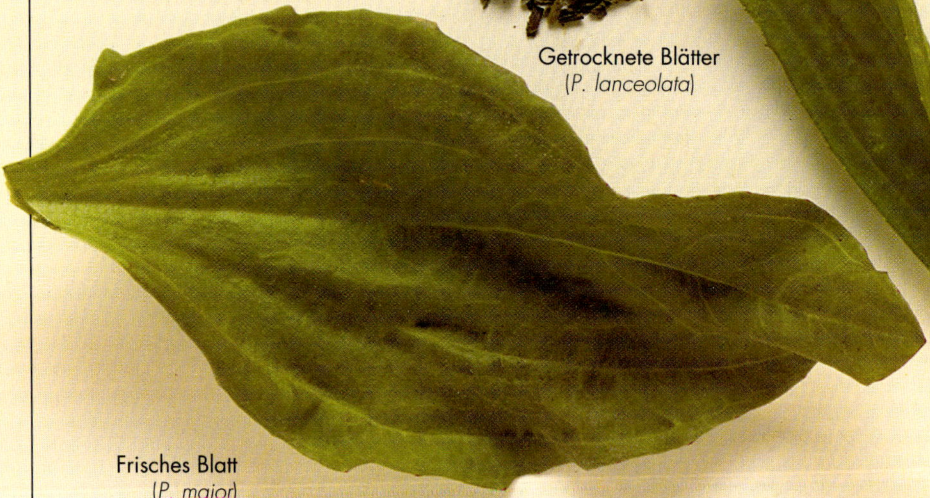

Frisches Blatt
(*P. major*)

Samen
P. psyllium und *P. ovata*
Die Samen des Schwarzen *P. psyllium* (Psyllium- oder Flohsamen) und die des Rosa *P. ovata* (Isphagula) eignen sich als ballaststoffreiche Abführmittel und heilen Wunden und Hautinfektionen. Einige registrierte Abführmittel auf Ballaststoffbasis verwenden die Samen. Ernte bei Reife.

Samen
(*P. psyllium*)

Anwendungen

Blätter
P. major / P. lanceolata
Saft: Man preßt die frischen Blätter aus. Bei entzündeten Schleimhäuten (z.B. Blasenkatarrh, Durchfall und Lungeninfekten): nimmt man 3mal täglich 10 ml.

Tinktur (*P. lanceolata*): Wenn möglich, Herstellung aus frischen Blättern. Hilft bei katarrhalischen Zuständen wie allergischem Schnupfen oder wenn eine adstringierende Wirkung gefragt ist.

Umschlag: Man legt frische Blätter auf Bienenstiche und langsam heilende Wunden.

Salbe (*P. major*): Verwendung bei Wunden, Verbrennungen und Hämorrhoiden.

Waschlösung: Verwendung des Saftes bei Entzündungen, Wunden und Verletzungen.

Gurgelmittel: Man verwendet den verdünnten Saft bei Halsschmerzen, Mund- oder Zahnfleischentzündungen.

Sirup: Bei Husten, vor allem, wenn der Hals wund oder entzündet ist, verwendet man einen aus dem Saft hergestellten Sirup.

Samen
(*P. psyllium / P. ovata*)
Aufguß: Bei Verstopfung gießt man eine Tasse kochendes Wasser über 1 Teelöffel Samen. Nach Abkühlung trinkt man abends das schleimige Gebräu mit den Samen.

Primula-Arten
PRIMELN

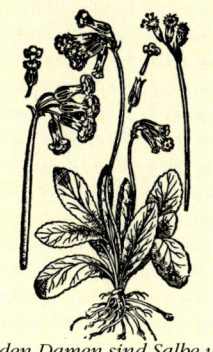

Die Schlüsselblume (*P. veris*) heißt im Englischen »Cowslip«, was vom angelsächsischen »cu-sloppe« kommt und an die Zeiten erinnert, als die Blumen noch auf den Viehweiden blühten. Angesichts der heutigen Seltenheit von Schlüsselblumen werden die Kissenprimeln (*P. vulgaris*) schon lange als Ersatz betrachtet, beide Pflanzen gelten als austauschbar. Die Wurzeln sind reich an Saponinen, Reizstoffen mit schleimlösenden Eigenschaften. Sie sind auch eine reiche Salicylquelle, eine Substanz, die ähnlich wirkt wie Aspirin®.

Eigenschaften
Süß, trocken, leicht warm.

Wirkstoffe
Blüten: Ätherisches Öl, Glykoside, Bitterstoffe.

Wurzel: Saponine, Glykoside, Salicylate, ätherisches Öl, Gerbsäure, Flavonoide, Zucker, Kieselsäure.

Wirkung
Blüten: Beruhigendes Nervenmittel.
Wurzel: Stimulierendes Mittel zur Schleimlösung; krampflösend, entzündungshemmend, adstringierend.

Verwendete Teile

Blüten
Enthalten keine Salicylate, deshalb unterscheiden sich ihre Eigenschaften von denen der Wurzeln. Die Blütenblätter wirken beruhigend und eignen sich für Zustände höchster Aufregung, die GERARD »Raserei« nannte. Sie wirken auch adstringierend und schweißtreibend und können bei fieberhafter Erkältung mit Kopfschmerz und verstopfter Nase eingesetzt werden. Ernte im Frühling.

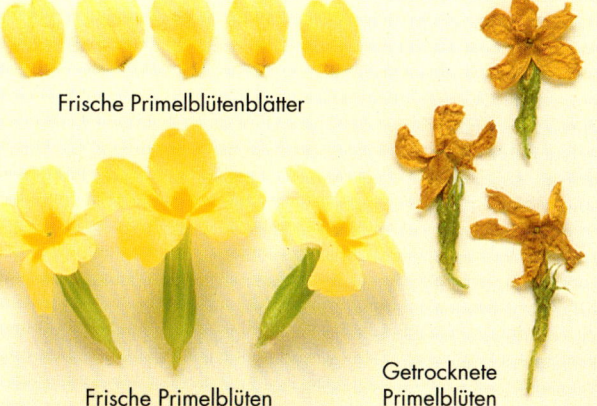

Frische Primelblütenblätter

Frische Primelblüten

Getrocknete Primelblüten

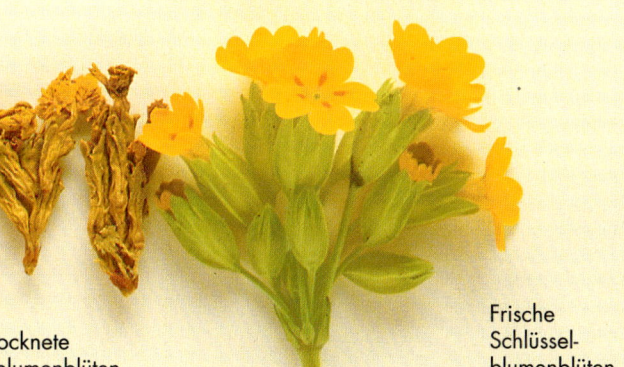

Getrocknete Schlüssenblumenblüten

Frische Schlüsselblumenblüten

Wurzel
War in Europa einst ein beliebtes Arthritismittel, wird heute meist bei Husten und chronischer Bronchitis eingesetzt. Stimuliert und wärmt die Lunge und hilft besonders bei zähem weißen Schleim, der auf einen »kalten« Zustand schließen läßt. Im Herbst Ernte der Wurzeln von gut eingewachsenen Pflanzen.

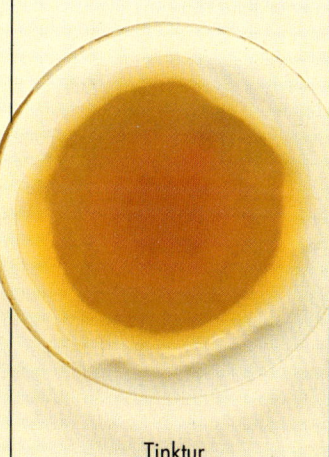

Tinktur

Anwendungen

Blüten
Aufguß: Man trinkt ihn bei Kopfschmerzen, fieberhafter Erkältung oder Kopfgrippe und Katarrh.

Tinktur: Bei Schlaflosigkeit, Angst und Aufregung nimmt man 5–10 Tropfen.

Kompresse: Man tränkt ein Tuch mit dem heißen Aufguß und legt es auf Gesichts- und Trigeminusneuralgien.

Salbe: Verwendung bei Sonnenbrand und Hautunreinheiten.

Ätherisches Öl: Bei Schlaflosigkeit gibt man abends 5–10 Tropfen ins Badewasser.

Massageöl: Man verdünnt 5–10 Tropfen Öl mit 25 ml Mandel- oder Sonnenblumenöl. Verwendung bei Nervenschmerzen. Bei Migräne auch zur Massage der Schläfen.

Wurzel
Absud: Verwendung zur Schleimlösung bei hartnäckigem Husten und vor allem bei chronischer Bronchitis. Hilft auch bei Arthritis und Rheuma.

Tinktur: Man nimmt eine Standarddosis bei den gleichen Leiden wie beim Absud.

Kompresse: Man tränkt ein Tuch im Absud und legt es auf schmerzende arthritische Gelenke.

☞ WARNUNG ☞
• Bei Aspirinempfindlichkeit sollte die Wurzel gemieden werden.

• Während der Schwangerschaft sollten hohe Dosen beider Pflanzen vermieden werden, da sie den Uterus stimulieren.

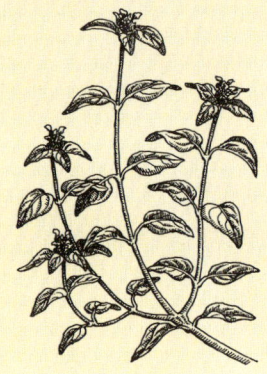

Prunella vulgaris
BRAUNELLE [3]

»... sie hilft bei den gleichen Leiden wie der Günsel, und nirgendwo auf der Welt hat man je zwei bessere Wundkräuter gefunden.«
John Gerard, 1597.

Braunelle wird in Europa vielfach zur Blutstillung verwendet. Früher war man der Ansicht, daß die Blütenstände dem Hals ähneln. Gemäß der Signaturenlehre (siehe Seite 19), nach der Pflanzen auf die Körperteile heilend wirken, denen sie in ihrer äußeren Erscheinungsform ähneln, wurde Braunelle vielfach für Mund- und Halsentzündungen verwendet. In der chinesischen Medizin setzt man die Blütenstände ein. Sie sind unter dem Namen Xia ku cao bekannt, was soviel heißt wie »trockenes Sommerkraut«.

Eigenschaften
Leicht bitter, scharf, kalt, austrocknend.

Wirkstoffe
Flavonoide (einschl. Rutin), Vitamine A, B, C, K, Fettsäuren, ätherisches Öl, Bitterstoff.

Wirkung
Sproßteile: Antibakteriell; senken den Blutdruck; harntreibend, adstringierend; zur Wundheilung.
Blütenstände: Stimulieren die Leber; antibakteriell, kühlend.

Verwendete Teile

Sproßteile
Westliche Kräuterheilkundige setzen die Blätter und die jungen Triebe zur Blutstillung ein und als Umschlag auf saubere Schnittwunden als Erste-Hilfe-Mittel. CULPEPER hielt sie bei »grünen« (frischen) Wunden für geeignet, die Wundränder zu schließen, was zu der Zeit, als man Wunden noch nicht nähen konnte, von großer Bedeutung war. Ernte vor der Blüte

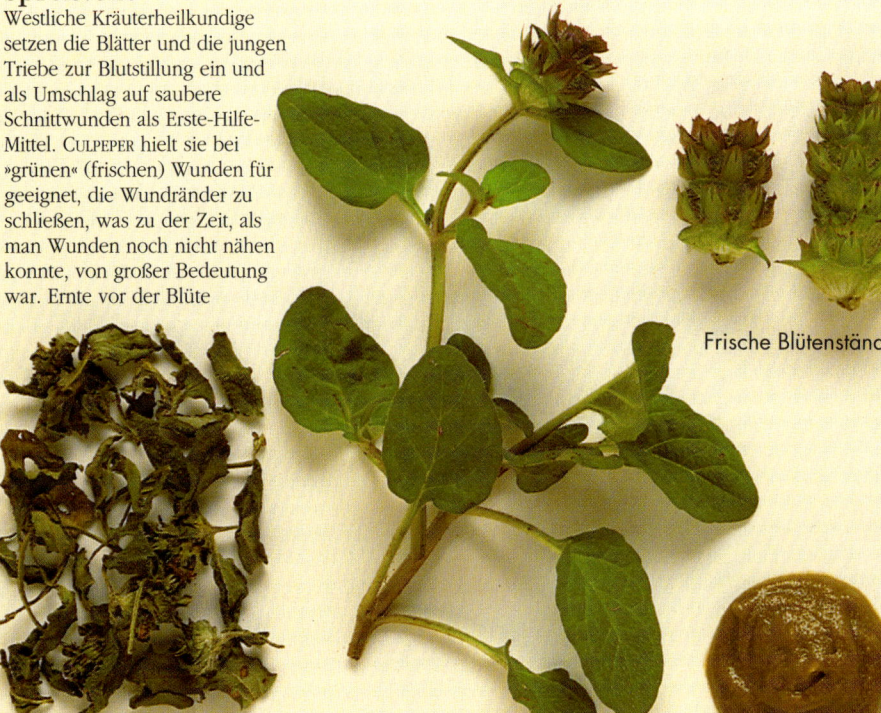

Frische Blütenstände

Getrocknete Sproßteile

Frische Sproßteile

Salbe

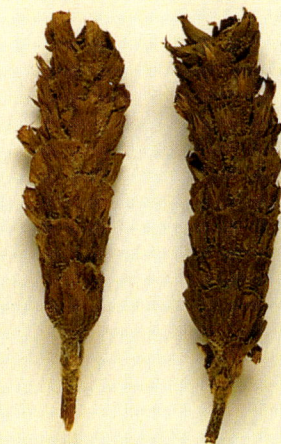

Getrocknete Blütenstände

Blütenstände
In China hält man Xia ku cao für ein Heilmittel der Leber und Gallenblase. Es soll bei Überhitzung kühlen und die Augen beruhigen – Zustände, die in der traditionellen chinesischen Heilkunde mit der Leber in Verbindung gebracht werden. Der umgangssprachliche Name »gung-ho« kommt von dem chinesischen Wort für »Leberfeuer«, *gan hao*.

Anwendungen

Sproßteile
Tinktur: Verwendung bei allen möglichen Blutungen einschließlich heftiger Periodenblutung und Blut im Urin.
Aufguß: In abgekühltem Zustand gleicher Anwendungsbereich wie die Tinktur. Eignet sich auch als adstringierendes, bitteres Kraut bei Durchfall und als Frühjahrstonikum.
Umschlag: Man legt die frischen Blätter auf saubere Wunden.
Salbe: Verwendung bei blutenden Hämorrhoiden.
Augenspülung: Bei heißen, müden Augen und bei Bindehautentzündung verwendet man einen schwachen und gut abgeseihten Aufguß.

Mundspülung/Gurgelmittel: Bei Zahnfleischbluten, Entzündungen im Mundraum und bei Halsschmerzen verwendet man einen schwachen Aufguß oder die verdünnte Tinktur.

Blütenstände
Absud: In China Verwendung zur Beruhigung von »Leberfeuer«, das sich in Reizbarkeit und Wut, übermäßiger Erregung, hohem Blutdruck, Kopfschmerzen, Hyperaktivität bei Kindern oder Augenleiden manifestiert. Oft in Kombination mit Ju hua (chinesische Chrysanthemenblüten).

☞ WARNUNG ☞
• Bei anormaler Uterusblutung oder bei Blut im Urin sollte ein Arzt konsultiert werden.

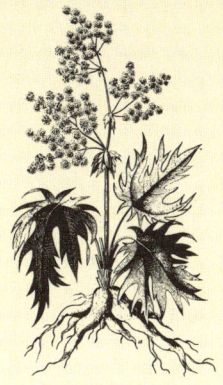

Rheum palmatum

MEDIZINALRHABARBER

Der Rhabarber kommt ursprünglich aus Nordwestchina und Tibet und wird schon seit 2000 Jahren für Heilzwecke verwendet. Er breitete sich langsam über Indien aus und erreichte Europa zur Zeit der Renaissance auf dem Landweg über Kleinasien. Daher kommt auch der Name Türkischer Rhabarber. Die Ärzte im Arabien und Persien der Frühzeit machten von dieser Pflanze häufig Gebrauch. Zum Kochen und Verzehren verwendet man meist den *R. rhabarbarum*, eine Kulturform, die im 18. Jahrhundert gezüchtet wurde.

»... hat eine so starke Wirkung auf die Leber, daß er Leben, Herz, Saft dieses Organs genannt wird; er reinigt die Humores von Galle, Schleim und Wasser.«
William Cole, 1656.

Eigenschaften
Bitter, kühl, trocken.

Wirkstoffe
Anthrachinone, Gerbsäuren, Kalziumoxalat, Harze, Mineralstoffe.

Wirkung
Abführend, verdauungsfördernd, adstringierend, antibakteriell.

Verwendete Teile

Wurzel
Die Wurzel wird in China Da huang genannt, was mit das »große Gelbe« übersetzt werden könnte. Der Begriff bezieht sich auf die Farbe von Tinktur und Absud. Im Westen und Osten setzt man die Wurzel als Abführmittel und zur Reinigung der Leber ein. Sie ist im Grunde »kalt«, und die Chinesen verwenden sie, um Leber, Magen und Blut von »Hitze« zu befreien. Man glaubt auch, daß sie »langsames« Blut wieder in Gang bringt. Ernte im Herbst.

Frisch aufgeschnittene Wurzel

Tinktur

Pulverisierte Wurzel

Frische Wurzel

Getrocknete Wurzel

Anwendungen

Wurzel
Tinktur: Die Wirkung der Wurzel hängt stark von der Dosis ab. Niedrige Dosen (5–10 Tropfen) wirken adstringierend und können bei Durchfall verwendet werden. Eine etwas höhere Dosis (1 ml) wirkt leberstimulierend und leicht abführend. Sehr hohe Dosen (bis zu 2,5 ml) haben eine stark kühlende und abführende Wirkung. Man verwendet höhere Dosen (0,5–2 ml) entblähender Mittel wie Fenchel oder Minze zusammen mit höheren Rhabarberdosen, um Bauchgrimmen zu verhindern.

Absud: Bei Durchfall verwendet man einen schwachen Absud (bis zu 0,5 g Wurzel pro Dosis), während ein starker Absud (3 g Wurzel pro Dosis) zur Behandlung von chronischer Verstopfung und Periodenkrämpfen bei verspäteter Monatsblutung eingesetzt wird.

Waschlösung: Die Wurzel ist auch antibakteriell und adstringierend. Ein starker Absud kann bei Furunkeln und eiternden Hautkrankheiten Anwendung finden.

☛ **WARNUNG** ☛
• Während der Schwangerschaft sollte die Pflanze wegen ihrer abführenden Wirkung gemieden werden.
• Rhabarber enthält Oxalate und sollte bei Arthritis und Gicht nicht verordnet werden.
• Die Blätter dürfen auf Grund ihrer toxischen Eigenschaften nicht verwendet werden. Es sind Todesfälle bekannt.

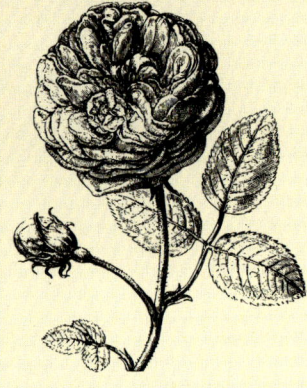

Rosa-Arten
ROSE

Rosen, von denen es heißt, daß sie gut für »Haut und Seele« seien, werden schon seit langem für Heilzwecke verwendet. Die Römer empfahlen die Hundsrose, *R. canina*, bei Bissen tollwütiger Hunde. Bis in die 30er Jahre galten Rosen offiziell als Medizin, und die Tinktur der Essig- oder Apothekerrose, *R. gallica*, wurde bei Halsschmerzen verschrieben. Heute werden Rosen immer noch sehr geschätzt. Ihr Öl ist extrem teuer und gehört zu den wichtigsten Ölen der Aromatherapie. In der ayurvedischen Medizin (siehe Seite 12) gelten Rosen als kühlend und als Tonikum für den Geist.

»... der Duft getrockneter Rosen tröstet Verstand und Herz und vertreibt böse Geister.«
Askhams Kräuterkunde, 1550.

Eigenschaften
Süß, adstringierend, allgemein entweder neutral oder leicht kühlend.

Wirkstoffe
Ätherisches Öl, Vitamine C, B, E, K, Gerbsäuren. Das Rosenöl enthält etwa 300 Stoffe, von denen bisher nur ungefähr 100 bestimmt worden sind.

Wirkung
Antidepressivum, krampflösend, Aphrodisiakum, adstringierend, beruhigend, verdauungsfördernd; erhöht den Gallenfluß; reinigend, schleimlösend, antibakteriell; antiviral, antiseptisch, Nierentonikum, Bluttonikum; entzündungshemmend.

Verwendete Teile

Hagebutten
R. canina
Gelten als wichtige Quelle für Vitamin C und werden noch heute für im Handel erhältliche Teesorten, Sirups und Fruchtgetränke verwendet. Die Blätter wurden einst als Ersatz für Tee benutzt. Ernte im Herbst.

Getrocknete Hagebutten

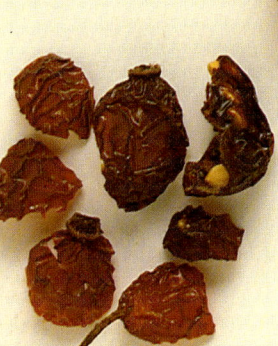

Jin ying zi

Hagebutten
R. laevigata
In China sind die Hagebutten dieser Rose als Jin ying zi bekannt, sie gelten als Qi(Energie)-Tonikum für die Niere und werden bei Harnwegsleiden verschrieben. Wie andere Heilmittel auf Rosenbasis wirken sie adstringierend und werden bei Durchfall verabreicht. Ernte im Herbst.

Ätherisches Öl
R. centifolia
Die Kohlrose wird zur Herstellung des französischen Rosenöls verwendet, das sich in der Zusammensetzung beträchtlich von dem bulgarischen Rosenöl unterscheidet und als Aphrodisiakum gilt.

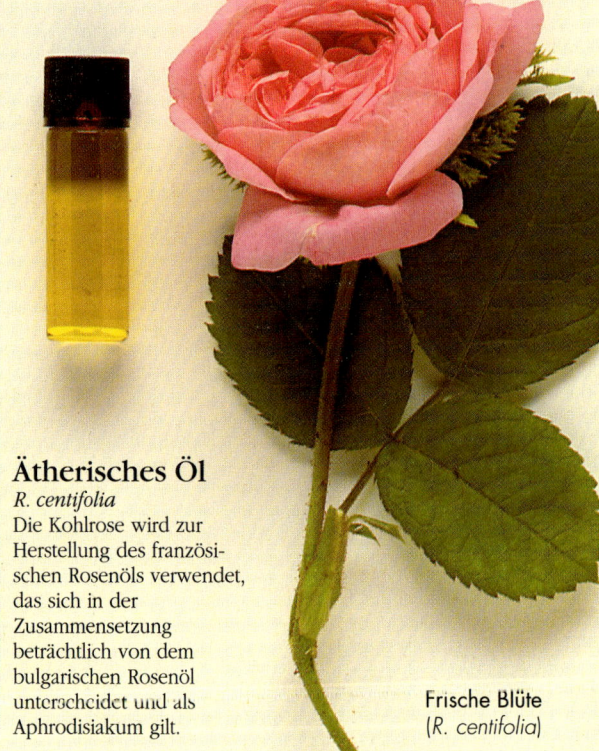

Frische Blüte
(*R. centifolia*)

Anwendungen

Hagebutten
R. canina
Tinktur: Verwendung als adstringierendes Mittel bei Durchfall, zur Linderung von Koliken und als Bestandteil von Hustensäften.

Sirup: Verwendung zur geschmacklichen Abrundung anderer Arzneien (z.B. Hustensaft); Quelle für Vitamin C.

Hagebutten
R. laevigata
Absud: In Kombination mit Dang shen, Bai zhu und Shan yao bei chronischem Durchfall mit Magenschwäche.

Ätherisches Öl
R. centifolia / R. damascena
Creme: Bei trockener oder entzündeter Haut gibt man einige Tropfen Öl zu Cremes.

Lotion: Bei vaginalem Juckreiz gibt man 1 ml Frauenmanteltinktur auf 10 ml Rosenwasser. Die gleiche Kombination kann mit Hilfe einer Standardbasis zu einer Creme verarbeitet werden. Wenn die Haut zu Fleckenbildung oder Akne neigt, kombiniert man Rosenwasser mit der gleichen Menge destillierter Zaubernuß und verwendet die Mischung als kühlende, feuchtigkeitsspendende Lotion.

Öl: Bei Depression, Kummer und Schlaflosigkeit gibt man 2 Tropfen Öl in das Badewasser.

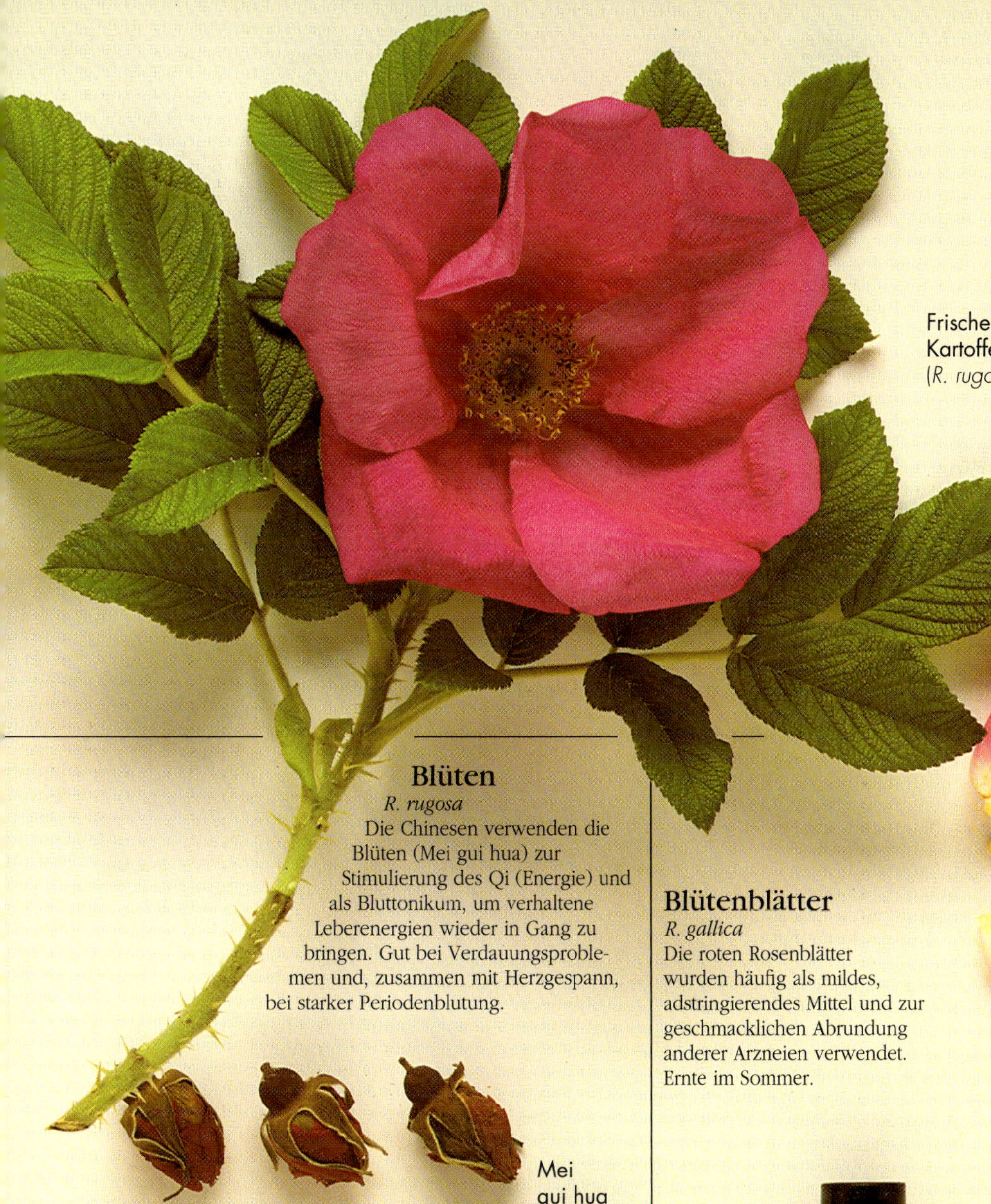

Frische Blüte
Kartoffelrose
(*R. rugosa*)

Blüten

R. rugosa
Die Chinesen verwenden die Blüten (Mei gui hua) zur Stimulierung des Qi (Energie) und als Bluttonikum, um verhaltene Leberenergien wieder in Gang zu bringen. Gut bei Verdauungsproblemen und, zusammen mit Herzgespann, bei starker Periodenblutung.

Blütenblätter

R. gallica
Die roten Rosenblätter wurden häufig als mildes, adstringierendes Mittel und zur geschmacklichen Abrundung anderer Arzneien verwendet. Ernte im Sommer.

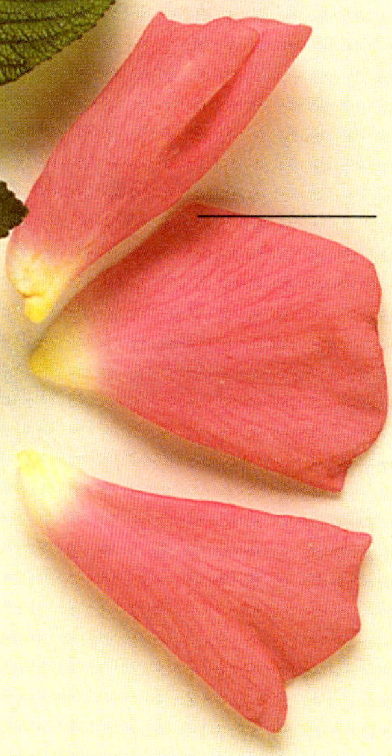

Mei
gui hua

Frische Blütenblätter
(*R. gallica*)

Ätherisches Öl

R. damascena
Diese alte Kulturrose blüht nur ein paar Wochen. Aus den Blütenblättern wird durch Dampfdestillation das echte bulgarische Rosenöl gewonnen, das sich in etwa 96% aller Damenparfums befindet. Medizinisch: wichtiges Nervenmittel, bei Depression und Angst verschrieben; soll Menschen helfen, die nicht genug geliebt werden. Kann auch mit Heilmitteln für die Haut kombiniert oder bei Verdauungsproblemen verabreicht werden.

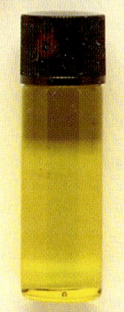
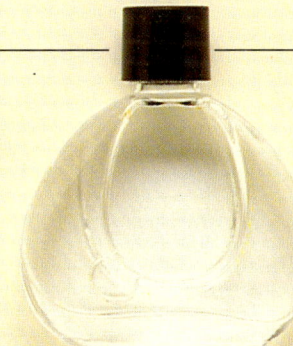

Rosenwasser ist ein Nebenprodukt, das bei der Dampfdestillation der Bulgarischen Rose entsteht. Es eignet sich als Heilmittel für die Haut.

Anwendungen

Massageöl: Bei Stress und Erschöpfung sowie bei Darmträgheit gibt man 2 ml Rosenöl auf 20 ml Mandel- oder Weizenkeimöl.

Blüten
R. rugosa
Absud: In Verbindung mit Herzgespann bei starker Monatsblutung. In Kombination mit Bai shao yao und Xiang fu bei Qi(Energie-Störungen) der Leber.

Blütenblätter
R. gallica
Tinktur: 3mal täglich Verwendung von bis zu 3 ml bei Durchfall oder Darmträgheit. In Verbindung mit Frauenmantel, Weißer Taubnessel oder Hirtentäschel bei unregelmäßiger oder starker Periodenblutung.

Gurgelmittel: Bei Halsschmerzen verwendet man den Aufguß zum Gurgeln. Kann auch mit Salbei kombiniert werden.

☞ WARNUNG ☜

• Auf Grund des hohen Preises von Rosenöl ist Panscherei an der Tagesordnung. Für Heilzwecke dürfen nur qualitativ hochwertige, reine Öle verwendet werden.

• Rosenöl ist nicht toxisch und kann innerlich verabreicht werden. Neulinge im Umgang mit Kräutern sollten jedoch den Rat eines Experten einholen.

• Nur die hier aufgeführten Rosenarten und keine Gartenhybriden sollten verwendet werden.

Rosmarinus officinalis

ROSMARIN

Rosmarin ist eine beliebte Heilpflanze mit großer symbolischer Bedeutung. Es handelt sich bei dieser Pflanze um einen Mittelmeerstrauch, der nur langsam seinen Weg nach Norden fand. Die Pflanze gilt als hervorragendes Tonikum und als ausgezeichnetes Mittel gegen Kopfschmerzen. Auch bei Menstruationsschmerzen gilt sie als hilfreich. Auf Grund ihrer ausgezeichneten stimulierenden Eigenschaften galt sie schon immer als belebender Energiespender. GERARD sagte, daß sie »das Herz tröstet und es glücklich macht«.

»Wenn Du Dich schwach fühlst, dann koche die Blätter und wasche Dich damit, bis Du glänzt ... wenn Du daran riechst, wird es Dich jung erhalten.«
Banckes Kräuterbuch, 1525.

Eigenschaften
Wärmend, trocken, scharf, bitter.
Wirkstoffe
Ätherisches Öl, Bitterstoff, Gerbsäure.
Wirkung
Sproßteile: Adstringierend, verdauungsfördernd, Nervenmittel, entblähend, antiseptisch, fördert den Gallenfluß; Antidepressivum; fördert den Kreislauf; krampflösend; stärkt die Nerven; Herztonikum.
Ätherisches Öl: Fördert den Blutfluß in ein Gebiet; antirheumatisch.

Verwendete Teile

Sproßteile
Eignen sich zur Behandlung von Erschöpfung, Schwäche und Depression, da sie den Kreislauf anregen, die Verdauung fördern und bei »kalten« Zuständen wie Schüttelfrost und Rheumathismus Linderung bringen. Helfen auch bei Kopfschmerzen, die mit warmen Tüchern und nicht mit Eisbeutel behandelt werden. Ernte der frischen Sproßteile während des ganzen Jahres.

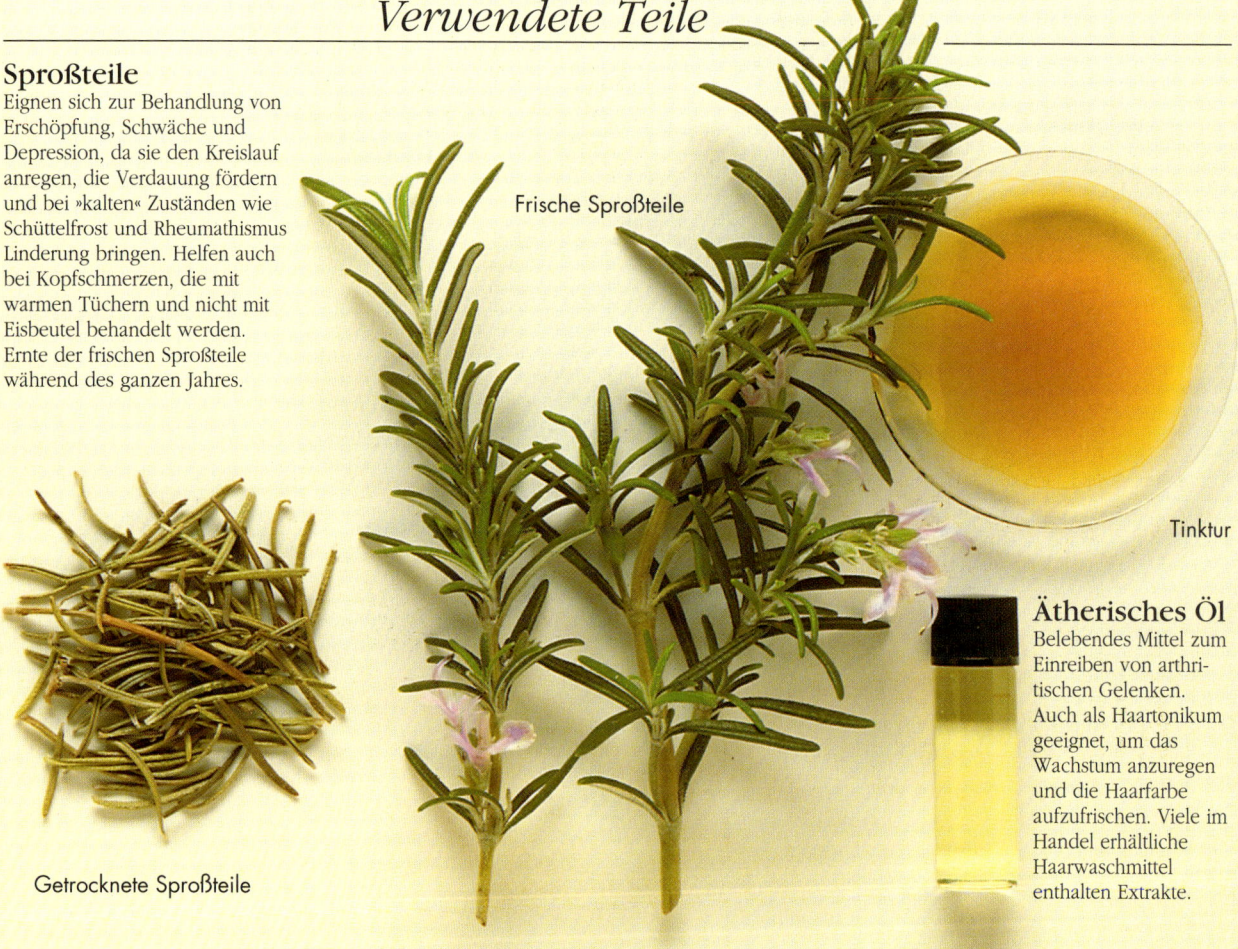

Frische Sproßteile

Tinktur

Getrocknete Sproßteile

Ätherisches Öl
Belebendes Mittel zum Einreiben von arthritischen Gelenken. Auch als Haartonikum geeignet, um das Wachstum anzuregen und die Haarfarbe aufzufrischen. Viele im Handel erhältliche Haarwaschmittel enthalten Extrakte.

Anwendungen

Sproßteile
Aufguß: Man trinkt den heißen Aufguß bei Erkältung, Grippe, rheumatischen Schmerzen und Verdauungsschwäche. Eignet sich auch als belebendes Getränk bei Ermüdung oder Kopfschmerzen.

Tinktur: Verwendung als stimulierendes Tonikum. In Kombination mit Hafer, Helmkraut und Eisenkraut bei Depression.

Kompresse: Man tränkt ein Tuch in dem heißen Aufguß und legt es auf Verstauchungen. Alle 2–3 Minuten tauscht man die Kompresse gegen einen Eisbeutel aus.

Haarspülung: Man verwendet den Aufguß als Spülung bei Schuppen.

Ätherisches Öl
Öl: Zur Linderung von Gliederschmerzen oder als stimulierendes Mittel bei nervöser Erschöpfung gibt man 10 Tropfen ins Badewasser.

Massageöl: Man verdünnt 1 ml Rosmarinöl mit 25 ml Sonnenblumen- oder Mandelöl und massiert damit schmerzende Glieder und Muskeln. Zur Stimulierung des Haarwuchses reibt man das Öl in die Kopfhaut ein; bei Kopfschmerzen massiert man die Schläfen mit dem Öl.

Rubus idaeus

HIMBEERE

Die Himbeerpflanze war ein beliebtes Hausmittel: Himbeeressig bei Halsschmerzen und Husten; ein Blütenaufguß bei Durchfall und für Umschläge bei Hämorrhoiden; Himbeersirup zur Vorbeugung von Zahnstein. GERARD betrachtete die Früchte als »mäßig heiß«; aus diesem Grund sind sie auch magenfreundlicher als Erdbeeren, die zu übermäßiger Schleimbildung und Verkühlung führen können. Einen Tee aus den Himbeerblättern nimmt man auch heute noch zur Geburtsvorbereitung.

»Die Frucht kann auch denen verabreicht werden, die einen schwachen und empfindlichen Magen haben.«
John Gerard, 1597.

Eigenschaften
Trocken, adstringierend, kühlend.

Wirkstoffe
Blätter: Gerbsäuren, Polypeptide.
Frucht: Vitamin A, B, C, E, Zucker, Mineralstoffe, ätherisches Öl.

Wirkung
Blätter: Adstringierend; zur Geburtsvorbereitung; stimulierend, verdauungsfördernd, Tonikum.
Frucht: Harntreibend, abführend, schweißtreibend, reinigend.

Verwendete Teile

Blätter
Stimulieren gegen Ende der Schwangerschaft und während der Entbindung den Uterus. Haben auch eine adstringierende Wirkung und eignen sich deshalb bei Durchfall, Verletzungen, Halsschmerzen und Mundgeschwüren. Ihre diuretischen Eigenschaften sind gut bei Rheuma. In Frankreich gelten sie als Tonikum für die Prostatadrüse. Ernte während des Sommers vor Reife der Frucht.

Beeren
Werden schon seit langem bei Verdauungsstörungen und Rheuma eingesetzt, sind reich an Vitaminen und Mineralstoffen, hoher Nährstoffgehalt. Ernte bei Reife im Spätsommer.

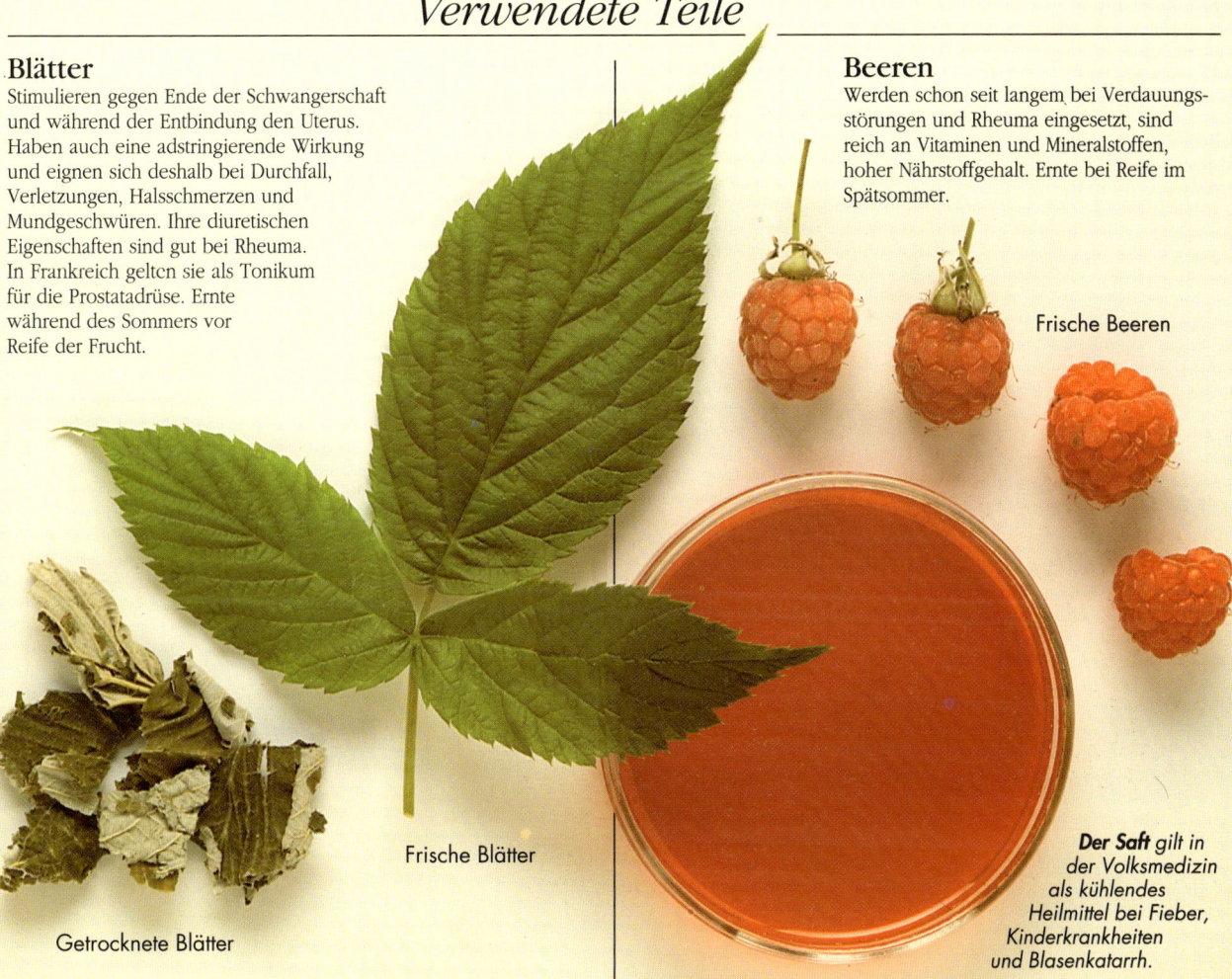

Frische Beeren

Getrocknete Blätter

Frische Blätter

Der Saft gilt in der Volksmedizin als kühlendes Heilmittel bei Fieber, Kinderkrankheiten und Blasenkatarrh.

Anwendungen

Blätter
Aufguß: Zur Erleichterung der Entbindung trinkt man in den letzten sechs bis acht Wochen vor der Geburt täglich eine Tasse. Während der Wehen sollte man große Mengen des warmen Tees trinken. Kann auch bei leichtem Durchfall oder als Gurgelmittel bei Mundgeschwüren und Halsschmerzen verwendet werden.

Tinktur: Ist adstringierender als der Aufguß. Bei Wunden und Entzündungen verwendet man die verdünnte Tinktur; auch als Mundspülung bei Geschwüren und Zahnfleischentzündungen.

Waschlösung: Man verwendet den Aufguß zum Baden von Wunden und zur regelmäßigen Reinigung von offenen Beinen und Schürfwunden. Eignet sich auch als milde Augenspülung.

Beeren
Essig: Man läßt 500 g Früchte zwei Wochen lang in 1 Liter Wasser ziehen und gießt sie dann ab. Die dicke rote Flüssigkeit kann als Zusatz für Hustenmittel oder als Gurgelmittel bei Halsschmerzen verwendet werden. Mit dem wohlschmeckenden Essig kann man auch den Geschmack anderer schleimlösender Kräuterheilmittel übertönen.

☞ WARNUNG ☞
• In den ersten Schwangerschaftsmonaten sollten hohe Dosen der Blätter vermieden werden, da sie den Uterus stimulieren können.

Salix alba

SILBERWEIDE

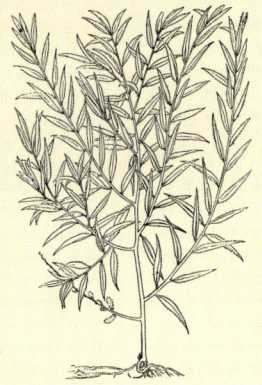

»Die Blätter [und die Samen] ... dämpfen die Hitze der Lust in Mann und Frau; bei längerer Anwendung löschen sie das Feuer vollkommen.«
Nicholas Culpeper, 1653.

In der traditionellen Kräutermedizin verwendete man die Silberweide bei Fieber und anderen »heißen« Zuständen. Sie gehörte zu den ersten Kräutern, die wissenschaftlich untersucht wurden. Im 19. Jahrhundert extrahierte der französische Chemiker LEROUX den aktiven Bestandteil der Weide und nannte ihn »Salicin«. Bereits 1852 wurde dieser Stoff synthetisch hergestellt, und 1899 kam eine reizärmere und wohlschmeckendere Variante dieser Substanz (Acetylsalicylsäure) als »Aspirin« auf den Markt – die erste moderne Arznei auf pflanzlicher Basis. Bevorzugt verwendet werden fingerdicke Äste.

Eigenschaften
Kühl, trocken, leicht bitter.

Wirkstoffe
Salicin, Gerbsäuren, Flavonoide, Glykoside.

Wirkung
Antirheumatisch, entzündungshemmend; dämpft die Hitze; setzt Wasser frei; analgetisch, antiseptisch, adstringierend, bitteres Verdauungstonikum.

Verwendete Teile

Rinde
In der modernen Kräuterheilkunde wird im allgemeinen nur die Rinde verwendet. Sie wird bei Rheuma und Arthritis verschrieben, senkt Fieber und lindert Neuralgien, Kopfschmerzen und Schmerz ganz allgemein. Dank ihrer leicht bitteren Eigenschaften regt sie die Verdauung an und wird bei Gastroenteritis und Durchfall auf Grund von Hitze und Entzündung eingesetzt. Ernte im Sommer.

Blätter
Waren früher ein beliebtes Hausmittel und wurden so häufig wie heute die Rinde verwendet. Tee aus Weidenblättern wurde bei Fieber und Kolikschmerzen eingesetzt; mit dem Aufguß behandelte man Schuppen.

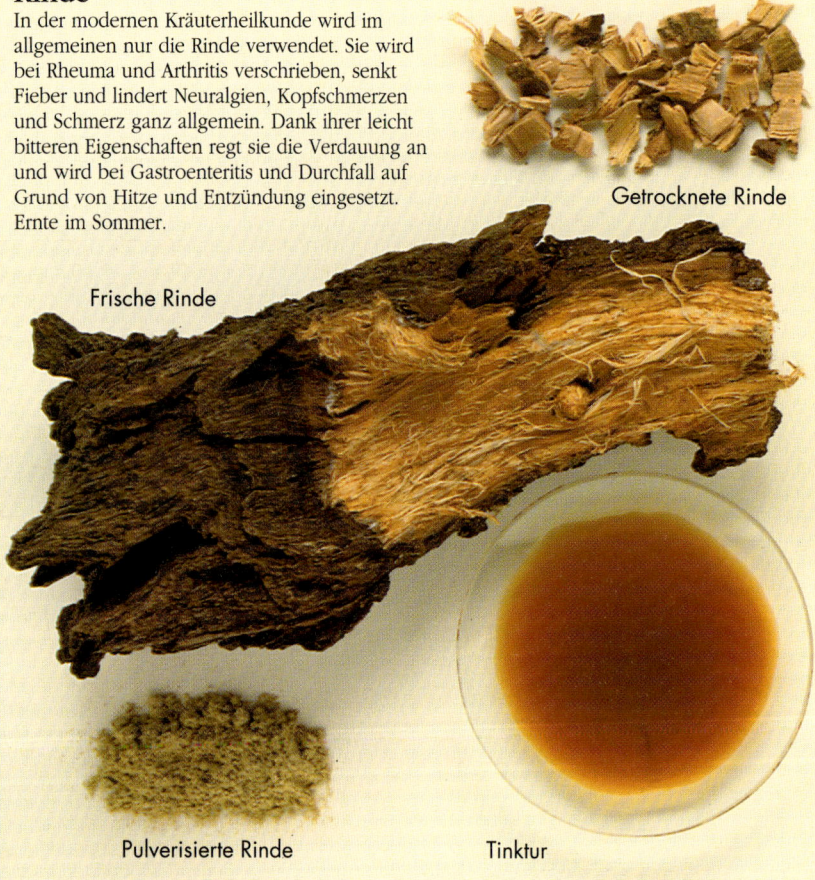

Getrocknete Rinde

Frische Rinde

Pulverisierte Rinde

Tinktur

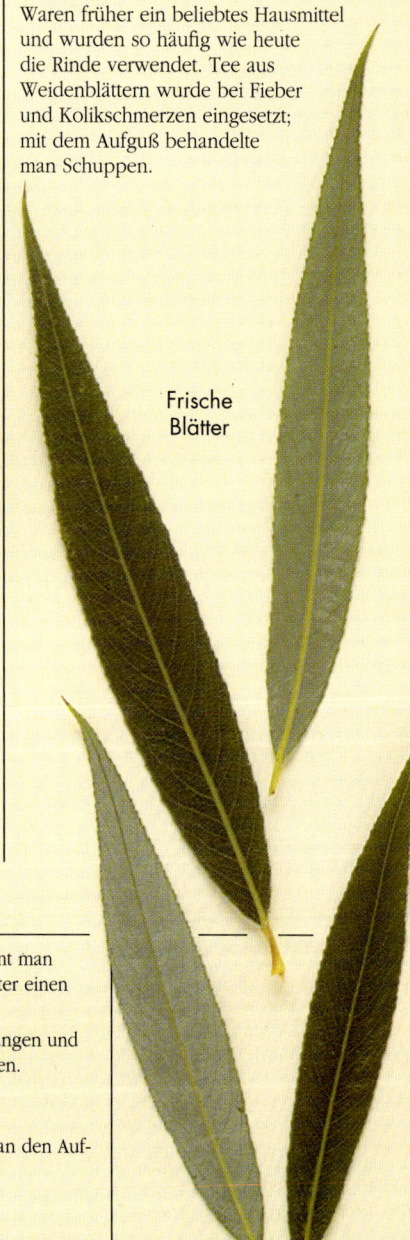

Frische Blätter

Anwendungen

Rinde
Flüssigextrakt: Stärker als die Tinktur; Verwendung bei rheumatischen Zuständen, Kopfschmerzen und Neuralgien.

Tinktur: Bei Fieber nimmt man bis zu 15 ml pro Dosis; auch in Kombination mit Wasserdost, Holunder und bitteren Heilmitteln wie Enzian; bei Infektionen und Magenentzündungen in Kombination mit beruhigenden Kräutern wie Wegerich (Verwendung der alkoholfreien Tinktur, siehe Seite 125).

Pulver: Bei Fieber und Kopfschmerzen nimmt man Dosen bis zu 10 g und mischt das Pulver unter einen Teelöffel Honig.

Absud: Verwendung bei fieberhaften Erkältungen und Kopfschmerzen sowie bei arthritischen Leiden.

Blätter
Aufguß: Bei Verdauungsproblemen trinkt man den Aufguß nach den Mahlzeiten.

Salvia-Arten

SALBEI

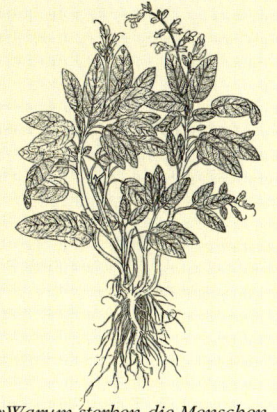

»Warum sterben die Menschen an Krankheiten, wenn in den Gärten Salbei wächst?«
Macers Kräuterkunde,
10. Jahrhundert.

Salbei stand schon immer für ein langes Leben und soll bei Gedächtnisschwäche für ältere Menschen nützlich sein. Wie andere Kräuter gegen Vergeßlichkeit wurde auch Salbei auf Gräber gepflanzt. Die Chinesen sollen mit Beginn des britischen Teehandels zwei Kisten Tee gegen eine mit getrocknetem Salbei getauscht haben. Für Heilzwecke wird meist die lilafarbene Art des *S. officinalis* (Gartensalbei) verwendet, die für wirkungsvoller gehalten wird als die gewöhnliche grüne Art. In China setzt man die Wurzel einer verwandten Art, *S. miltiorrhiza* (Dan shen), als tonisches Kraut ein.

Eigenschaften
Scharf, bitter, kühl, austrocknend.

Wirkstoffe
S. officinalis: Ätherisches Öl, diterpene Bitterstoffe, Gerbsäuren, Triterpene, Harz, Flavonoide, östrogenhaltige Substanzen, Saponine.
S. miltiorrhiza: Vitamin E.

Wirkung
S. officinalis: Entblähend, entkrampfend, adstringierend, antiseptisch; verringert Schweiß-, Speichel- und Milchfluß; stimuliert den Uterus; antibiotisch; fördert den Gallenfluß.
S. miltiorrhiza: Regt den Kreislauf an; beruhigend; verringert Hitze.

Verwendete Teile

Blätter
S. officinalis
Die besondere Affinität zu Mund und Hals machen sie als Gurgelwasser und zum Spülen geeignet. Ihre austrocknende Wirkung hilft bei Problemen der Wechseljahre sowie beim Abstillen. Frische Blätter ergeben ein bitteres Mittel zur Verdauungsförderung. Ernte während des ganzen Sommers.

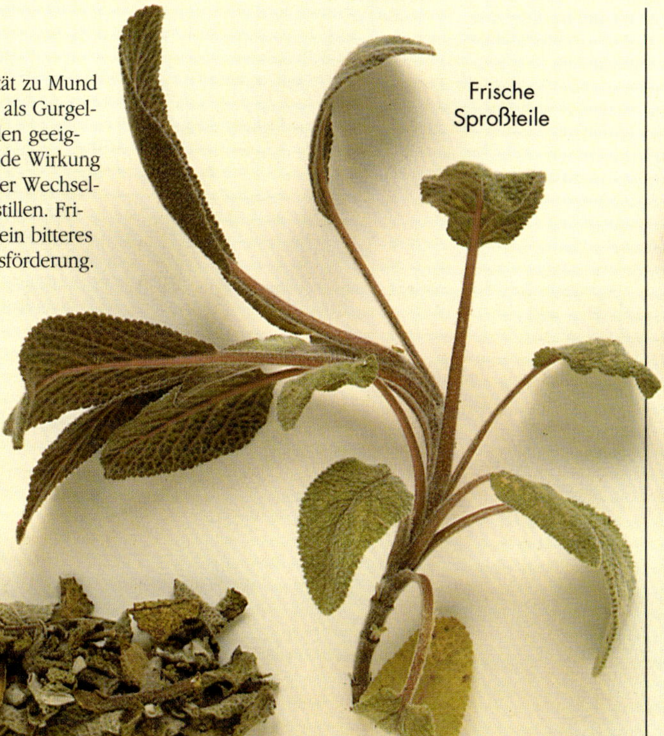

Frische Sproßteile

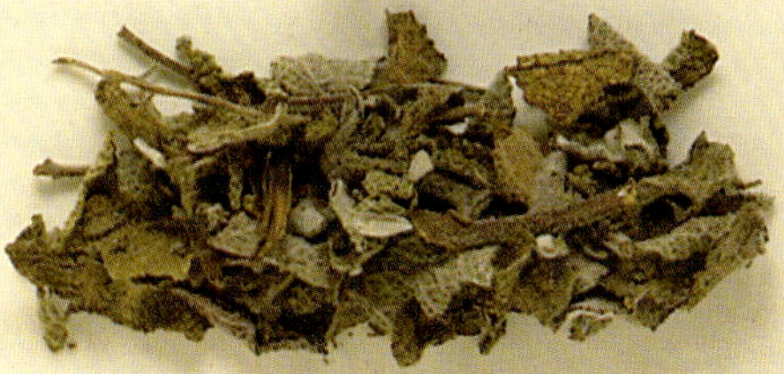

Dan shen

Getrocknete Sproßteile

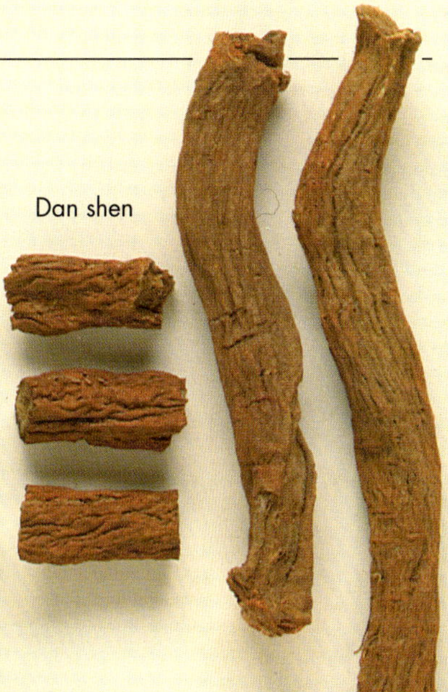

Wurzel
S. miltiorrhiza
In China hauptsächlich dazu verwendet, das »Blut zu bewegen«, z.B. bei manchen Arten von Periodenschmerz oder Herzleiden. Dan shen gilt auch als beruhigend und kühlend, vor allem auf die Organe Herz und Leber.

Anwendungen

Blätter
S. officinalis
Aufguß: Man gibt 20 g Blätter auf 50 ml Wasser und verwendet den Aufguß als Tonikum, zur Stimulierung der Leber sowie zur Förderung der Darmtätigkeit und des Kreislaufs bei Schwächezuständen. Verringert den Milchfluß beim Abstillen und lindert die Hitzewallungen während der Wechseljahre.

Tinktur: Verwendung bei Problemen der Wechseljahre. Wird verschrieben, um den Speichelfluß bei der Parkinsonschen Krankheit zu verringern.

Kompresse: Man tränkt ein Tuch in der Infusion und legt es auf langsam heilende Wunden.

Gurgelmittel/Mundspülung: Bei Halsschmerzen, Mandelentzündung, Mundgeschwüren oder Zahnfleischleiden verwendet man einen schwachen Aufguß.

Haarspülung: Man verwendet die Spülung bei Schuppen und zum Auffrischen der Haarfarbe bei Ergrauen.

Wurzel
S. miltiorrhiza
Absud: Wird bei Periodenschmerz auf Grund schlechter Blutzirkulation verschrieben; in China auch Verwendung bei Angina und koronarer Herzerkrankung.

☛ WARNUNG ☚
• Während der Schwangerschaft sollten therapeutische Dosen vermieden werden. Kleine Mengen von Salbei können in der Küche gefahrlos verwendet werden.
• Man sollte Dan shen nur verwenden, wenn der Zustand durch mangelnde Blutzirkulation verursacht wird.
• Salbei enthält Thujon. Diese Substanz sollte von Epileptikern gemieden werden, da sie Anfälle auslösen kann.

Sambucus nigra
SCHWARZER HOLUNDER

Um diese Pflanze ranken sich zahllose Legenden. Auf Grund seiner unzähligen therapeutischen und prophylaktischen Eigenschaften gilt Holunder als »vollständiger Arzneischrank«. GALEN klassifizierte das Kraut als »heiß und trocken«. Es wurde bei kalten, feuchten Zuständen wie Katarrh oder übermäßiger Schleimbildung eingesetzt. Im 17. Jahrhundert war es ein beliebtes Mittel zur Schleimlösung und wurde bei Husten sowie als harntreibendes und abführendes Mittel eingesetzt. Im 18. Jahrhundert verwendete man Holunderblütenwasser, um einen blassen Teint zu erhalten und Sommersprossen zu entfernen.

»Der Absud der Wurzel ... heilt den Biß der Natter.«
Nicholas Culpeper, 1653.

Eigenschaften
Blüten/Beeren: Bitter, austrocknend, kühl, leicht süß.
Rinde: Heiß, bitter, austrocknend.

Wirkstoffe
Ätherisches Öl, Flavonoide, Schleim, Gerbsäuren, Vitamine A, C, cyanogene Glykoside, Alkaloid.

Wirkung
Blüten: Schleimlösend, antikatarrhalisch; schweißtreibend, harntreibend; lokal entzündungshemmend.
Beeren: Schweißtreibend, harntreibend, abführend.
Rinde: Abführend; harntreibend; lokal beruhigend.

Teile

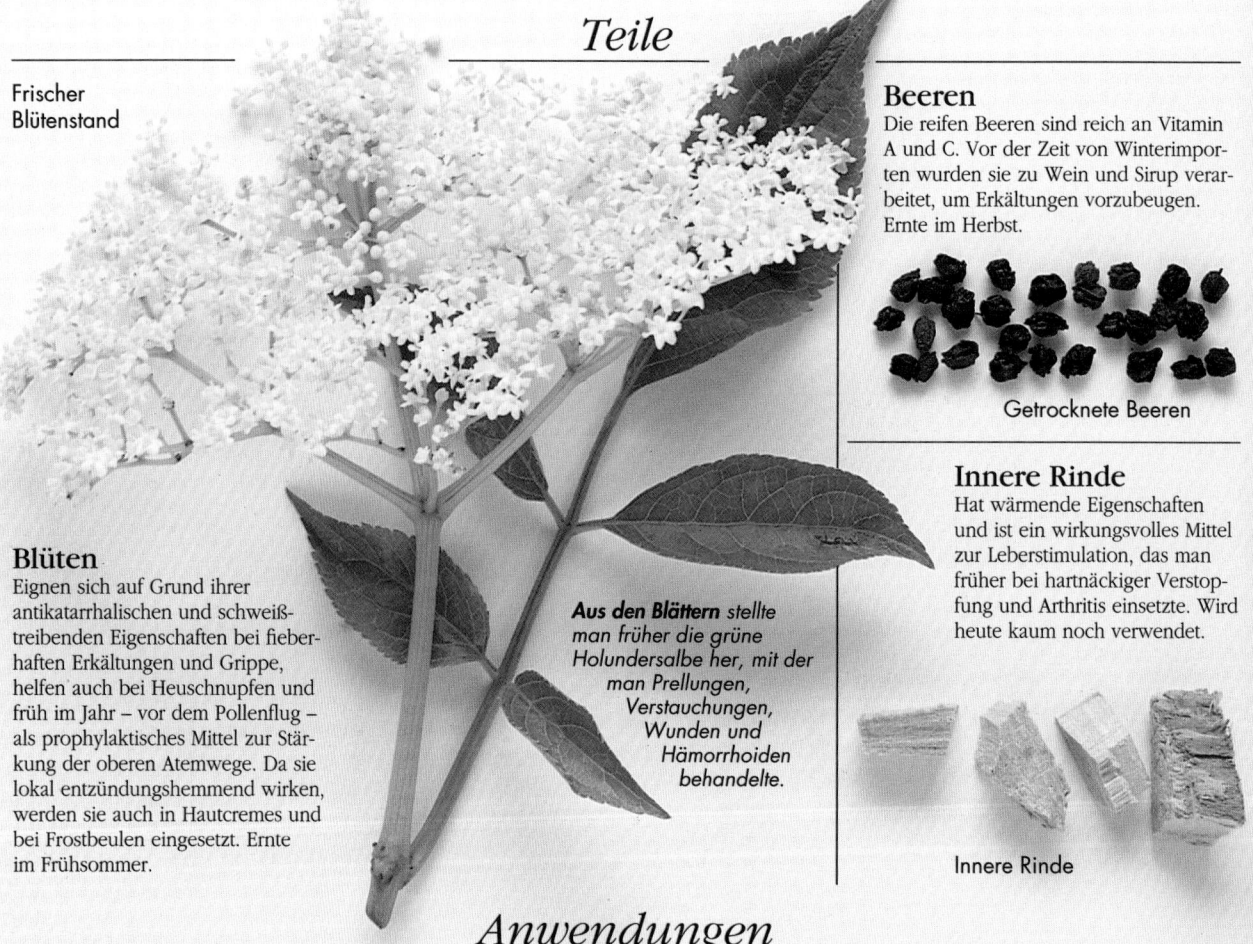

Frischer Blütenstand

Beeren
Die reifen Beeren sind reich an Vitamin A und C. Vor der Zeit von Winterimporten wurden sie zu Wein und Sirup verarbeitet, um Erkältungen vorzubeugen. Ernte im Herbst.

Getrocknete Beeren

Innere Rinde
Hat wärmende Eigenschaften und ist ein wirkungsvolles Mittel zur Leberstimulation, das man früher bei hartnäckiger Verstopfung und Arthritis einsetzte. Wird heute kaum noch verwendet.

Blüten
Eignen sich auf Grund ihrer antikatarrhalischen und schweißtreibenden Eigenschaften bei fieberhaften Erkältungen und Grippe, helfen auch bei Heuschnupfen und früh im Jahr – vor dem Pollenflug – als prophylaktisches Mittel zur Stärkung der oberen Atemwege. Da sie lokal entzündungshemmend wirken, werden sie auch in Hautcremes und bei Frostbeulen eingesetzt. Ernte im Frühsommer.

Aus den Blättern stellte man früher die grüne Holundersalbe her, mit der man Prellungen, Verstauchungen, Wunden und Hämorrhoiden behandelte.

Innere Rinde

Anwendungen

Blüten
Aufguß: Bei fieberhaften oder katarrhalischen Zuständen der Lunge und der oberen Atemwege (einschl. Heuschnupfen) trinkt man den heißen Aufguß. Kann auch mit Schafgarbe, Wasserdost und Pfefferminze kombiniert werden.
Tinktur: Verwendung bei Erkältung und Grippe sowie am Anfang des Frühlings, um später eintretende Symptome von Heuschnupfen zu lindern.
Creme: Verwendung bei rissiger Haut und Schürfwunden an den Händen sowie bei Frostbeulen.
Augenspülung: Bei entzündeten oder gereizten Augen verwendet man den kalten, abgeseihten Aufguß.

Mundspülung/Gurgelwasser: Mit dem Aufguß behandelt man Mundgeschwüre, Halsschmerzen und Mandelentzündung.

Beeren
Sirup: Herstellung aus dem Absud. Verwendung als Prophylaktikum gegen winterliche Erkältungen oder in Kombination mit anderen schleimlösenden Kräutern wie Thymian bei Husten.
Tinktur: Verwendung bei Rheuma in Kombination mit anderen Kräutern wie Fieberklee oder Weide.

☞ **W A R N U N G** ☜
• Teile der Holunderpflanze sollten nicht verabreicht werden, wenn der Zustand sich durch zusätzlichen Flüssigkeitsentzug noch verschlimmern könnte.
• Während der Schwangerschaft sollte die stark abführende Rinde gemieden werden.

Scrophularia-Arten
BRAUNWURZ [2] [3]

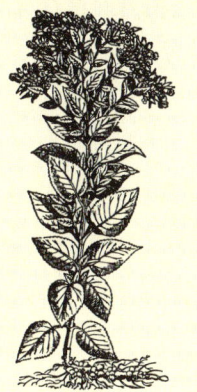

»... sie entfernt Rötungen, Haut-
flecken und Sommersprossen
aus dem Gesicht, ebenso Schorf
und andere Mißbildungen...«
Nicholas Culpeper, 1653.

In der östlichen und westlichen Heilkunde gilt *S. nodosa* als reinigendes Kraut. Früher war Braunwurz unter dem Namen Skrofelpflanze bekannt (daher der botanische Name) und wurde bei Abszessen, eitrigen Wunden und dem »Übel der Könige« oder Skrofulose (Tuberkulose der Lymphdrüsen im Hals) verwendet, deswegen nannte CULPEPER das Kraut auch »Hals-wurz«. Die Chinesen verordnen Xuan shen, die Wur-zel einer verwandten Art (*S. ningpoensis*), bei »Feuer-giften«, das heißt bei den gleichen eitrigen Zuständen, die auch im Westen mit diesem Kraut behandelt wer-den.

Eigenschaften
Bitter, kalt, austrocknend; salzig (*S. ningpoensis*).

Wirkstoffe
S. nodosa: Saponine, kardioaktive Glykoside, Alkaloide, Flavonoide, Iridoide.
S. ningpoensis: Saponine, Phytoste-rin, essentielle Fettsäuren, Asparagin.

Wirkung
S. nodosa: Harntreibend, abführend; stimuliert Herz- und Kreislauftätig-keit, entzündungshemmend.
S. ningpoensis: Stärkend, kühlend, entzündungshemmend, antibak-teriell, Herztonikum; beruhigend.

Verwendete Teile

Sproßteile
S. nodosa
Zur Behandlung von Hautproblemen verwendet, für alle Arten von Reinigung wie etwa bei rheumatischen Leiden oder Gicht, wo es zu verminderter Leistung des Lymph-systems kommt, oder bei Darmträgheit mit Verstopfung. Ernte nach der Blüte im Sommer.

Wurzel
S. ningpoensis
Im Gegensatz zu *S. nodosa* beruhigt die chinesische Art das Herz, senkt den Blutdruck und wirkt leicht sedierend. Sie erneu-ert auch das Jing (Lebenskraft).

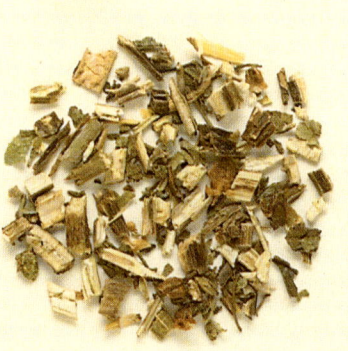

Blüten

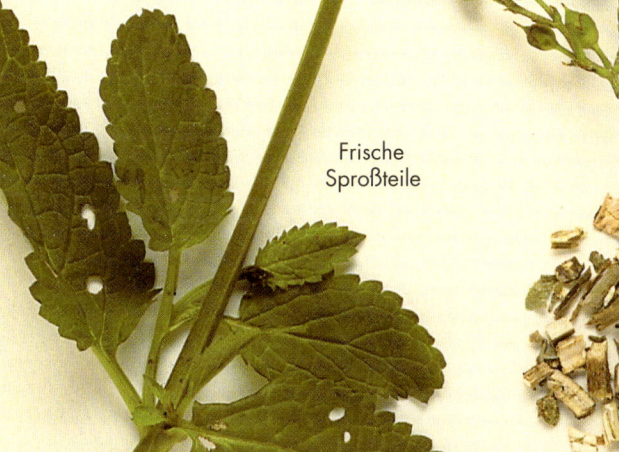

Frische
Sproßteile

Getrocknete Sproßteile

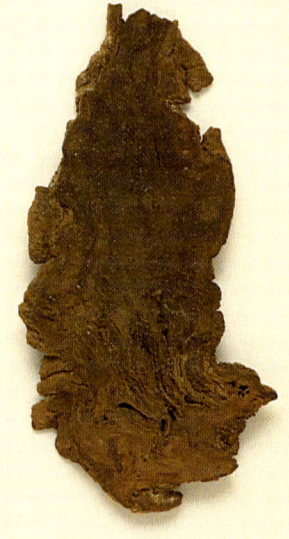

Xuan shen

Anwendungen

Sproßteile
S. nodosa
Aufguß: Verwendung zur Entgiftung (bei Rheuma, Lymphleiden und Hautkrankheiten wie Ekzemen und Schuppenflechte).

Tinktur: Verwendung in Verbindung mit anderen verdauungsfördernden Kräutern wie Löwenzahn, Sauerdorn oder Rhabarberwurzel bei Verstopfung und Darmträgheit, ebenso in Verbindung mit Krausem Ampfer oder Klette bei Hautkrankheiten.

Kompresse: Man tränkt ein Tuch im Aufguß und legt es auf schmerzhafte Schwellungen, Wunden und Geschwüre.

Waschlösung: Verwendung des Aufgusses bei Ekzemen, Hautentzündungen und Pilzinfektionen.

Wurzel
S. ningpoensis
Absud: Verwendung bei Halsbeschwerden, einschließ-lich geschwollenen Drüsen und Mandelentzündung. Wird auch bei tiefsitzenden Abszessen und Lymph-schwellungen eingesetzt. In China wird die Wurzel mit Salz als Yin-Tonikum verabreicht.

☛ W A R N U N G ☚
• *S. nodosa* stimuliert die Herztätigkeit und sollte bei über-mäßig schnellem Herzschlag gemieden werden.

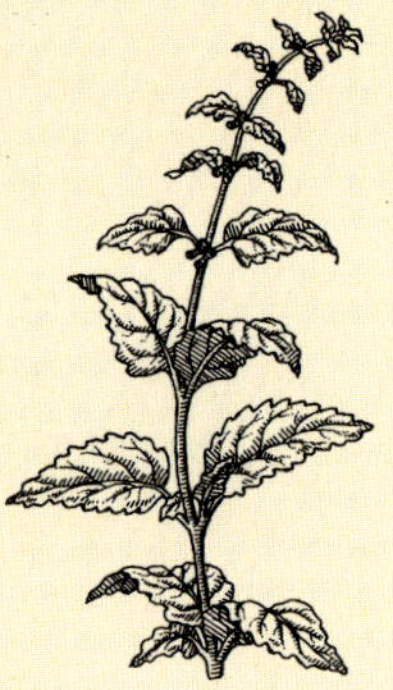

Scutellaria-Arten
HELMKRAUT [1][2]

»Helmkraut ist in der Heilkunde wohl das Nervenmittel mit dem breitesten Anwendungsbereich.«
David Hoffmann, »Das ganzheitliche Kräuterbuch«, 1983

Das Helmkraut aus Virginia ist recht neu im europäischen Kräuterrepertoire. Die amerikanischen Ureinwohner verwandten es bei Tollwut und zur Menstruationsförderung. Die helmförmigen Kelche und die Blüten, die nur auf einer Seite des Stengels wachsen, haben ihm seinen botanischen Namen, *S. lateriflora*, gegeben. Heute gilt es als eines der besten Kräuter zur Behandlung von Nervenleiden. Die Chinesen verwenden eine verwandte Art, *S. baicalensis* oder Huang qin.

Eigenschaften
Bitter, kalt, austrocknend.

Wirkstoffe
S. **lateriflora**: Flavonoide, Gerbsäuren, Bitterstoff, ätherisches Öl, Mineralstoffe.
S. **baicalensis**: Flavonoide, Sitosterine.

Wirkung
S. **lateriflora**: Entspannendes Nervenmittel, krampflösend.
S. **baicalensis**: Antibakteriell, kühlend, harntreibend, krampflösend.

Verwendete Teile

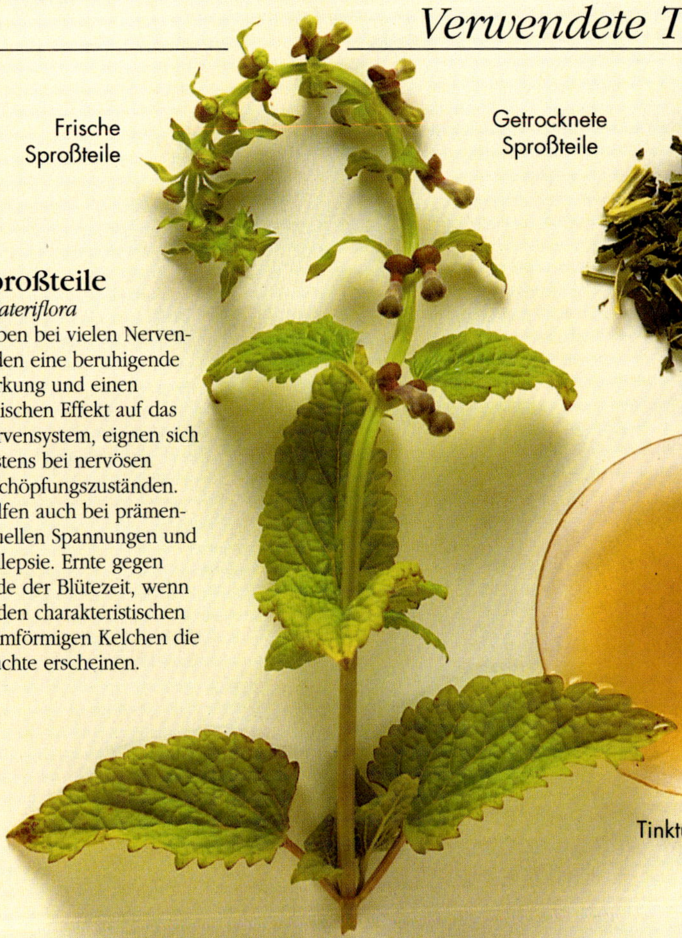

Frische
Sproßteile

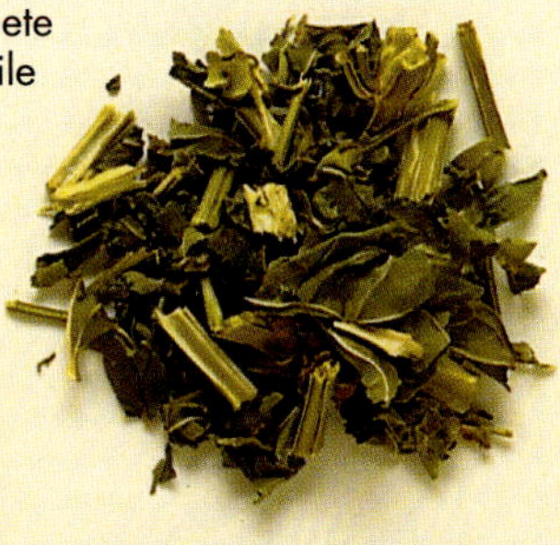

Getrocknete
Sproßteile

Sproßteile
S. lateriflora
Haben bei vielen Nervenleiden eine beruhigende Wirkung und einen tonischen Effekt auf das Nervensystem, eignen sich bestens bei nervösen Erschöpfungszuständen. Helfen auch bei prämenstruellen Spannungen und Epilepsie. Ernte gegen Ende der Blütezeit, wenn in den charakteristischen helmförmigen Kelchen die Früchte erscheinen.

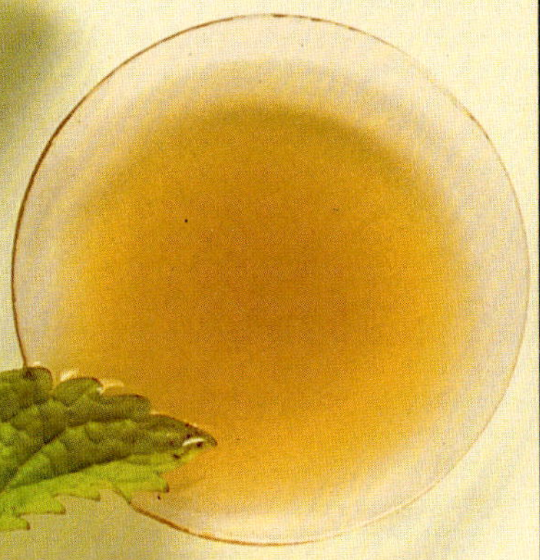

Tinktur

Wurzel
S. baicalensis
Huang qin wird in China hauptsächlich dazu verwendet, die Atemwege und den Verdauungstrakt von Hitze zu befreien. Hilft auch bei Harnwegs- und Hautinfektionen sowie bei Bluthochdruck auf Grund von Überhitzung.

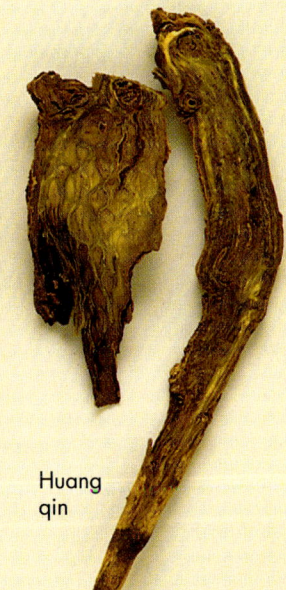

Huang
qin

Anwendungen

Sproßteile
S. lateriflora
Aufguß: Man verwendet das möglichst frische Kraut, um einen Beruhigungstee bei nervöser Erschöpfung, Reizbarkeit, Überängstlichkeit und prämenstruellen Spannungen zu brauen. Bei Schlaflosigkeit kombiniert man Helmkraut mit Passionsblume und trinkt den Aufguß am Abend.
Tinktur: Wird am besten aus dem frischen Kraut hergestellt und ist ein gutes Mittel zur Nervenberuhigung. Bei Stress und Depression nimmt man 5ml der Tinktur oder kombiniert diese mit 10 Tropfen Zitronenmelisse.

Wurzel
S. baicalensis
Absud: In Kombination mit anderen kalten, bitteren Kräutern wie Huang lian oder Gelbwurz, um den Körper bei Gastritis, Brust- und Harnwegsinfektionen einschl. Durchfall, Gelbsucht, Gastroenteritis, Bronchitis und Blasenkatarrh von Hitze zu befreien. In Verbindung mit Kräutern wie Ju hua zur Senkung eines überhöhten Blutdrucks.

Stachys officinalis

ECHTER ZIEST [3]

Ziest ist das wichtigste angelsächsische Heilmittel und wird zur Behandlung von 29 verschiedenen Krankheiten eingesetzt. Im Mittelalter galt er als das beliebteste Amulettkraut, mit dem man sich gegen üble und böse Humores (Körpersäfte) schützte. GERARD führte im Jahre 1597 eine lange Liste der Anwendungsbereiche auf und fügte hinzu, daß Ziest »den Menschen gut pissen läßt«. Heute wird das Kraut von vielen Experten zu Unrecht vernachlässigt.

»... ist gut für die Seele und den Körper des Menschen. Er schützt ihn vor Visionen und Träumen.«
Herbarium Apuleii, sächsische Übersetzung, etwa 9. Jahrhundert.

Eigenschaften
Kühl, austrocknend, bittersüß.

Wirkstoffe
Alkaloide (einschl. Stachydrin und Trigonellin), Gerbsäuren, Saponine.

Wirkung
Beruhigend; bitteres Verdauungsmittel; Nervenmittel; leicht harntreibend; Kreislauftonikum vor allem für die Gehirndurchblutung; adstringierend.

Verwendete Teile

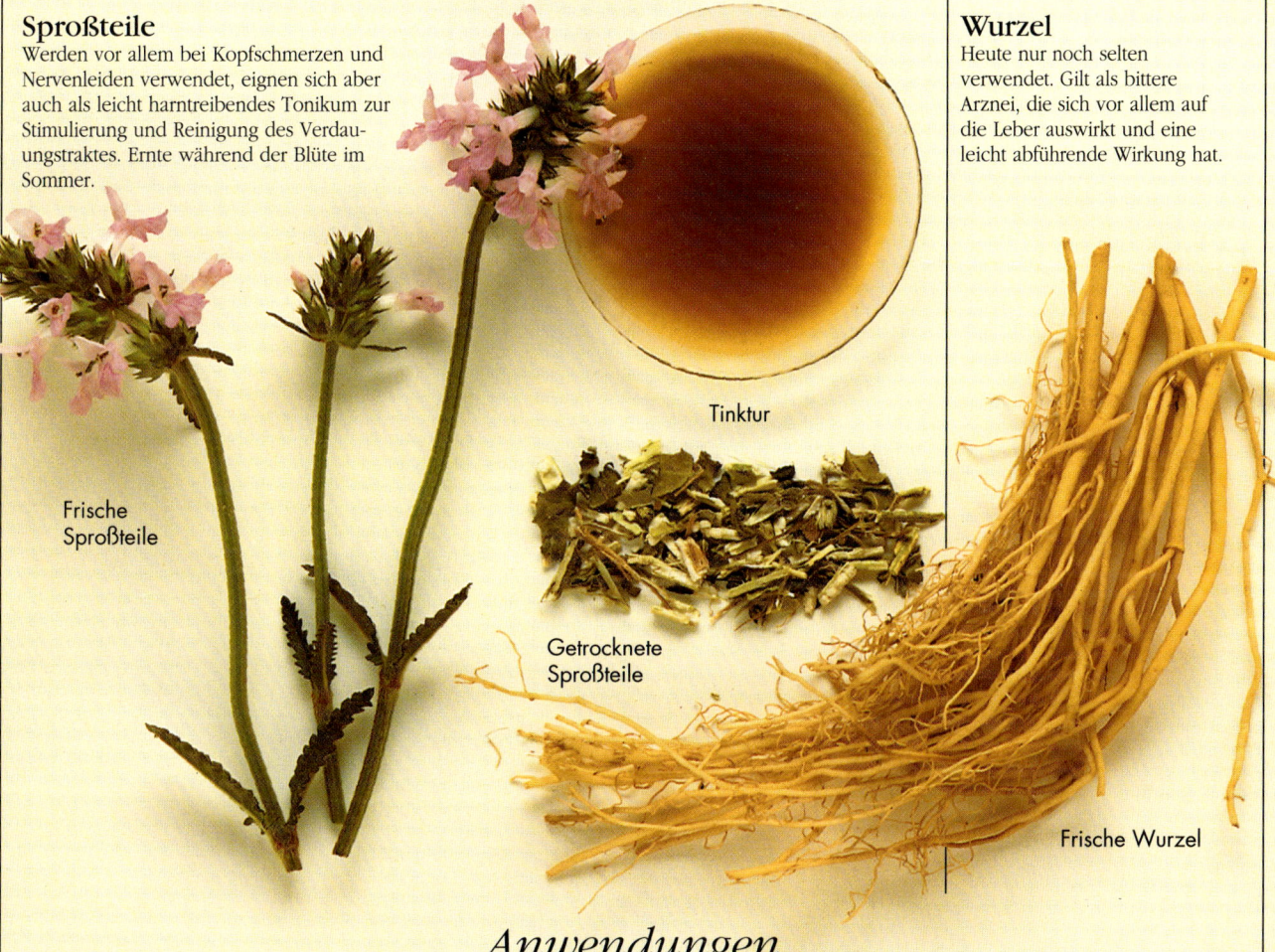

Sproßteile
Werden vor allem bei Kopfschmerzen und Nervenleiden verwendet, eignen sich aber auch als leicht harntreibendes Tonikum zur Stimulierung und Reinigung des Verdauungstraktes. Ernte während der Blüte im Sommer.

Frische Sproßteile

Tinktur

Getrocknete Sproßteile

Wurzel
Heute nur noch selten verwendet. Gilt als bittere Arznei, die sich vor allem auf die Leber auswirkt und eine leicht abführende Wirkung hat.

Frische Wurzel

Anwendungen

Sproßteile
Aufguß: Für allgemeine Heilzwecke verwendet man eine niedrige Dosis (1 Teelöffel pro Tasse) als entspannendes Tonikum. Bei Periodenschmerz, Migräne und anderen Kopfschmerzen, nervöser Anspannung sowie zur Förderung der Darmtätigkeit und Reinigung des Verdauungstraktes nimmt man therapeutische Dosen. Den heißen Aufguß trinkt man bei schlimmen Wehen.

Tinktur: Verwendung wie Aufguß. Sie eignet sich besonders bei nervösen Kopfschmerzen. Gut in Kombination mit Lavendel. Auch ein nützliches reinigendes Kraut bei toxischen oder arthritischen Zuständen.

Umschlag: Man gibt die frisch zerstoßenen Kräuter auf Wunden und Prellungen.

Waschlösung: Man badet Beingeschwüre und infizierte Wunden im Aufguß.

Mundspülung/Gurgelmittel: Man verwendet den Aufguß bei Mundgeschwüren, Zahnfleischentzündung und Halsschmerzen.

Weintonikum: Man weicht 50g Ziest und je 25g Eisenkraut und Ysop zwei Wochen lang in 75cl Weißwein ein. Bei nervösen Kopfschmerzen und Spannung trinkt man ein Likörglas des Weintonikums.

☛ W A R N U N G ☚
• Da das Kraut den Uterus stimuliert, sollte man hohe Dosen während der Schwangerschaft meiden. Kann während der Wehen verabreicht werden.

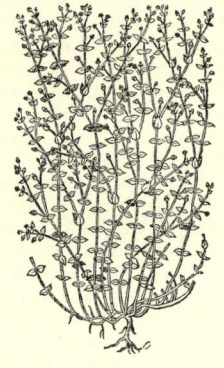

Stellaria-Arten
STERNMIERE [3]

Zu GERARDS Zeiten wurde in Käfigen gehaltenen Hänflingen *S. media* (Vogelmiere) verabreicht. Die Sternmiere ist ein weitverbreitetes Unkraut, das praktisch überall auf der Welt vorkommt. Anstatt sie auszureißen, sollte man sich auf ihre Verwendung als Gemüse besinnen. Sie wurde früher auch zur Wundbehandlung und in Umschlägen zum Ziehen von Furunkeln verwendet. In China nimmt man die Wurzel der *S. dichotoma* oder Yin chai hu.

»... in einem Wort, ihre beruhigenden, die Verdauung fördernden und eitertreibenden Eigenschaften verdienen Beachtung.«
John Gerard, 1597

Eigenschaften
Süß, feucht, kühl.

Wirkstoffe
Schleim, Saponine, Kieselerde, Mineralstoffe, Vitamine A, B, C, Fettsäuren.

Wirkung
Adstringierend, antirheumatisch, wundheilend, beruhigend.

Verwendete Teile

Sproßteile
S. media
Werden zu Cremes verarbeitet und auch heute noch vielfach bei Ekzemen und Hautreizungen eingesetzt. Werden als Hausmittel innerlich verabreicht, um die Harnausscheidung zu fördern, rheumatische Schmerzen zu lindern und bei Schwäche neue Kraft zu geben. Ernte während der Wuchszeit.

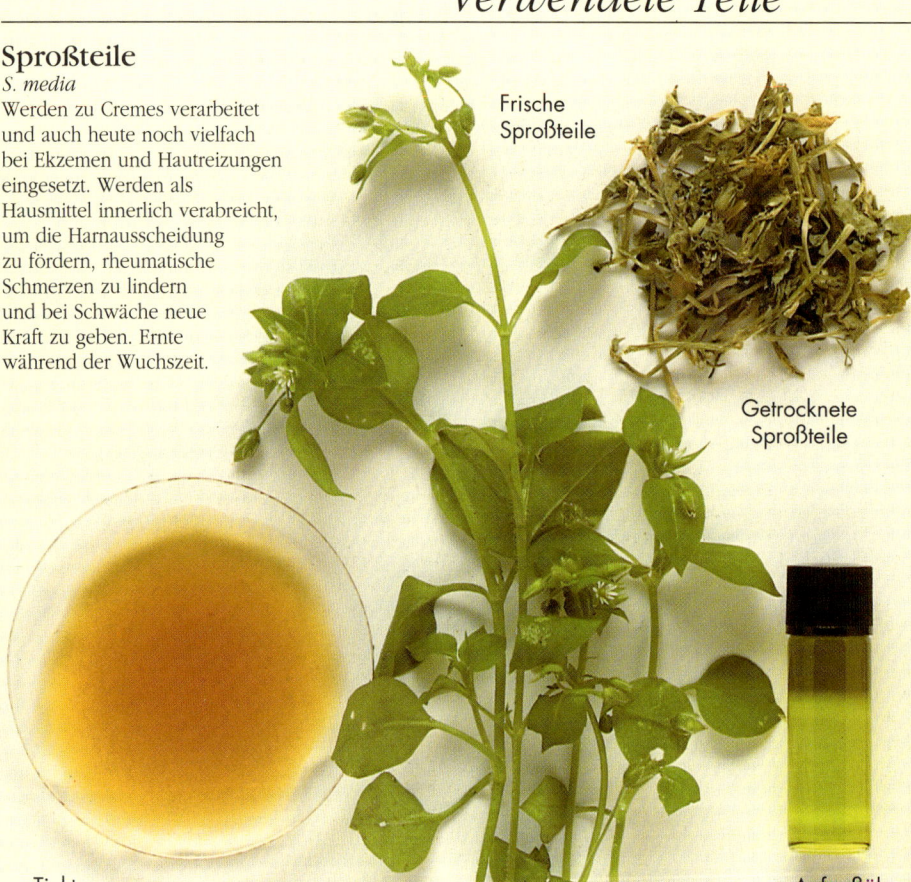

Frische Sproßteile

Getrocknete Sproßteile

Tinktur

Aufgußöl

Wurzel
S. dichotoma
In China wird Yin chai hu als kühlendes Kraut bei Fieber sowie zur Blutstillung bei Nasenbluten und heftiger Menstruation eingesetzt. Unterernährten Kindern gibt man die Wurzel als Tonikum. In armen ländlichen Regionen Europas gilt die Wurzel als »kostenlose Nahrung« in schweren Zeiten.

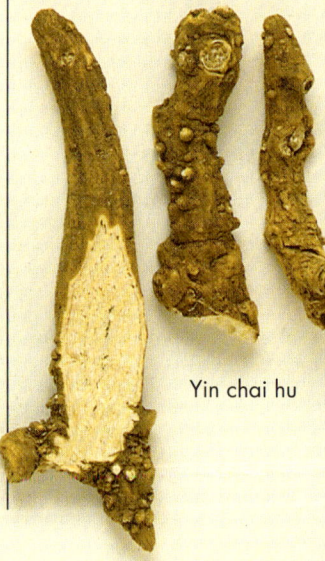

Yin chai hu

Anwendungen

Sproßteile
S. media
Absud: Man verwendet das möglichst frische Kraut als reinigendes Tonikum bei Erschöpfung und Schwäche. Hilft auch bei Harnwegsinfekten wie Blasenkatarrh.

Tinktur: Diese gibt man zu Rheumamitteln.

Umschlag: Man legt die frische Pflanze auf Furunkel und Abszesse. Verwendung bei schmerzenden rheumatischen Gelenken.

Kompresse: Man tränkt ein Tuch im heißen Absud oder in einer mit heißem Wasser verdünnten Tinktur und legt es auf schmerzende rheumatische Gelenke.

Creme: Verwendung bei Ekzemen, vor allem, wenn diese mit Juckreiz verbunden sind; auch zum Ziehen von Insektenstacheln oder Splittern sowie bei Verbrennungen und Verbrühungen.

Aufgußöl: Man verwendet die heiße Aufgußmethode (siehe Seite 122) und reibt das Öl – anstelle von Cremes – auf Hautreizungen; bei Ekzemen gibt man einen Teelöffel ins Badewasser.

Wurzel
S. dichotoma
Absud: Verwendung bei heißen Fieberzuständen, die auf Schwäche durch chronische Krankheit zurückzuführen sind.

Symphytum officinale
BEINWELL

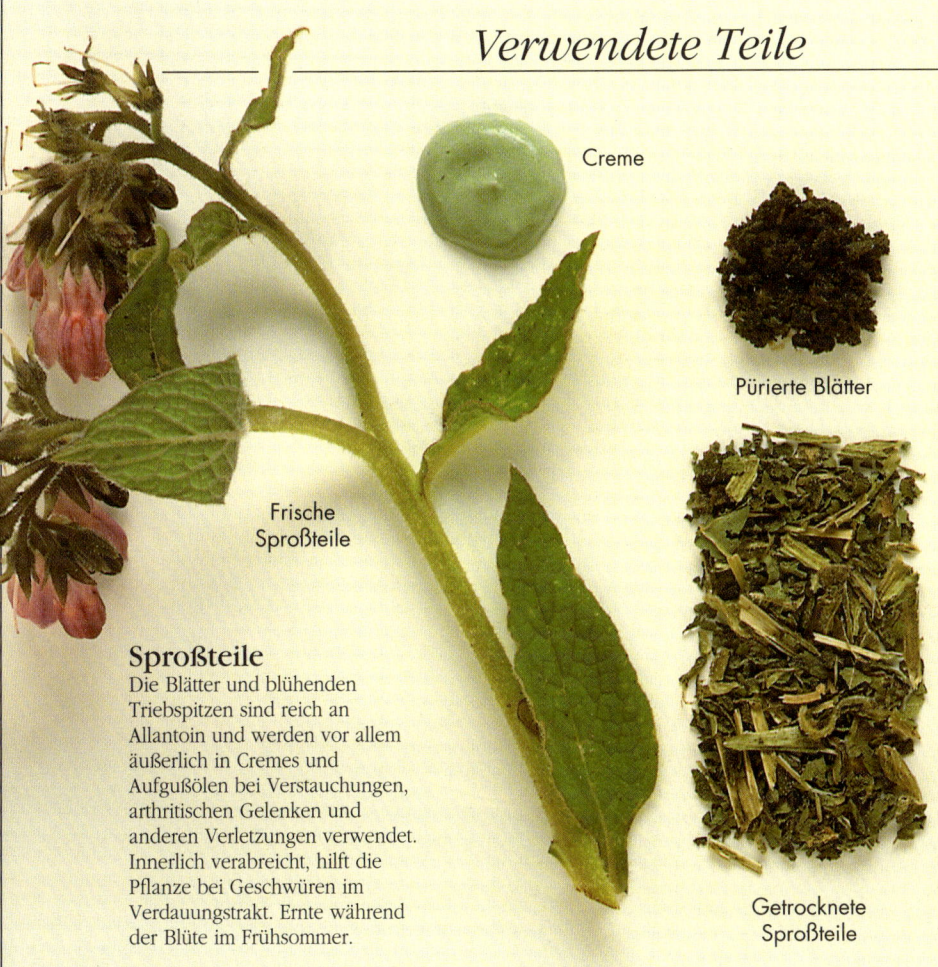

»... als Trank verabreicht, hilft er gegen Rückenschmerzen, die von ruckartigen Bewegungen, Raufereien oder zuviel Freude an den Frauen verursacht wurden ...«
John Gerard, 1597.

Der volkstümliche Name – Knochenkitter – erinnert an seine traditionelle Verwendung bei Knochenbrüchen. Beinwell enthält Allantoin, ein Stoff, der das Wachstum von Knochen-, Knorpel- und Muskelzellen anregt. Wenn man das zerdrückte Kraut auf eine Verletzung legt, wird durch das Allantoin die Heilung beschleunigt. Früher nahm man Beinwellbäder vor der Heirat, um das Hymen zu »reparieren« und »die Jungfräulichkeit wiederherzustellen«.

Eigenschaften
Kühl, feucht, süß.

Wirkstoffe
Schleim, Saponine, Allantoin (hauptsächlich in den Blütenteilen), Gerbsäuren, Pyrrolizidin, Alkaloide (vor allem in der Wurzel), Inulin, Vitamin B_{12}, Protein.

Wirkung
Fördert das Zellwachstum, adstringierend, beruhigend, wundheilend, schleimlösend.

Verwendete Teile

Creme

Pürierte Blätter

Wurzel
Die Wurzel hat ähnliche Eigenschaften wie die Blätter, ist aber kälter und nährstoffreicher. Sie kann bei offenen Beinen eingesetzt werden. Ernte im Frühling oder Herbst, wenn der Allantoingehalt am höchsten ist.

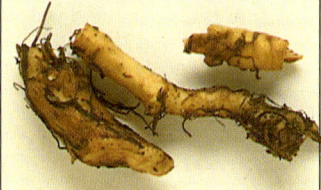

Frische Wurzel

Frische Sproßteile

Sproßteile
Die Blätter und blühenden Triebspitzen sind reich an Allantoin und werden vor allem äußerlich in Cremes und Aufgußölen bei Verstauchungen, arthritischen Gelenken und anderen Verletzungen verwendet. Innerlich verabreicht, hilft die Pflanze bei Geschwüren im Verdauungstrakt. Ernte während der Blüte im Frühsommer.

Getrocknete Sproßteile

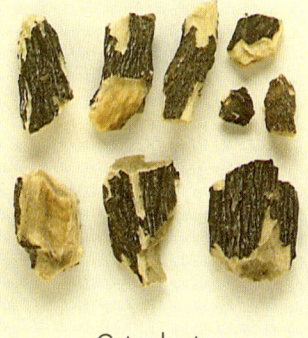

Getrocknete Wurzel

Anwendungen

Sproßteile/Wurzel
Tinktur: Wird bei Magengeschwüren und Speiseröhrenreizung verschrieben.

Umschlag: Man püriert die Blätter und legt sie auf kleinere Frakturen, die normalerweise nicht in Gips gelegt werden wie gebrochene Zehen und Rippen, oder auf Haarrisse in größeren Knochen.

Creme: Verwendung bei Knochen- oder Muskelverletzung, einschließlich Osteoarthritis.

Aufgußöl: Herstellung nach der heißen Aufgußmethode (siehe Seite 122) und Verwendung bei arthritischen Gelenken, Prellungen, Verstauchungen und anderen traumatischen Verletzungen; auch bei entzündeten Fußballen.

Wurzel
Absud: Wird bei Entzündungen und Geschwüren im Verdauungstrakt empfohlen.

Umschlag: Aus dem Wurzelpulver stellt man mit etwas Wasser eine Paste her und bringt sie auf offene Beine und andere hartnäckige Wunden an; auch bei blutenden Hämorrhoiden.

Sirup: Bei trockenem Husten sowie bei hartnäckigem dicken Schleim nimmt man einen aus dem Absud hergestellten Sirup.

☞ WARNUNG ☞
• Eine übermäßige innerliche Anwendung sollte vermieden werden, da die Pyrrolizidin-Alkaloide in Tierversuchen mit Krebsentstehung (bei Ratten) in Verbindung gebracht wurden.

• Lokale Anwendung ist bei Arthritis sicherer und wirkungsvoller als innerliche Anwendung.

• Bei schmutzigen Wunden sollte das Kraut vermieden werden, da durch die beschleunigte Heilung Schmutz und Eiter in der Wunde eingeschlossen werden könnten.

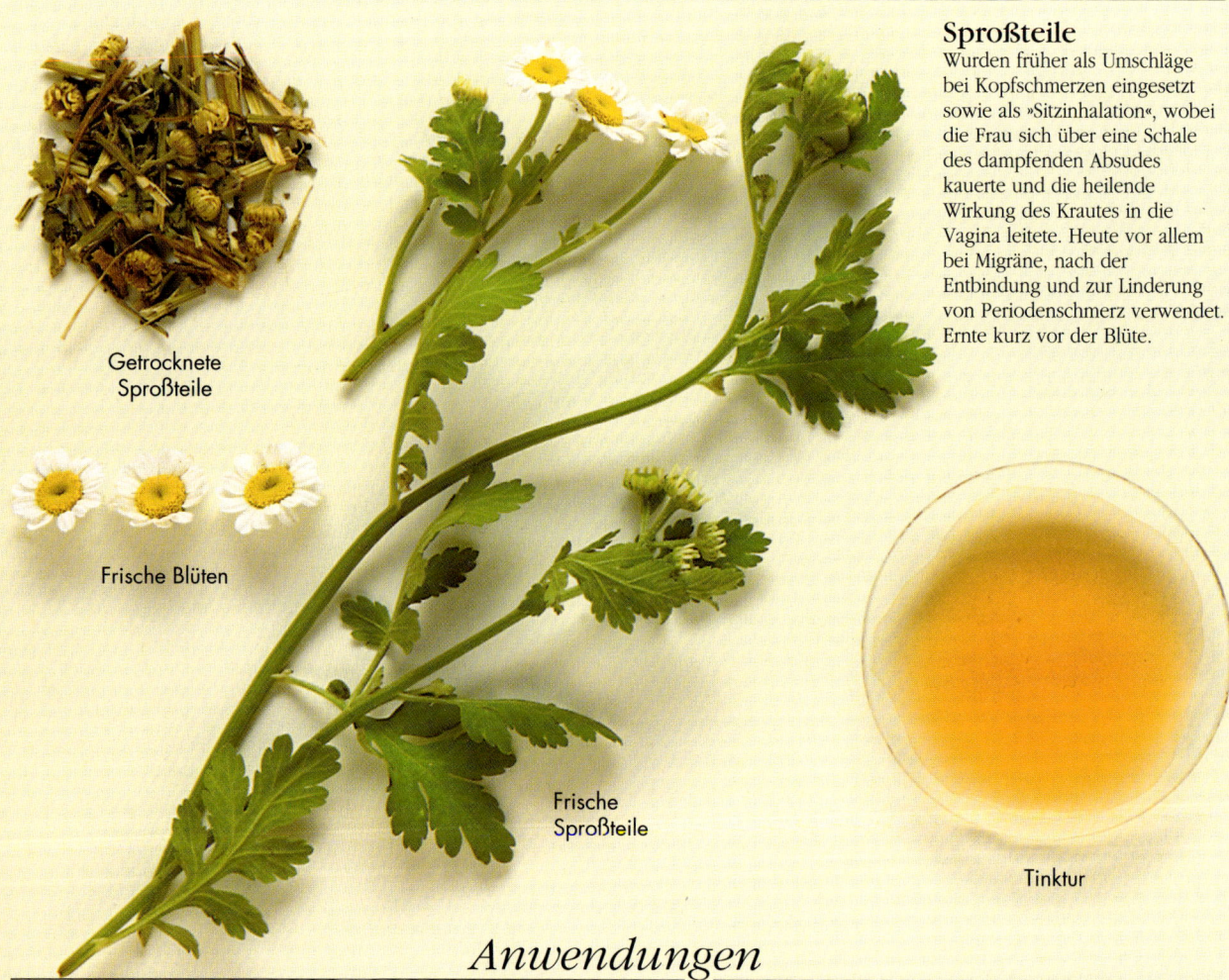

Tanacetum parthenium
MUTTERKRAUT

»... das Kraut zermahlt und vor Fieberanfällen auf die Handgelenke reibt, dann befreit es von solchen.«
Nicholas Culpeper, 1653.

In jüngster Zeit wird Mutterkraut als Heilmittel und Prophylaktikum bei Migräne gefeiert. Früher wurde es auch bei Kopfschmerzen eingesetzt, aber meist nur äußerlich angewendet, denn Mutterkraut galt als zu bitter und möglicherweise schädlich, um es innerlich zu verabreichen. Und dennoch wurde es häufig von Frauen genommen zum Austreiben der Plazenta nach der Geburt und bei verschiedenen Unterleibsleiden. Mutterkraut zählt zu der Handvoll Heilpflanzen, die wissenschaftlich durch und durch erforscht sind.

Eigenschaften
Bitter, warm, austrocknend.

Wirkstoffe
Sesquiterpene Laktone, ätherisches Öl, Pyrethrin, Gerbsäuren.

Wirkung
Entzündungshemmend; entspannt die Blutgefäße; entspannend; fördert Verdauung und Menstruation; treibt Würmer aus.

Verwendete Teile

Getrocknete
Sproßteile

Frische Blüten

Frische
Sproßteile

Tinktur

Sproßteile
Wurden früher als Umschläge bei Kopfschmerzen eingesetzt sowie als »Sitzinhalation«, wobei die Frau sich über eine Schale des dampfenden Absudes kauerte und die heilende Wirkung des Krautes in die Vagina leitete. Heute vor allem bei Migräne, nach der Entbindung und zur Linderung von Periodenschmerz verwendet. Ernte kurz vor der Blüte.

Anwendungen

Sproßteile
Frisch: Zur Vorbeugung gegen Migräne ißt man täglich ein Blatt.

Aufguß: Nach der Entbindung trinkt man einen schwachen Aufguß (15g auf 500ml Wasser) zur Reinigung und Beruhigung des Uterus; eignet sich auch bei Periodenschmerz auf Grund von schlecht einsetzendem Blutfluß und -stau.

Umschlag: Man röstet das frische Kraut in etwas Öl und legt den heißen Umschlag bei kolikartigen Schmerzen auf den Unterleib.

Tinktur: Beim Einsetzen von Migräne nimmt man alle 30 Minuten 5–10 Tropfen; eignet sich am besten bei »kalter« Migräne, also bei Schmerzen, die auf eine Verengung der zerebralen Blutgefäße zurückzuführen sind und gelindert werden können, indem man ein heißes Handtuch auf den Kopf legt. Im akuten Stadium von rheumatischer Arthritis gibt man zu anderen Kräutermitteln 3mal täglich bis zu 2ml der Tinktur.

☛ WARNUNG ☚

• Mundgeschwüre sind häufig eine Nebenwirkung des Verzehrs frischer Blätter. Wer damit Probleme hat, sollte die Blätter vorher rösten.

• Das Kraut sollte von Patienten gemieden werden, die Mittel zur Blutverdünnung einnehmen, da es die Blutgerinnung erhöhen kann.

Taraxacum officinale
WIESEN-LÖWENZAHN

»Er ist kalt, doch eher trocken, und reinigt und löst durch seine Bitterkeit das, was er damit verbunden hat ...«
John Gerard, 1597.

Der Löwenzahn erschien erst relativ spät im Repertoire der Heilkräuter. In China wurde er im 7. Jahrhundert erstmals in Kräuterverzeichnissen erwähnt, in Europa 1485 im »Hortus Sanitatis« (Garten der Gesundheit). Der Name Löwenzahn wurde offenbar im 15. Jahrhundert von einem Chirurgen erfunden, der die Form der Blätter mit einem Löwenzahn (dens leonis) verglich. Im Westen werden Blätter und Wurzel getrennt verwendet. Die Chinesen setzen die ganze Pflanze ein, die sie Pu gong ying nennen.

Eigenschaften
Kalt, bitter, süß.

Wirkstoffe
Blätter: Bittere Glykoside, Carotinoide, Terpene, Cholin, Kaliumsalze, Eisen, Vitamine A, B, C, D.
Wurzel: Bittere Glykoside, Gerbsäuren, Triterpene, Sterine, ätherisches Öl, Cholin, Asparagin, Inulin.

Wirkung
Blätter: Harntreibend.
Wurzel: Fördert den Gallenfluß; antirheumatisch.

Verwendete Teile

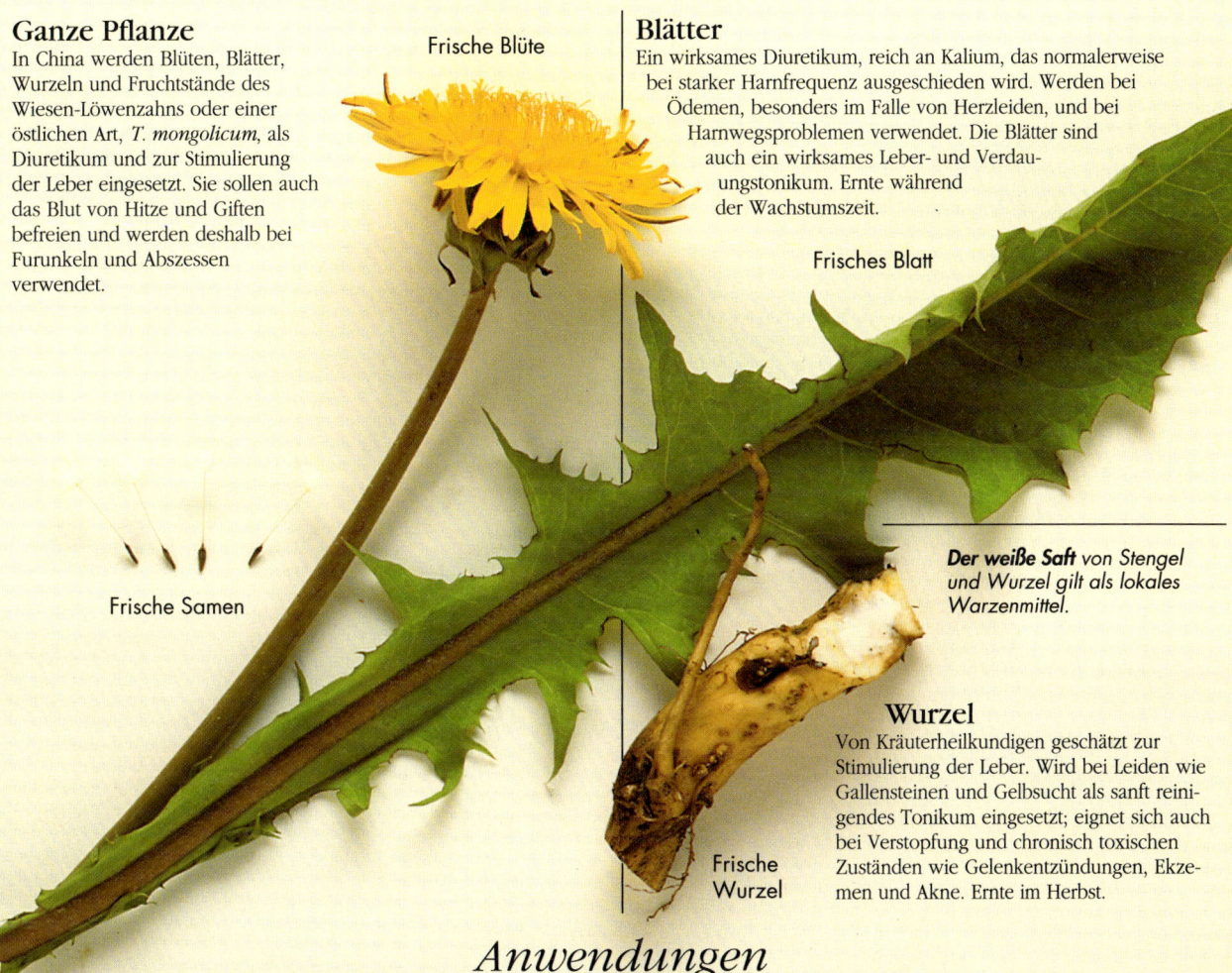

Ganze Pflanze
In China werden Blüten, Blätter, Wurzeln und Fruchtstände des Wiesen-Löwenzahns oder einer östlichen Art, *T. mongolicum*, als Diuretikum und zur Stimulierung der Leber eingesetzt. Sie sollen auch das Blut von Hitze und Giften befreien und werden deshalb bei Furunkeln und Abszessen verwendet.

Frische Blüte

Blätter
Ein wirksames Diuretikum, reich an Kalium, das normalerweise bei starker Harnfrequenz ausgeschieden wird. Werden bei Ödemen, besonders im Falle von Herzleiden, und bei Harnwegsproblemen verwendet. Die Blätter sind auch ein wirksames Leber- und Verdauungstonikum. Ernte während der Wachstumszeit.

Frisches Blatt

Frische Samen

Der weiße Saft von Stengel und Wurzel gilt als lokales Warzenmittel.

Wurzel
Von Kräuterheilkundigen geschätzt zur Stimulierung der Leber. Wird bei Leiden wie Gallensteinen und Gelbsucht als sanft reinigendes Tonikum eingesetzt; eignet sich auch bei Verstopfung und chronisch toxischen Zuständen wie Gelenkentzündungen, Ekzemen und Akne. Ernte im Herbst.

Frische Wurzel

Anwendungen

Blätter
Frisch: Mit Frühlingssalaten als reinigendes Heilmittel.

Saft: Man preßt die Blätter aus, um einen harntreibenden Saft zu erhalten. Davon trinkt man 3mal täglich bis zu 20 ml.

Aufguß: Weniger harntreibend als der Saft; eignet sich als reinigendes Mittel bei toxischen Zuständen wie Gicht und Ekzem. Verwendung auch zur sanften Stimulierung von Leber und Verdauung. Herstellung aus frisch getrockneten Blättern.

Tinktur: Oft zur Ergänzung anderer Herzmittel, um eine ausreichende Kaliumversorgung sicherzustellen.

Wurzel
Tinktur: Verwendung der frischen Wurzel bei toxischen Zuständen wie Gicht, Ekzem oder Akne. Wird auch zur Stimulierung der Leber bei Leberleiden und damit verbundener Verstopfung verordnet.

Absud: Verwendung zur Behandlung der gleichen Zustände wie die Tinktur.

Thymus-Arten
THYMIAN

»Bei Kopfschmerzen gibt man den Absud, vermengt mit Essig, auf die Schläfen...«
Plinius, 77 A. D.

Der Gartenthymian (*T. vulgaris*) ist die kultivierte Form des Feldthymians (*T. serpyllum*), der auch »Mutter des Thymian« heißt, was wohl auf seine Verwendung bei Menstruationsbeschwerden zurückzuführen ist; den lateinischen Namen verdankt die Pflanze ihrem schlangenartigen Wuchs. PLINIUS empfiehlt sie als Gegengift bei Schlangenbissen, »Gift von Meeresgetier« und bei Kopfschmerzen. Die Römer verbrannten die Pflanze, da sie glaubten, der Rauch vertreibe Skorpione.

Eigenschaften
Scharf, leicht bitter, warm, austrocknend.

Wirkstoffe
Ätherisches Öl, Bitterstoff, Saponine, Triterpene, Flavonoide, Gerbsäuren.

Wirkung
Antiseptisches Mittel zur Schleimlösung; entkrampfend, antiseptisch, adstringierend, mikrobizid, harntreibend; lindert Husten; antibiotisch, wundheilend. Lokal fördert er den Blutfluß in eine Gegend.

Verwendete Teile

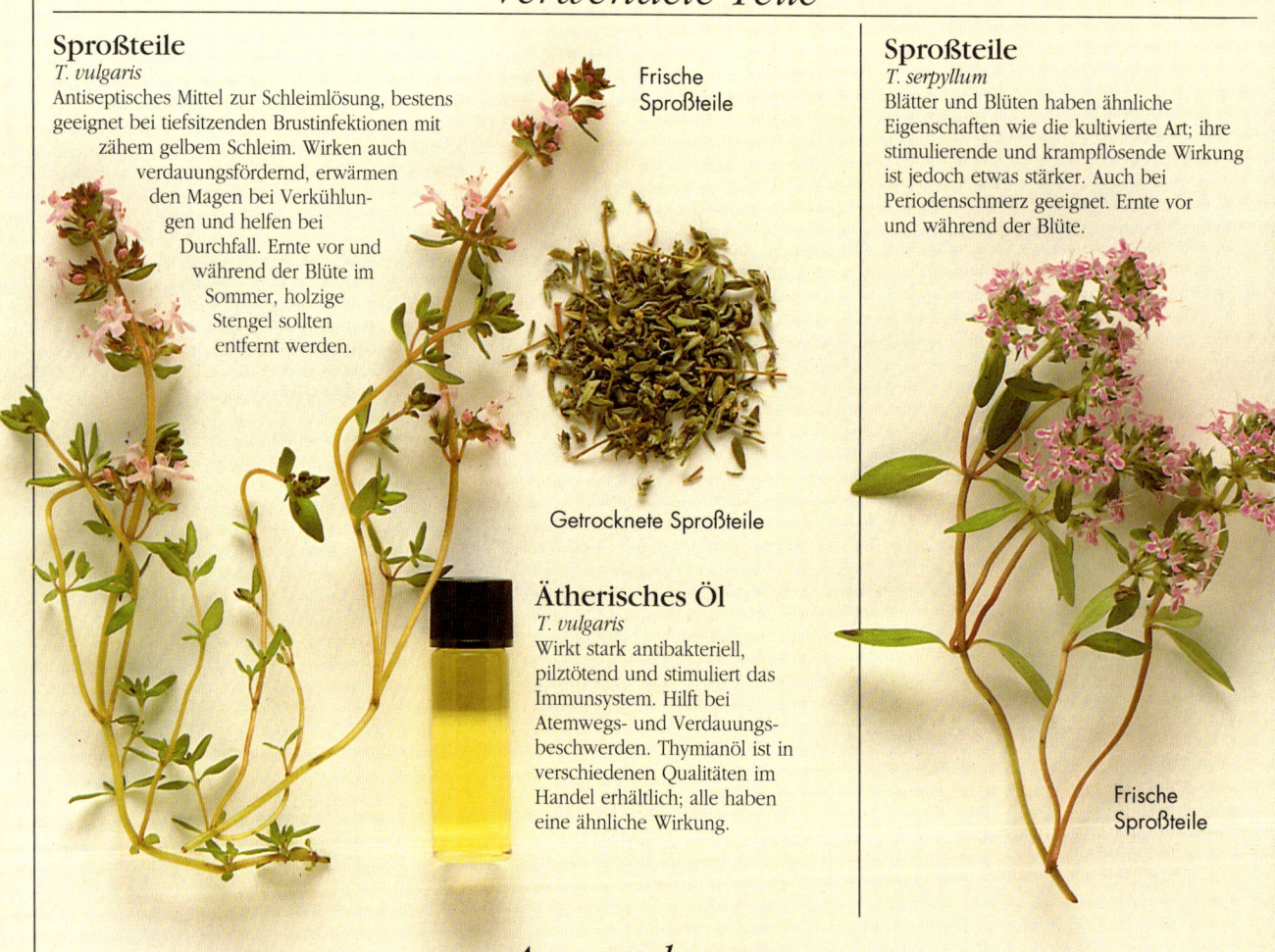

Sproßteile
T. vulgaris
Antiseptisches Mittel zur Schleimlösung, bestens geeignet bei tiefsitzenden Brustinfektionen mit zähem gelbem Schleim. Wirken auch verdauungsfördernd, erwärmen den Magen bei Verkühlungen und helfen bei Durchfall. Ernte vor und während der Blüte im Sommer, holzige Stengel sollten entfernt werden.

Frische Sproßteile

Getrocknete Sproßteile

Ätherisches Öl
T. vulgaris
Wirkt stark antibakteriell, pilztötend und stimuliert das Immunsystem. Hilft bei Atemwegs- und Verdauungsbeschwerden. Thymianöl ist in verschiedenen Qualitäten im Handel erhältlich; alle haben eine ähnliche Wirkung.

Sproßteile
T. serpyllum
Blätter und Blüten haben ähnliche Eigenschaften wie die kultivierte Art; ihre stimulierende und krampflösende Wirkung ist jedoch etwas stärker. Auch bei Periodenschmerz geeignet. Ernte vor und während der Blüte.

Frische Sproßteile

Anwendungen

Sproßteile
T. vulgaris/T. serpyllum
Aufguß: Verwendung bei Brustinfektionen, Magenverkühlung oder Darmreizung.

Tinktur: Verwendung bei Durchfall auf Grund von Magenverkühlung oder zur Schleimlösung bei Brustinfektionen.

Gurgelmittel: Bei Halsschmerzen verwendet man den Aufguß oder die verdünnte Tinktur.

Sirup: Bei Husten und Lungeninfektionen nimmt man einen aus dem Aufguß hergestellten Sirup.

Ätherisches Öl
Einreiben der Brust: Bei Infektionen im Brustraum verdünnt man 10 Tropfen Thymianöl mit 20 ml Mandel- oder Sonnenblumenöl.

Öl: Man verdünnt 10 Tropfen mit 20 ml Wasser und reibt das Öl auf Insektenstiche und infizierte Wunden. Bei Schwäche und Arthritis gibt man 5 Tropfen ins Badewasser.

Massageöl: Bei Rheuma oder Muskelschmerz verdünnt man je 10 Tropfen Thymian- und Lavendelöl mit 25 ml Mandel- oder Sonnenblumenöl.

☛ W A R N U N G ☚
• Während der Schwangerschaft sollten therapeutische Dosen von Thymian oder Thymianöl vermieden werden, da das Kraut den Uterus stimuliert.
• Thymianöl kann die Schleimhäute reizen und sollte deshalb immer gut verdünnt werden.

Trifolium pratense
WIESENKLEE

Der Wiesenklee, heute zu Heilzwecken verwendet, wurde früher als Viehfutter genutzt. GERARD kannte die Pflanze unter dem Namen Rotklee oder »Dreiblättriges Gras«. Die Christen des Mittelalters assoziierten die dreiteiligen Blätter mit der Dreifaltigkeit. Die Römer verwendeten Erdbeerklee (*T. fragiferum*), eine Pflanze aus dem Mittelmeerraum. Bei Gallensteinen empfahl PLINIUS, das Kraut mit Wein einzunehmen. Die Wurzel sollte gegen Wassersucht helfen. Der Einsatz in der Krebstherapie ist wissenschaftlich nicht abgesichert.

»Plinius sagte mit Bestimmtheit, daß die Blätter dieser Pflanze beim Heranziehen eines Sturmes oder Unwetters zitterten und dann aufrecht stehen blieben.«
John Gerard, 1597.

Eigenschaften
Leicht süß, kühl.

Wirkstoffe
Phenolglykoside, Flavonoide, Salicylate, Cumarine, cyanogene Glykoside, Mineralsäuren.

Wirkung
Krampflösend, harntreibend, entzündungshemmend; möglicherweise östrogenartig.

Verwendete Teile

Blüten
Vorwiegend als reinigendes Kraut bei Hautleiden, auch bei Husten, vielfach bei Bronchitis und Keuchhusten eingesetzt. In den 30er Jahren wurden sie als Krebsmittel bekannt und wurden bei Brust-, Ovarial- und Lymphdrüsenkrebs verordnet. Ernte während der Blüte.

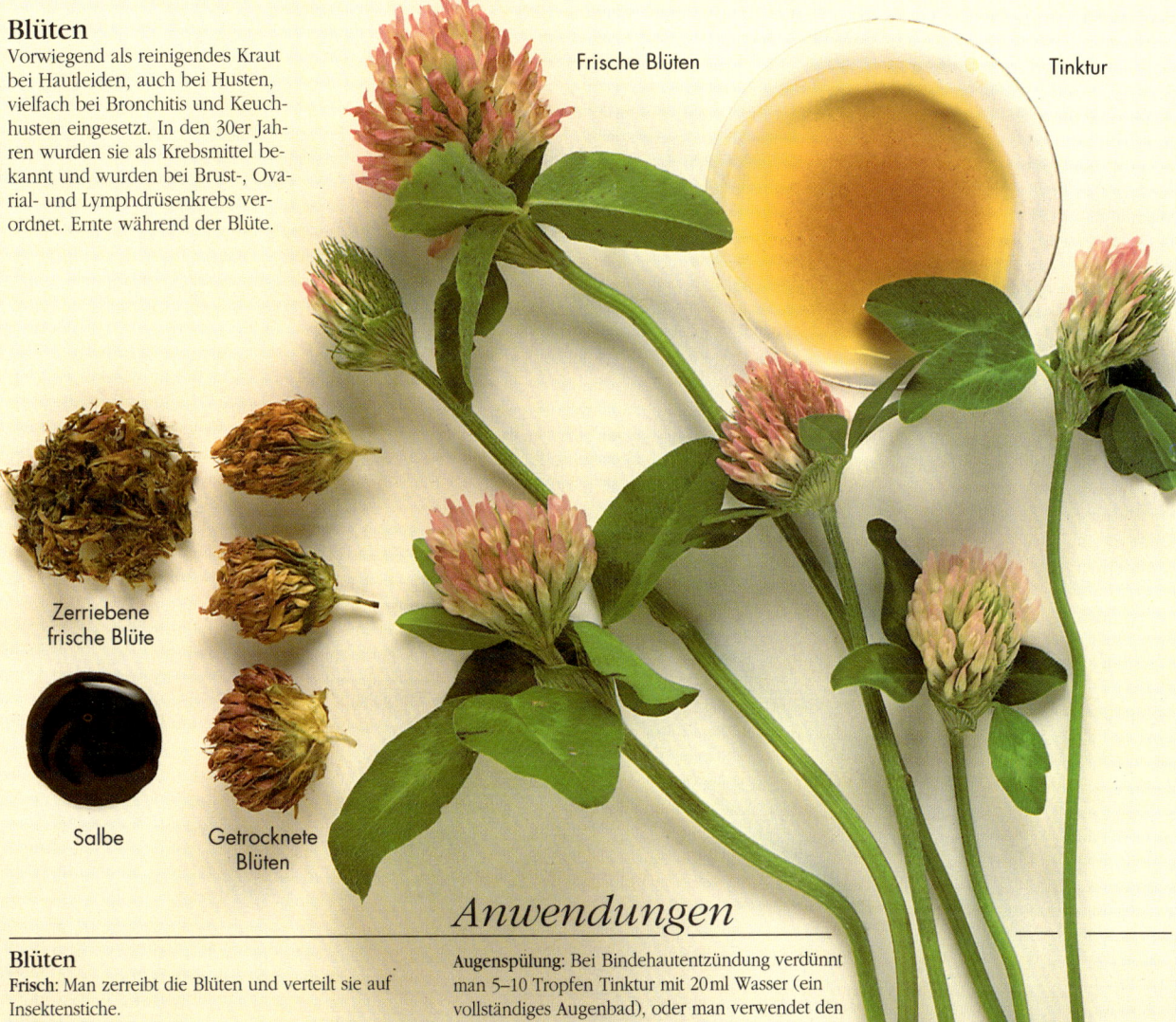

Frische Blüten

Tinktur

Zerriebene frische Blüte

Salbe

Getrocknete Blüten

Anwendungen

Blüten
Frisch: Man zerreibt die Blüten und verteilt sie auf Insektenstiche.

Tinktur: Innerliche Anwendung bei Ekzemen und Psoriasis.

Kompresse: Verwendung bei arthritischen Beschwerden und Gicht.

Salbe: Man bedeckt die frischen Blüten mit Wasser und läßt sie 48 Stunden köcheln, gießt die Flüssigkeit ab und läßt das restliche Wasser verdampfen, bis eine halbtrockene Masse entsteht. Diese mischt man mit der gleichen Menge Salbenbasis. Verwendung bei geschwollenen Lymphdrüsen.

Augenspülung: Bei Bindehautentzündung verdünnt man 5–10 Tropfen Tinktur mit 20 ml Wasser (ein vollständiges Augenbad), oder man verwendet den gründlich durchgesiebten Aufguß.

Spülung: Bei vaginalem Juckreiz verwendet man den Aufguß.

Sirup: Bei hartnäckigem, zähem Husten nimmt man einen aus dem Aufguß hergestellten Sirup.

Trigonella foenum-graecum
GRIECHISCH HEU

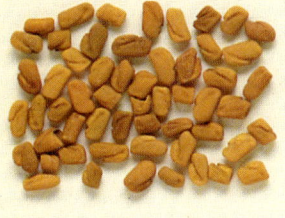

»Reibt man den Körper damit ein, dann wird die Haut von allen Unreinheiten befreit.«
Altes ägyptisches Rezept für eine Salbe, etwa 1500 v. Chr.

Das Griechisch Heu (oder Bockshornklee), das von HIPPOKRATES hoch geschätzt wurde, gehört zu den ältesten Heilkräutern. In Ägypten wurde es zur Geburtserleichterung und zur Förderung des Milchflusses – und noch heute bei Periodenschmerz – eingesetzt. Als Hilba-Tee hilft es Touristen, die sich den Magen verdorben haben. In China wird das Kraut oder Hu lu ba auch bei Unterleibsschmerzen verordnet. Die westliche Forschung betont in jüngster Zeit die hypoglykämischen Eigenschaften der Pflanze.

Eigenschaften
Stark wärmend, scharf, bitter.

Wirkstoffe
Steroidsaponine, Alkaloide (Trigonellin und Gentianin), Schleim, Protein, Vitamine A, B, C, Mineralstoffe.

Wirkung
Samen: Entzündungshemmend, Verdauungstonikum; fördert den Milchfluß; lokal beruhigend; stimuliert den Uterus; senkt den Blutzuckerspiegel; Aphrodisiakum.
Sproßteile: Krampflösend.

Verwendete Teile

Samen
Werden traditionell als Aphrodisiakum verwendet, sie erwärmen Nieren und Fortpflanzungsorgane. In China nutzt man sie zur Behandlung von Impotenz bei Männern. Auch bei Periodenschmerz geeignet und bei Problemen der Wechseljahre, verursacht durch Schwäche des Nieren-Qi (Energie). Sind auch ein bitteres Verdauungsmittel und können bei Diabetes und – äußerlich – bei Hautentzündungen angewendet werden. Ernte bei Reife.

Frische Sproßteile

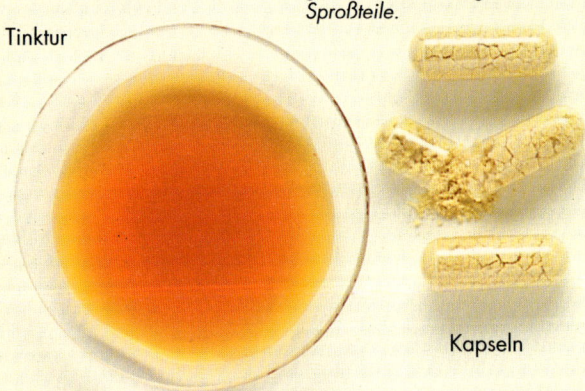

Samen

Gekeimte Samen *haben die gleiche Verwendung wie Sproßteile.*

Tinktur

Kapseln

Sproßteile
Im Mittleren Osten und auf dem Balkan als Hausmittel bei Unterleibskrämpfen, die auf Periodenschmerz, Durchfall oder Gastroenteritis zurückzuführen sind. Auch zur Schmerzlinderung während der Wehen. Ernte im Spätsommer.

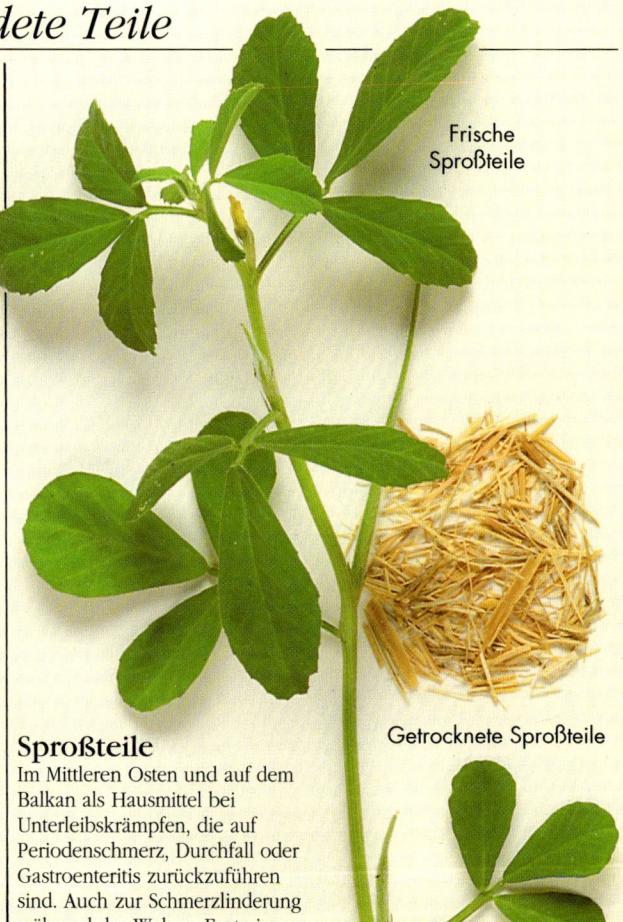

Getrocknete Sproßteile

Anwendungen

Samen
Absud: Verwendung als wärmendes Getränk bei Periodenschmerz und Magenverstimmung. Bei stillenden Müttern fördert der Absud den Milchfluß. Man kann den bitteren Geschmack mit etwas Fenchel übertönen.

Tinktur: Verwendung bei Fortpflanzungsstörungen und Zuständen, die mit einer Schwäche des Nieren-Qi (Energie) zusammenhängen. Verschreibung zusammen mit anderen hypoglykämischen Kräutern bei Diabetes.

Kapseln: Verschreibung zur Kontrolle des Glukosestoffwechsels bei Alterszucker.

Umschlag: Man verarbeitet das Pulver zu einer Paste und legt den Umschlag auf Furunkel und Zellulitis.

Sproßteile
Aufguß: Verwendung bei Unterleibskrämpfen, Wehen und Periodenschmerz. Kann auch aus den Keimlingen hergestellt werden.

☛ WARNUNG ☚
• Griechisch Heu stimuliert den Uterus und sollte deshalb während der Schwangerschaft gemieden werden. Die Sproßteile können während der Wehen eingesetzt werden.
• Insulinpflichtige Diabetiker sollten den Rat eines Arztes einholen, bevor sie Griechisch Heu als hypoglykämisches Heilmittel einsetzen.

Tussilago farfara

HUFLATTICH

Der griechische Arzt DIOSKORIDES empfahl, bei Husten und Asthma Huflattich zu rauchen. Der lateinische Name bedeutet »Hustenvertreiber«, und noch heute enthalten Kräuterzigaretten häufig Huflattich. Die Pflanze blüht zu Beginn des Frühlings. Die Blätter werden erst ausgebildet, wenn die Blüten schon abgestorben sind – daher der alte Name der Pflanze »filius ante patrem« (der Sohn vor dem Vater). In China werden nur die Blüten, bekannt als Kuan dong hua, verwendet.

»Der Rauch dieser Pflanze, die mit der Wurzel getrocknet und verbrannt wird, soll bei chronischem Husten eine heilsame Wirkung haben, wenn man ihn durch einen Strohhalm inhaliert.«
Plinius, 77 A. D.

Eigenschaften
Warm, scharf, leicht süß.

Wirkstoffe
Schleim, Gerbsäuren, Pyrrolizidin-Alkaloide, Inulin, Zink, Bitterstoff, Sterine, Flavonoide (einschl. Rutin), Kalium, Kalzium.

Wirkung
Entspannendes, schleimlösendes Mittel; antikatarrhalisch, krampflösend, lindernd. Lokal: gewebeheilend, beruhigend.

Verwendete Teile

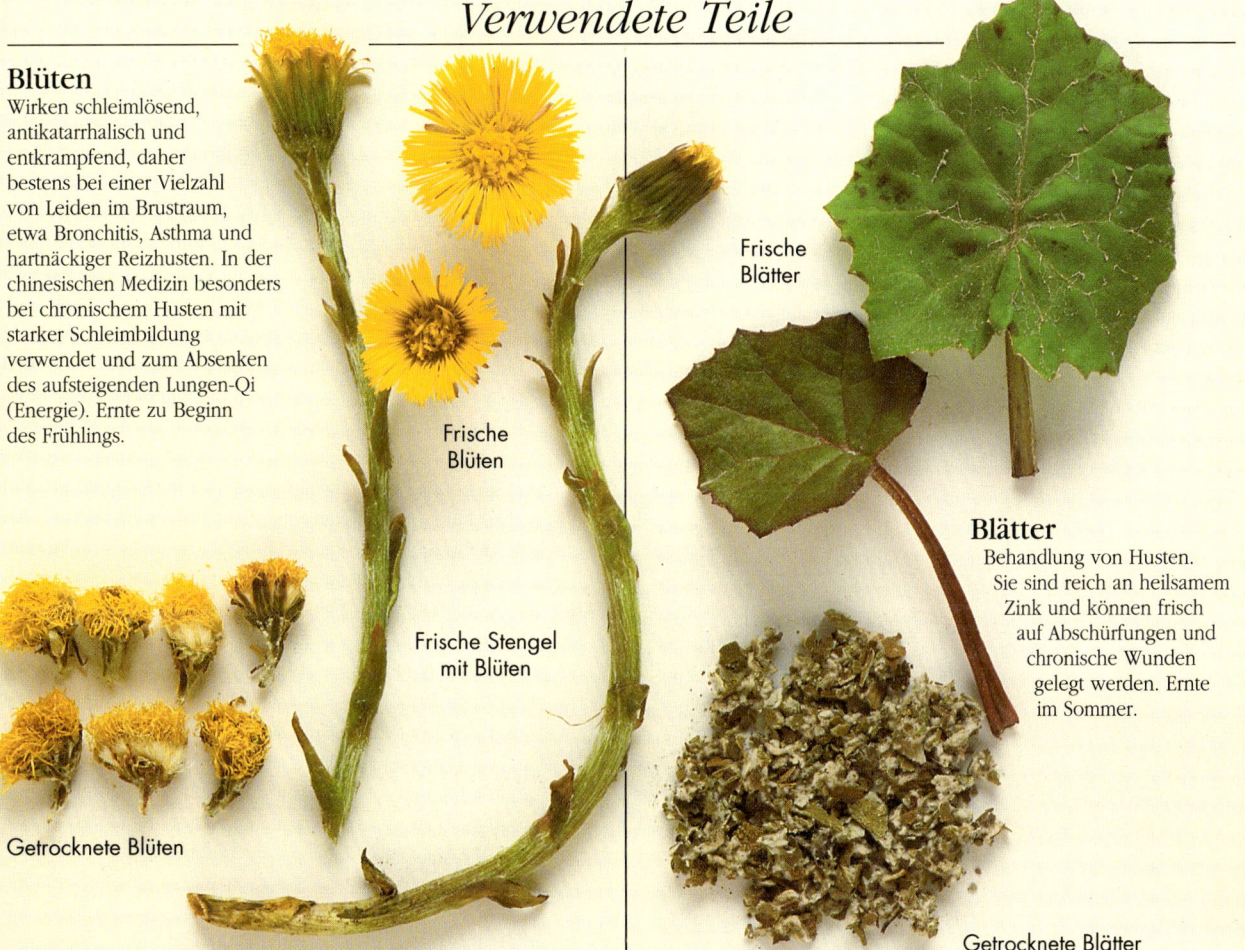

Blüten
Wirken schleimlösend, antikatarrhalisch und entkrampfend, daher bestens bei einer Vielzahl von Leiden im Brustraum, etwa Bronchitis, Asthma und hartnäckiger Reizhusten. In der chinesischen Medizin besonders bei chronischem Husten mit starker Schleimbildung verwendet und zum Absenken des aufsteigenden Lungen-Qi (Energie). Ernte zu Beginn des Frühlings.

Frische Blüten

Frische Stengel mit Blüten

Getrocknete Blüten

Frische Blätter

Blätter
Behandlung von Husten. Sie sind reich an heilsamem Zink und können frisch auf Abschürfungen und chronische Wunden gelegt werden. Ernte im Sommer.

Getrocknete Blätter

Anwendungen

Blüten
Absud: Verordnung bei Reizhusten und Katarrh. Auch bei Husten auf Grund von Erkältung oder Grippe.

Tinktur: Verordnung bei chronischem und hartnäckigem Husten; kann gut mit Thymian und Alant gemischt werden.

Sirup: Verordnung bei Husten; ein aus dem Absud hergestellter Sirup spendet bei trockenem, hartnäckigem Husten mehr Feuchtigkeit als der Aufguß.

Blätter
Absud: Verordnung bei Husten und Katarrh.

Tinktur: Verordnung bei chronischem oder hartnäckigem Husten.

Umschlag: Man legt das frische Blatt auf Geschwüre, Abschürfungen und andere langsam heilende Wunden.

☞ W A R N U N G ☜
• In manchen Ländern darf Huflattich innerlich nur unter ärztlicher Aufsicht verabreicht werden. (Das Kraut enthält Pyrrolizidin-Alkaloide, die bei Ratten zu Leberschäden geführt haben. Die Mengen sind jedoch winzig, und schwedische Untersuchungen haben ergeben, daß diese zerstört werden, wenn man einen Absud aus Huflattich herstellt.)

Urtica dioica
BRENNESSEL

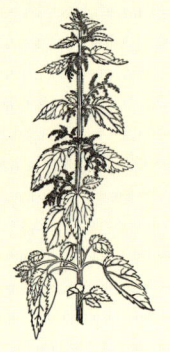

»... sie saugen die phlegmatischen Säfte auf, die der Winter zurückgelassen hat.«
Nicholas Culpeper, 1653.

Es heißt, daß Cäsars Truppen die Römische Nessel (*U. pilulifera*) bis nach Britannien brachten, weil sie glaubten, sich mit Nesseln peitschen zu müssen, um den Körper warm zu halten. Bis in die jüngste Zeit galt »Urtikation« oder das Peitschen mit Nesseln als Hausmittel bei Arthritis und Rheuma. Nesseln werden auch heute noch für Heilzwecke verwendet, sie ergeben ein reinigendes Frühlingstonikum und ein nährstoffreiches Gemüse, wenn die jungen Blätter gesammelt werden.

Eigenschaften
Kühl, trocken, leicht bitter.

Wirkstoffe
Histamine, Ameisensäure, Acetylcholin, Serotonin, Glukokinine, viele Mineralstoffe (einschl. Kieselerde), Vitamine A, B, C, Gerbstoffe.

Wirkung
Adstringierend, harntreibend, stärkend, nährend, blutstillend; regt den Kreislauf an; fördert den Milchfluß; senkt den Blutzuckerspiegel; verhindert Skorbut.

Verwendete Teile

Sproßteile
Nesseln entziehen dem Boden Mineralstoffe einschließlich Eisen, die Sproßteile eignen sich deshalb als Tonikum bei Anämie. Ihr hoher Vitamin-C-Gehalt stellt sicher, daß das Eisen vom Körper aufgenommen werden kann. Sie befreien den Körper von Harnsäure und lindern Gicht und Arthritis. Ihre adstringierende Eigenschaft wirkt blutstillend. Nesseln »brennen« wegen des Histamins und der Ameisensäure, die in den Haaren enthalten sind und die bekannte allergische Reaktion auslösen. Ernte während der Blüte.

Wurzel
Seit langem als Haarspülung bei Schuppen und Haarausfall verwendet. Ernte im Herbst.

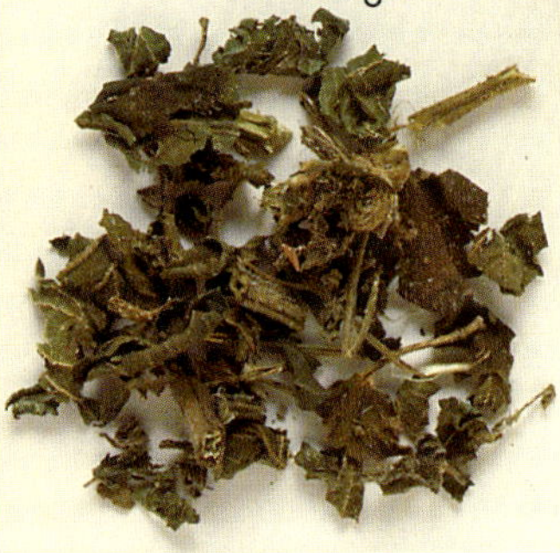

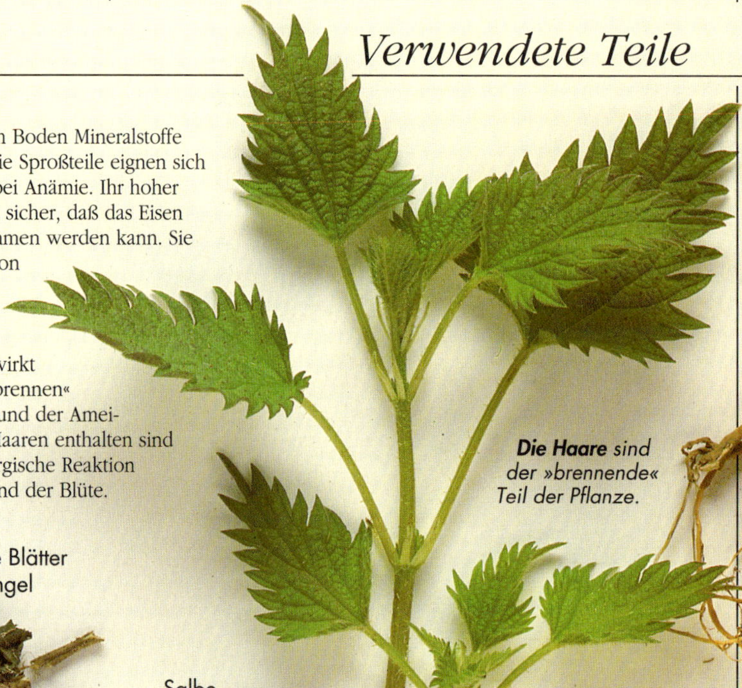

Die Haare sind der »brennende« Teil der Pflanze.

Getrocknete Blätter und Stengel

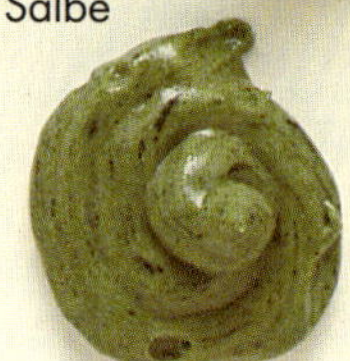

Salbe

Frische Sproßteile

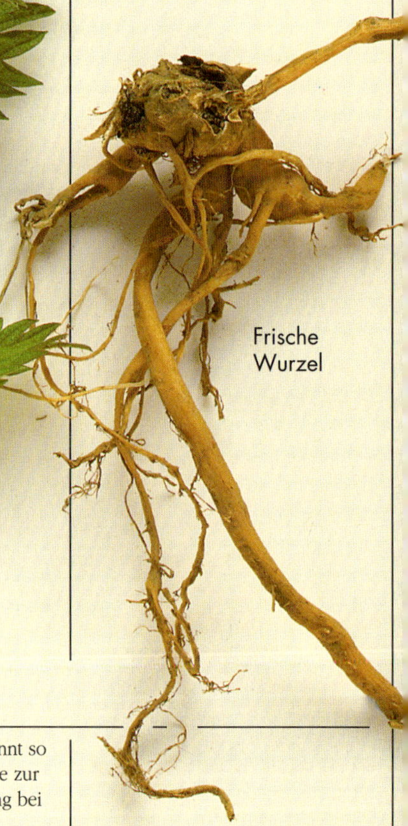

Frische Wurzel

Anwendungen

Sproßteile
Aufguß: Verwendung zur Stimulierung des Kreislaufs und zur Reinigung des Körpers bei Arthritis, Rheuma, Gicht und Ekzem. Fördert bei stillenden Müttern den Milchfluß. Die frischen Triebe ergeben ein belebendes Frühlingstonikum.

Tinktur: Verwendung mit anderen Kräutern bei Arthritis, Hautproblemen und Uterusblutungen.

Kompresse: Man tränkt ein Tuch in der Tinktur und legt es auf schmerzende arthritische Gelenke, Gicht, Neuralgien, Verstauchungen, Sehnenentzündungen und Ischias.

Salbe: Verwendung bei Hämorrhoiden.

Waschlösung: Verwendung bei Verbrennungen, Insektenstichen und Wunden.

Saft: Man preßt die frische Pflanze aus und gewinnt so ein Tonikum gegen Schwäche und Anämie sowie zur Linderung von Nesselverbrennungen. Verordnung bei Herzinsuffizienz mit Ödembildung.

Pulver: Bei Nasenbluten schnupft man die pulverisierten Blätter.

Wurzel
Haarspülung: Man verwendet den Absud bei Schuppen, Haarausfall und zur allgemeinen Haarpflege.

Vaccinium myrtillus, V. vitis-idaea

HEIDELBEERE, PREISELBEERE

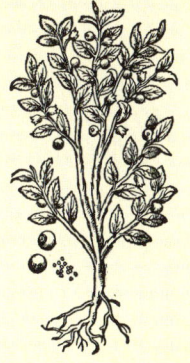

»... sie reinigen den Blutfluß von Galle...«
John Gerard, 1597.

Heidelbeere und Preiselbeere waren einst geschätzte Heilkräuter. Sie sind nahe Verwandte der Bärentraube (*Arctostaphylos uva-ursi*), einem wichtigen Antiseptikum für die Harnwege. Ihre Blätter wurden in der Volksmedizin für den gleichen Zweck verwendet. Im Elisabethanischen Zeitalter stellten die Apotheker einen Sirup aus Beeren und Honig her, der bei Durchfall verabreicht wurde. Die Beeren galten auch als kühlend und wurden zum Austreiben eines übermäßigen cholerischen Humors eingesetzt.

Eigenschaften
Sauer, adstringierend, kalt, austrocknend.

Wirkstoffe
Gerbsäuren, Zucker, Fruchtsäuren, Glukokinin, Glykoside. Preiselbeerblätter enthalten Arbutin.

Wirkung
Adstringierend; senken den Blutzuckerspiegel; stärkend, antiseptisch; verhindern Erbrechen; Antiseptikum für die Harnwege.

Verwendete Teile

Frucht
V. myrtillus
Heidelbeeren enthalten angeblich ein Pigment, das das Bakterienwachstum verhindert oder hemmt. Daher eignen sie sich besonders bei Durchfall, der von Mikroorganismen verursacht wird, wie z.B. bei Ruhr. Große Mengen frischer Früchte wirken abführend. Für Kinder sind Heidelbeeren eine wohlschmeckende Arznei. Ernte im Spätsommer oder Frühherbst.

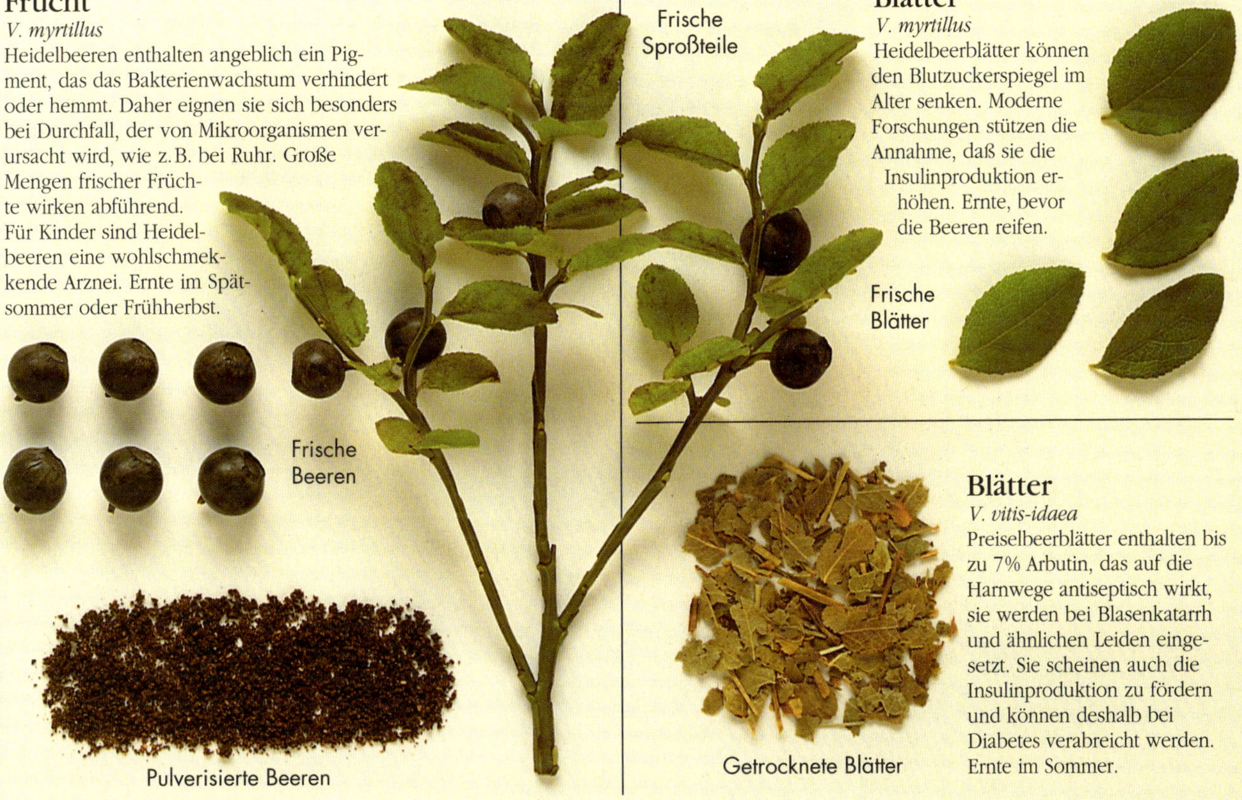

Frische Sproßteile

Blätter
V. myrtillus
Heidelbeerblätter können den Blutzuckerspiegel im Alter senken. Moderne Forschungen stützen die Annahme, daß sie die Insulinproduktion erhöhen. Ernte, bevor die Beeren reifen.

Frische Blätter

Frische Beeren

Pulverisierte Beeren

Getrocknete Blätter

Blätter
V. vitis-idaea
Preiselbeerblätter enthalten bis zu 7% Arbutin, das auf die Harnwege antiseptisch wirkt, sie werden bei Blasenkatarrh und ähnlichen Leiden eingesetzt. Sie scheinen auch die Insulinproduktion zu fördern und können deshalb bei Diabetes verabreicht werden. Ernte im Sommer.

Anwendungen

Frucht
V. myrtillus
Frisch: Bei Verstopfung ißt man eine große Schale mit ganzen frischen Beeren (auf Wunsch auch mit Zucker und Milch oder Sahne).

Saft: Der ungesüßte Saft eignet sich bestens bei Durchfall. Einnahme in 10 ml-Dosen.

Absud: Bei chronischem Durchfall trinkt man täglich ein Glas.

Mundspülung: Bei Geschwüren und Zahnfleischentzündung verwendet man den verdünnten Saft.

Lotion: Man verdünnt den Saft mit der gleichen Menge Zaubernuß und stellt so eine kühlende Lotion für Sonnenbrand und Hautentzündungen her.

Pulver: Wenn Säuglinge oder Kleinkinder an Durchfall leiden, mischt man pro Kilogramm Körpergewicht 150mg Pulver unter die Babynahrung.

Blätter
V. myrtillus
Aufguß: Verwendung als Ergänzung zu Ernährungsmaßnahmen bei nicht insulinpflichtigem Alterszucker.

Mundspülung/Gurgelmittel: Verwendung bei Geschwüren und Halsentzündungen.

Blätter
V. vitis-idaea
Aufguß: Bei Harnwegsinfekten und Durchfall verwendet man einen starken Aufguß (40g auf 500ml Wasser).

☛ **W A R N U N G** ☚

• Die Blätter senken den Blutzuckerspiegel. Aus diesem Grund sollten insulinpflichtige Diabetiker den Aufguß dieser Blätter nur unter ärztlicher Aufsicht einnehmen.

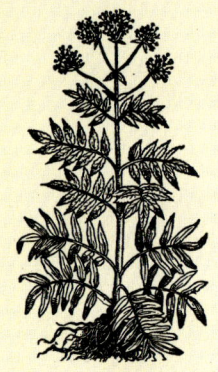

Valeriana officinalis
BALDRIAN

Dieses natürliche Beruhigungsmittel für die Nerven ist ohne die Nebenwirkungen vergleichbarer herkömmlicher Arzneien. Baldrian hat einen typischen, ziemlich unangenehmen Geruch und erhielt von dem griechischen Arzt GALEN den zutreffenden Namen Phu. In jüngster Zeit wurden umfassende Untersuchungen durchgeführt, wonach sich in Baldrianextrakten Wirkstoffe (Valepotriate) entwickeln, die das Nervensystem bedrücken, während die frische Pflanze eher dämpfend wirkt.

»... für Menschen, die an Krämpfen und ähnlichen Beschwerden leiden, und für solche, die sich Prellungen zugezogen haben.«
John Gerard, 1597.

Eigenschaften
Scharf, leicht bitter, kühl, trocken.

Wirkstoffe
Ätherisches Öl (einschl. Isovaleriansäure, Borneol), Valepotriate, Alkaloide, Iridoide.

Wirkung
Beruhigend, entkrampfend, schleimlösend, harntreibend; senkt den Blutdruck; entblähend, leicht schmerzstillend.

Verwendete Teile

Wurzel
Hilft bei nervöser Spannung, vor allem bei Angst und Schlaflosigkeit, stärkt das Herz und senkt in manchen Fällen Bluthochdruck. Fördert den Heilungsprozeß bei Wunden und Geschwüren und hilft lokal bei Muskelkrämpfen. Dank ihrer schleimlösenden Eigenschaften lindert sie nervösen Hustenreiz. Ernte im Herbst.

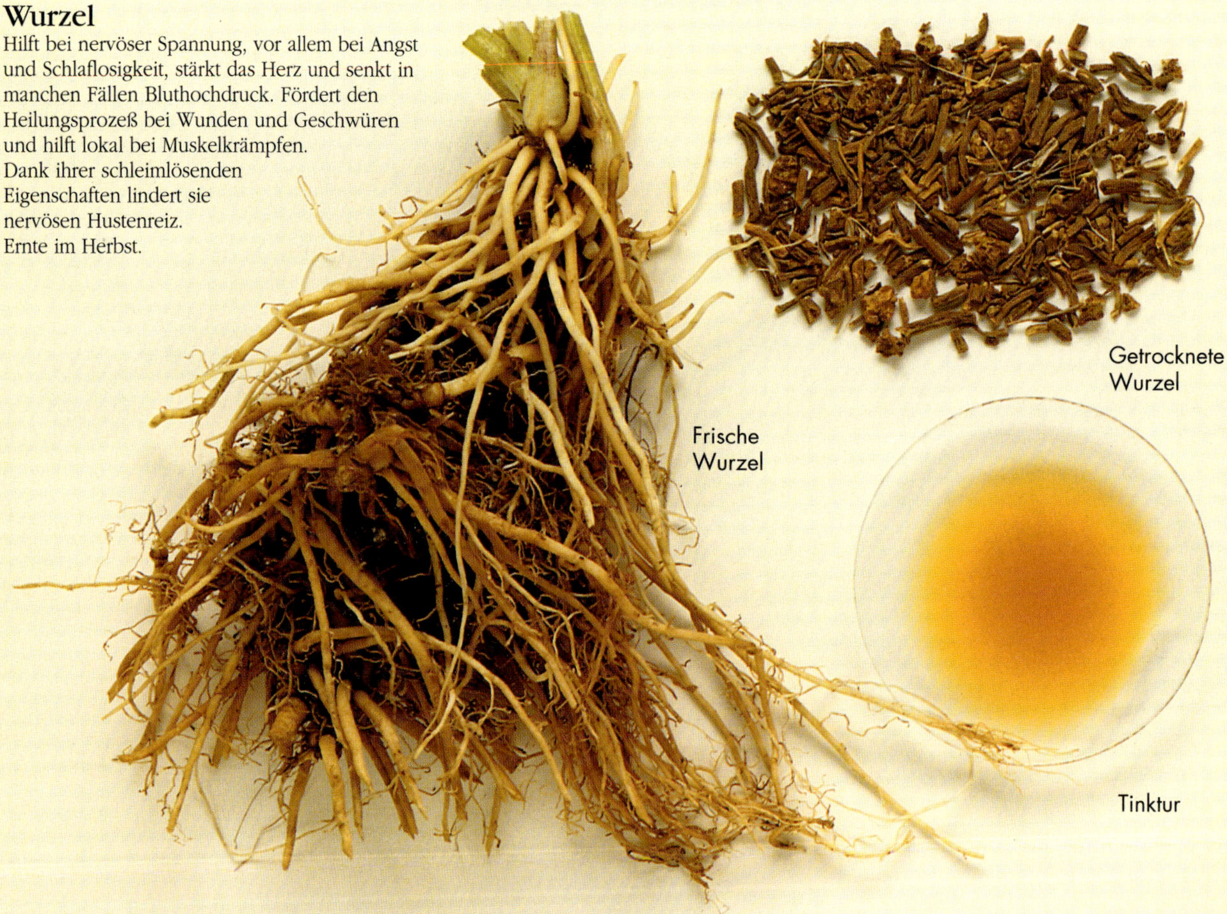

Getrocknete Wurzel

Frische Wurzel

Tinktur

Anwendungen

Wurzel
Eingeweichte Wurzel: Man weicht 2 Teelöffel der gehackten, möglichst frischen Wurzel 8–10 Stunden in einer Tasse mit kaltem Wasser ein. Diese Lösung wird als Beruhigungsmittel bei Angst und Schlaflosigkeit verabreicht. Den Geschmack kann man mit 2–3 Tropfen Pfefferminzöl (in Apotheken erhältlich) übertönen.

Aufguß: Verwendung bei Angst und Schlaflosigkeit.

Waschlösung: Verwendung des Aufgusses oder der eingeweichten Wurzel bei chronischen Magengeschwüren und Wunden sowie zum Ziehen von Splittern.

Tinktur: Verwendung als Beruhigungsmittel und bei Schlaflosigkeit. Die Dosierung ist von Fall zu Fall verschieden. Manche Menschen benötigen bis zu 5ml, was bei anderen bereits zu Kopfschmerzen führt. Man beginnt am besten mit 1–2ml. Bei Husten mit Süßholz oder anderen schleimlösenden Mitteln wie Ysop mischen. Kann auch Arzneien gegen Bluthochdruck beigemengt werden, wenn dieser mit Spannung und Angst zusammenhängt.

Kompresse: Man tränkt ein Tuch mit der Tinktur und behandelt damit Muskelkrämpfe.

☛ WARNUNG ☛

• Sollte nicht länger als 2–3 Wochen ununterbrochen eingenommen werden, da ständiger Gebrauch oder hohe Dosen zu Kopfschmerzen oder Herzklopfen führen können.

• Baldrian verstärkt die Wirkung von Schlafmitteln und sollte bei Einnahme solcher Arzneien vermieden werden.

• Verwechseln Sie die Heilpflanze nicht mit der Spornblume (*Centranthus ruber*), einer Gartenpflanze, die keine heilsamen Eigenschaften hat.

Verbascum thapsus

KLEINBLÜTIGE KÖNIGSKERZE

»... Lasttieren, die an Husten und Kurzatmigkeit leiden, schafft man mit einem Schluck Erleichterung.«
Plinius, 77 A. D.

Die langen, behaarten Stengel wurden früher bei Beerdigungen als Kerzen verbrannt. DIOSKORIDES verwendete die Pflanze bei Skorpionstichen, Augenleiden, Zahnschmerzen, Mandelentzündung und Husten. Sie wurde früher auch bei zehrenden Krankheiten wie Tuberkulose verordnet. In vielen Teilen Europas verabreichte man das Aufgußöl der Blüten als Heilmittel bei allen möglichen Krankheiten, von Hämorrhoiden bis zu Ohrenentzündungen.

Eigenschaften
Leicht süß, kühl, feucht.

Wirkstoffe
Schleim, Saponine, ätherisches Öl, Flavonoide, bittere Glykoside (einschließlich Aucubin).

Wirkung
Schleimlösend, lindernd, leicht harntreibend, beruhigend, wundheilend, adstringierend, entzündungshemmend.

Verwendete Teile

Blüten
Ergeben ein entspannendes, schleimlösendes Mittel bei trockenem, chronischem, starkem Husten wie Keuchhusten, Tuberkulose, Asthma und Bronchitis. Helfen auch bei Halsentzündungen. Das Aufgußöl wird auch heute noch hergestellt und zur Linderung von Entzündungen, Wund- und Ohrenschmerzen verabreicht. Ernte der einzelnen Blüten im Herbst.

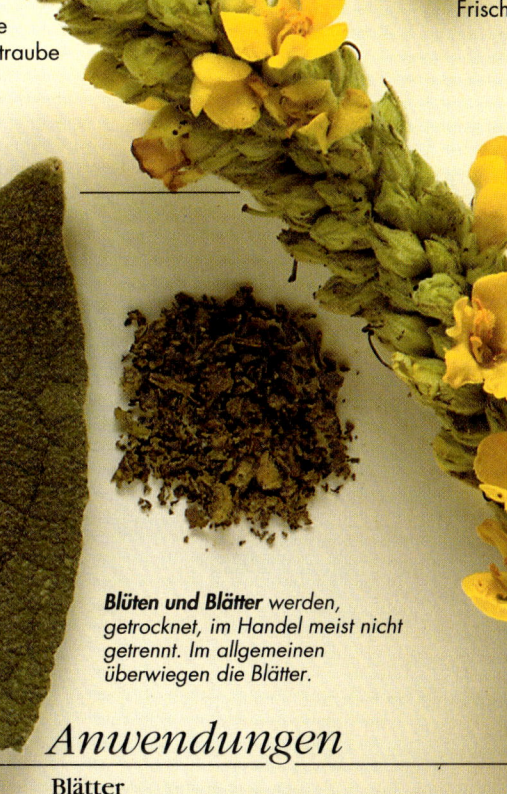

Frische Blütentraube

Frische Blüten

Aufgußöl

Blätter
Werden vor allem bei Atemwegsbeschwerden eingesetzt. Früher verarbeitete man sie zu »Kräutertabak« und rauchte diesen bei Asthma und Tuberkulose. Die Pflanze galt schon immer als antiseptisch. Man wickelte die großen Blätter der zweiten Saison um Früchte, um sie zu konservieren. Ernte vor der Blüte im zweiten Jahr.

Frisches Blatt

Blüten und Blätter werden, getrocknet, im Handel meist nicht getrennt. Im allgemeinen überwiegen die Blätter.

Anwendungen

Blüten
Tinktur: Bei chronischem, trockenem Husten und Halsentzündungen nimmt man bis zu 20 ml pro Tag.

Gurgelmittel: Bei Halsentzündungen gurgelt man mit dem Aufguß.

Sirup: Bei chronischem, starkem Husten nimmt man einen aus dem Aufguß hergestellten Sirup.

Aufgußöl: Herstellung nach der kalten Aufgußmethode (siehe Seite 122). Verordnung der Tropfen bei Ohrenschmerzen (nur wenn feststeht, daß keine Perforation des Trommelfells vorliegt). Verwendung als Salbe bei Wunden, Hämorrhoiden, Ekzemen oder entzündeten Augenlidern.

Blätter
Aufguß: Bei chronischem Husten und Halsentzündungen verabreicht man einen starken Aufguß der getrockneten Blätter (50 g auf 500 ml Wasser). Fördert auch den Schweißfluß und hilft deshalb bei fieberhaften Erkältungen mit starkem Husten.

Tinktur: Verwendung bei chronischen Atemwegsbeschwerden. Falls notwendig, mit anregenden schleimlösenden Mitteln wie Maulbeer-Rinde, Schlüsselblumenwurzel, Alant, Duftveilchen, Anis oder Thymian mischen.

Verbena officinalis
EISENKRAUT

Eisenkraut war eine der heiligsten Pflanzen der Druiden. Die Römer nannten es »hiera botane« (heilige Pflanze) und verwandten es zur Reinigung ihrer Häuser und Tempel. Noch im 17. Jahrhundert wurde es Zauberei und Riten zugeordnet, und GERARD warnte vor der Verwendung bei »Hexerei und Zauberkunst«. Das Kraut wurde früher bei Wassersucht verabreicht. Die Pflanze enthält herzwirksame Glykoside, was ihre Verwendung fördert.

Eigenschaften
Scharf, bitter, kühl.

Wirkstoffe
Ätherisches Öl (einschl. Citral), bittere Glykoside Gerbsäuren.

Wirkung
Beruhigendes Tonikum; schweißtreibend, Nervenmittel, sedierend, entkrampfend; stärkt die Leber; abführend; stimuliert den Uterus; fördert den Gallenfluß.

Verwendete Teile

Sproßteile
Ein wirkungsvolles Nerventonikum, Leberstimulans, Harnreinigungs- und Fiebermittel, fördern auch den Milchfluß und können während der Wehen zur Stimulierung der Kontraktionen verabreicht werden. Werden vielfach auch lokal bei Abschürfungen, Wunden und Zahnfleischleiden verordnet. In China ist die Pflanze unter dem Namen Ma bian cao bekannt. Dort verwendet man die Sproßteile hauptsächlich als Fiebermittel bei Malaria und Grippe. Ernte während der Blüte im Sommer.

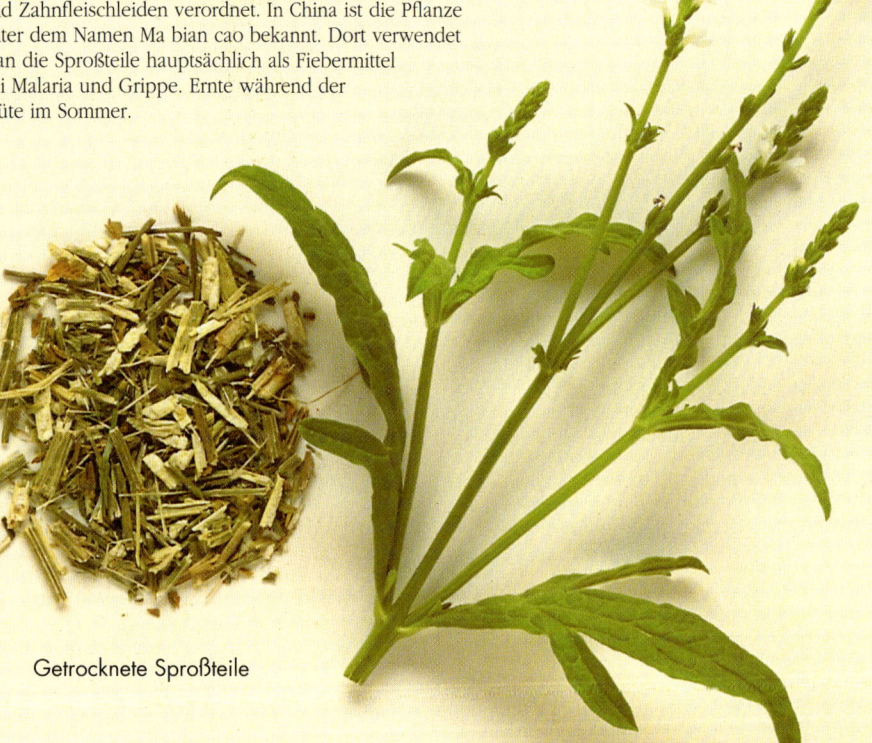

Frische Sproßteile

Getrocknete Sproßteile

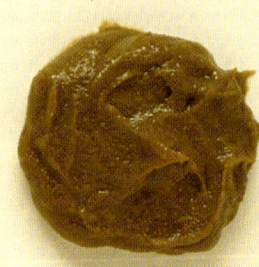

Eisenkraut gehört zu den 37 Blütenheilmitteln des Dr. Bach. Es wird bei Schlaflosigkeit und Spannungsgefühlen in Zusammenhang mit psychischem Stress und Überanstrengung verabreicht.

Salbe

Anwendungen

Sproßteile

Aufguß: Verwendung bei Schlaflosigkeit und nervöser Spannung sowie als schweißtreibendes Mittel zur Stimulierung des Immunsystems bei Fieberzuständen. Kann auch zur Förderung der Lebertätigkeit verwendet werden, um Appetit und Verdauung anzuregen. Während der Wehen trinkt man den Aufguß, um die Kontraktionen zu fördern, und während der Stillzeit, um den Milchfluß anzuregen.

Tinktur: Verwendung bei nervöser Erschöpfung und Depression (eignet sich zur Kombination mit Hafer); auch als Leberstimulans bei Darmträgheit, Vergiftungen oder Gelbsucht; zusammen mit anderen Harnkräutern bei Steinen und Zuständen, die auf übermäßige Harnsäure zurückzuführen sind wie Gicht.

Umschlag: Verwendung bei Insektenstichen, Verstauchungen und Prellungen.

Salbe: Wird bei Ekzem, Verletzungen oder nässenden Wunden verabreicht. Eignet sich auch zur Behandlung schmerzhafter Neuralgien.

Mundspülung: Verwendung des Aufgusses bei Mundgeschwüren und weichem, schwammigem Zahnfleisch.

☛ WARNUNG ☚
• Während der Schwangerschaft sollte das Kraut gemieden werden, da es den Uterus stimuliert. Verabreichung während der Wehen.
• Wenn die Tinktur bei Leberleiden verabreicht wird, sollte man die Heißwassermethode (siehe Seite 125) anwenden, um den Alkoholgehalt zu verringern.

Viburnum-Arten
SCHNEEBALL [1] [2]

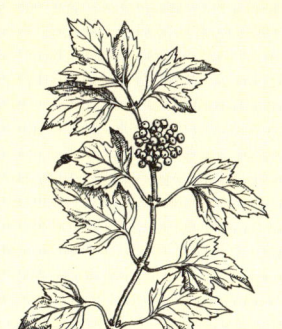

»... für gefühlsbedingte Leiden des Herzens, des Magens und der Nerven, wie sie bei Damen öfters auftreten ...«
Finley Ellingwood, 1910.

Ein anderer Name für den Gemeinen Schneeball (*V. opulus*) ist »Krampfrinde«, ein Begriff, der seine heilsame Wirkung als Muskelrelaxans prägnant beschreibt. Die Pflanze war schon im 14. Jahrhundert bekannt, als CHAUCER vom Verzehr der Beeren berichtete (sie sind giftig). Die Ureinwohner Amerikas verwandten den Schneeball bei Mumps und anderen Geschwulsten. Der Amerikanische Schneeball (*V. prunifolium*) ist wegen seiner entspannenden Wirkung auf den Uterus für Frauen von besonderer Bedeutung, er war bei den amerikanischen Eklektikern im 19. Jahrhundert sehr beliebt (siehe Seite 20–21).

Eigenschaften
Adstringierend, bitter, kühl, trocken.

Wirkstoffe
Bittestoff, Valeriansäure, Gerbsäuren, Saponine. *V. prunifolium* enthält auch Cumarine.

Wirkung
Entkrampfend, beruhigend, adstringierend; entspannt die Muskeln; Herztonikum, Uterusrelaxans, entzündungshemmend.

Verwendete Teile

Rinde
V. opulus
Entspannt die Muskeln, beruhigt das Nervensystem, hilft auch bei körperlichen und seelischen Spannungen, zu erkennen an verspannten, hochgezogenen Schultern und nervöser Atmung. Die Rinde entspannt das Herz-Kreislauf-System bei Bluthochdruck und löst Verstopfung bei Spannungszuständen. Äußerlich verabreicht, lindert sie Muskelkrämpfe. Vor der Blüte im Frühjahr von den Ästen ablösen.

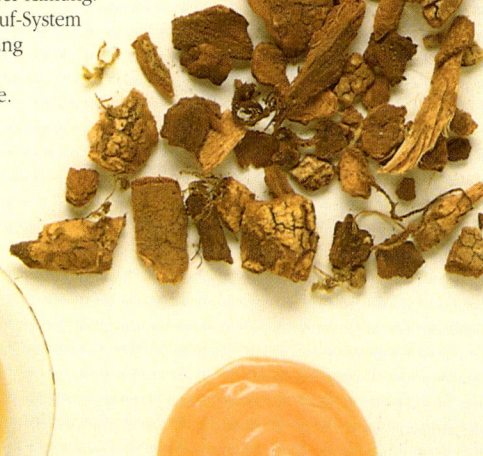

Getrocknete Rinde

Tinktur

Creme

Wurzelrinde
V. prunifolium
Ein starkes Muskelrelaxans, wirkt sich besonders auf den Uterus aus und gehört zu den wirksamsten Heilmitteln bei Periodenschmerz. Hilft auch gegen Schmerzen und Blutungen nach der Entbindung sowie gegen Blutungen während der Wechseljahre. Kann auch den Blutdruck senken und Krämpfe lindern. Man gräbt die Wurzel im Herbst aus und entfernt die Rinde.

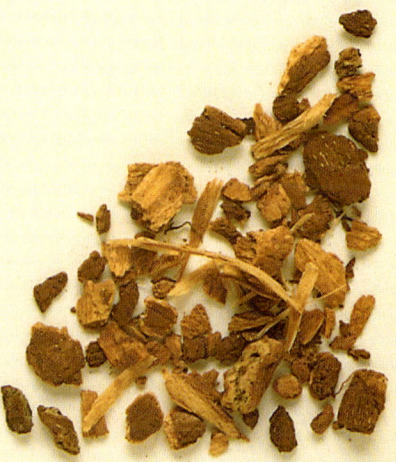

Getrocknete Wurzelrinde

Anwendungen

Rinde
V. opulus
Tinktur: Verwendung als Relaxans bei nervöser oder muskulärer Spannung sowie bei kolikartigen Zuständen von Darm, Gallenblase oder Harnwegen. Man vermengt die Tinktur mit Verdauungsmitteln bei Darmreizungen oder kombiniert sie mit Butternuß oder Rhabarberwurzel bei spannungsbedingter Verstopfung.

Creme: Man mischt die Tinktur mit einer Standardbasis (z.B. emulgierende Salbe) zur Herstellung einer Creme. Diese verabreicht man bei Muskelkrämpfen und verspannten Schultern.

Wurzelrinde
V. prunifolium
Tinktur: Verwendung bei Periodenschmerz oder bei Schmerzen nach der Entbindung. Hierbei verabreicht man entweder 1–1,5 ml alle 15–20 Minuten oder einmal 20 ml beim ersten Anzeichen eines Muskelkrampfes. Verwendung der Standarddosis bei anderen Menstruationsbeschwerden und Leiden der Wechseljahre. Kann zusammen mit anderen Heilmitteln bei Bluthochdruck eingesetzt werden.

Absud: Weniger wirkungsvoll als die Tinktur. Bei Periodenschmerz trinkt man eine Tasse des starken Absudes.

☛ WARNUNG ☚
• Während der Schwangerschaft sollte Schneeball nicht innerlich angewendet werden wegen seiner uterusentspannenden Wirkung.

Viola-Arten
VEILCHEN

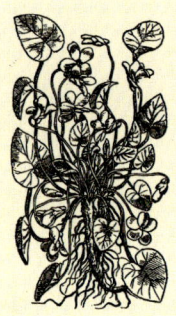

»Diese Pflanze ... macht ihre geringe Größe durch hervorragende ... Eigenschaften wett.«
Bartholomäus Anglicus, 1250.

Das Duftveilchen (*V. odorata*) und das Feldstiefmütterchen (*V. tricolor*) werden schon von alters her für Heilzwecke eingesetzt. HOMER berichtet, daß die Athener Veilchen verwendeten, um »Zorn zu bezähmen«, während PLINIUS das Tragen eines Veilchenkranzes empfahl, um Kopfschmerzen und Schwindel zu vertreiben. Aus Feldstiefmütterchen wurde einst ein Liebestrank gebraut. Die Chinesen nutzen eine verwandte Art, *V. yedoensis*, auf ähnliche Weise. Diese Pflanze wurde zusammen mit anderen Heilmitteln erfolgreich bei Kinderekzemen eingesetzt.

Eigenschaften
Feucht, scharf, kalt, leicht bitter.

Wirkstoffe
Saponine, Salicylate, Alkaloide, Flavonoide, ätherisches Öl.

Wirkung
V. odorata: Entzündungshemmend; stimulierend; schleimlösend; harntreibend.
V. tricolor: Schleimlösend, antirheumatisch, abführend; stabilisiert die Kapillarmembranen.
V. yedoensis: Mikrobizid, entzündungshemmend.

Verwendete Teile

Sproßteile
V. tricolor
Verwendung bei vielen Hautleiden, von Windelausschlag bis zu offenen Beinen. Auf Grund des hohen Saponingehalts ein gutes schleimlösendes Hustenmittel, das auch die Blutgefäße stärkt.
Ernte während der Blüte.

Sproßteile
V. odorata
Hauptsächlich bei Husten, Bronchitis und Katarrh eingesetzt. In den 30er Jahren vielfach bei Brust- und Lungenkrebs verordnet, Ernte im Herbst.

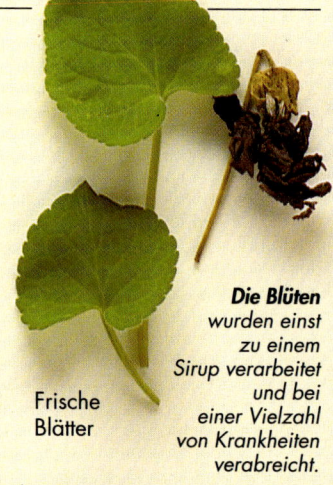

Frische Blätter

Die Blüten
wurden einst zu einem Sirup verarbeitet und bei einer Vielzahl von Krankheiten verabreicht.

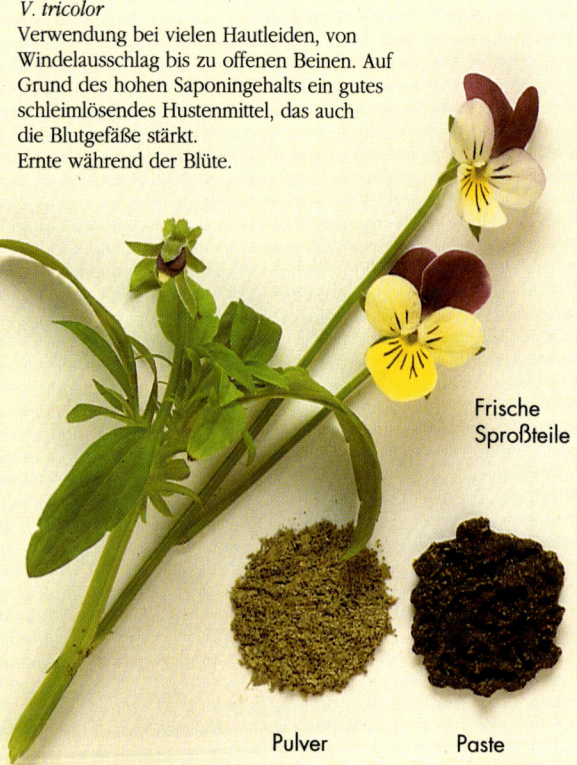

Frische Sproßteile

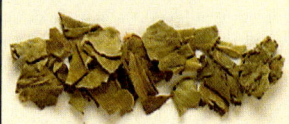

Getrocknete Blätter

Pulver   Paste

Ganze Pflanze
V. yedoensis
Heißt in China Zi hua di ding und wird vor allem bei Hautinfektionen einschließlich Furunkeln und Schlangenbissen verordnet. Wird auch bei Lymphentzündungen und Brustabszessen eingesetzt.

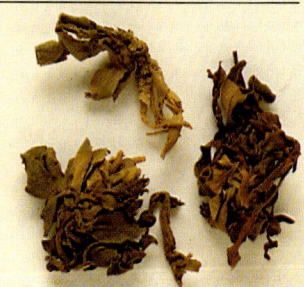

Zi hua di ding

Anwendungen

Sproßteile
V. odorata
Sirup: Bei Husten nimmt man einen aus dem Aufguß hergestellten Sirup.
Mundspülung: Bei Mund- und Halsinfektionen verwendet man den Aufguß.

Sproßteile
V. tricolor
Aufguß: Verwendung bei chronischen Hautleiden und zur sanften Stimulierung des Kreislauf- und Immunsystems.
Tinktur: Verwendung bei Lungenleiden und Verdauungsbeschwerden sowie bei Kapillarschwäche und Harnwegsleiden.

Umschlag: Man stellt aus Wasser und dem Kräuterpulver eine Paste her und verabreicht diese bei Hautverletzungen und Geschwüren.
Creme: Einsatz bei Hautausschlägen und Ekzemreizungen.
Waschlösung: Verwendung des Aufgusses bei Windelausschlag, Kopfausschlag bei Säuglingen, nässenden Wunden, Insektenstichen und offenen Beinen.

Ganze Pflanze
V. yedoensis
Absud: In Kombination mit anderen kühlenden, reinigenden Kräutern wie Chi shao yao und Fang feng bei Hautleiden und Abszessen.

☞ **W A R N U N G** ☜
• Hohe Dosen der Pflanze sollten vermieden werden, da der Saponingehalt zu Übelkeit und Erbrechen führen kann.

Zingiber officinale

INGWER

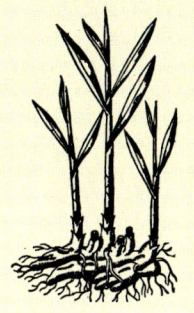

»... er wirkt erhitzend und verdauungsfördernd und tut dem Magen wohl.«
John Gerard, 1597.

Der Ingwer stammt aus dem tropischen Asien, er wird im Westen seit mehr als 2000 Jahren für Heilzwecke verwendet. Die Spanier brachten ihn nach Amerika, heute wird Ingwer in großer Menge in Westindien angebaut. Seine heißen, trockenen Eigenschaften machten ihn zur Erwärmung des Magens und bei Erkältungen geeignet. Im 18. Jahrhundert gab man ihn zu anderen Heilmitteln, um deren Wirkung zu ändern und ihre magenreizenden Nebenwirkungen abzumildern. Ingwer wird in China immer noch zur Verringerung der Giftigkeit mancher Kräuter verwendet.

Eigenschaften
Scharf, heiß, trocken.

Wirkstoffe
Ätherisches Öl (einschl. Borneol, Citral), Phenole, Alkaloid, Schleim.

Wirkung
Regt den Kreislauf an; entspannt die peripheren Blutgefäße; schweißtreibend, schleimlösend; verhindert Erbrechen; krampflösend, entblähend, antiseptisch. Lokal verstärkt er den Blutfluß in ein Gebiet.

Verwendete Teile

Frische Wurzel
In China dient Shen jian vor allem zur Förderung des Schweißflusses und als schleimlösendes Mittel bei Erkältungen und Schüttelfrost. Auch röstet man die frische Wurzel in heißer Asche und verabreicht sie dann bei Durchfall und zur Blutstillung. Die Naturheiltherapeuten verordnen sie bei Schüttelfrost und setzen sie auch zur Kreislaufstimulierung ein.

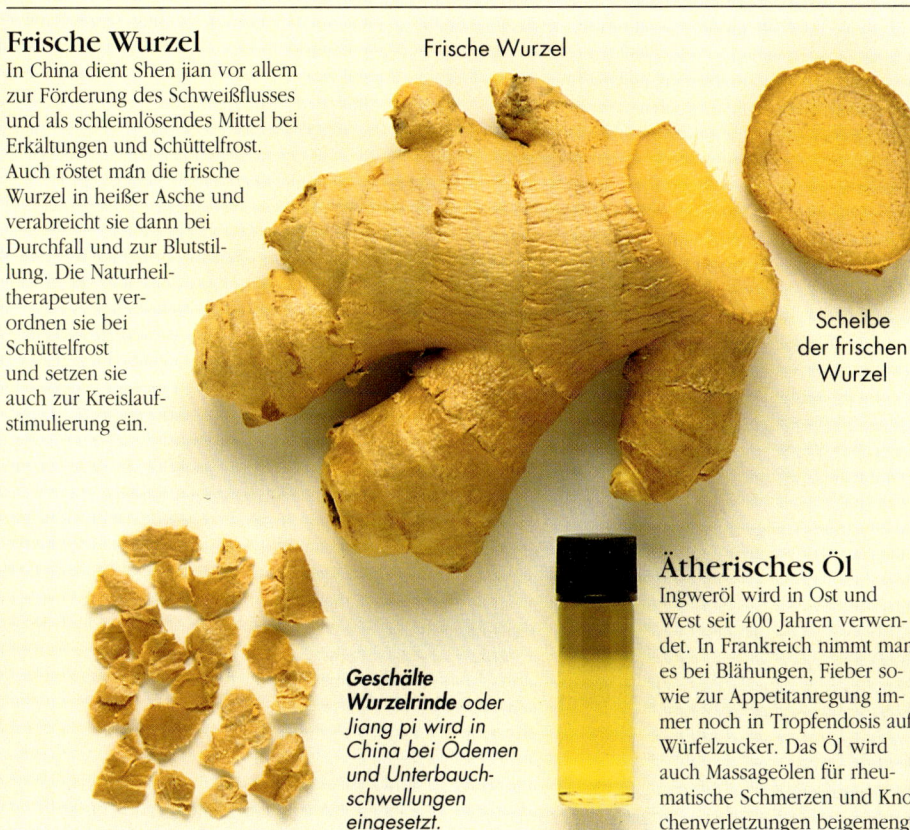

Frische Wurzel

Scheibe der frischen Wurzel

Geschälte Wurzelrinde oder *Jiang pi* wird in China bei Ödemen und Unterbauchschwellungen eingesetzt.

Ätherisches Öl
Ingweröl wird in Ost und West seit 400 Jahren verwendet. In Frankreich nimmt man es bei Blähungen, Fieber sowie zur Appetitanregung immer noch in Tropfendosis auf Würfelzucker. Das Öl wird auch Massageölen für rheumatische Schmerzen und Knochenverletzungen beigemengt.

Getrocknete Wurzel
Heißt in China Gan jiang und wird hauptsächlich zur Erwärmung und Anregung von Magen und Lunge eingesetzt, ist ein wirkungsvolles Yang-Stärkungsmittel. Im Westen bei Reisekrankheit verordnet; auch gegen schlimme Übelkeit während der Schwangerschaft erfolgreich.

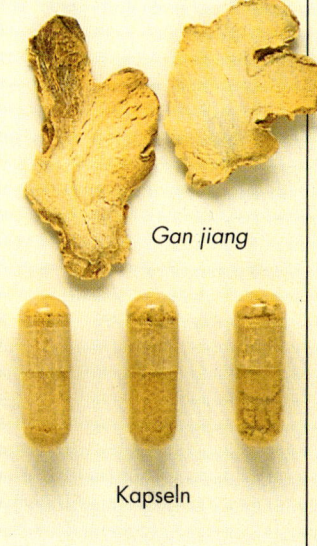

Gan jiang

Kapseln

Anwendungen

Frische Wurzel
Absud: Bei Schüttelfrost und katarrhalischen Erkältungen gibt man 1–2 Scheiben in Wasser und läßt die Mischung 10 Minuten lang köcheln. Eine Prise Zimt kann beigemengt werden.

Tinktur: Pro Dosis verwendet man 2–10 Tropfen als wärmendes Mittel zur Kreislaufstimulierung; auch bei Blähungen, Darmträgheit und Übelkeit geeignet.

Getrocknete Wurzel
Kapseln: Bei Reisekrankheit nimmt man vor der Abfahrt ein- bis zweimal eine 200mg-Kapsel. Gegen morgendliche Übelkeit während der Schwangerschaft helfen Dosen bis zu 1g.

Absud: Die Chinesen verwenden getrockneten Ingwer zusammen mit anderen Kräutern als Stärkungsmittel für das Yang und die Milzenergien sowie bei Völlegefühl, Übelkeit und übermäßiger Schleimbildung.

Ätherisches Öl
Massageöl: Bei Rheumatismus und Hexenschuß gibt man 5–10 Tropfen Ingweröl auf 25ml Mandelöl. Eignet sich auch zur Kombination mit Wacholder- oder Eukalyptusöl.

Öl: Bei Blähungen, Periodenkrämpfen, Übelkeit und Magenverstimmung gibt man 1–2 Tropfen auf ein Zuckerstück oder auf einen halben Teelöffel Honig.

☞ WARNUNG ☜
• Meiden Sie hohe Ingwerdosen bei bereits heißem und übermäßig angeregtem Magen, wie das etwa bei Magengeschwüren der Fall ist.
• Am Anfang der Schwangerschaft sollte Ingwer mit Vorsicht genossen werden. Die genannten Dosen können bei morgendlicher Übelkeit jedoch gefahrlos eingenommen werden.

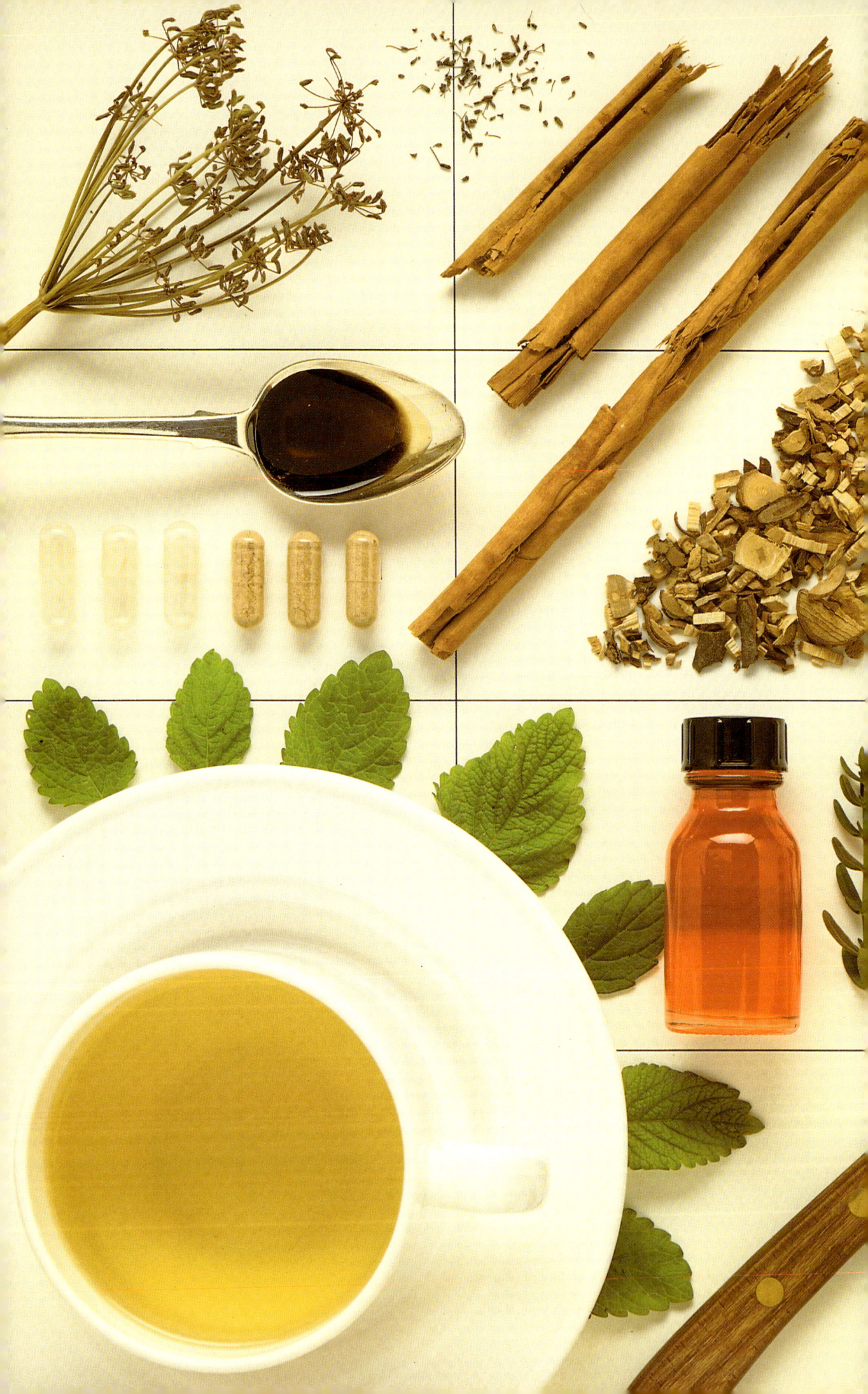

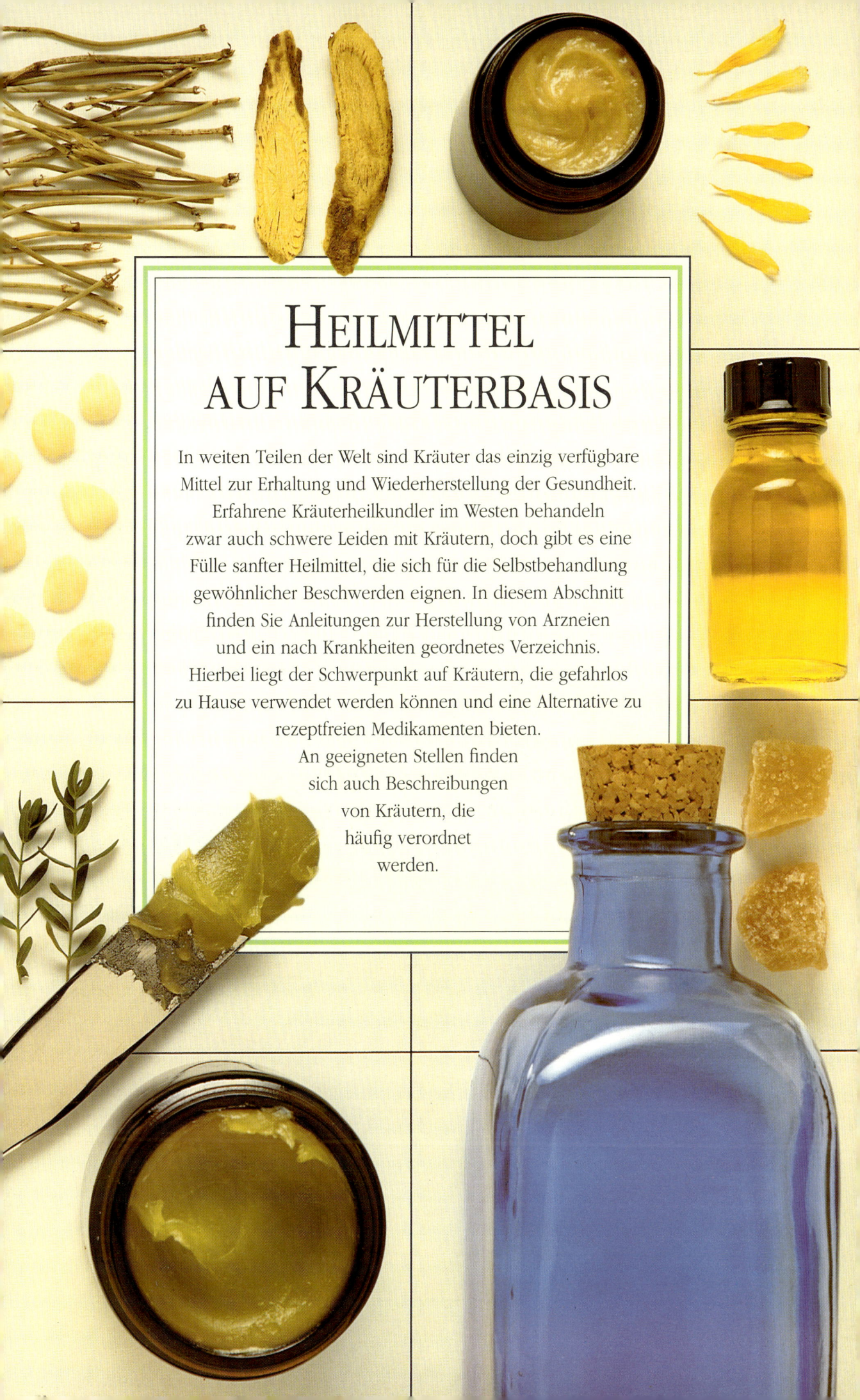

HEILMITTEL
AUF KRÄUTERBASIS

In weiten Teilen der Welt sind Kräuter das einzig verfügbare
Mittel zur Erhaltung und Wiederherstellung der Gesundheit.
Erfahrene Kräuterheilkundler im Westen behandeln
zwar auch schwere Leiden mit Kräutern, doch gibt es eine
Fülle sanfter Heilmittel, die sich für die Selbstbehandlung
gewöhnlicher Beschwerden eignen. In diesem Abschnitt
finden Sie Anleitungen zur Herstellung von Arzneien
und ein nach Krankheiten geordnetes Verzeichnis.
Hierbei liegt der Schwerpunkt auf Kräutern, die gefahrlos
zu Hause verwendet werden können und eine Alternative zu
rezeptfreien Medikamenten bieten.
An geeigneten Stellen finden
sich auch Beschreibungen
von Kräutern, die
häufig verordnet
werden.

Ernten und Trocknen von Kräutern

Die Wirkstoffe von Kräutern und damit ihre therapeutischen Eigenschaften werden vom Zeitpunkt ihrer Ernte an beeinflußt. Kräuter sollen an trockenen Tagen auf dem Höhepunkt ihrer Reife und damit höchster Wirkstoffkonzentration gesammelt werden. Man trocknet sie rasch, aber nicht in direkter Sonne, so bleiben die aromatischen Bestandteile erhalten. Man lagert sie an einem trockenen, warmen Ort mit ausreichender Luftzirkulation: ein belüfteter Schrank, bei dem man die Tür offen läßt, ein sonniger Raum oder ein trockener Gartenschuppen mit leichter Ventilation. Die Garage sollte man meiden, da

die Kräuter mit Auspuffgasen belastet würden. Man kann Kräuter innerhalb von sechs Tagen vollkommen trocknen. Je länger der Vorgang dauert, desto mehr Farbe und Geschmack verliert die Pflanze. Im Trockenraum sollte eine Temperatur zwischen 20 und 32 Grad Celsius herrschen. Die getrockneten Kräuter kommen in saubere, trockene, dunkle Behälter aus Glas oder Ton mit einem dichten Verschluß und werden an einem Platz ohne direkte Sonneneinstrahlung aufbewahrt. Bei Feuchtigkeit schimmeln sie. Die Behälter werden beschriftet: Name, Herkunft und Datum. Die meisten halten 12–18 Monate.

Blüten

Ernte, sobald der Morgentau verdunstet ist und sich die Blüten vollständig geöffnet haben. Vorsicht, sie sind sehr empfindlich. Die Blütenköpfe von den Stengeln abschneiden und im ganzen auf einem Tablett trocknen. Kleine Blüten wie Lavendel werden wie Samen behandelt: vor dem vollständigen Verblühen sammeln. Ist der Stengel groß oder fleischig (Königskerze), die Blüten einzeln entfernen und separat trocknen.

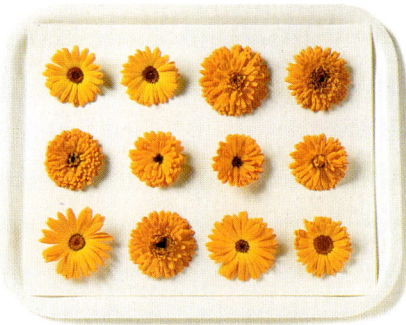

1 Schmutz, Sand und Insekten entfernen. Ein Tablett mit Papier oder Zeitung belegen und die Blüten darauf ausbreiten.

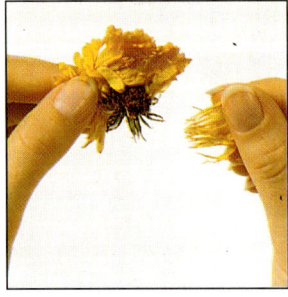

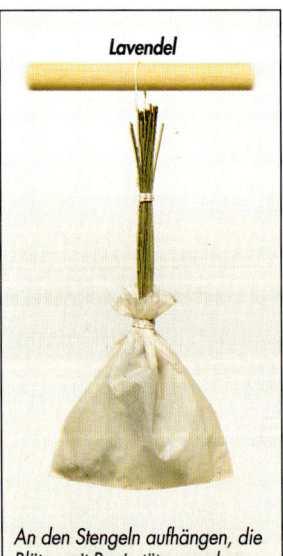

Lavendel

2 Die trockenen Blüten im ganzen in dunkle, luftdichte Behälter füllen. Bei der Ringelblume die trockenen Blütenblätter (siehe Abbildung) abzupfen und einzeln in den Behälter füllen.

An den Stengeln aufhängen, die Blüten mit Papiertüte umgeben.

Sproßteile und Blätter

Große Blätter wie die der Klette können einzeln geerntet und getrocknet werden. Kleinere Blätter wie die der Zitronenmelisse läßt man am besten am Stengel. Die Blätter laubabwerfender Kräuter werden kurz vor der Blüte und die immergrüner Kräuter wie Rosmarin während des ganzen Jahres gesammelt. Werden alle Sproßteile verwendet, erfolgt die Ernte der Blätter, Stengel, Blüten und Samenköpfe während der Blüte.

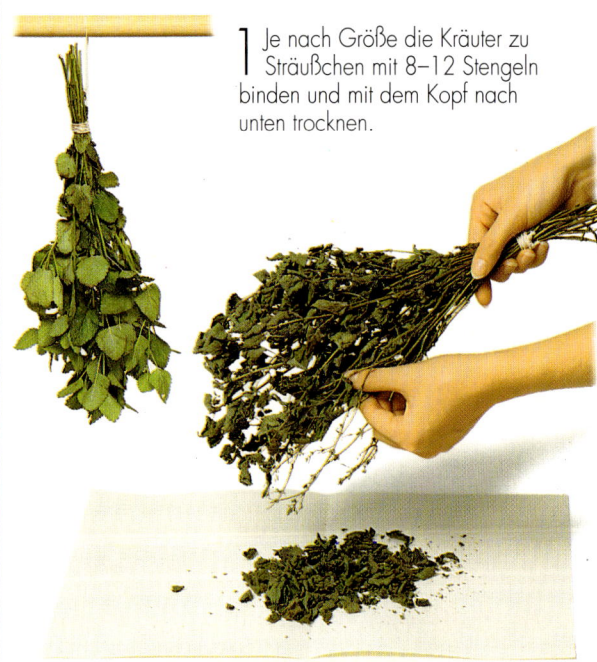

1 Je nach Größe die Kräuter zu Sträußchen mit 8–12 Stengeln binden und mit dem Kopf nach unten trocknen.

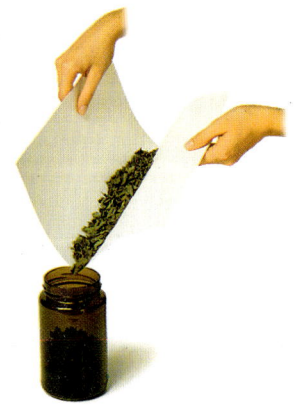

2 Sobald sich die Blätter spröde anfühlen, bei Berührung aber noch nicht zerbröseln, von den Stengeln auf ein Stück Papier abstreifen und die größeren Teile entfernen. Werden alle Sproßteile miteinander verwendet, zerkrümelt und vermischt man sie.

3 Die getrockneten Kräuter vom Papier in einen luftdichten Behälter schütten oder löffeln.

Samen

Die ganzen Samenköpfe mit 15–25 cm des Stengels ernten, sobald die Samen fast reif sind und bevor sie vom Wind verweht oder von Vögeln gefressen werden. Mit dem Kopf nach unten über ein mit Papier ausgelegtes Tablett oder in eine Papiertüte hängen, an einem Ort ohne direkte Sonneneinstrahlung trocknen. Bei Reife fallen die Samen ab.

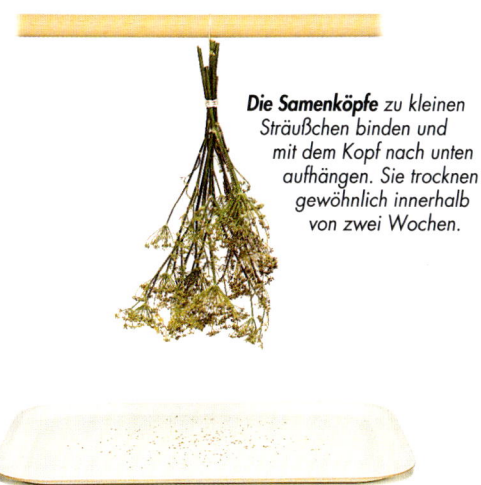

Die Samenköpfe zu kleinen Sträußchen binden und mit dem Kopf nach unten aufhängen. Sie trocknen gewöhnlich innerhalb von zwei Wochen.

Wurzeln

Ernte der meisten Wurzeln im Herbst, wenn die Sproßteile der Pflanze abgestorben sind und bevor der Boden so hart wird, daß man das Erdreich nicht mehr aufgraben kann. Ausnahme: Löwenzahn, seine Wurzeln werden im Frühling gesammelt. Manche Wurzeln nehmen Feuchtigkeit aus der Luft auf, man muß sie aussortieren, wenn sie weich werden.

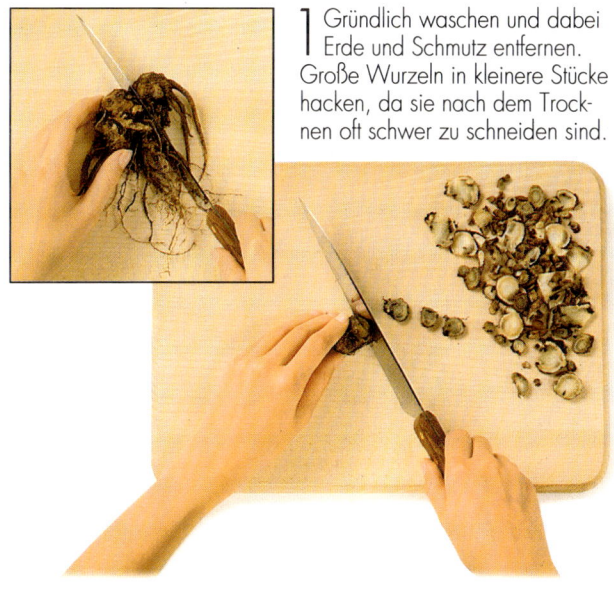

1 Gründlich waschen und dabei Erde und Schmutz entfernen. Große Wurzeln in kleinere Stücke hacken, da sie nach dem Trocknen oft schwer zu schneiden sind.

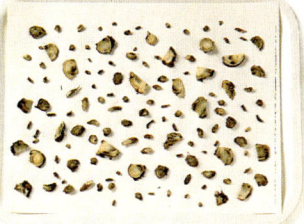

2 Die Stücke auf einem mit Papier ausgelegten Tablett ausbreiten und 2–3 Stunden in einem abkühlenden Backrohr (bei größeren Wurzeln 4–6 Stunden) trocknen. Zur vollständigen Austrocknung in einem belüfteten Schrank oder in einem warmen, sonnigen Zimmer lagern.

Saft und Harz

Ernte vom Baum im Herbst: Man schneidet die Rinde tief ein oder bohrt ein Loch und sammelt den Saft in einer Tasse, die am Stamm befestigt wird. Manchmal ist ein großer Eimer notwendig. Zu bestimmten Jahreszeiten kann innerhalb einer Nacht eine große Menge Birkensaft gesammelt werden. Latexpflanzen wie Lattich und Schöllkraut über einer Schüssel auslaufen lassen. Viele Säfte sind ätzend, Schutzhandschuhe tragen.

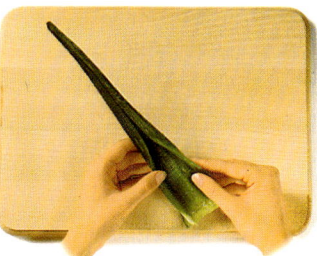

1 Bei der Aloe vorsichtig einen Schnitt entlang der Blattmitte anbringen und die Ränder zurückrollen.

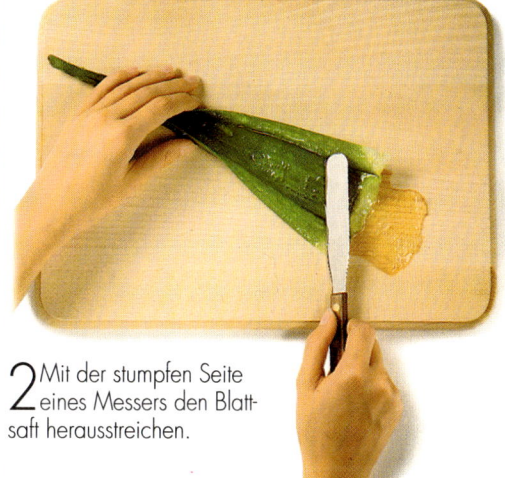

2 Mit der stumpfen Seite eines Messers den Blattsaft herausstreichen.

Frucht

Ernte von Beeren und anderen Früchten bei Reife, bevor sie zu weich zum Trocknen sind. Auf einem Tablett ausbreiten, fleischige Früchte regelmäßig wenden, damit sie gleichmäßig trocknen. Schimmelige Früchte aussortieren.

Rinde

Ernte im Herbst, wenn der Saft »fällt«, dann läßt sich der Schaden an der Pflanze begrenzen. Niemals die gesamte Rinde – oder ein Rindenstück, das den ganzen Baum umgibt – entfernen, sonst wird die Pflanze ein Opfer der Kräuterheilkunde. Von Moos oder Insekten befreien, in handliche Stücke (2–5 cm) brechen, und auf einem Tablett zum Trocknen ausbreiten.

Zwiebeln

Ernte nach dem Absterben der Sproßteile. Knoblauchzwiebeln schnell sammeln, da sie in die Erde absinken (nach Verwelken der Blätter) und dann schwer zu finden sind.

Herstellen von Heilmitteln auf Kräuterbasis

Die Anleitungen auf den folgenden Seiten basieren auf Standardmengen. Wenn nicht anders angegeben, gilt dies für alle in diesem Buch angegebenen Mengen und Dosen. Bei Kräutermischungen sollte die Gesamtmenge eines Heilmittels die Standardmenge nicht überschreiten. Beispiel: Ein Aufguß für Erkältung und Grippe kann je 10g Schafgarbe, Holunderblüte und Pfefferminze enthalten, um die für 500ml Wasser notwendige Standardmenge von 30g zu erhalten.

Aufguß

Der Aufguß ist eine einfache Art, Kräuter zu verwenden, er wird praktisch wie Tee zubereitet. Das Wasser sollte gerade aufgehört haben zu kochen, da kochendes Wasser wertvolles ätherisches Öl verfliegen läßt. Man verwendet diese Methode für die Blüten und die belaubten Teile der Pflanze. Die Standardmenge sollte jeden Tag frisch zubereitet werden und reicht für drei Dosen. Man trinkt den Aufguß heiß oder kalt.

Standardmengen
30g getrocknetes oder 75g frisches Kraut auf 500ml Wasser

•

Standarddosis
3mal täglich eine Teetasse oder ein Weinglas

•

Geräte
Wasserkessel
Teekanne oder
Apothekertasse mit Deckel
Nylonsieb oder Seiher, Teetasse
Zugedeckter Krug zur Lagerung

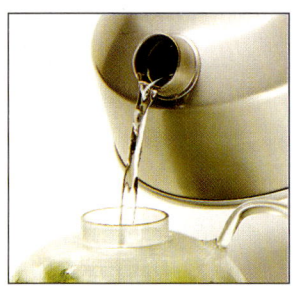

1 Die Kräuter in einen Topf mit gut schließendem Deckel füllen – Teekanne ist ideal. Mit heißem Wasser übergießen.

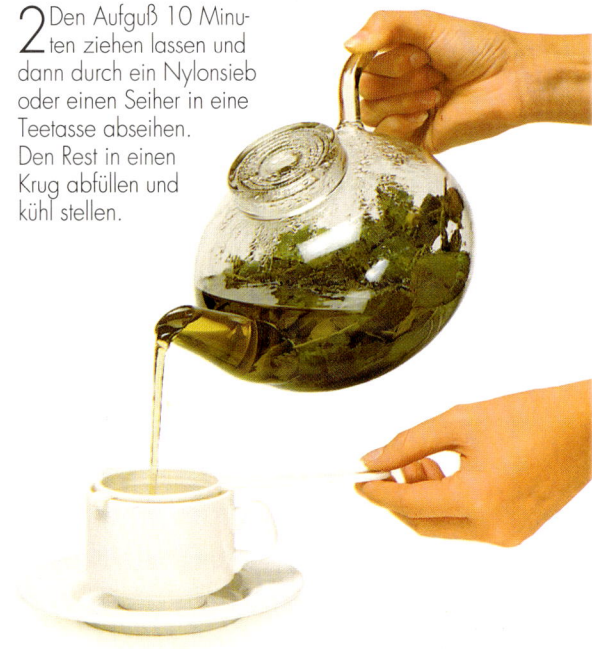

2 Den Aufguß 10 Minuten ziehen lassen und dann durch ein Nylonsieb oder einen Seiher in eine Teetasse abseihen. Den Rest in einen Krug abfüllen und kühl stellen.

Absud

Bei dieser Methode werden der Pflanze mehr Wirkstoffe entzogen als beim Aufguß, sie wird bei Wurzeln, Rinden, Zweigen und einigen Beeren angewendet. Das Kraut in kaltem Wasser ansetzen, erhitzen und bis zu einer Stunde köcheln. Wie beim Aufguß die Standardmenge jeden Tag frisch zubereiten, reicht für drei Dosen. Heiß oder kalt trinken.

Standardmengen
30g getrocknetes oder 60g frisches Kraut auf 750ml Wasser, wird durch Erhitzen auf 500ml verringert.

•

Standarddosis
3mal täglich eine Teetasse oder ein Weinglas

•

Geräte
Stielkasserolle (am besten aus Ton oder Email)
Nylonsieb oder Seiher
Zugedeckter Krug zur Lagerung

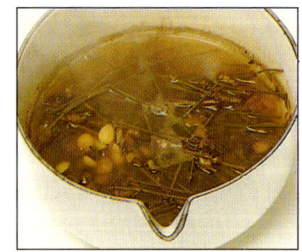

1 Das Kraut in eine Kasserolle geben, kaltes Wasser darübergießen, zum Sieden bringen und höchstens 1 Stunde köcheln, dabei um ein Drittel einkochen.

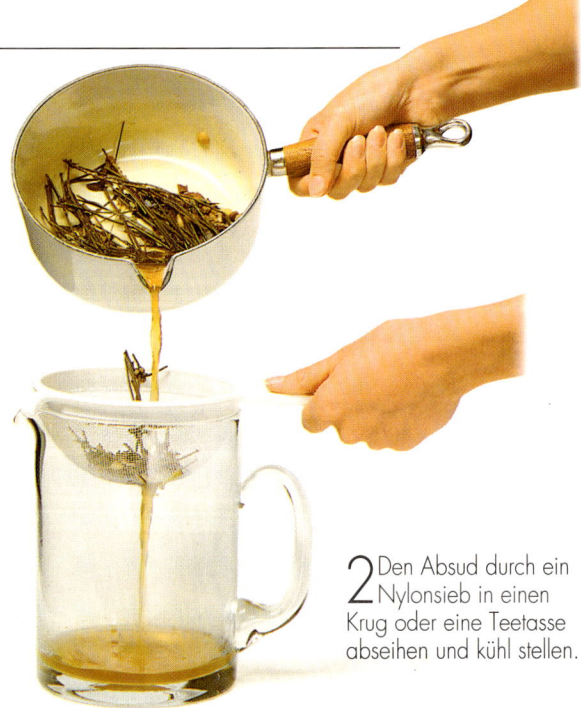

2 Den Absud durch ein Nylonsieb in einen Krug oder eine Teetasse abseihen und kühl stellen.

Tinktur

Das getrocknete oder frische Kraut kommt in eine 25%ige Mischung aus Alkohol und Wasser (siehe rechts). Alle Pflanzenteile können dafür verwendet werden. Der Alkohol entzieht der Pflanze ihre Wirkstoffe und ist konservierend, deshalb ist eine Tinktur bis zu zwei Jahre haltbar. Tinkturen sollten aus einzelnen Kräutern hergestellt werden; die fertigen Tinkturen können dann nach Bedarf vermischt werden. Für handelsübliche Tinkturen wird Äthylalkohol verwendet, für den Hausgebrauch reichen verdünnte Spirituosen. Wodka ist am besten, da er nur wenige Zusatzstoffe enthält. Rum dagegen übertönt den Geschmack wenig wohlschmeckender Kräuter.

Standardmengen
200 g getrocknetes oder 600 g frisches Kraut auf 1 Liter 25%-Mischung aus Alkohol und Wasser (z. B. man verdünnt eine 75 cl Flasche 37,5%igen Wodka mit 37,5 ml Wasser)

•

Standarddosis
3mal täglich 5 ml.
Tinkturen sollten mit Wasser verdünnt werden (ein bißchen Honig oder Fruchtsaft verbessert den Geschmack); alkoholfreie Tinkturen siehe Seite 125.

Geräte
Großes Glas mit Schraubverschluß
Seih- oder Baumwolltuch
Saft- oder Weinpresse
Großer Krug
Dunkle Glasflaschen mit Schraubverschluß für luftdichte Lagerung
Trichter (bei Bedarf)

☞ **W A R N U N G** ☜
Verwenden Sie keine Industriealkohole (Methanol, Isopropanol) bei der Herstellung von Tinkturen, sie sind hochgiftig.

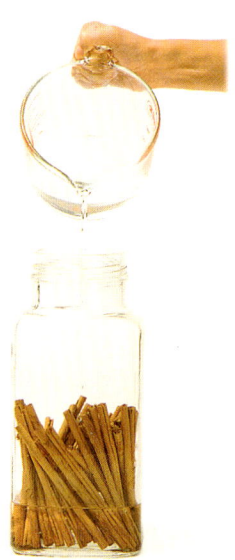

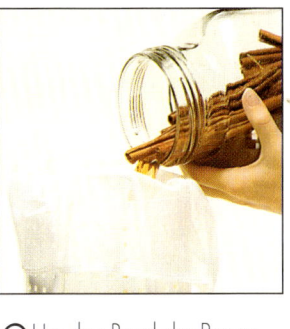

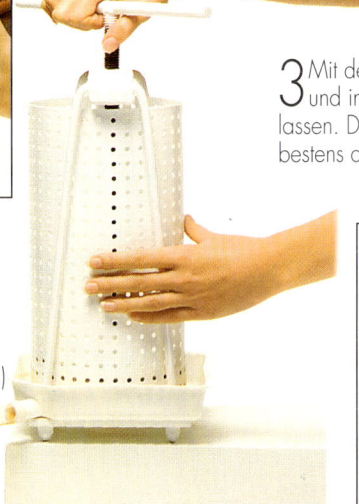

3 Mit der Presse durchdrücken und in einen Krug ablaufen lassen. Der Rückstand eignet sich bestens als Kompost.

2 Um den Rand der Presse ein Seihtuch legen, bei Bedarf befestigen und die Mischung hineingießen. Statt der Presse können Sie einen Entsafter (ohne Seihtuch) verwenden.

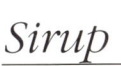

1 Das Kraut in ein großes Schraubglas füllen, mit der Wodka-Wasser-Mischung bedecken, das Glas verschließen und 2 Wochen kühl stellen, gelegentlich schütteln.

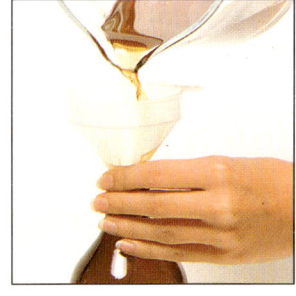

4 Die Flüssigkeit in saubere, dunkle Glasflaschen abseihen. Wenn nötig, einen Trichter zu Hilfe nehmen.

Sirup

Honig oder Rohzucker dient zur Konservierung von Aufgüssen und Absuden. Sirup ist ein gutes Hustenmittel, der Honig wirkt beruhigend. Die zusätzliche Süße übertönt auch den Geschmack wenig wohlschmeckender Kräuter, wie etwa Herzgespann. Mit Sirup können auch Arzneien für Kinder schmackhafter gemacht werden.

Standardmengen
500 ml Aufguß oder Absud
500 g Honig oder Rohzucker

•

Standarddosis
3mal täglich 5–10 ml

•

Geräte
Stielkasserolle
Holzlöffel
Dunkle Glasflaschen mit Korken zur Lagerung
Trichter (bei Bedarf)

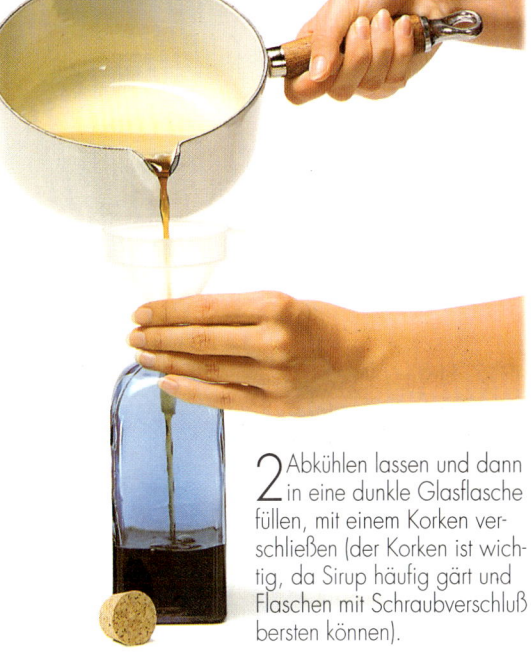

1 500 ml Standardaufguß oder Absud in einer Kasserolle erhitzen. 500 g Honig oder Rohzucker zufügen und rühren, bis er sich vollständig aufgelöst hat.

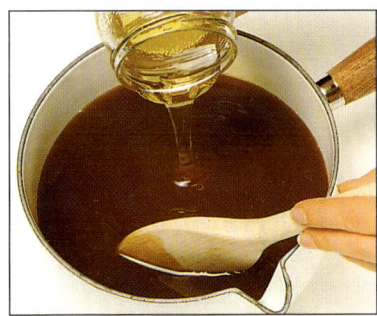

2 Abkühlen lassen und dann in eine dunkle Glasflasche füllen, mit einem Korken verschließen (der Korken ist wichtig, da Sirup häufig gärt und Flaschen mit Schraubverschluß bersten können).

Aufgußöle

Pflanzliche Wirkstoffe sind in Öl löslich, welches als Massageöl, Creme oder Salbe äußerliche Anwendung findet. Bei kühler, dunkler Lagerung sind Aufgußöle bis zu einem Jahr haltbar, wenngleich kleinere, frisch zubereitete Mengen wirksamer sind. Es gibt zwei Methoden: Die heiße eignet sich für Beinwell, Sternmiere oder Rosmarin und die kalte für Ringelblume und Johanniskraut. Wenn möglich, den Vorgang zur Herstellung des kalten Aufgußöles wiederholen, daher frische Kräuter in das »Erstöl« geben und vor dem Abgießen nochmals mehrere Wochen stehen lassen.

Heißer Aufguß

Standardmengen
250 g getrocknetes oder 750 g frisches Kraut auf 500 ml Sonnenblumenöl

Geräte
Glasschüssel und Kasserolle oder Wasserbadgeschirr, Saft- oder Weinpresse, Seih- oder Baumwolltuch, großer Krug, luftdicht verschließbare Flaschen zur Lagerung, Trichter (bei Bedarf)

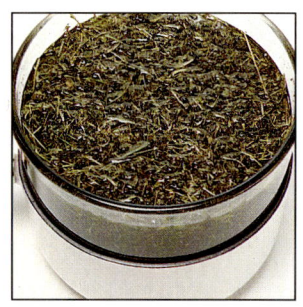

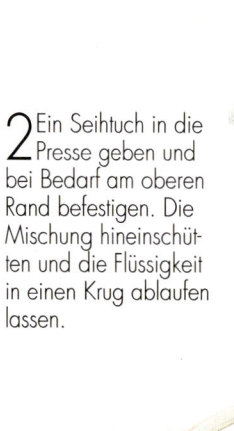

2 Ein Seihtuch in die Presse geben und bei Bedarf am oberen Rand befestigen. Die Mischung hineinschütten und die Flüssigkeit in einen Krug ablaufen lassen.

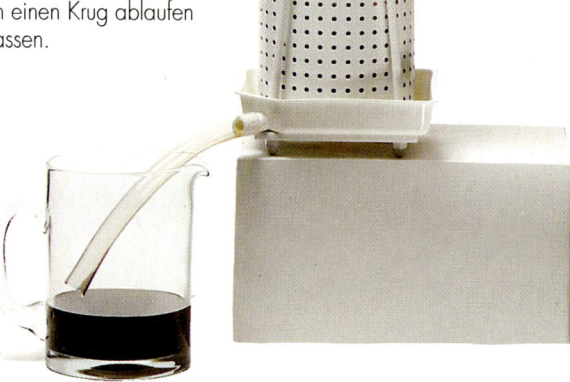

1 Öl und Kraut in einer Glasschale auf einen Topf mit kochendem Wasser setzen oder Wasserbadgeschirr verwenden, 3 Stunden simmern lassen.

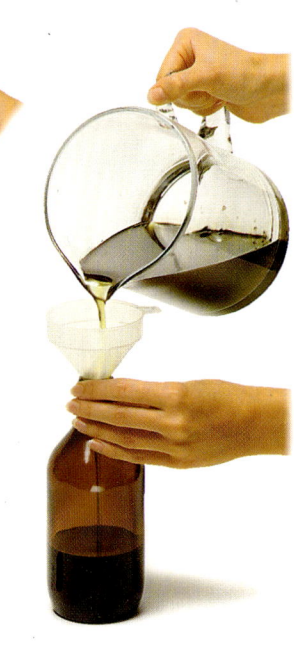

3 In saubere, dunkle, luftdicht verschließbare Flaschen füllen. Bei Bedarf einen Trichter verwenden.

Kalter Aufguß

1 Ein großes Glas mit den Kräutern füllen und vollständig mit Öl bedecken. Das Glas verschließen und 2–3 Wochen auf eine sonnige Fensterbank oder in ein Treibhaus stellen.

Standardmengen
Genügend Blütenköpfe/Pflanzenteile, um ein großes Glas zu füllen
1 Liter kaltgepreßtes Öl – je nach Größe des Glases

Geräte
Seih-/Baumwolltuch oder Saft-/Weinpresse
Großer Krug
Luftdicht verschließbare Gläser

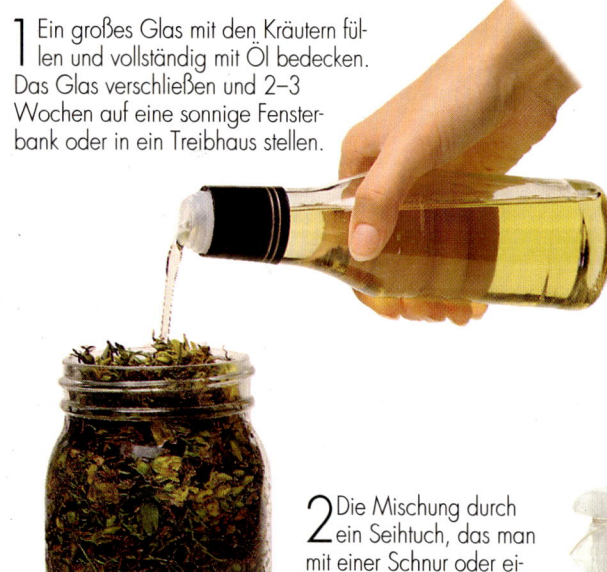

2 Die Mischung durch ein Seihtuch, das man mit einer Schnur oder einem Gummiband am Rand befestigt hat, in einen Krug abgießen.

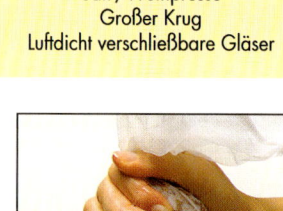

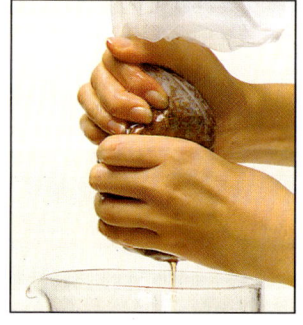

3 Das Öl ausdrücken. Die Schritte 1 und 2 mit frischen Kräutern und dem bereits gewonnenen Öl wiederholen. Nach einigen Wochen wieder abgießen und lagern.

Creme

Eine Creme ist eine Mischung aus Wasser und Fetten oder Ölen, die die Haut weich macht und einzieht. Sie kann mit einer emulgierenden Salbe (in den meisten Apotheken erhältlich) – einer Mischung aus Ölen und Wachsen, die sich mit Wasser verbindet – einfach hergestellt werden. Selbstgemachte Cremes halten mehrere Monate – oder länger, wenn man sie in einem kalten Vorratsraum oder im Kühlschrank aufbewahrt oder einige Tropfen Benzoetinktur als Konservierungsmittel hinzufügt. Cremes aus organischen Ölen und Fetten verderben schneller (siehe Seite 125). Die nachstehend gezeigte Methode eignet sich für die meisten Kräuter.

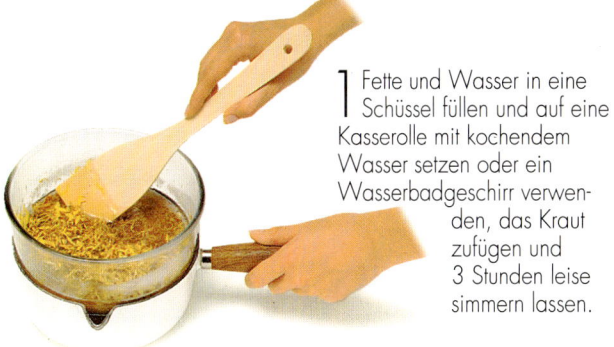

1 Fette und Wasser in eine Schüssel füllen und auf eine Kasserolle mit kochendem Wasser setzen oder ein Wasserbadgeschirr verwenden, das Kraut zufügen und 3 Stunden leise simmern lassen.

Standardmengen
150 g emulgierende Salbe
70 ml Glyzerin
80 ml Wasser
30 g getrocknetes Kraut
•
Geräte
Glasschüssel und Kasserolle oder Wasserbadgeschirr
Holzlöffel oder Spatel
Saft- oder Weinpresse
Seih- oder Baumwolltuch
Schüssel
Kleines Streichmesser (Palette)
Kleine, luftdicht verschließbare Näpfe zur Lagerung

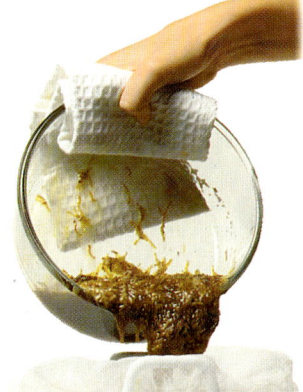

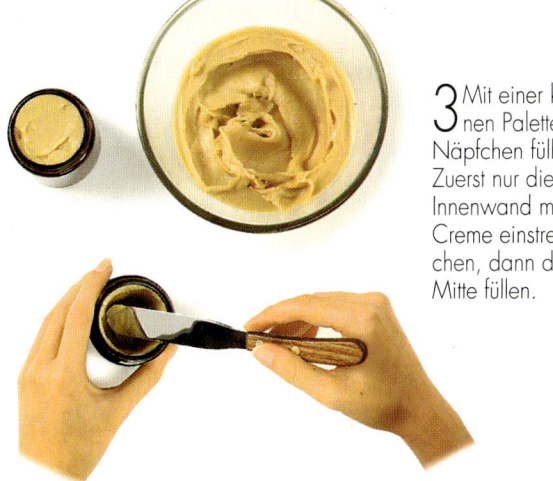

3 Mit einer kleinen Palette in Näpfchen füllen. Zuerst nur die Innenwand mit Creme einstreichen, dann die Mitte füllen.

2 Ein Seihtuch am Rand einer Presse befestigen, die Mischung hineinschütten, in eine Schüssel abseihen und so lange rühren, bis sie erkaltet ist.

Salbe

Eine Salbe enthält nur Öle oder Fette, aber kein Wasser. Im Gegensatz zu Creme wird sie von der Haut nicht absorbiert, sondern bildet auf der Haut einen Film. Salben sind bei bereits kranker oder weicher Haut richtig oder als zusätzlicher Feuchtigkeitsschutz (z.B. Windelausschlag). Früher wurden Salben aus Tierfetten hergestellt; heute gilt Vaseline oder Paraffinwachs als geeignet.

Standardmengen	**Geräte**
500 g Vaseline oder weiches Paraffinwachs	Glasschüssel und Kasserolle oder Wasserbadgeschirr
60 g getrocknetes Kraut	Holzlöffel
	Seih- oder Baumwolltuch
	Krug, Glasbehälter mit Deckel

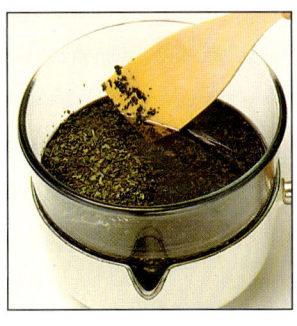

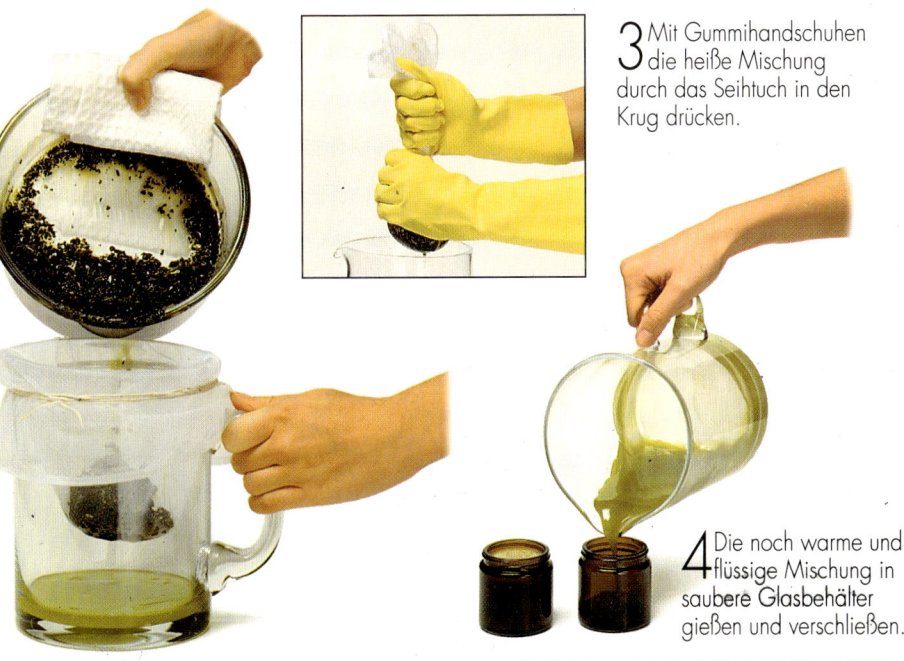

3 Mit Gummihandschuhen die heiße Mischung durch das Seihtuch in den Krug drücken.

1 Wachs oder Vaseline in einer Schüssel auf eine Kasserolle mit kochendem Wasser setzen, schmelzen lassen, die Kräuter einrühren und etwa 2 Stunden erhitzen, bis die Kräuter rösch sind.

2 Die Mischung in ein Seihtuch, das mit einer Schnur oder einem Gummiband am Rand des Kruges befestigt wurde, schütten.

4 Die noch warme und flüssige Mischung in saubere Glasbehälter gießen und verschließen.

Pulver und Kapseln

Man kann Kräuter als Pulver in Wasser einrühren oder über Speisen streuen. Oder man stellt Kapseln her, die sich bei schlecht schmeckenden Kräutern anbieten und leicht mitgeführt werden können. Am besten verwendet man in Fachgeschäften erhältliche Pulver. Wenn man Kräuter zu Hause mahlt, entsteht Hitze, die zu chemischen Veränderungen in den Kräutern führen kann. Harte Wurzeln schädigen unter Umständen die Mühle. Zweiteilige Kapseln aus Gelatine oder pflanzlichen Bestandteilen sind im einschlägigen Fachhandel erhältlich.

Standardmengen
Eine Kapsel der Größe 00 enthält 200–250 mg Kräuterpulver
•
Standarddosis
Im allgemeinen 2–3mal täglich 2–3 Kapseln
3mal täglich 1/2 Teelöffel Pulver auf ein halbes Glas Wasser
•
Geräte
Untertasse oder flacher Teller
Kapselhüllen, dunkle Glasbehälter zur Lagerung

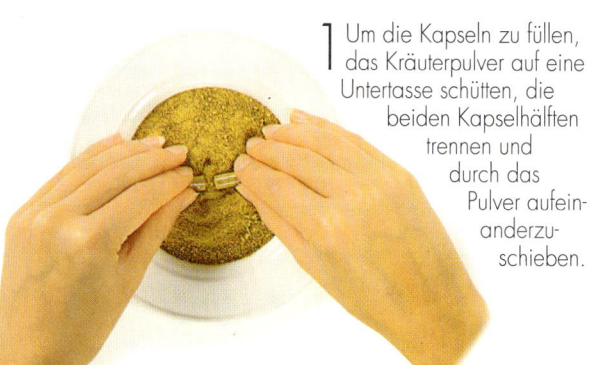

1 Um die Kapseln zu füllen, das Kräuterpulver auf eine Untertasse schütten, die beiden Kapselhälften trennen und durch das Pulver aufeinanderzuschieben.

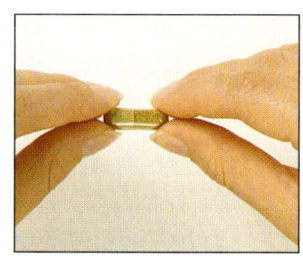

2 Die beiden Kapselhälften zusammenstecken, in dunkle Glasbehälter füllen und kühl lagern.

Kompresse

Werden zur schnelleren Wundheilung und bei Muskelverletzungen verwendet. Ein Tuch wird mit heißem Kräuterextrakt getränkt und auf das schmerzende Gebiet gelegt. Bei Kopfschmerzen setzt man manchmal kalte Kompressen ein. Auch Aufgüsse, Absude und mit Wasser verdünnte Tinkturen können für Kompressen verwendet werden. Als Tuch eignen sich weiche Baumwolle und Leinen sowie Verbandsmull.

1 Ein sauberes, weiches Stofftuch im heißen Aufguß oder einem anderen Kräuterextrakt tränken, die überschüssige Flüssigkeit ausdrücken.

Standardanwendung
Einen Standardaufguß verwenden, einen Absud oder 5–20 ml Tinktur auf 500 ml heißes Wasser (wie angegeben)
•
Geräte
Stofftuch
Schüssel

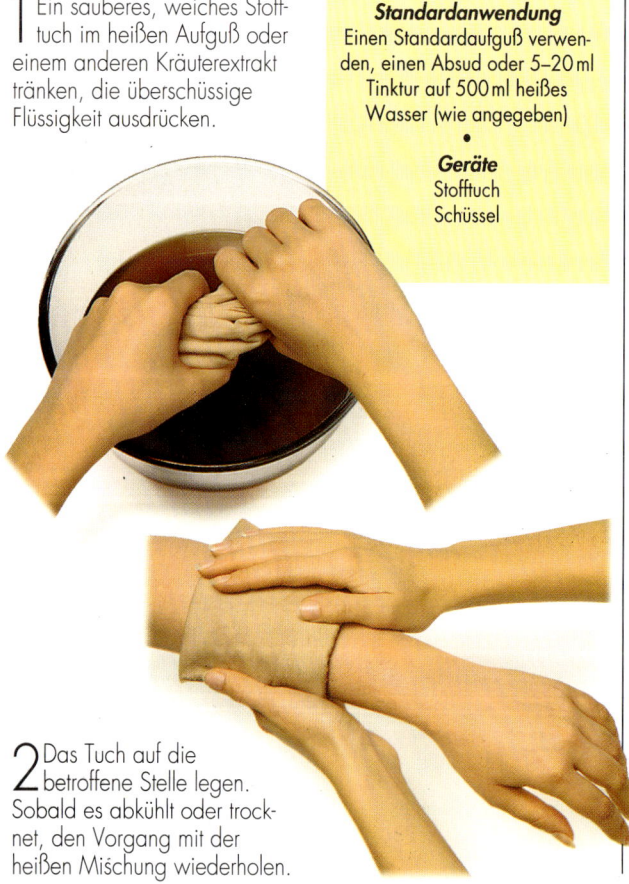

2 Das Tuch auf die betroffene Stelle legen. Sobald es abkühlt oder trocknet, den Vorgang mit der heißen Mischung wiederholen.

Umschlag

Der Umschlag wirkt ähnlich wie die Kompresse, doch werden eher die ganzen Kräuter als ein flüssiger Extrakt verwendet. Umschläge werden meist heiß verabreicht, doch in einigen Fällen eignen sich auch kalte, frische Blätter. Frische Kräuter kurz im Mixer zerkleinern oder 2–5 Minuten in wenig Wasser dünsten. Getrocknete Kräuter können abgekocht, Pulver mit etwas Wasser zu einer Paste vermischt werden.

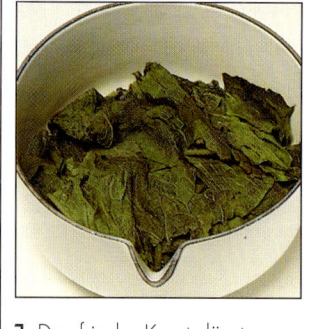

Standardanwendung
Genügend Kräuter verwenden, um die betroffene Stelle zu bedecken
Den Umschlag alle 2–4 Stunden wechseln; wenn nötig auch früher
•
Geräte
Kasserolle
Mull- oder Wattebinden

1 Das frische Kraut dünsten, überschüssige Flüssigkeit auspressen und auf die betroffene Stelle legen. Vorher etwas Öl auf die Haut streichen, damit das Kraut nicht festklebt.

2 Die Krautauflage mit einer Mull- oder Wattebinde umwickeln, damit der Umschlag nicht verrutscht.

Andere Kräuter-Heilmittel

Massageöle

Die meisten ätherischen Öle reizen die Haut und sollten verdünnt werden, bevor man sie zur Massage verwendet. Mandel- oder Weizenkeimöl eignet sich am besten als neutrales Medium (Trägeröl), auch Sonnenblumenöl kann eingesetzt werden. Man rechnet 5–10 Tropfen ätherisches Öl auf 20 ml (1 Eßlöffel) neutrales Öl. Ätherische Öle verlieren nach dem Verdünnen schnell ihre Wirkung und sollten deshalb erst bei Bedarf zubereitet werden. Eine gute Massage braucht Erfahrung, doch das Öl eignet sich bei lokalen Beschwerden (z. B. Gliederschmerzen oder Husten) auch für den Hausgebrauch: Etwa 2–5 ml Massageöl auf die Hände geben und sanft auf die betroffene Stelle reiben. Auch das Aufgußöl kann unter Umständen hilfreich sein, wie etwa Beinwell bei Zerrungen und Verstauchungen, Johanniskraut bei Entzündungen und Blasentang bei Arthritis.

Cremes und Salben aus Aufgußölen

Heiße oder kalte Aufgußöle können mit Bienenwachs und wasserfreiem Lanolin zu Salben verdickt werden. Mit Bienenwachs, wasserfreiem Lanolin und Kräutertinkturen stellt man Cremes her.

Creme: 25 g Bienenwachs und 25 g wasserfreies Lanolin zusammen schmelzen, 100 ml Aufgußöl sowie 50 ml Kräutertinktur hinzufügen und so abseihen, rühren und lagern, wie auf Seite 123 beschrieben.

Salbe: 25 g Bienenwachs und 25 g wasserfreies Lanolin zusammen schmelzen, 100 ml Aufgußöl hinzufügen, die noch warme Mischung in saubere, dunkle Glasbehälter füllen und abkühlen lassen.

Organische Alternative zur emulgierenden Salbe

Anstatt Cremes auf der Basis einer emulgierenden Salbe herzustellen, kann man eine Kombination aus organischen Ölen und Wachsen verwenden. Abweichend von der Anleitung auf Seite 123, verschmilzt man 25 g weißes Bienenwachs und 25 g wasserfreies Lanolin, mengt 100 ml Sonnenblumenöl, 25 ml Glyzerin, 75 ml Wasser und 50 g getrocknetes Kraut bei, erhitzt die Mischung und seiht sie ab. Während des Abkühlens 5 Tropfen Benzoetinktur als Konservierungsstoff zufügen.

Dampfinhalate

Diese eignen sich zur Behandlung von Katarrh, Asthma oder Nebenhöhlenentzündung. Man gibt 1–2 Eßlöffel getrocknetes Kraut in eine Schüssel und gießt kochendes Wasser darüber, beugt den Kopf über die Schüssel, legt ein Handtuch über Kopf und Schüssel und atmet den Dampf solange wie möglich oder bis zum Abkühlen der Mischung ein. Danach sollte man mindestens 30 Minuten nicht in die Kälte gehen.

Alkoholfreie Tinkturen

In einigen Fällen (Schwangerschaft, Magen- oder Leberentzündung, Behandlung von Kindern oder »trockenen« Alkoholikern) ist eine Tinktur mit Äthylalkohol als Kräuterheilmittel ungeeignet. Wenn man eine kleine Menge (25–50 ml) fast kochendes Wasser auf die Tinkturdosis (meistens 5 ml) in eine Tasse gibt und die Lösung abkühlen läßt, verdunstet praktisch der gesamte Alkohol.

Tinkturverhältnis

Tinkturmengen werden meist als Verhältnis angegeben, wie z. B. »man nehme 5 ml auf eine 1:4 Tinktur«, wobei sich das Verhältnis auf Gewicht zu Volumen bezieht. Eine 1:4 Tinktur könnte dementsprechend aus 1 kg Kraut und 4 Liter Alkohol-Wasser-Mischung oder aus 1 g Kraut und 400 ml Alkohol-Wasser-Mischung bestehen. Die Einheiten sind unwesentlich und können demgemäß klein oder groß sein.

Flüssigextrakte

Sie werden meist im Handel erworben und nicht zu Hause hergestellt, da sie sehr genau nach Apothekervorgaben abzumessen sind. Man verwendet sie zur Verstärkung einer Kräutermixtur, wenn zusätzliche Wirkung erforderlich ist.

Weintonika

Nach dieser einfachen Methode entsteht eine wohlschmeckende Mixtur. Sie eignet sich besonders für Wurzeln wie He shou wu, Dang gui und Ginseng. Man gibt 500 g Kraut in einen großen Krug und gießt 2 Liter guten Wein (vorzugsweise rot) auf. Das Kraut muß vollkommen bedeckt sein, sonst bildet sich Schimmel. Man deckt den Krug zu und läßt ihn 2 Wochen stehen. In Sherryglasdosen trinken.

Eingeweichte Kräuter (Mazerat)

Manche Kräuter wie Baldrianwurzel sollten besser eingeweicht als zu einem Aufguß oder Absud verarbeitet werden. Man gießt 500 ml kaltes Wasser über 25 g getrocknetes Kraut, stellt die Mischung über Nacht kühl und filtert sie durch ein Nylonsieb. Verwendung wie Aufguß oder Absud.

Chinesische Absude

In China verabreicht man Kräuter meist als Absud. Man verwendet wesentlich höhere Dosen als im Westen: Bis zu 150 g getrocknetes Kraut auf 1 Liter Wasser geben und auf 300–400 ml reduzieren, das ergibt drei Dosen. Um das Konzentrat für den westlichen Gaumen genießbar zu machen, muß es häufig noch verdünnt werden.

Lotionen

Eine Lotion ist eine Mischung auf Wasserbasis, die als kühlendes oder beruhigendes Heilmittel auf die Haut gerieben wird, um Reizungen und Entzündungen zu lindern. Mixturen auf Alkoholbasis – wie Tinkturen – können einer Lotion beigemengt werden, um die kühlende Wirkung zu verstärken. Eine Lotion zur Beruhigung einer Hautreizung enthält z. B. 40 ml Rosenwasser, 20 ml Boretschsaft, 20 ml destillierte Zaubernuß und 20 ml Sternmierentinktur. Man gibt 2–3mal täglich etwas Lotion auf einen Wattebausch oder saugfähigen Mull. Auf kleine lokale Stellen nach dem Auftragen der Lotion ein Pflaster anbringen.

Waschlösungen

Aufgüsse und verdünnte Tinkturen können zum Baden von Wunden, Abschürfungen, Hautausschlägen, Geschwüren und anderen Hautleiden eingesetzt werden. Man tränkt einen Wattebausch in der Lösung und reinigt die betroffene Stelle von der Mitte nach außen. Man kann auch einen Zerstäuber benutzen, um die Lösung auf Ausschläge oder offene Beine zu sprühen.

Pessare und Zäpfchen

Im Fachhandel sind Stahlformen für bis zu 24 Pessare und Zäpfchen sowie Einwegformen erhältlich. Man kann eine Form aber auch aus Haushaltsfolie herstellen, indem man einen kleinen Gegenstand (etwa 1 cm Durchmesser und 4 cm Länge – z. B. Fingerhut) damit auskleidet. Zuerst wird die Form geschmiert: als Gleitmittel 20 ml Seife, 100 ml Glyzerin und 80 ml Industriealkohol oder methylhaltige Spirituosen mischen und einfüllen, nach einigen Minuten wieder ausgießen und vollständig trocknen lassen. Dann gibt man eine Pessarmischung in die Form: 20 g Kakaobutter im Wasserbad schmelzen und mit 10–20 Tropfen (0,5–1 ml) ätherischem Öl verrühren. Das restliche Gleitmittel kann man in einer sauberen Glasflasche für den weiteren Gebrauch aufbewahren. Alternative: 15 g Gelatine mit 20 ml Glyzerin und 30 ml Aufguß oder verdünnter Tinktur erhitzen, in die geschmierte Form gießen und 2 Stunden lang fest werden lassen. Nun öffnet man die Form und entfernt sie vorsichtig. Pessare und Zäpfchen kühl lagern.

Säfte

Kräutersäfte werden in einer Küchenmaschine hergestellt oder in einem Entsafter, wenn man das Fruchtfleisch gewinnen will. Dieses preßt man dann durch ein Nylonsieb oder ein Baumwolltuch, um den Saft zu erhalten. Große Mengen Kraut sind notwendig – ein 10 Liter-Eimer mit frischen Kräutern ergibt oft nur 100 ml oder weniger Saft.

Erste-Hilfe-Mittel

Bei einem Notfall zu Hause greifen wir meist nach rezeptfreien Antiseptika und Schmerzmitteln, statt uns auf eine Kräuterarznei zu besinnen. Doch Kräuter können eine wirkungsvolle Alternative zu vielen rezeptfreien Medikamenten sein und sind vielleicht zur Hand, wenn sich der gewöhnliche Erste-Hilfe-Koffer nicht in Reichweite befindet. Für den Einsatz zu Hause können registrierte Kräuterpräparate frische Kräuter ergänzen.

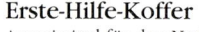

Käufliche Heilmittel

Kräuterarzneien sind in einer Vielzahl von Formen, von Cremes bis zu ätherischen Ölen und Kapseln, im Handel erhältlich. Im folgenden werden die hilfreichsten Kräutermittel vorgestellt, die in einem Erste-Hilfe-Koffer zu Hause nicht fehlen sollten.

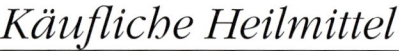

Erste-Hilfe-Koffer
Arzneimittel für den Notfall sollten in einem Kasten kühl und außerhalb der Reichweite von Kindern verstaut sein.

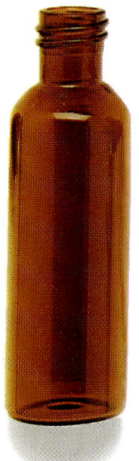

Rettungsmittel
Die Bach-Blüten haben eine starke Wirkung auf die Gefühle. Das Rettungsmittel, das auch als Creme erhältlich ist, eignet sich bei Schock und nervöser Aufregung.

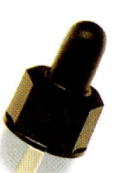

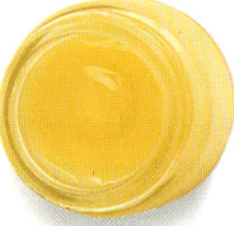

Ringelblumencreme
Wird oft als *Calendula* verkauft, wirkt antiseptisch und pilztötend; eignet sich für alle möglichen Schnitt- und Schürfwunden.

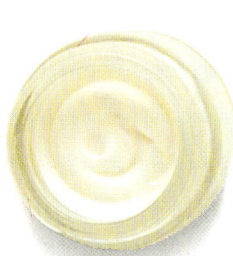

Beinwellsalbe
Beschleunigt die Wundheilung, indem sie das Zellwachstum fördert; nur auf saubere Wunden geben, da rasch heilende Haut Schmutzpartikel einschließen kann.

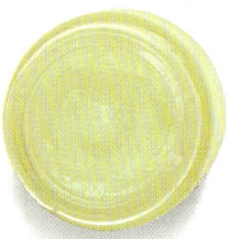

Sternmierencreme
Ein wertvolles Erste-Hilfe-Mittel zum Ziehen hartnäckiger Splitter, Furunkel und Insektenstachel; auch bei Verbrennungen und Verbrühungen.

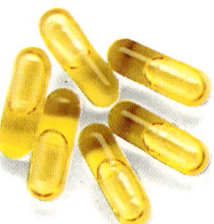

Arnikacreme
Hilfe bei Prellungen und Verstauchungen; nicht auf offene Haut geben, kann zu Reizungen führen.

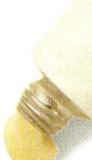

Arnika D6-Tabletten
Diese homöopathischen Tabletten eignen sich bestens bei Schocks oder Unfällen im häuslichen Bereich. Alle 30 Minuten verabreichen, bis sich der Patient beruhigt hat.

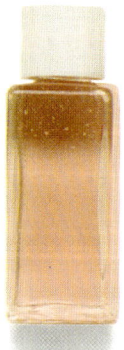

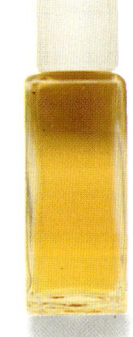

Lavendelöl
Man gibt 2–3 Tropfen auf einen Teelöffel mit neutralem Öl und massiert damit beim ersten Anzeichen von Kopfschmerzen oder Migräne Nacken und Schläfen. Auch bei leichten Verbrennungen, Verbrühungen und Sonnenbrand geeignet.

Teebaumöl
Hochgradig antiseptisch und pilztötend bei Schnitt- und Schürfwunden sowie bei Warzen und Fieberbläschen oder Lippenherpes.

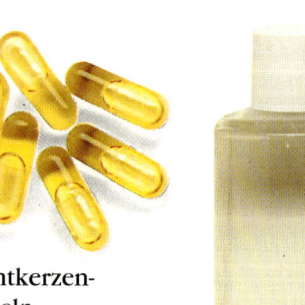

Nachtkerzenkapseln
Ein wirksames Mittel gegen Kater. »Am Morgen danach« bringt eine hohe Dosis (2–3g) schnelle Linderung.

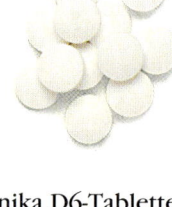

Destillierte Zaubernuß
Bei leichten Verbrennungen und Sonnenbrand. Man tränkt einen Wattebausch in Zaubernuß, um die Blutung von Wunden zu stillen und Insektenstiche zu lindern. Bei Prellungen und Verstauchungen sollte man verpackte und beschriftete Eiswürfel mit Zaubernuß im Gefrierschrank bereit halten.

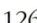

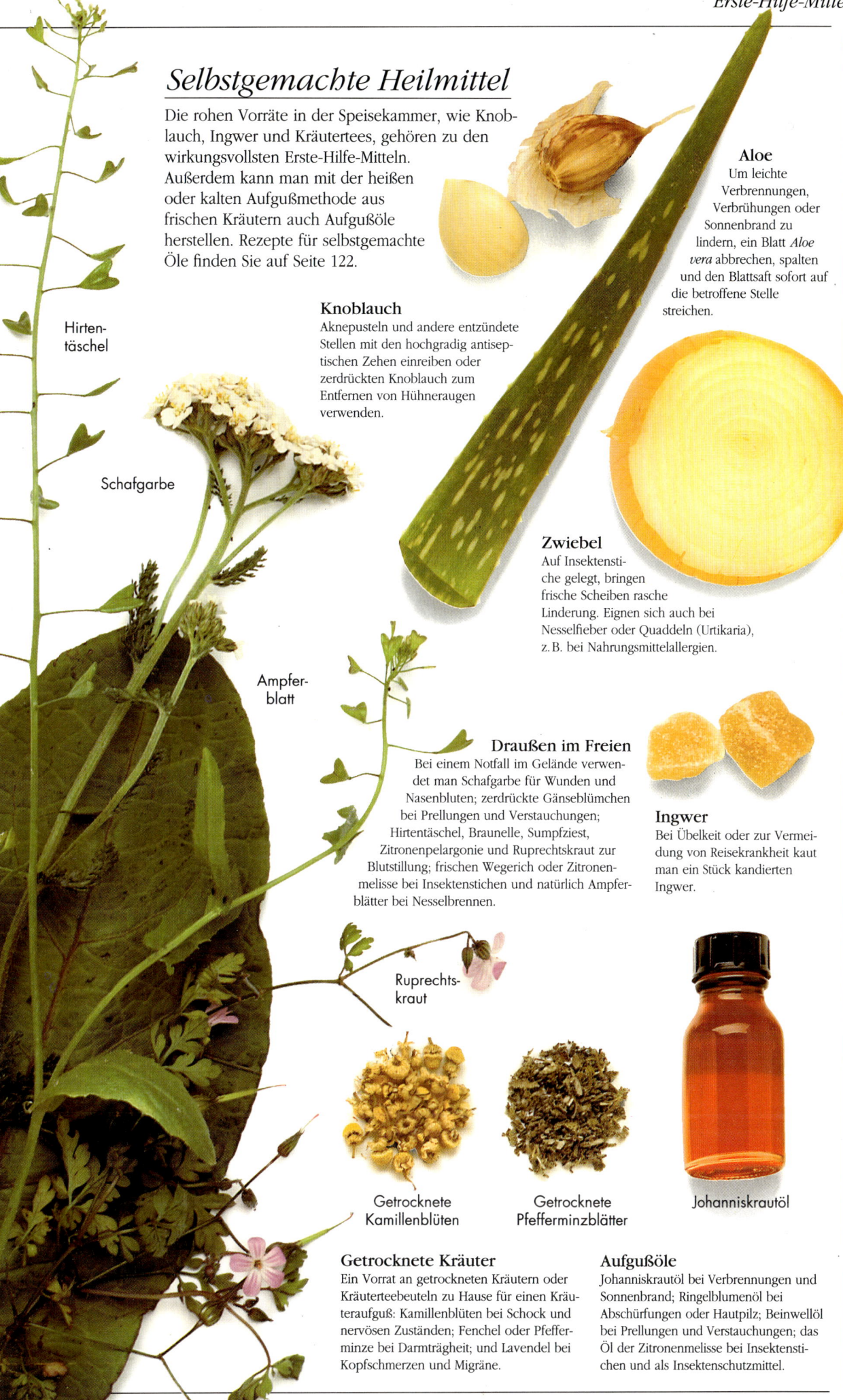

Selbstgemachte Heilmittel

Die rohen Vorräte in der Speisekammer, wie Knoblauch, Ingwer und Kräutertees, gehören zu den wirkungsvollsten Erste-Hilfe-Mitteln. Außerdem kann man mit der heißen oder kalten Aufgußmethode aus frischen Kräutern auch Aufgußöle herstellen. Rezepte für selbstgemachte Öle finden Sie auf Seite 122.

Hirtentäschel

Schafgarbe

Ampferblatt

Knoblauch
Aknepusteln und andere entzündete Stellen mit den hochgradig antiseptischen Zehen einreiben oder zerdrückten Knoblauch zum Entfernen von Hühneraugen verwenden.

Aloe
Um leichte Verbrennungen, Verbrühungen oder Sonnenbrand zu lindern, ein Blatt *Aloe vera* abbrechen, spalten und den Blattsaft sofort auf die betroffene Stelle streichen.

Zwiebel
Auf Insektenstiche gelegt, bringen frische Scheiben rasche Linderung. Eignen sich auch bei Nesselfieber oder Quaddeln (Urtikaria), z. B. bei Nahrungsmittelallergien.

Draußen im Freien
Bei einem Notfall im Gelände verwendet man Schafgarbe für Wunden und Nasenbluten; zerdrückte Gänseblümchen bei Prellungen und Verstauchungen; Hirtentäschel, Braunelle, Sumpfziest, Zitronenpelargonie und Ruprechtskraut zur Blutstillung; frischen Wegerich oder Zitronenmelisse bei Insektenstichen und natürlich Ampferblätter bei Nesselbrennen.

Ingwer
Bei Übelkeit oder zur Vermeidung von Reisekrankheit kaut man ein Stück kandierten Ingwer.

Ruprechtskraut

Getrocknete Kamillenblüten

Getrocknete Pfefferminzblätter

Johanniskrautöl

Getrocknete Kräuter
Ein Vorrat an getrockneten Kräutern oder Kräuterteebeuteln zu Hause für einen Kräuteraufguß: Kamillenblüten bei Schock und nervösen Zuständen; Fenchel oder Pfefferminze bei Darmträgheit; und Lavendel bei Kopfschmerzen und Migräne.

Aufgußöle
Johanniskrautöl bei Verbrennungen und Sonnenbrand; Ringelblumenöl bei Abschürfungen oder Hautpilz; Beinwellöl bei Prellungen und Verstauchungen; das Öl der Zitronenmelisse bei Insektenstichen und als Insektenschutzmittel.

HAUSMITTEL

Die Kräuterheilkunde galt schon immer als
Volksmedizin – einfache Heilmittel, gut für
die häusliche Behandlung leichter Beschwerden oder als
Ergänzung wirksamer Arzneien, die von Ärzten für
chronische oder akute Krankheiten verschrieben wurden.
Kräuter sind ganz einfach als Tee zu verabreichen,
Präparate zu Hause selbst herzustellen (siehe Seite 120–125).
und in Reformhäusern und Apotheken als registrierte
Medikamente erhältlich. Obwohl die meisten Kräuter
eigentlich ungefährlich sind, gilt: Vorgegebene Dosen dürfen
nicht überschritten werden; das Hausmittel sollte abgesetzt
werden, wenn sich der Zustand nicht bessert oder gar ver-
schlechtert sowie in Fällen, bei denen die Diagnose fraglich ist.

Anleitung zu den Beschreibungen

In diesem Kapitel sind die gesundheitlichen Beschwerden nach Körpersystemen, Lebensabschnitten bzw. nach der Wirkung eingeteilt. Die beschriebenen Leiden können sehr gut mit Hausmitteln behandelt werden, die verwendeten Kräuter sind freilich auch für viele weitere Krankheiten geeignet. Die nachfolgende Zusammenstellung erhebt keinen Anspruch auf Vollständigkeit, die genannten Kräuter stellen nur einen kleinen Querschnitt verwendbarer Pflanzen dar. Ihre Auswahl hängt oft auch davon ab, ob sie erhältlich sind. Es sollten jedoch diejenigen eingesetzt werden, die bei der Behandlung des jeweiligen Leidens am besten wirken: Ist bei Husten z. B. ein Mittel richtig, das übermäßigen Schleim löst, oder ein linderndes gegen hartnäckigen Hustenreiz oder ein Tonikum, um die geschwächten Lungen zu stärken? Kräuter wirken, vor allem im akuten Zustand, sehr schnell. Langwierige, chronische Leiden dagegen erfordern möglicherweise eine monatelange Behandlung, bevor sich eine entscheidende Besserung abzeichnet. Im allgemeinen ändern sich die Symptome im Verlauf von Wochen. Deshalb sollte das Heilmittel mindestens einmal im Monat überprüft und bei Bedarf angepaßt werden. Naturheilkundliche Therapeuten modifizieren die Arzneien alle paar Wochen entsprechend den Veränderungen des Gesundheitszustands und des Energiegleichgewichts.

Bei Beschwerden, die nicht in diesem Abschnitt behandelt werden, sowie bei hartnäckigen Leiden sollten Sie einen Experten aufsuchen (siehe Seite 183). Wenn Sie wildwachsende Kräuter oder Gartenpflanzen sammeln, sollten Sie mit Hilfe eines guten Pflanzen-Bestimmungsbuches sicherstellen, daß es sich um die richtigen Gewächse handelt.

Mustereintrag

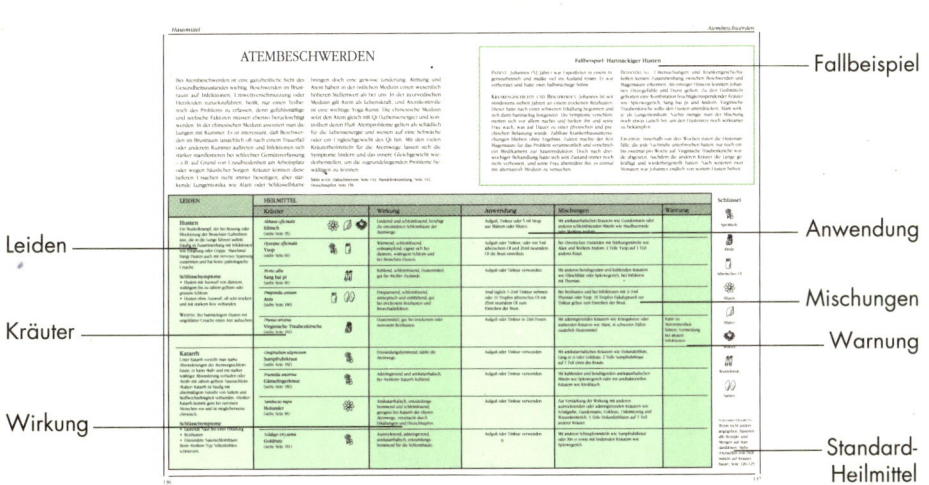

Fallbeispiel: Auf der Grundlage eines tatsächlichen Falles wird gezeigt, wie Kräuter zusammen mit anderen Maßnahmen, z. B. Ernährung, Bewegung und Entspannung, eingesetzt werden. Namen und Umstände wurden verändert, um die Anonymität der Personen zu sichern.

Leiden: Kurze Beschreibung der Ursachen und einiger Schlüsselsymptome.

Kräuter: Die Auflistung erfolgt in alphabetischer Reihenfolge der botanischen Namen. Symbole zeigen, welche Pflanzenteile Verwendung finden. Vor dem Einsatz eines Krautes die in Klammern angegebenen Seiten lesen!

Wirkung: Die wichtigsten therapeutischen Wirkungen des Krautes für das betreffende Leiden werden genannt.

Anwendung: Die Verabreichungsform des Heilmittels; wenn nicht anders angegeben, gilt die Standarddosis für Erwachsene. Vor der Herstellung oder Anwendung eines Heilmittels bitte die Seiten 120–125 lesen, dort sind Einzelheiten über Verabreichungsformen und Standarddosen zu finden.

Mischungen: Die meisten Kräuter sind in einer Mischung am wirkungsvollsten, wobei die Wahl des richtigen Heilmittels vom jeweiligen Patienten, seinen Symptomen und seiner Konstitution abhängt. Für jedes Leiden werden zusätzliche Kräuter zur Verstärkung der therapeutischen Wirkung vorgeschlagen. Experten kombinieren Kräuter nur selten zu gleichen Teilen, da einige Symptome oft akuter sind und manche Kräuter bei der Behandlung vorrangige Bedeutung haben. Wenn nicht anders angegeben, können die hier vorgeschlagenen Kräuter jedoch zu gleichen Teilen verwendet werden.
Werden verschiedene Kräuter miteinander verwendet, sollte die Gesamtmenge die Standarddosis für Erwachsene (siehe Seite 120–125) nicht überschritten werden. Für die Herstellung eines Standardaufgusses (reicht für drei Dosen) verwendet man z. B. 30 g getrocknetes Kraut auf 500 ml Wasser. Werden drei Kräuter kombiniert, gibt man je 10 g auf 500 ml Wasser. Tinkturen werden nur aus einem Kraut hergestellt und dann nach Bedarf vermischt.

Warnung: Viele Kräuter enthalten hochaktive Wirkstoffe, eine Überdosis kann schädlich sein. Vor Einnahme eines Kräuterheilmittels sollte man die Warnungen in dieser Spalte lesen und zusätzlich die in Klammern angegebenen Seiten. Einige Kräuter dürfen nur von approbierten Ärzten verschrieben werden. Vor Gebrauch von Kräuterkombinationen sind die Warnungen auf Seite 180–182 oder das A–Z-Kräuterverzeichnis (Seite 29–115) zu beachten.

Standard-Heilmittel: Falls nicht anders angegeben, beziehen sich alle Informationen in der Spalte »Anwendung« auf die auf Seite 120–125 genannten Standardverabreichungen und -dosen.

Wichtige Anmerkungen

• Falls Sie Arzneimittel zur Behandlung eines bestimmten Leidens einnehmen, sollten Sie, bevor Sie Dosen verändern oder das Medikament absetzen, immer Ihren Arzt oder Heilpraktiker zu Rate ziehen. Einige Kräuter beeinflussen die Wirkung von chemischen Medikamenten, deshalb ist Vorsicht empfohlen. Hat Ihnen Ihr Arzt ein bestimmtes Medikament verschrieben, sollten Sie ihn fragen, bevor Sie auf ein Hausmittel umsteigen.

• Bei akuten Zuständen – Fieber, Husten, Verdauungsstörungen, starken Kopfschmerzen – sollte der Arzt aufgesucht werden, wenn sich die Beschwerden nicht innerhalb weniger Tage bessern oder gar verschlechtern.

• Abhängig vom Alter sollten Kinder einen Bruchteil der Erwachsenendosis bekommen (s. Seite 175).

• Bei älteren Menschen verlangsamt sich der Stoffwechsel: Mit zunehmender Gebrechlichkeit und Gewichtsverlust die Standarddosis für Erwachsene herabsetzen.

• Ätherische Öle sind außerordentlich wirkungsvoll, viele von ihnen reizen die Schleimhäute. Wenn nicht anders angegeben, sollten ätherische Öle nur unter ärztlicher Aufsicht innerlich verabreicht werden. Vor der äußerlichen Anwendung werden sie mit einem neutralen Öl verdünnt, z. B. Weizenkeim-, Mandel- oder Sonnenblumenöl. Da ätherische Öle sehr teuer sind, werden viele synthetisch hergestellte Ersatzstoffe angeboten. Kaufen Sie immer eine anerkannte Marke, deren Reinheit und Unverfälschtheit vom Hersteller garantiert wird. Lassen Sie sich nicht zum Kauf von Billigprodukten verleiten.

SCHMERZEN

Wenn man Muskelschmerz verspürt, greift man meist zu Schmerzmitteln, die den Schmerz sehr rasch betäuben. Doch Schmerz ist nur das Symptom einer tieferliegenden Ursache: Der Heilungsprozeß überdehnter Muskeln und gezerrter Sehnen erfordert Schonung, der Schmerz ist ein Signal, unsere Bewegungen auf ein Minimum zu beschränken. Kräuterheilmittel bieten mehr als nur Schmerzunterdrückung. Viele Pflanzen heilen den entstandenen Schaden oder die Abnutzungserscheinungen und bringen symptomatische Erleichterung. Einige entspannen die Muskeln, andere wirken krampflösend oder entzündungshemmend. Wenn man etwa Osteoarthritis mit Kräutern behandelt, kann man z.B. Beinwellsalbe zur Heilung eines geschädigten oder abgenutzten Knochens einsetzen und entzündungshemmende Kräuter wie Silberweide, Teufelskralle oder Mädesüß, um die Schmerzen zu lindern; reinigende Pflanzen wie Ampfer oder Selleriesamen waschen die Gifte aus, die sich in den Gelenken ansammeln und zur Verschlechterung des Zustands beitragen. In der chinesischen Medizin führt man arthritische und rheumatische Beschwerden auf äußerliche »Übel« wie Hitze, Feuchtigkeit oder Kälte zurück. Eine Behandlung mit »wärmenden« oder »kühlenden« Kräutern und Energietonika soll weitere Angriffe durch solche »Übel« verhindern.

LEIDEN	HEILMITTEL	
	Kräuter	Wirkung
Verstauchungen und Zerrungen Verletzungen der Gelenke und Muskeln, einschließlich Rückenschmerzen. **Schlüsselsymptome** • Schmerzen nach erkennbarer Verletzung oder Überanstrengung • Geschwollene Gelenke oder Gliedmaßen • Prellungen. WICHTIG: Bei Verdacht auf Knochenbruch oder Andauern der Symptome über mehrere Tage sollte unbedingt ein Arzt aufgesucht werden.	*Arnica montana* **Arnika** (siehe Seite 180)	Unterstützt die Heilung; wirkt antibakteriell; führt zur Absorbierung innerer Blutungen bei Blutergüssen und Verstauchungen.
	Symphytum officinale **Beinwell** (siehe Seite 101)	Fördert die Zellregeneration in Bindegewebe und Knochen; baut rote Blutzellen bei Blutergüssen ab.
	Thymus vulgaris **Gartenthymian** (siehe Seite 104)	Krampflösend; fördert den Blutfluß ins Gewebe und damit den Heilungsprozeß.
Arthritis und Rheumatismus Man unterscheidet zwei Hauptarten von Arthritis: Osteoarthritis (OA) mit Schmerzen und Anschwellen der Gelenke und meist auf Abnutzung zurückzuführen; rheumatische Arthritis (RA) mit Entzündung vieler Gelenke, sie erfordert ärztliche Behandlung. Rheuma ist ein allgemeiner Begriff für alle Arten von Muskelschmerz, Lumbago sind Schmerzen im Lendenbereich. Die Symptome verschlimmern sich häufig bei feuchtem Wetter. **Schlüsselsymptome** • Steifheit und Gelenkschmerz • Krachende Geräusche in den Gelenken • Geschwollene oder deformierte Gelenke • Heiße oder brennende Gelenke (RA).	*Angelica archangelica* **Engelwurz** (siehe Seite 36)	Ein wärmendes und stimulierendes Kraut; gut für »kalte« Arten von Osteoarthritis und Rheumatismus.
	Harpagophytum procumbens **Teufelskralle** (siehe Seite 182) (Knolle)	Deutlich entzündungshemmendes Mittel; Wirkung wird mit Kortison verglichen. Besser bei OA und Abnutzungserscheinungen als bei RA.
	Menyanthes trifoliata **Fieberklee** (siehe Seite 180)	Reinigend, kühlend und entzündungshemmend; ein nützliches Kraut für »heiße« Arten von Arthritis und Muskelschmerz.
	Salix alba **Silberweide** (siehe Seite 94)	Reich an Salicylaten (entzündungshemmend, kühlen heiße Gelenke); hilfreich im akuten Stadium und bei Muskelschmerz.
Gicht Wird allgemein auf eine Ablagerung von Harnsäure in den Gelenken zurückgeführt, verursacht durch falsche Ernährung. **Schlüsselsymptom** • Geschwollene, entzündete, schmerzende Gelenke; oft Zehen oder Füße.	*Apium graveolens* **Sellerie** (siehe Seite 37)	Befreit die Gelenke von Harnsäure; hilfreich bei Gicht und Arthritis.
	Teucrium chamaedrys **Echter Gamander** (siehe Seite 180)	Bitteres Verdauungstonikum und Diuretikum.

Fallbeispiel: Arthritische Schmerzen

PATIENTIN: Maria, 66 Jahre alt, pensionierte Schulsekretärin, begeisterte Spitzenklöpplerin und Gärtnerin.

KRANKENGESCHICHTE UND BESCHWERDEN: Seit drei Jahren leidet Maria unter Schmerzen und Steifheit der Hände, Knie und Hüften sowie unter Kurzatmigkeit, Herzklopfen und brennenden, gereizten Augen. Untersuchungen im Krankenhaus schlossen rheumatische Arthritis aus. Röntgenaufnahmen ergaben Abnutzungserscheinungen an den Gelenken. Maria hatte schon früher über Nervenleiden geklagt und nahm seit fünf Jahren Antidepressiva und Schlaftabletten ein. Ein kürzlicher Trauerfall hatte ihre Symptome noch verstärkt.

BEHANDLUNG: Antidepressiva können die Leber schädigen. Marias Symptome wiesen auf Stau und Schwäche der Leber hin. Deshalb verordnete man Tinkturen von Bai shao yao, Huai niu xi und Fieberklee sowie Engelwurzwurzel, Weidenrinde und Fang feng in einer Gesamtmenge von 3mal täglich 5 ml. Einige Tropfen der Bach-Blüte »Stern von Bethlehem« sollten ihr helfen, über den jüngsten Trauerfall hinwegzukommen. Teufelskralle (bis zu 3mal täglich 2 Kapseln) war im akuten Stadium der Symptome hilfreich. Die Therapie wurde durch ein Massageöl aus Rosmarin- und Wacholderessenz in Blasentang-Auszugsöl unterstützt.

ERGEBNIS: Einen Monat später hatten sich Marias schmerzende Gelenke und ihre gereizten Augen normalisiert, ihre Hände waren nicht mehr steif. Sie stieg auf ein Kräutermittel gegen Schlaflosigkeit um, und ihr Arzt verordnete ihr andere Antidepressiva, um die Nebenwirkungen zu verringern.

Anwendung	Mischungen	Warnung
Die Creme auf die betroffene Stelle streichen oder ein Tuch in verdünnter Tinktur tränken und als Kompresse verwenden. Homöopathisches Arnika D6 alle 1–2 Stunden nehmen.	Als alleiniges Heilmittel verwenden.	Nicht auf offene Haut auftragen; homöopathisches Arnika nur innerlich anwenden.
Creme oder Salbe so häufig wie nötig auf die betroffenen Stellen reiben.	5–10 Tropfen ätherisches Öl wie Thymian, Lavendel oder Wacholder auf 25ml Aufgußöl geben, um den Blutfluß zu fördern und Schmerzen zu lindern.	Verwendung nur bei sauberer Wunde; Langzeitgebrauch nicht empfohlen.
10 Tropfen auf 20ml Wasser geben und als Kompresse verwenden; oder 5 Tropfen Öl in ein heißes Bad geben.	5–10 Tropfen ätherisches Öl aus Lavendel, Rosmarin oder Salbei mit 25ml Mandel- oder Sonnenblumenöl mischen und als Massageöl zur Förderung des Blutflusses und zur Linderung von Schmerzen verwenden.	Zu früh nach der Verletzung begonnene Massage kann schädlich sein.
Kompresse: ein Tuch in verdünnter Tinktur oder Absud tränken; oder Absud oder 5 Tropfen Öl ins Badewasser geben.	Selleriesamen in den Absud geben. Engelwurz- und Rosmarinöl (je 5–10 Tropfen auf 25ml neutrales Öl) zur schmerzlindernden Massage.	Sollte während der Schwangerschaft vermieden werden.
Im akuten Stadium täglich 1–3g Pulver in Kapselform; pro Tag bis zu 15ml Tinktur oder eine Kombination mit anderen Kräutern.	Mit gleichen Mengen anderer Tinkturen, die ebenfalls entzündungshemmende oder reinigende Eigenschaften haben wie Engelwurz, Johanniskraut, Fieberklee oder Selleriesamen.	
3mal täglich bis zu 8ml Tinktur; auch Aufguß oder Einweichflüssigkeit aus 10g Kraut und 100ml Rotwein.	Wanzenkraut oder Selleriesamen in den Aufguß mischen, dabei 2 Teile Fieberklee auf 1 Teil anderer Kräuter nehmen; der Tinktur entzündungshemmende Kräuter wie Mädesüß beimengen.	
3mal täglich bis zu 5ml Flüssigextrakt oder in Kombination mit anderen Tinkturen.	Tinkturen anderer antirheumatischer oder reinigender Kräuter wie Engelwurz, Wanzenkraut, Lignum vitae, Krauser Ampfer oder Klette beimengen.	
Aufguß aus 1 Teelöffel Selleriesamen auf 500ml Wasser oder kombiniert mit anderen Tinkturen.	Einem Aufguß 1 Teil Lignum vitae auf 2 Teile Selleriesamen zufügen; in die Tinktur harntreibende Mittel wie Schafgarbe oder Wasserdost geben.	Nur unbehandelte Samen verwenden; bei Schwangerschaft meiden.
Täglich einen Aufguß oder bis zu 15ml Tinktur.	Mit Schafgarbe oder Selleriesamen in einem Aufguß, um die Harnsäureausscheidung zu fördern.	Die angegebene Dosis nicht überschreiten.

Schlüssel

Sproßteile

Rinde

Ätherisches Öl

Blüten

Blätter

Wurzel

Samen

STANDARD-HEILMITTEL Wenn nicht anders angegeben, basieren alle Rezepte und Mengen auf Standarddosen. Siehe »Herstellen von Heilmitteln auf Kräuterbasis«, Seite 120–125.

KOPFSCHMERZEN UND MIGRÄNE

Kopfschmerzen sind keine Krankheit im eigentlichen Sinn, sondern Symptom für ein tieferliegendes »Un-Behagen«. Spannungskopfschmerzen reagieren auf beruhigende Kräuter; halten sie jedoch an, ist das unter Umständen ein Hinweis darauf, daß Entspannung, Techniken zum Stressabbau und eine Änderung der Lebensweise vonnöten sind. Kopfschmerzen auf Grund von Katarrh oder Nebenhöhlenentzündung werden mit schleimlösenden Kräutern, frischer Luft und einer Nahrung, frei von schleimbildenden Lebensmitteln (z.B. Milchprodukten), behandelt. Migräne kann auf Nahrungsmittelunverträglichkeit und Umweltgifte zurückzuführen sein. »Heiße« Migräne, die mit einer Verengung der Blutgefäße zusammenhängt, wird durch Eisbeutel und kühlende Heilmittel gelindert. »Kalte« Migräne, die mit einer Erweiterung der Blutgefäße einhergeht, kann durch heiße Umschläge auf die Stirn und warme, anregende Kräuter behandelt werden. Bei manchen Frauen hängen Migräneanfälle mit ihrer Periode zusammen, sie finden Hilfe bei Hormonkräutern. Verdauungsheilmittel, vor allem leberreinigende Kräuter wie Odermennig, bringen vielfach Linderung. In der chinesischen Medizin werden die Augen mit der Leber in Zusammenhang gebracht, und Migräne gilt als ein Übermaß an Leber-Qi (Energie).

WICHTIG: Bei plötzlich anhaltenden Kopfschmerzen einen Arzt aufsuchen.

SIEHE AUCH: Nebenhöhlenentzündung, Seite 138; Angst und Spannung, Seite 162; PMS, Seite 166.

LEIDEN	HEILMITTEL	
	Kräuter	**Wirkung**
Spannungskopfschmerzen Verspannung der Nackenmuskulatur auf Grund von Stress. Symptome verschwinden durch Entspannung. **Schlüsselsymptom** • Schmerz, meist im Stirnbereich.	*Scutellaria lateriflora* **Helmkraut** (siehe Seite 98)	Entspannt und stärkt das Zentralnervensystem; beruhigend; entkrampfend.
	Stachys officinalis **Ziest** (siehe Seite 99)	Beruhigend; stimuliert die Durchblutung des Gehirns; hilfreiches Nervenmittel bei Angst und Sorgen.
Migräne Schwere Kopfschmerzen, die auf Nahrungsmittelunverträglichkeit, Umweltgifte, Periodenzyklus oder Stress zurückzuführen sind. Migräne wird Spannungsänderungen in den Gehirnarterien zugeordnet. Unbehandelte Symptome können von einigen Minuten bis zu mehreren Tagen dauern. **Schlüsselsymptome** • Sehstörungen vor Auftreten der Schmerzen • Kribbeln in den Gliedern • Übelkeit und Erbrechen • Lichtempfindlichkeit.	*Gelsemium sempervirens* **Gelber Jasmin** (siehe Seite 181)	Wirkungsvolles Schmerz- und Beruhigungsmittel; hilft bei Migräne und Neuralgie.
	Lavandula-Arten **Lavendel** (siehe Seite 73)	Beruhigend, schmerzlindernd, krampflösend; kühlendes, bitteres Heilmittel zur Behandlung »heißer« Migräne.
	Tanacetum parthenium **Herzgespann** (siehe Seite 102)	Entzündungshemmend; erweitert die Blutgefäße im Gehirn, lindert »heiße« Migräne bei Verengung der Blutgefäße.
Neuralgie Stark brennender oder stechender Schmerz, der oft entlang der Gesichtsnerven verläuft. Kann Folge von Verletzung oder Kälte und Zugluft sein. **Schlüsselsymptome** • Starke, lokalisierte Schmerzen • Hohe Berührungsempfindlichkeit der betroffenen Stellen • Regelmäßige Wiederkehr.	*Citrus limon* **Limone** (siehe Seite 181)	Kühlend, adstringierend; anerkanntes Nervenmittel; entzündungshemmend.
	Hypericum perforatum **Johanniskraut** (siehe Seite 68) (Blühende Triebspitzen)	Heilt und stärkt das Nervensystem; entzündungshemmend.
	Verbena officinalis **Eisenkraut** (siehe Seite 112)	Beruhigend, krampflösend; stärkt das Nervensystem.

Fallbeispiel: Spannungskopfschmerz

PATIENTIN: Vera, 45 Jahre alt, verheiratet, Sekretärin, zwei halbwüchsige Töchter und eine im Haus lebende Schwiegermutter.

KRANKENGESCHICHTE UND BESCHWERDEN: Vera hatte ein- bis zweimal wöchentlich Kopfschmerzen, die mit Schmerzmitteln behandelt wurden. Der Schmerz war immer über dem rechten Auge und hielt oft zwei bis drei Tage an. Sie klagte auch über häufigen Durchfall, neigte zu Depressionen und starker Müdigkeit und schien nie Zeit für sich selbst zu finden. Medizinische Untersuchungen ergaben keine Anomalien. Vera hatte Schwierigkeiten mit ihren beiden Töchtern und empfand die ältliche Schwiegermutter als Belastung. Geldknappheit stellte eine zusätzliche Sorgenquelle dar.

BEHANDLUNG: Vera mußte sich mehr gönnen: Lavendelöl für ein Bad und nach Büroschluß fünf Minuten für sich selbst. Zu den Arzneien gegen die mangelnde Belastbarkeit und Depression gehörten entspannende Nerventonika, die auch die Magenverspannungen lösten. Zusätzlich wurden Bach-Blüten (Springkraut, Weide und Buche) verabreicht. Vera nahm 3mal täglich eine 5ml-Dosis von Tinkturen aus Ziest, Eisenkraut, Zitronenmelisse, Hafer und Küchenschelle. Zur allgemeinen Stärkung: Ginseng.

ERGEBNIS: Im Laufe von zwei Monaten wurden Veras Kopfschmerzen seltener und leichter. Familienstreitigkeiten führten zu einem Rückfall, und Vera erkannte den engen Zusammenhang zwischen den häuslichen Belastungen und Gefühlen und ihren Kopfschmerzen. Als ihre Schwiegermutter zwei Wochen lang verreiste, war Vera vierzehn Tage lang schmerzfrei. Ein Seniorenheim hätte das Problem vermutlich lösen können, aber statt dessen mußten Bach-Blüten Linderung bringen.

Anwendung	Mischungen	Warnung
Aufguß oder Tinktur verwenden.	45 ml Helmkrauttinktur und 5 ml Zitronenmelisse mischen und bis zu 4mal täglich eine 5 ml-Dosis als beruhigendes Nerventonikum nehmen.	
Aufguß oder Tinktur verwenden.	Beruhigende Nervenmittel wie Lavendel, Eisenkraut, Johanniskraut und Helmkraut zu Aufguß oder Tinktur geben.	Während der Schwangerschaft hohe Dosen vermeiden.
Im akuten Zustand stündlich 10 Tropfen Gelsemium D6 als homöopathisches Mittel nehmen.	Im akuten Stadium als alleiniges Mittel, aber auch in Verbindung mit Piscidiarindentinktur (3mal täglich bis zu 20 Tropfen) verordnet. Zusätzlich Lavendeltee bei »heißer« und Rosmarin bei »kalter« Migräne.	Verwendung streng nach Verordnung; Überdosis kann zu Übelkeit und Doppelbildern führen.
10 Tropfen Lavendelöl mit 25 ml neutralem Öl verdünnen und beim ersten Anzeichen an den Schläfen einmassieren. Aufguß aus den Blüten trinken.	Nach der Massage Weinglasdosen eines Aufgusses aus Lavendelblüten und Eisenkraut (insgesamt 30 g auf 500 ml Wasser) trinken.	Während der Schwangerschaft hohe Dosen vermeiden.
Vorbeugend täglich 1 Blatt essen; wenn Symptome schon vorhanden, alle 30 Minuten 5–10 Tropfen der Tinktur.	Mit anderen Beruhigungs- und Schmerzmitteln wie Baldrian- oder Piscidiärindentinktur mischen, 3mal täglich bis zu 20 Tropfen nehmen.	Bei Einnahme von Blutgerinnungsmitteln meiden; Verzehr der Blätter kann zu Mundgeschwüren führen.
Frische Scheibe oder etwas Saft auf die betroffene Stelle reiben oder stark verdünntes Limonenöl verwenden.	Bei symptomatischer Linderung als alleiniges Mittel.	Öl kann reizen, höchstens 5 Tropfen auf 25 ml neutrales Öl.
Aufguß trinken, das Aufgußöl äußerlich auf betroffene Bereiche tupfen.	Lavendel und Helmkraut als beruhigende Nervenmittel zum Aufguß geben.	Kann Dermatitis verursachen bei Sonnenbad nach innerlicher Anwendung.
Kompresse: ein Tuch im Absud tränken; Salbe, Aufguß oder 5 ml Tinktur.	Lavendel oder Johanniskraut zu Tinktur oder Aufguß geben oder bis zu 20 Tropfen Piscidiarindetinktur.	Während der Schwangerschaft therapeutische Dosen vermeiden.

Schlüssel

Sproßteile

Ätherisches Öl

Blüten

Frucht

Wurzel

STANDARD-HEILMITTEL Wenn nicht anders angegeben, basieren alle Rezepte und Mengen auf Standarddosen. Siehe »Herstellen von Heilmitteln auf Kräuterbasis«, Seite 120–125.

INFEKTIONEN

Die moderne Wissenschaft führt Infektionen auf Bakterien und Viren zurück. Frühere Generationen machten »fliegendes Gift«, »Elfenpfeile« oder den »bösen Blick« für diese Erkrankungen verantwortlich. Die chinesische Medizin sieht Verkühlungen und Fieber in Zusammenhang mit den »sechs Übeln«, die vom Klima abhängen – Wind, Kälte, Hitze, Feuchtigkeit, Trockenheit und Feuer –, und macht »Pestilenz« für schwere Seuchen verantwortlich. Viele Kräuter, die ursprünglich zur Bekämpfung von Infektionen eingesetzt wurden, werden heute als wirkungsvolle Antibiotika und zur Stärkung des Immunsystems verwendet. Im Gegensatz zu Breitbandantibiotika zielen sie auf bestimmte Mikroben, ohne dabei nützliche Darmbakterien zu töten. Dadurch kommt es seltener zu Verdauungsstörungen als bei herkömmlichen Arzneimitteln. Kräuter können zur Kontrolle des Krankheitsverlaufes beitragen, während der Körper sein Gleichgewicht wiederherstellt. Gewöhnliche Erkältungen können z.B. »heiße« oder »kalte« Eigenschaften haben oder im Krankheitsverlauf zwischen den beiden wechseln. »Kalte« Zustände erfordern wärmende Kräuter wie Ingwer, Gui zhi oder Engelwurz. »Heiße« Infektionen können mit schweißtreibenden Kräutern wie Wasserdost, Katzenminze, Pfefferminze oder Maulbeerblättern abgekühlt werden.

Siehe auch: Katarrh, Seite 136; Husten, Seite 136; Pilzinfektionen, Seite 146; Candidiasis, Seite 156.

LEIDEN	HEILMITTEL	
	Kräuter	**Wirkung**
Erkältung und Grippe Wenngleich man im allgemeinen davon ausgeht, daß Erkältungen und Grippe auf Virus- oder Bakterieninfektionen zurückzuführen sind, hängen diese doch oft mit Stress, Ermüdung, Depression und übermäßiger Hitze oder Kälte zusammen. **Schlüsselsymptome** • Fieber • Muskel- und/oder Kopfschmerzen • Nasenkatarrh oder -verstopfung • Husten • Halsschmerzen.	*Allium sativum* **Knoblauch** (siehe Seite 35) (Zwiebel)	Mikrobizid, pilztötend; für eine Vielzahl von Infektionskrankheiten geeignet.
	Cinnamomum cassia **Gui zhi** (siehe Seite 48)	Wärmt bei »kalten« Zuständen; schweißtreibend, antibakteriell.
	Eupatorium perfoliatum **Wasserdost** (siehe Seite 182)	Schweißtreibend, fiebersenkend, schleimlösend; geeignet bei »heißen« fieberhaften Erkältungen und Grippe mit Muskelschmerz.
	Nepeta cataria **Katzenminze** (siehe Seite 181)	Fiebersenkend, schweißtreibend; bei Katarrh adstringierend.
Furunkel und Abszesse Lokalisierte Infektionen, oft durch Bakterien in Haarfollikel oder Wunde. Können Anzeichen für Immunschwäche sein. **Schlüsselsymptome** • Empfindliche, entzündete Hautfläche • Sichtbarer Eiter bei Furunkeln • Schmerz.	*Forsythia suspensa* **Lian qiao** (siehe Seite 181)	Antibakteriell, entzündungshemmend; verringert die Hitze; löst Abszesse und Furunkel; kühlt Fieber.
	Scrophularia-Arten **Braunwurz oder Xuan shen** (siehe Seite 97)	Entzündungshemmend, antibakteriell; reinigend, daher bei toxischen Zuständen geeignet.
Geschwächtes Immunsystem Wird mit Überanstrengung, Nahrungsmittelallergie oder Depression assoziiert, macht den Körper immer anfällig für Infektionen. Kann auf eine ernste Ursache hinweisen. **Schlüsselsymptome** • Hartnäckige Erkältungen oder Grippe • Häufige Hautinfektionen • Chronische Müdigkeit.	*Astragalus membranaceus* **Huang qi** (siehe Seite 181) (Rhizom)	Fördert die Bildung der weißen Blutkörperchen und stärkt das Immunsystem; antibakteriell; Energietonikum; stärkt das Wei qi oder die Abwehrkräfte.
	Echinacea-Arten **Sonnenhut** (siehe Seite 53)	Antibakteriell, antiviral; stärkt die Abwehrkräfte; hilft bei allen septischen oder infektiösen Zuständen.

Fallbeispiel: Überanstrengung mit Schwächung des Immunsystems

PATIENTIN: Luise, 35 Jahre alt; Mutter eines lebhaften dreijährigen Kindes; war zusammen mit ihrem Ehemann stark mit der Renovierung eines alten Bauernhofes beschäftigt.

KRANKENGESCHICHTE UND BESCHWERDEN: Während der letzten vier Jahre hatte Luise dauernd unter Erkältungen und verschiedenen Virusinfektionen gelitten. Die Probleme begannen während der Schwangerschaft, als sie versuchte, ihren anstrengenden beruflichen Verpflichtungen in einem Verlag nachzukommen und gleichzeitig den Übergang zur Vollzeitmutter zu bewältigen. Obwohl sie sich ausgewogen ernährte und regelmäßig Sport trieb, hatten die wiederholten Infektionen zu einem Zustand der Erschöpfung, Lethargie und Depression geführt. Ihr Arzt hatte ihr zwei Jahre lang Antidepressiva und Antibiotika verschrieben. Die Erkältungen traten gehäuft auf, seit ihre Tochter in einer Spielgruppe teilnahm.

BEHANDLUNG: Kräuterarzneien mit Wirkung auf das Immunsystem und tonische Kräuter für eine bessere Gemütsverfassung: Ling zhi, Huang qi, Eisenkraut, Zitronenmelisse und Sonnenhut mit Sonnenhutkapseln als zusätzliche Stärkung bei Auftreten der Symptome. Die Verabreichung von *Lactobacillus acidophilus* und anderer nützlicher Bakterien halfen dem Verdauungssystem, sich von den übermäßigen Antibiotikadosen zu erholen. Erkältungssymptome wurden mit Holunderblüten-, Schafgarben- und Pfefferminztee, Salbei-Gurgelmittel und Hustensirups aus Andorn, Thymian und Süßholz behandelt.

ERGEBNIS: Nach vier Monaten verschwanden die Erkältungen, Luise verspürte neue Energie und Lebensfreude. Nach einem Gespräch mit ihrem Arzt wurden die Antidepressiva allmählich abgesetzt.

Schlüssel

Sproßteile

Frucht

Blätter

Wurzel

Zweige

Anwendung	Mischungen	Warnung
Im akuten Stadium täglich bis zu 6 frische Zehen oder handelsübliche Kapseln nehmen.	Am besten als alleiniges Heilmittel; der Geruch kann durch den Verzehr von Petersilie verringert werden.	Bei Magenreizung Ingwer- oder Fencheltee trinken. Während Schwangerschaft und Stillzeit therapeutische Dosen meiden.
Absud oder Tinktur; wenn Gui zhi nicht erhältlich, die Rinde (Rou gui) verwenden.	Bei Frösteln Mischung mit ein wenig frischer Ingwerwurzel.	Bei Schwangerschaft meiden. Nicht für »heiße« fieberhafte Erkältungen.
3–4mal täglich Aufguß oder Tinktur.	Bei fieberhaften Erkältungen und Grippe mit Schafgarbe, Holunderblüte und Pfefferminze mischen.	Hohe Dosen können zu Erbrechen führen.
3–4mal täglich Aufguß oder Tinktur.	Bei fieberhaften Erkältungen für bestimmte Wirkungen Mischung mit Schafgarbe, Holunderblüte, Wasserdost, Gundermann, Engelwurz oder Maulbeerblatt.	
Absud verwenden	Mit kühlenden Kräutern wie Jin yin hua, Klettensamen oder Huang qin kombinieren oder mit antibakteriellen Kräutern wie Sonnenhut in Kapseln.	Einsatz, bevor die Furunkel eitern; bei Durchfall meiden.
Umschlag aus Braunwurzblättern; Absud oder Tinktur aus Xuan shen.	Dem Absud kühlende Kräuter wie Lian qiao, Jin yin hua, Gelbwurz oder Huang qin beimengen. Antibakterielle Kräuter wie Sonnenhut werden in Kapselform verordnet.	Stimuliert die Herztätigkeit, bei erhöhter Herzfrequenz (Tachykardie) meiden.
Absud oder Tinktur verwenden.	Bei geschwächtem Zustand andere Energietonika wie Süßholz, Dang gui und Bai zhu beimengen.	Bei übermäßiger »Hitze« oder Yin-Mangel meiden.
500mg des Wurzelpulvers in Kapseln oder 10ml Tinktur. Kann bis zu 4mal täglich wiederholt werden.	Je nach Symptomen als alleiniges Heilmittel oder in Kombination mit antikatarrhalischen Kräutern wie Holunderblüte und Katzenminze, oder mit Fieberkräutern wie Schafgarbe oder Wasserdost.	Hohe Dosen verursachen gelegentlich Übelkeit und Schwindel.

STANDARD-HEILMITTEL Wenn nicht anders angegeben, basieren alle Rezepte und Mengen auf Standarddosen. Siehe »Herstellen von Heilmitteln auf Kräuterbasis«, Seite 120–125.

ATEMBESCHWERDEN

Bei Atembeschwerden ist eine ganzheitliche Sicht des Gesundheitszustandes wichtig. Beschwerden im Brustraum auf Infektionen, Umweltverschmutzung oder Herzleiden zurückzuführen, heißt, nur einen Teilbereich des Problems zu erfassen, denn gefühlsmäßige und seelische Faktoren müssen ebenso berücksichtigt werden. In der chinesischen Medizin assoziiert man die Lungen mit Kummer. Es ist interessant, daß Beschwerden im Brustraum tatsächlich oft nach einem Trauerfall oder anderem Kummer auftreten und Infektionen sich stärker manifestieren bei schlechter Gemütsverfassung – z.B. auf Grund von Unzufriedenheit am Arbeitsplatz oder wegen häuslicher Sorgen. Kräuter können diese tieferen Ursachen nicht immer beseitigen, aber stärkende Lungentonika wie Alant oder Schlüsselblume bringen doch eine gewisse Linderung. Atmung und Atem haben in der östlichen Medizin einen wesentlich höheren Stellenwert als bei uns. In der ayurvedischen Medizin gilt Atem als Lebenskraft, und Atemkontrolle ist eine wichtige Yoga-Kunst. Die chinesische Medizin setzt den Atem gleich mit Qi (Lebensenergie) und kontrolliert deren Fluß: Atemprobleme gelten als schädlich für die Lebensenergie und weisen auf eine Schwäche oder ein Ungleichgewicht des Qi hin. Mit den vielen Kräuterheilmitteln für die Atemwege lassen sich die Symptome lindern und das innere Gleichgewicht wiederherstellen, um die zugrundeliegenden Probleme bewältigen zu können.

SIEHE AUCH: Halsschmerzen, Seite 142; Mandelentzündung, Seite 142; Heuschnupfen, Seite 156.

LEIDEN	HEILMITTEL		
	Kräuter		**Wirkung**
Husten Ein Muskelkrampf, der bei Reizung oder Blockierung der Bronchien (Luftröhrenäste, die in die Lunge führen) auftritt. Häufig in Zusammenhang mit Infektionen wie Erkältung oder Grippe. Manchmal hängt Husten auch mit nervöser Spannung zusammen und hat keine pathologische Ursache. **Schlüsselsymptome** • Husten mit Auswurf von dünnem, wäßrigem bis zu zähem gelbem oder grünem Schleim • Husten ohne Auswurf, oft sehr trocken und mit starkem Reiz verbunden. **WICHTIG:** Bei hartnäckigem Husten mit ungeklärter Ursache einen Arzt aufsuchen.	*Althaea officinalis* **Eibisch** (siehe Seite 35)		Lindernd und schleimlösend; beruhigt die entzündeten Schleimhäute der Atemwege.
	Hyssopus officinalis **Ysop** (siehe Seite 69)		Wärmend, schleimlösend, entkrampfend; eignet sich bei dünnem, wäßrigem Schleim und bei Bronchitis-Husten.
	Morus alba **Sang bai pi** (siehe Seite 80)		Kühlend, schleimlösend, Hustenmittel; gut für »heiße« Zustände.
	Pimpinella anisum **Anis** (siehe Seite 180)		Entspannend, schleimlösend, antiseptisch und entblähend; gut bei trockenem Reizhusten und Bronchialinfekten.
	Prunus serotina **Virginische Traubenkirsche** (siehe Seite 182)		Hustenmittel; gut bei trockenem oder nervösem Reizhusten.
Katarrh Unter Katarrh versteht man starke Absonderungen der Atemwegsschleimhäute; er kann »kalt« und mit starker wäßriger Absonderung verlaufen oder »heiß« mit zähem gelbem Nasenschleim. »Kalter« Katarrh ist häufig mit übermäßigem Verzehr von Süßem und Stoffwechselträgheit verbunden. »Heißer« Katarrh kommt gern bei nervösen Menschen vor und ist möglicherweise chronisch. **Schlüsselsymptome** • Laufende Nase bei einer Erkältung • Reizhusten • Entzündete Nasenschleimhäute • Beim »heißen« Typ Nebenhöhlenschmerzen.	*Gnaphalium uliginosum* **Sumpfruhrkraut** (siehe Seite 182)		Entzündungshemmend; stärkt die Atemwege.
	Potentilla anserina **Gänsefingerkraut** (siehe Seite 180)		Adstringierend und antikatarrhalisch; bei »heißem« Katarrh kühlend.
	Sambucus nigra **Holunder** (siehe Seite 96)		Antikatarrhalisch, entzündungshemmend und schleimlösend; geeignet bei Katarrh der oberen Atemwege, verursacht durch Erkältungen und Heuschnupfen.
	Solidago virgaurea **Goldrute** (siehe Seite 181)		Austrocknend, adstringierend, antikatarrhalisch; entzündungshemmend für die Schleimhäute.

Fallbeispiel: Hartnäckiger Husten

PATIENT: Johannes (52 Jahre) war Exportleiter in einem Ingenieurbetrieb und mußte viel ins Ausland reisen. Er war verheiratet und hatte zwei halbwüchsige Söhne.

KRANKENGESCHICHTE UND BESCHWERDEN: Johannes litt seit mindestens sieben Jahren an einem trockenen Reizhusten. Dieser hatte nach einer schweren Erkältung begonnen und sich dann hartnäckig festgesetzt. Die Symptome verschlimmerten sich vor allem nachts und hielten ihn und seine Frau wach, was auf Dauer zu einer physischen und psychischen Belastung wurde. Zahllose Krankenhausuntersuchungen blieben ohne Ergebnis. Zuletzt machte der Arzt Magensäure für das Problem verantwortlich und verschrieb ein Medikament zur Säurereduktion. Doch nach dreiwöchiger Behandlung hatte sich sein Zustand immer noch nicht verbessert, und seine Frau überredete ihn, es einmal mit alternativer Medizin zu versuchen.

BEHANDLUNG: Untersuchungen und Krankengeschichte ließen keinen Zusammenhang zwischen Beschwerden und Magensäure erkennen. Als einziger Hinweis konnten Johannes Hitzegefühle und Durst gelten. Zu den Heilmitteln gehörten eine Kombination feuchtigkeitsspendender Kräuter wie Spitzwegerich, Sang bai pi und Andorn. Virginische Traubenkirsche sollte den Husten unterdrücken, Alant wirkte als Lungentonikum. Nachts mengte man der Mischung noch etwas Lattich bei, um den Hustenreiz noch wirksamer zu bekämpfen.

ERGEBNIS: Innerhalb von drei Wochen traten die Hustenanfälle, die jede Nachtruhe unterbrochen hatten, nur noch ein- bis zweimal pro Woche auf. Virginische Traubenkirsche wurde abgesetzt, nachdem die anderen Kräuter die Lunge gekräftigt und wiederhergestellt hatten. Nach weiteren zwei Monaten war Johannes endlich von seinem Husten befreit.

Anwendung	Mischungen	Warnung
Aufguß, Tinktur oder 5 ml Sirup aus Blättern oder Blüten.	Mit antikatarrhalischen Kräutern wie Gundermann oder anderen schleimlösenden Mitteln wie Maulbeerrinde oder Weißem Andorn.	
Aufguß oder Tinktur; oder mit 5 ml ätherischem Öl und 20 ml neutralem Öl die Brust einreiben.	Bei chronischen Zuständen mit Stärkungsmitteln wie Alant und Weißem Andorn: 2 Teile Ysop auf 1 Teil anderes Kraut.	
Aufguß oder Tinktur verwenden.	Mit anderen beruhigenden und kühlenden Kräutern wie Eibischblatt oder Spitzwegerich, bei Infektion mit Thymian.	
3mal täglich 1–2 ml Tinktur nehmen oder 10 Tropfen ätherisches Öl mit 25 ml neutralem Öl zum Einreiben der Brust.	Bei Reizhusten und bei Infektionen mit 2–3 ml Thymian oder Ysop. 10 Tropfen Eukalyptusöl zur Tinktur geben zum Einreiben der Brust.	
Aufguß oder Tinktur in 2 ml-Dosen.	Mit adstringierenden Kräutern wie Königskerze oder stärkenden Kräutern wie Alant, in schweren Fällen zusätzlich Hustenmittel.	Kann zu Benommenheit führen; Vermeidung bei akuten Infektionen.
Aufguß oder Tinktur verwenden.	Mit antikatarrhalischen Kräutern wie Holunderblüte, Cang er zi oder Goldrute: 2 Teile Sumpfruhrkraut auf 1 Teil eines des Krauts.	
Aufguß oder Tinktur verwenden.	Mit kühlenden und beruhigenden antikatarrhalischen Mitteln wie Spitzwegerich oder mit antibakteriellen Kräutern wie Knoblauch.	
Aufguß oder Tinktur verwenden.	Zur Verstärkung der Wirkung mit anderen austrocknenden oder adstringierenden Kräutern wie Schafgarbe, Gundermann, Goldrute, Odermennig und Wiesenknöterich: 3 Teile Holunderblüten auf 1 Teil anderer Kräuter.	
Aufguß oder Tinktur verwenden.	Mit anderen Schnupfenmitteln wie Sumpfruhrkraut oder Xin yi sowie mit lindernden Kräutern wie Spitzwegerich.	

Schlüssel

Sproßteile

Rinde

Ätherisches Öl

Blüten

Blätter

Wurzel

Wurzelrinde

Samen

STANDARD-HEILMITTEL Wenn nicht anders angegeben, basieren alle Rezepte und Mengen auf Standarddosen. Siehe »Herstellen von Heilmitteln auf Kräuterbasis«, Seite 120–125.

LEIDEN	HEILMITTEL	
	Kräuter	**Wirkung**
Nebenhöhlenentzündung Entzündung oder Infektion der Nebenhöhlen; folgt oft auf eine Erkältung, kann aber auch mit Zahnproblemen, z.B. einem tiefliegenden Wurzelabszeß, zusammenhängen. Verkrampfte Menschen, die ihre Gefühle nicht ausdrücken oder nicht weinen wollen oder können, neigen zu diesem Leiden. **Schlüsselsymptome** • Schmerz im Bereich der Nebenhöhlen • Unter Umständen starke Kopfschmerzen • Druckempfindlichkeit der Nebenhöhlen • Nasenschleim, oft mit Blut vermischt.	*Glechoma hederacea* **Gundermann** (siehe Seite 181)	Antikatarrhalisch und adstringierend; zum Austrocknen der Nebenhöhlen und Bronchien.
	Hydrastis canadensis **Gelbwurz** (siehe Seite 67) (Rhizom)	Stark kühlendes, adstringierendes und antikatarrhalisches Mittel.
	Myrica pensylvanica **Gagel** (siehe Seite 180)	Wärmend und adstringierend; stimuliert den Kreislauf.
	Xanthium sibiricum **Cang er zi** (siehe Seite 180)	Wärmendes antikatarrhalisches Mittel; bei Nebenhöhlen-Kopfschmerzen und allergischem Schnupfen.
Bronchitis Entzündung der Bronchien, verursacht durch eine Infektion. Verschlimmerung durch gewöhnliche Erkältungen, Rauchen und Umweltverschmutzung. ANMERKUNG: Alle Kräuter, die unter dem Stichwort »Bronchitis« aufgeführt werden, eignen sich auch bei asthmatischen Beschwerden. **Schlüsselsymptome** • Husten mit Auswurf, oft eitriger Schleim • Erhöhte Temperatur • Bei chronischer Bronchitis Schmerzen im Brustraum und Kurzatmigkeit.	*Inula helenium* **Alant** (siehe Seite 70)	Stärkt die Lunge, schleimlösend; kräftigt und wärmt; gut bei geschwächter Lunge und hartnäckigem Husten.
	Marrubium vulgare **Weißer Andorn** (siehe Seite 182)	Entkrampfend, lindernd und schleimlösend; entspannt die Bronchien und löst Verstopfungen.
	Primula veris **Schlüsselblume** (siehe Seite 87)	Bestens zur Schleimlösung; löst alten Schleim und lindert hartnäckigen, trockenen Husten.
	Thymus vulgaris **Thymian** (siehe Seite 104)	Antiseptisch und schleimlösend; hilft bei zähem, infektiösem Schleim und trockenem, schwerem Husten.
Asthma Verkrampfung der Bronchialmuskeln (Bronchospasmus), die zu Pfeifatmung und Kurzatmigkeit führt. Kann mit anderen allergischen Symptomen wie Heuschnupfen oder Ekzem verbunden oder auch erblich sein. Die chinesische Medizin assoziiert Asthma mit Energieschwäche der Niere und mangelnder Zirkulation des Qi. Nierentonika wie Gui zhi sind möglicherweise geeignet. ANMERKUNG: Alle »Bronchitis«-Kräuter eignen sich auch bei asthmatischen Beschwerden. **Schlüsselsymptome** • Pfeifatmung beim Ausatmen • Starke Atembeschwerden. WICHTIG: Starkes Asthma kann lebensbedrohend sein und erfordert ärztliche Hilfe. Chronische Asthmatiker sollten ihren Arzt aufsuchen, bevor sie die herkömmliche Behandlung abbrechen.	*Chamaemelum nobile* **Römische Kamille** (siehe Seite 47)	Antiallergisch, entzündungshemmend und krampflösend; hilft bei allergischem Asthma.
	Ephedra sinica **Meerträubchen** (siehe Seite 54)	Entspannt die Bronchien und Blutgefäße; wärmt bei allen »kalten« Zuständen im Brustraum.
	Eucalyptus globulus **Eukalyptus** (siehe Seite 56)	Antiseptisch, entkrampfend und schleimlösend.
	Grindelia camporum **Grindelie** (siehe Seite 181)	Krampf- und schleimlösend; lindert Bronchospasmus.

Anwendung	Mischungen	Warnung
Aufguß oder Tinktur verwenden.	Mit anderen antikatarrhalischen Kräutern wie Holunderblüte oder Spitzwegerich: 2 Teile Gundermann auf 1 Teil anderer Kräuter.	
3mal täglich eine oder zwei 200mg-Kapseln des Pulvers oder 1ml Tinktur.	Auch Augentrostpulver in die Kapseln geben.	Bei Schwangerschaft und Bluthochdruck meiden.
Pulver als Schnupftabak oder: 5ml Tinktur mit 20ml Emulsionssalbe vermengen für Massage der Nebenhöhlenregion.	Als Antiseptikum und zur Krampflösung 2–3 Tropfen Eukalyptusöl zur Salbe geben.	Sollte bei »heißen« Zuständen vermieden werden.
Absud oder Tinktur verwenden.	Meist in Zusammensetzungen mit 10–15 anderen Kräutern für eine spezifische Wirkung. Bei Nebenhöhlenentzündung Kräuter wie Xin yi, Lian qiao oder Maulbeerrinde beigeben.	Sehr hohe Dosen können dramatischen Blutzuckerabfall verursachen.
Absud, Tinktur oder Sirup verwenden.	Als alleiniges Heilmittel oder zusammen mit 10ml Schachtelhalmsaft zur Heilung von Lungenschäden; mit anderen Kräutern wie Ysop, Weißem Andorn und Anis zur Stärkung der Lunge.	
Aufguß, Tinktur oder Sirup verwenden; Andornbonbons lutschen (im Handel erhältlich).	Mit tonischen Kräutern wie Alant oder Ysop oder mit wärmenden, schleimlösenden Mitteln wie Engelwurz: 2 Teile Weißer Andorn auf 1 Teil zusätzliche Kräuter.	
Absud, Tinktur oder Sirup verwenden.	Mit starken schleimlösenden Mitteln wie Huflattich oder mit beruhigenden Kräutern wie Spitzwegerich oder Süßholz: 2 Teile Schlüsselblume auf 1 Teil zusätzliche Kräuter.	Bei Schwangerschaft keine hohen Dosen nehmen; bei Einnahme von Blutverdünnungsmitteln meiden.
Aufguß, Tinktur oder Sirup verwenden; 10 Tropfen ätherisches Öl und 20ml Mandelöl mischen zum Einreiben der Brust.	Mit anderen schleimlösenden Kräutern wie Maulbeerrinde oder mit Heilkräutern wie Schachtelhalm (bei Lungenschaden); zum Einreiben der Brust mit 5 Tropfen des ätherischen Öls von Ysop oder Pfefferminze mischen.	Bei Schwangerschaft therapeutische Dosen meiden.
Zum Inhalieren das ätherische Öl mit einem Mittel zum Einreiben der Brust mischen; beim ersten Anzeichen eines Anfalls: 1 Teelöffel Blüten auf eine Schüssel kochendes Wasser für Dampfinhalat.	Unterstützung durch innerlich anzuwendende Arzneien (siehe »Bronchitis« oben).	Die angegebene Dosis nicht überschreiten. Bei Schwangerschaft kein ätherische Öl verabreichen.
20–30mg eines standardisierten Präparats 3–4mal täglich.	Mit einem Aufguß aus Weißem Andorn oder Ysop; Wolfsmilch (*E. pilulifera*) und Grindelie werden oft zur zusätzlichen Krampflösung beigemengt.	Streng nach Verordnung einnehmen; bei Bluthochdruck, grünem Star oder bei Einnahme von MAO-Hemmern vermeiden.
Zum Einreiben der Brust: 1–2ml Öl mit 25ml neutralem Öl mischen. Als Inhalat einige Tropfen auf ein Kissen oder Taschentuch geben.	Zur Verstärkung der antiseptischen und schleimlösenden Eigenschaften mit insgesamt 10–15 Tropfen der ätherischen Öle von Thymian, Pfefferminze, Zitronenmelisse, Anis oder Fenchel mischen.	
Als Aufguß 15g auf 500ml Wasser und täglich bis zu 5ml in Dosen von 1–2ml nehmen.	Mit anderen krampflösenden Heilkräutern wie Wolfsmilch (*E. pilulifera*, bis zu 1ml Tinktur pro Dosis) oder mit anderen schleimlösenden und lungenstärkenden Mitteln wie Schlüsselblume oder Alant.	Bei niedrigem Blutdruck meiden, da es den Blutdruck senkt. Hohe Dosen können die Nieren reizen.

Schlüssel

Sproßteile

Rinde

Ätherisches Öl

Blüten

Frucht

Blätter

Wurzel

Zweige

STANDARD-HEILMITTEL
Wenn nicht anders angegeben, basieren alle Rezepte und Mengen auf Standarddosen. Siehe »Herstellen von Heilmitteln auf Kräuterbasis«, Seite 120–125.

OHREN, AUGEN, MUND UND RACHEN

Wenngleich die moderne Medizin Sehen, Hören und Sprechen vom übrigen Körper trennt, sind Augen, Ohren und Mund doch ein Spiegel des körperlichen Gesamtzustandes. Heute erkennt man, daß hartnäckige Beschwerden in diesen Bereichen häufig mit anderen systemischen Erkrankungen zusammenhängen. Bei Kindern sind Ohrenverstopfungen oft ein Zeichen von Milchallergie; häufige Fieberbläschen weisen auf Übermüdung, Stress und ein geschwächtes Immunsystem hin. Die chinesische Medizin führt Augenleiden auf ein Ungleichgewicht in der Leber zurück. Hörschäden und Geräusche im Ohr können mit einer Nierenschwäche verknüpft sein; hartnäckige Mundprobleme oder wunde Lippen weisen oft auf übermäßige »Hitze« in der Milz hin. Kräuterheilmittel eignen sich bestens für diese Leiden; sie bieten symptomatische Linderung und behandeln auch die tieferliegende Ursache. In manchen Fällen ist eine Umstellung von Ernährung oder Lebensweise von großer Wichtigkeit. Müde, überanstrengte Augen kann man z. B. mit einem Augenbad aus Rosenwasser und einem schwachen Aufguß aus Augentrost, Ringelblume, Kornblume oder Erdbeerblättern beruhigen. Langfristig mögen aber nur z. B. bessere Lichtverhältnisse oder häufige Unterbrechungen bei Bildschirmarbeit eine dauerhafte Lösung bringen.

LEIDEN	HEILMITTEL		
	Kräuter		**Wirkung**
Ohrenschmerzen Können mit Katarrh oder Infektion zusammenhängen. **Schlüsselsymptome** • Schmerzen (oft starke) in einem oder beiden Ohren • Gefühl, als ob die Ohren »zu« sind • Ohrensummen oder -klingeln • Übermäßiges Ohrenschmalz • Fieber • Schwindel oder Übelkeit, wenn das Innenohr betroffen ist. WICHTIG: Schwere Infektionen können zu Schwerhörigkeit führen, deshalb bei anhaltenden Symptomen einen Arzt aufsuchen.	*Hydrastis canadensis* **Gelbwurz** (siehe Seite 67)		Stark kühlendes, adstringierendes Mittel mit antikatarrhalischer Wirkung.
	Plantago lanceolata **Spitzwegerich** (siehe Seite 86)		Beruhigt die Schleimhäute und lindert Katarrh; hilfreich bei katarrhalischen Zuständen des Mittelohrs.
	Pulsatilla vulgaris **Küchenschelle** (siehe Seite 181)		Beruhigend, schmerzstillend; wirkt direkt auf die Ohren.
	Verbascum thapsus **Königskerze** (siehe Seite 111)		Linderndes und leicht sedierendes Wundkraut.
Bindehaut- und Lidrandentzündung Bindehautentzündung ist eine Entzündung der Membran, die den Augapfel überzieht (Bindehaut). Bei Lidranentzündung liegt eine Entzündung der Augenlidränder vor. Beide Beschwerden können von Infektion, Allergie, physischer oder chemischer Reizung herrühren. **Schlüsselsymptome** Bindehautentzündung • »Sandiges« Gefühl in den Augen • Verstärkte Lichtempfindlichkeit • Schmerz, wunde und geschwollene Augen • Rote oder gerötete Augen • Wäßriger Ausfluß, der auch Eiter enthalten kann. Lidrandentzündung • Rote, schuppige Augenlider.	*Agrimonia eupatoria* **Odermennig** (siehe Seite 31)		Adstringierend und heilend für die Schleimhäute; Lebertonikum, das auch für die Augen hilfreich sein kann.
	Calendula officinalis **Ringelblume** (siehe Seite 43)		Entzündungshemmendes, adstringierendes Wundkraut; antiseptisch; hilft bei lokaler Reizung.
	Chrysanthemum morifolium **Ju hua** (siehe Seite 181)		Antibakteriell, entzündungshemmend, Leberkraut; hilft bei hartnäckigen Augenleiden.
	Euphrasia officinalis **Augentrost** (siehe Seite 180)		Adstringierend, antikatarrhalisch und entzündungshemmend.

Fallbeispiel: Katarrh mit Hörschäden

PATIENT: Robert, ein aktiver zwölfjähriger Junge, zog sich zurück und hatte Schwierigkeiten in der Schule.

KRANKENGESCHICHTE UND BESCHWERDEN: Robert hatte schon im Säuglingsalter unter beständigem Katarrh gelitten. Seine Ohren waren immer verstopft und anfällig für Infektionen. Bereits als Kleinkind hatte man ihm mehrmals Röhrchen in den Gehörgang legen müssen, um das Ohr offenzuhalten, und seit drei Jahren trägt er ständig einen Tubus. Sein Gehör verschlechterte sich, er hatte Schwierigkeiten im Unterricht und in Gesprächen und klagte über ständiges Ohrensausen. Nach dem Schwimmen litt er immer an Ohrenschmerzen und Infektionen. Seine Ernährung war für ein zwölfjähriges Kind typisch: zuwenig grünes Gemüse und mehr als ein halber Liter Milch täglich.

BEHANDLUNG: Die Kräuterheilmittel umfaßten Goldrute, Sonnenhut und Küchenschelle als Tinktur sowie Gelbwurz als Kapsel. Während eines Probemonats ersetzte Roberts Mutter Milch und Milchprodukte durch Sojamilch. Sie gab Robert mehr grünes Gemüse und Fisch, um die Mineralstoff- und Vitaminaufnahme zu erhöhen.

ERGEBNIS: Nach nur zwei Wochen hatte sich Roberts Hörvermögen verbessert. Nach drei Monaten war er bereits sechs Wochen lang frei von Ohreninfektionen und Katarrh und konnte schwimmen, ohne sich eine Ohrenentzündung zu holen. Die Kräuter wurden langsam abgesetzt. Drei Monate später wurden im Krankenhaus die Tuben entfernt. Er hat sich an die milchfreie Ernährung gewöhnt, und gelegentliches Eisschlecken verursacht nur geringe Beschwerden.

Schlüssel

Sproßteile

Blüten

Blätter

Blütenblätter

Rhizom

Anwendung	Mischungen	Warnung
Man nimmt zwei 200 mg-Kapseln oder 3mal täglich 20 Tropfen Tinktur; öder auch 10 ml Tinktur auf 100 ml Wasser als Ohrentropfen (siehe Warnung bei Königskerze).	Als zusätzliches antikatarrhalisches Mittel Augentrostpulver zu den Kapseln geben.	Bei Schwangerschaft oder Bluthochdruck meiden; die angegebene Dosis nicht überschreiten.
Aufguß oder Tinktur verwenden.	Tinktur mit Holunderblütentinktur mischen zur Katarrhbekämpfung oder mit 10 Tropfen Küchenschellentinktur, um die Wirkung auf die Ohren zu verstärken.	
3mal täglich 1–2 ml Tinktur.	Mit antikatarrhalischen Kräutern wie Gelbwurz oder Augentrost. Pro Dosis 10 Tropfen Gelbwurz- oder bis zu 5 ml Augentrosttinktur.	
Kaltes Aufgußöl als Ohrentropfen.	Mit antibiotischen Kräutern wie Sonnenhut in Kapselform und mit antikatarrhalischen Mitteln wie Holunderblütenaufguß oder Gelbwurzkapseln.	Ohrentropfen nicht verabreichen, wenn Trommelfellperforation droht.
Die Augen in einem schwachen, gut gesiebten Aufguß (10 g Kraut auf 500 ml Wasser) baden.	Bei Infektion Unterstützung durch die innerliche Anwendung antibakterieller Kräuter wie Sonnenhut.	
Augenkompresse: ein Tuch in der gut verdünnten Tinktur tränken; Augenbad: mit 5 ml Tinktur auf 50 ml Wasser.	Als alleiniges Heilmittel verwenden.	
Aufguß oder Tinktur verwenden.	Mit antikatarrhalischen Kräutern wie Augentrost und Holunderblüte; oder mit Leberkräutern wie Odermennig und Braunelle.	
Augenkompresse: ein Tuch im Aufguß tränken; Augenbad: Lösung aus 5–10 Tropfen Tinktur und Wasser herstellen.	Bei Infektion zusätzlich innerliche Verabreichung von antibakteriellen Kräutern wie Sonnenhut.	

STANDARD-HEILMITTEL Wenn nicht anders angegeben, basieren alle Rezepte und Mengen auf Standarddosen. Siehe »Herstellen von Heilmitteln auf Kräuterbasis«, Seite 120–125.

LEIDEN	HEILMITTEL		
	Kräuter		**Wirkung**
Mundgeschwüre Schmerzhafte Mundgeschwüre sind meist eine Pilz- oder Bakterieninfektion, die oft mit übermäßigem Verzehr von Zucker und anderen Nahrungsmitteln, die das Pilzwachstum fördern, zusammenhängt. Rissige Lippen als Begleiterscheinung können auf Vitaminmangel hinweisen. **Schlüsselsymptom** • Schmerzhafte, weiße, erhabene Stellen, oft sehr hartnäckig.	*Commiphora momol* **Myrrhe** (siehe Seite 50)	(Harz)	Mikrobizides, adstringierendes Kraut, das zur Wundheilung beiträgt.
	Polygonum bistorta **Wiesenknöterich** (siehe Seite 182)		Adstringierend, lindernd und entzündungshemmend; eignet sich auch für andere Mundentzündungen.
	Salvia officinalis var. *purpurea* **Roter Salbei** (siehe Seite 95)		Antiseptisch und adstringierend. Eignet sich auch bei Zahnfleischentzündung.
Fieberbläschen Ansammlung kleiner Blasen im Gesicht; meist im Bereich der Lippen. Bei Herpes simplex-Infektion tauchen die Bläschen leicht wieder auf, wenn das Immunsystem auf Grund von Infektionen, Stress oder Übermüdung geschwächt ist. **Schlüsselsymptom** • Schmerzende oder kribbelnde Stelle.	*Lavandula*-Arten **Lavendel** (siehe Seite 73)		Lokal antiseptisch.
	Melaleuca alternifolia **Teebaum** (siehe Seite 182)		Antibiotisch; stimuliert das Immunsystem.
Halsschmerzen Dieses häufige Symptom kann mit einer Infektion oder mit chemischen Reizstoffen zusammenhängen oder Begleiterscheinung einer Mandel-, Rachen- oder Kehlkopfentzündung sein. **Schlüsselsymptome** • Schmerzen im hinteren Mundbereich • Schluckbeschwerden • Roter, wunder Rachen • Heisere oder krächzende Stimme • Kann zusammen mit Fieber oder Erkältung auftreten oder diese ankündigen.	*Agrimonia eupatoria* **Odermennig** (siehe Seite 31)		Wirkt auf die Schleimhäute adstringierend und heilend.
	Alchemilla vulgaris **Frauenmantel** (siehe Seite 32)		Adstringierend, entzündungshemmend; hilft bei Kehlkopfentzündung.
	Echinacea-Arten **Sonnenhut** (siehe Seite 53)		Antibakteriell, adstringierend; gut für alle Halsleiden, auch Mandelentzündung.
	Lythrum salicaria **Blutweiderich** (siehe Seite 180)		Adstringierend, entzündungshemmend; gut bei gleichzeitiger fieberhafter Erkältung.
Mandelentzündung Wird gewöhnlich mit einer Bakterien- oder Virusinfektion in Verbindung gebracht. **Schlüsselsymptome** • Starke Halsschmerzen • Schluckbeschwerden • Fieber • Rote, vergrößerte Mandeln mit/ohne Eiter. **WICHTIG:** Ein Mandelabszeß muß ärztlich behandelt werden.	*Baptisia tinctoria* **Wilder Indigo** (siehe Seite 182)		Mikrobizid, antikatarrhalisch; reinigt das Lymphsystem; bei hartnäckigen Infektionen geeignet.
	Galium aparine **Kletten-Labkraut** (siehe Seite 62)		Reinigt das Lymphsystem; geeignet bei allen lymphatischen Beschwerden, auch bei Drüsenfieber und Polypen.
	Gnaphalium uliginosum **Sumpfruhrkraut** (siehe Seite 182)		Entzündungshemmend; stärkt die Schleimhäute; auch bei Rachen-, Kehlkopfentzündung und Mandelabszeß.
	Phytolacca americana **Kermesbeere** (siehe Seite 85)		Antikatarrhalisch; reinigt das Lymphsystem; verringert Lymphdrüsenschwellung.

Anwendung	Mischungen	Warnung
5–10 Tropfen Öl oder 5 ml Tinktur in ein Glas mit warmem Wasser als Mundspülung.	5 ml Salbei- oder Rosmarintinktur zum Mundwasser geben oder nach der Mundspülung Heidelbeeren kauen, um Mundgeruch zu übertönen.	Während der Schwangerschaft meiden.
Mundspülung: Absud oder 5 ml Tinktur auf ein Glas Wasser.	Heilende, antibakterielle Kräuter wie Braunelle, Rosmarin, Heidelbeere ins Mundwasser geben. Bei hartnäckigen Problemen Sonnenhut oder Knoblauch innerlich anwenden.	
Mundspülung: Standardaufguß oder 10 ml Tinktur auf ein Glas Wasser.	Rosmarintinktur zum Mundwasser geben oder mit Sonnenhut die antibakterielle Wirkung verstärken.	Bei Schwangerschaft therapeutische Dosen meiden.
10 Tropfen Öl auf 25 ml neutrales Öl, auf die betroffenen Stelle tupfen.	Alleiniges Heilmittel. Wenn Fieberbläschen eine Erkältung ankündigen, Sonnenhut oder Knoblauch innerlich anwenden.	
Das ätherische Öl mit der zehnfachen Menge neutralem Öl mischen und sofort auf die betroffene Stelle auftragen, wenn es zu kribbeln beginnt.	Als alleiniges Heilmittel. Wenn die Fieberbläschen häufig wiederkehren, Huang qi zur Stärkung des Immunsystems nehmen oder registrierte Tabletten des Sibirischen Ginseng, um die Stressverträglichkeit zu steigern.	
Gurgelmittel: Infusion oder 10 ml Tinktur auf ein Glas warmes Wasser.	Als alleiniges Heilmittel oder mit Roter Salbei- oder Rosmarintinktur zum Gurgeln.	
Gurgelmittel: Aufguß oder 10 ml Tinktur auf ein Glas warmes Wasser.	Bei Kehlkopfentzündung 5 ml Rosmarin oder Roten Salbei oder bis zu 5 Tropfen Chilitinktur zum Mundwasser geben.	Während der Schwangerschaft meiden.
10 ml Tinktur auf ein Glas warmes Wasser, damit gurgeln und hinunterschlucken.	Alleiniges Heilmittel.	Hohe Dosen können zu Übelkeit und Schwindel führen.
Gurgelmittel: Aufguß oder 10 ml Tinktur auf ein Glas warmes Wasser.	Mit adstringierenden antikatarrhalischen Mitteln wie Gänsefingerkraut oder Sumpfruhrkraut zum Gurgeln.	
3mal täglich 10–20 Tropfen Tinktur.	Mit anderen antibakteriellen Kräutern wie Sonnenhut, getrocknete Kermesbeere oder Thymian; bis zu 5 ml Tinktur.	Die angegebene Dosis nicht überschreiten; hohe Dosen können zu Erbrechen führen.
3mal täglich den Aufguß oder 10 ml frischen Saft trinken.	Den Saft mit einer Tinktur aus anderen antibakteriellen Kräutern wie Gelbwurz (5–10 Tropfen), Sonnenhut (bis zu 10 ml) oder getrockneter Kermesbeere (10–20 Tropfen) mischen; unterstützend gurgeln wie bei Halsschmerzen (siehe oben).	
Aufguß oder Tinktur als Mundspülung.	Mit einer Tinktur aus Kletten-Labkraut oder Sonnenhut zur Unterstützung der antibakteriellen Wirkung und zur Lymphreinigung.	
3mal täglich 10–20 Tropfen Tinktur aus getrockneten (nicht frischen) Wurzeln (frische Wurzel ist giftig).	Kombination mit Kräutern zur Lymphreinigung wie Kletten-Labkraut oder mit kühlenden antibakteriellen Mitteln wie Gelbwurz; bis zu 5 ml Tinktur.	Bei Schwangerschaft die angegebene Dosis nicht überschreiten.

Schlüssel

Sproßteile

Ätherisches Öl

Blätter

Wurzel

Triebe

Ganzes Kraut

STANDARD-HEILMITTEL Wenn nicht anders angegeben, basieren alle Rezepte und Mengen auf Standarddosen. Siehe »Herstellen von Heilmitteln auf Kräuterbasis«, Seite 120–125.

HAUT UND HAARE

Bei der Behandlung von Hautproblemen legt die Kräutermedizin ihr Hauptaugenmerk auf die Wiederherstellung des inneren Gleichgewichts. Oft verwendet man reinigende oder kühlende Kräuter anstelle von Cremes, die zwar die Symptome lindern, aber die Ursache der Beschwerden nicht beseitigen. Die ayurvedische Medizin arbeitet genauso: Zuviel Pitta (Feuer) führt zu einer Überhitzung des Blutes und vergiftet die Haut, zuviel Vata (Wind) zu Trockenheit und Juckreiz und zuviel Kapha (Feuchtigkeit) zu nässenden, offenen Hautstellen. Die Behandlung basiert auf kühlenden, feuchtigkeitsspendenden oder austrocknenden Kräutern und einer angepaßten Ernährung. Die Chinesen bringen die Haut mit der Lunge, dem Wei qi (Abwehrkraft) und den Körpersäften in Verbindung. Trockene, schuppige Ekzeme bei Kindern, die von der modernen westlichen Medizin häufig nicht geheilt werden können, wurden mit kühlenden chinesischen Kräutern, die die Körpersäfte beleben, erfolgreich behandelt; Krankenhausversuche haben zu erstaunlichen Ergebnissen geführt. Pilz- oder Parasitenerkrankungen der Haut sowie Haarprobleme können auf eine Schwäche des Immunsystems hinweisen und mit tonischen Kräutern und Mitteln zur Stärkung des Immunsystems behandelt werden.

SIEHE AUCH: Candidiasis, Seite 156; Warzen, Seite 160; Scheidensoor, Seite 168; Nissen, Seite 176.

LEIDEN	HEILMITTEL		
	Kräuter		**Wirkung**
Ekzem Entzündung der Oberhaut, die durch Allergien, nervösen Stress, chemische oder metallische Reizstoffe verursacht sein kann. Ein Ekzem kann genau lokalisiert sein, wenn der Reiz zum Beispiel vom Metallband einer Uhr ausgeht. Allergische Ekzeme können alle Körperteile befallen. Hautfalten, wie etwa an der Ellbogeninnenseite oder unter der Brust, sind häufig betroffene Stellen. **Schlüsselsymptome** • Rote, entzündete Hautstellen • Juckreiz • Nässendes Sekret aus wunden Stellen • Ausbildung von Sekretkrusten • Läsionen, die im akuten Stadium oft bluten.	*Arctium lappa* **Klette** (siehe Seite 38)		Reinigend, harntreibend und abführend; gut für alle toxischen Zustände der Haut, vor allem bei schuppigem Ekzem.
	Fumaria officinalis **Erdrauch** (siehe Seite 180)		Reinigend, harntreibend und abführend; befreit von Giften, die zu Hautunreinheiten führen.
	Oenothera biennis **Nachtkerze** (siehe Seite 181)	(Samenöl)	Das Samenöl enthält essentielle Fettsäuren, wichtig für ein gesundes Gewebe.
	Paeonia lactiflora **Chi shao yao** (siehe Seite 83)		Kühlt und stimuliert den Blutfluß; gut für »heiße« Zustände.
	Stellaria media **Sternmiere** (siehe Seite 100)		Beruhigend und leicht adstringierend; wundheilend; reizlindernd; fördert das Abheilen von Läsionen.
	Urtica dioica **Brennessel** (siehe Seite 108)		Adstringierend, stärkend und kreislauffördernd; hilft, wenn Ekzem durch mangelhafte Durchblutung verursacht.
	Viola tricolor **Feldstiefmütterchen** (siehe Seite 114)		Entzündungshemmend, harntreibend und abführend; vor allem bei nässendem Ekzem hilfreich.
Akne Entzündung der Talgdrüsen in der Haut, beginnend mit Mitessern; besonders häufig in der Pubertät. **Schlüsselsymptome** • Entzündete Pusteln • Übermäßig fettige Haut • In schweren Fällen infizierte Zysten und Narben.	*Allium sativum* **Knoblauch** (siehe Seite 33)	(Knolle)	Antibakteriell und pilztötend; gute antiseptische Wirkung bei infizierter Haut.
	Brassica oleracea **Kohl** (siehe Seite 42)		Antibakteriell und entzündungshemmend; nährstoffreich und heilsam.
	Melaleuca alternifolia **Teebaum** (siehe Seite 182)		Wirksames antibakterielles Kraut bei Hautinfektionen.

Fallbeispiel: Akne in der Pubertät

PATIENT: Eduard, 17 Jahre alt, ein typischer Schuljunge.

KRANKENGESCHICHTE UND BESCHWERDEN: Eduard hatte Akne mit Pusteln auf Nase und Wangen. Die Beschwerden setzten vor 18 Monaten ein, er klagte fast das ganze Jahr über starken Katarrh und wiederholt auftretende Erkältungen. Seine Ernährung war alles andere als gut: zuviel Schokolade, zuviel Knabbergebäck und zuviel kohlensäurehaltige Getränke. Er gab zu, einen »süßen Zahn« zu haben. Seine Mutter verwöhnte ihn täglich nach der Schule mit mindestens zwei Schokoriegeln und zahllosen Keksen.

BEHANDLUNG: Eduard war nicht bereit, sein Gesicht jeden Abend mit Knoblauch einzureiben oder in Kohlwasser zu baden. Aus diesem Grund wurde Teebaumöl mit Rosenwasser als Ersatz verabreicht. Innerlich anzuwendende Kräuter sollten dem Körper Feuchtigkeit und Hitze entziehen und das Immunsystem stärken. Flecken im Nasenbereich wiesen auf übermäßige Lungenhitze hin, die mit Huang qin und Sang bai qi sowie Chi shao yao, Feldstiefmütterchen, Ampfer und Sonnenhut behandelt wurde. Eduard versprach, sich ernsthaft zu bemühen, weniger Schokolade zu essen.

ERGEBNIS: Nach sechs Wochen war die Akne wesentlich besser, der Katarrh verschwunden. Dann kamen Prüfungen in der Schule. Während der Vorbereitungszeit verschlang er wieder zahllose Schokoriegel, und Pickel und Katarrh waren die Folge. Glücklicherweise erkannte er das Süße als Mitverursacher des Problems. Nach einer weiteren Kräuterbehandlung gelang es ihm, Schokoladenexzesse zu vermeiden.

Schlüssel

Sproßteile

Ätherisches Öl

Blätter

Wurzel

Anwendung	Mischungen	Warnung
3mal täglich den Absud oder 4 ml Tinktur.	Mit anderen reinigenden Kräutern wie Krauser Ampfer, Braunwurz, Labkraut, Feldstiefmütterchen und Wiesenklee. Blüten und Blätter nur 1–2 Minuten im Absud ziehen lassen.	
3mal täglich einen Aufguß oder bis zu 4 ml Tinktur.	Mit Tinkturen anderer reinigender Kräuter wie Klette, Krauser Ampfer, Braunwurz und Kletten-Labkraut.	
Täglich 3g in Kapselform (Kinder 1–2g pro Tag).	Als alleiniges Heilmittel verwenden.	
Am besten mit anderen Kräutern; Verwendung von Tinktur oder Absud.	Zur Verstärkung der Wirkung mit anderen kühlenden, reinigenden Kräutern wie Sheng di huang, Mu dan pi, Fang feng und Mu tong.	
Salbe oder Creme nach Bedarf; 1 Teelöffel Aufgußöl ins Badewasser geben.	Als alleiniges Heilmittel verwenden.	
Aufguß oder Tinktur verwenden, äußerlich Creme oder Salbe.	Alleiniges Heilmittel; oder Tinktur oder Aufguß mit anderen reinigenden Kräutern wie Feldstiefmütterchen, Wiesenklee, Braunwurz oder Labkraut mischen.	
Aufguß oder Tinktur verwenden; äußerlich Salbe oder Creme.	Äußerlich als alleiniges Heilmittel; mit anderen reinigenden oder stärkenden Kräutern wie Kletten-Labkraut, Brennessel, Wiesenklee und Erdrauch mischen.	Hohe Dosen meiden.
Die betroffene Stelle mit einer aufgeschnittenen Zehe bestreichen.	Alleiniges Heilmittel. Knoblauch auch in der Küche verwenden; Geruch durch den Verzehr von Petersilie verringern.	Wegen des Geruchs nachts anwenden.
Den Saft von 250g frischen Blättern mit 250ml destillierter Zaubernuß mischen, abseihen und 2 Tropfen Limonenöl zufügen; Verwendung als Lotion.	Als alleiniges Heilmittel; Tinkturen aus Kletten-Labkraut, Krausem Ampfer und Klette zusätzlich zur Reinigung einsetzen. Zucker und Säure in der Nahrung verringern.	
1ml Teebaumöl auf 10ml Wasser oder auf gleiche Mengen Rosenwasser und destillierte Zaubernuß geben. Verwendung als Lotion.	Als alleiniges Heilmittel; Kletten-Labkraut, Krauser Ampfer, Klette oder Sonnenhut innerlich als reinigende oder antibakterielle Kräuter zusätzlich einsetzen.	

STANDARD-HEILMITTEL Wenn nicht anders angegeben, basieren alle Rezepte und Mengen auf Standarddosen. Siehe »Herstellen von Heilmitteln auf Kräuterbasis«, Seite 120–125.

LEIDEN	HEILMITTEL	
	Kräuter	Wirkung
Schuppenflechte (Psoriasis) Überproduktion der Epidermiszellen, die sich nicht normal verhornen. Kann mit einer Funktionsstörung des Immunsystems zusammenhängen oder auf eine Streptokokkeninfektion oder Hautverletzung folgen. Tritt gehäuft bei verkrampften, isolierten Menschen auf, kann sich durch Stress und Sorgen verschlimmern. Eine Neigung zu Schuppenflechte liegt häufig in der Familie. **Schlüsselsymptome** • Gerötete Hautflächen; oft mit silbrigen Schuppen • Regelmäßiges Auftreten in Zyklen.	*Galium aparine* **Kletten-Labkraut** (siehe Seite 62)	Reinigend, harntreibend und adstringierend; gut für viele Hautprobleme.
	Rumex crispus **Krauser Ampfer** (siehe Seite 181)	Reinigend, harntreibend und abführend; fördert den Gallenfluß und entgiftet.
	Scrophularia nodosa **Braunwurz** (siehe Seite 97)	Entzündungshemmend, reinigend; stimuliert den Kreislauf; für viele chronische Hautkrankheiten geeignet.
	Solanum dulcamara **Bittersüß** (siehe Seite 180)	Entzündungshemmend, leberstärkend; hilfreich bei begleitenden rheumatischen Beschwerden.
	Trifolium pratense **Wiesenklee** (siehe Seite 105)	Reinigend und harntreibend; gut für viele Hautkrankheiten, auch Ekzeme.
Pilzinfektionen Hautpilz und andere Hautkrankheiten, hervorgerufen durch Pilze der Gattung Microsporum, Trichophyton und Epidermophyton. Am häufigsten sind Zehen und Kopfhaut betroffen. **Schlüsselsymptome** • Gerötete, gereizte Hautstellen • Schuppige oder schälende Haut.	*Aloe vera* **Aloe** (siehe Seite 34) (Blattsaft)	Lindernd; kühlt gereizte Haut; antiparasitär; hilft bei Krätze.
	Calendula officinalis **Ringelblume** (siehe Seite 43)	Pilztötend und adstringierend; wundheilend; beruhigt trockene oder entzündete Haut.
	Commiphora molmol **Myrrhe** (siehe Seite 50) (Harz)	Pilztötend; stimuliert das Immunsystem, adstringierend.
Haarausfall (Alopezie) Vollständig oder nur stellenweise; bei Männern oft erblich. Leichter Haarausfall kann auf Vitaminmangel zurückzuführen sein. **Schlüsselsymptom** • Kahle Stellen oder ausfallende Haare.	*Arnica montana* **Arnika** (siehe Seite 180)	Regt die Blutzirkulation an.
	Artemisia abrotanum **Eberraute** (siehe Seite 180)	Traditionelles Mittel zur Förderung des Haarwuchses, doch ohne wissenschaftlichen Nachweis.
Vorzeitiges Ergrauen Erblich bedingt oder mit Stress oder vorzeitigem Klimakterium verbunden. **Schlüsselsymptom** • Das Haar verliert bereits im Alter zwischen Anfang 20 und Ende 30 seine Farbe.	*Polygonum multiflorum* **He shou wu** (siehe Seite 181) (Knolle)	Nierentonikum, in China bei vorzeitigem Klimakterium und frühem Ergrauen verwendet.
	Salvia officinalis **Salbei** (siehe Seite 95)	Traditionelles Heilmittel zur Wiederherstellung der Haarfarbe – möglicherweise auf Grund seiner tonischen und hormonellen Eigenschaften.
Schuppen Kleine Partikel toter Haut auf der Kopfhaut; kann von Talgabsonderungen begleitet sein; manchmal durch Hefepilzinfektion verursacht. **Schlüsselsymptome** • Sichtbare Schuppen auf dem Kragen • Trockenes, sprödes Haar oder fettig mit gelben Schuppen.	*Quillaja saponaria* **Seifenrinde** (siehe Seite 182)	Reinigend und entzündungshemmend; reich an Saponinen.
	Rosmarinus officinalis **Rosmarin** (siehe Seite 92)	Adstringierend, antiseptisch und kreislaufanregend; hilft auch bei Schuppenflechte auf der Kopfhaut.

Anwendung	Mischungen	Warnung
3mal täglich 10 ml frischen Saft oder Aufguß; äußerlich als Salbe oder Creme.	Mit Wiesenklee gegen die Überproduktion der Zellen und mit reinigenden, stimulierenden Kräutern wie Brennessel oder Braunwurz. 3 Teile Kletten-Labkraut auf 1–2 Teile anderer Kräuter.	
Aufguß oder Tinktur verwenden.	Mit Klette zur allgemeinen Reinigung. Zum Reinigen und Kühlen der Leber mit Stechdornblättriger Mahonie oder Braunwurz.	
Aufguß oder Tinktur verwenden.	Mit Wiesenklee oder Feldstiefmütterchen zur Normalisierung des Hautwachstums oder mit reinigenden Kräutern wie Kletten-Labkraut und Krausem Ampfer.	Stimuliert die Herztätigkeit, bei erhöhter Herzfrequenz meiden.
3mal täglich eine Weinglasdosis des Absuds aus 15 g Kräutern und 500 ml Wasser; oder täglich bis zu 7,5 ml Tinktur.	Alleiniges Heilmittel oder mit reinigenden Kräutern wie Krauser Ampfer und Braunwurz. Nervenmittel wie Helmkraut beimengen, wenn Stress eine wesentliche Ursache der Erkrankung ist.	Hohe Dosen können Übelkeit und Herzklopfen auslösen.
Aufguß oder Tinktur; äußerlich als Creme oder Salbe.	Mit entzündungshemmenden und reinigenden Kräutern wie Kletten-Labkraut, Bittersüß, Krausem Ampfer oder 10 Tropfen Arbor-vitae-Tinktur.	
Den frischen Blattsaft direkt auf die betroffene Stelle geben; auch Salbe einsetzen.	Als alleiniges Heilmittel verwenden.	
Creme oder Salbe; Aufguß als Fußbad oder Waschlöschung.	Zur Verstärkung der pilztötenden Wirkung eine Waschlösung aus 5 ml Teebaumöl und 500 ml Aufguß herstellen.	
Waschlösung aus 10 Tropfen Öl oder 10 ml Tinktur und 100 ml Wasser; 3mal täglich 1 ml Tinktur.	Alleiniges Heilmittel. Äußerlich: der Ringelblumencreme die gleiche Menge Arbor vitae oder Myrrhe beimengen. Innerlich: Einnahme von Sonnenhut-Kapseln.	Keine innerliche Anwendung bei Schwangerschaft.
Creme oder Salbe für die betroffenen Stellen oder gut verdünnte Tinktur als Haarspülung.	Unterstützung mit Nervenmitteln (siehe Seite 162–165) und Vitamin-B. Zur Reinigung einen Brennessel- oder Klettenaufguß trinken.	Nicht auf offene Hautstellen geben; nicht innerlich nehmen.
Bis zu 3mal täglich 10–20 Tropfen Tinktur; Standardaufguß als Haarspülung.	Unterstützung mit Nervenmitteln (siehe Seite 162–165) und Kombination des Aufgusses mit Brennessel, Rosmarin oder Salbei; Mineralstoffen und Vitamin-B.	Bei Schwangerschaft streng meiden.
Absud oder Tinktur (bis zu 15 ml pro Tag); registrierte Mischungen sind im Handel.	Als alleiniges Heilmittel oder mit tonischen Kräutern wie Nu zhen zi, Shu di huang oder Bukku Man verwendet 2 Teile He shou wu und Shu di huang auf 1 Teil andere Kräuter.	Bei Durchfall meiden.
Einnahme des Aufgusses; auch als Haarspülung.	Um dunkles Haar zu behalten, dem Aufguß Rosmarin und Brennessel beimengen und als Haarspülung verwenden.	Bei Schwangerschaft oder Epilepsie keine therapeutischen Dosen.
500 ml Absud mit 200 g weicher Seife als Haarwaschmittel.	Als alleiniges Heilmittel verwenden.	Nur äußerlich, nicht innerlich verabreichen.
Aufguß als Haarspülung; zwei Wochen vor Anwendung 15 g Kräuter in 250 ml gewöhnliches Haarwaschmittel eingeben.	Zur Anregung des Kreislaufs und als reinigendes Tonikum Brennessel zur Haarspülung geben.	

Schlüssel

Sproßteile

Ätherisches Öl

Blüten

Innere Rindenschicht

Blätter

Blütenblätter

Wurzel

Wurzelrinde

Zweige

Triebe

Ganzes Kraut

STANDARD-HEILMITTEL Wenn nicht anders angegeben, basieren alle Rezepte und Mengen auf Standarddosen. Siehe »Herstellen von Heilmitteln auf Kräuterbasis«, Seite 120–125.

HERZ, BLUT UND KREISLAUF

In früheren Zeiten betrachteten die Heilkundigen das Herz nicht lediglich als Pumpe zur Blutzirkulation. In der ayurvedischen Medizin gilt es als Sitz der Seele, während die Chinesen das Shen (ein Gefühl für richtiges Verhalten) im Herzen zu finden hofften. Beschwerden, die die moderne Medizin als Geisteskrankheiten oder Nervenleiden einordnet, schreiben die Chinesen einer Disharmonie des Shen zu und setzen häufig Kräuter (z. B. Fu ling) ein, die das Herz von »Feuchtigkeit« befreien und es beruhigen. Die im Westen gebräuchlichen Herzkräuter haben eher herkömmliche Wirkungsweisen. Seit 1768 der Fingerhut (*Digitalis purpurea*) als wirksames Herzmedikament

»entdeckt« wurde, sind Wissenschaftler auf der Suche nach weiteren Kräuterheilmitteln. Einige spielen in der modernen Medizin immer noch eine wichtige Rolle, andere eignen sich eher für den Hausgebrauch. Weißdorn- und Lindenblütentee können sogar während der Schwangerschaft gefahrlos getrunken werden. Mit Hilfe von Kräutern kann man auch die Wohlstandskrankheit »Cholesterin« bekämpfen. Viele Kräuter senken den Cholesterinspiegel und helfen, Arteriosklerose zu verhindern.

SIEHE AUCH: Wunden und Blutungen, Seite 126; Hämorrhoiden, Seite 154; Offene Beine, Seite 160; Krampfadern, Seite 160.

LEIDEN	HEILMITTEL		
	Kräuter		**Wirkung**
Bluthochdruck Sollte nicht als Krankheit an sich, sondern als Symptom eines Ungleichgewichts im Körper bewertet werden. Ein Zusammenhang mit Arteriosklerose, Herzerkrankungen und Leberbeschwerden ist möglich. **Schlüsselsymptome** • Kopfschmerzen • Augenleiden • Schwindel oder Ohnmachten • Erhöhter Blutdruck bei wiederholten Messungen • Diastolischer Druck (unterer Wert bei der Blutdruckmessung) höher als 95–105 mmHg. WICHTIG: Befragen Sie Ihren Arzt, bevor Sie herkömmliche Arzneimittel durch Kräuter ersetzen.	*Achillea millefolium* **Schafgarbe** (siehe Seite 30)		Entspannt die peripheren Blutgefäße und verbessert den Blutfluß.
	Chrysanthemum morifolium **Ju hua** (siehe Seite 181)		Erweitert die Herzkranzgefäße und verstärkt den Blutfluß; befreit auch von »Leberhitze«, die zu Bluthochdruck führen kann.
	Crataegus-Arten **Weißdorn** (siehe Seite 51)	(Blühende Triebspitzen)	Verbessert die koronare Durchblutung, stärkt den Herzmuskel; trägt durch bessere Herzfunktion zur Stabilisierung des Blutdrucks bei.
	Stachys officinalis **Ziest** (siehe Seite 99)		Stärkt, entspannt und beruhigt den Kreislauf; beruhigt das Herz.
	Tilia europaea **Linde** (siehe Seite 181)		Entspannt und heilt Blutgefäße; verhindert Arteriosklerose.
	Viburnum opulus **Schneeball** (siehe Seite 113)		Entspannt die glatte Muskulatur der Blutgefäße; senkt den diastolischen Blutdruck.
Niedriger Blutdruck Einige Ärzte betrachten niedrigen Blutdruck als unwesentlich, während andere ihm mehr Bedeutung beimessen. **Schlüsselsymptome** • Allgemeine Müdigkeit • Schwache Konstitution • Schwindel und/oder Ohnmachten • Herzklopfen und unregelmäßiger Herzschlag. WICHTIG: Wenn der systolische Druck (der höhere Wert bei der Blutdruckangabe) ständig unter 110 mmHg liegt, sollte ein Arzt aufgesucht werden.	*Convallaria majalis* **Maiglöckchen** (siehe Seite 181)		Fördert die Herzkontraktionen und verbessert die Leistungsfähigkeit; hilft bei Herzschwäche und -versagen sowie bei altersbedingten Herzleiden.
	Cytisus scoparius **Besenginster** (siehe Seite 180)	(Blühende Triebspitzen)	Reguliert den Herzschlag, gleicht unregelmäßige Herzschlag aus, der mit niedrigem Blutdruck oder Herzversagen zusammenhängen kann.
	Leonurus cardiaca **Herzgespann** (siehe Seite 74)		Entspannend bei Herzklopfen und unregelmäßigem Herzschlag; aber auch herzstimulierend.
	Rosmarinus officinalis **Rosmarin** (siehe Seite 92)		Allgemeines Nerven- und Kreislauftonikum; hilfreich bei raschem Ermüden, für ältere und gebrechliche Menschen.

Fallbeispiel: Erhöhter Blutdruck mit Klimakteriumsbeschwerden

PATIENTIN: Sarah, 52 Jahre alt, geschieden, eine Tochter, die noch studiert. Sie hatte ihre pflegebedürftigen Eltern zu versorgen und arbeitete als Musikerin.

KRANKENGESCHICHTE UND BESCHWERDEN: Vor 10 Jahren hatte man bei Sarah einen leicht erhöhten Blutdruck festgestellt. Der Arzt verschrieb ihr Betablocker. Da sie aber Medikamente ablehnte, ersetzte sie die Betablocker bald durch Kräuterrezepturen und homöopathische Arzneien. Acht Jahre später ergab eine weitere Untersuchung einen Blutdruck von 180/110 mmHg und grünen Star. Sarah litt ferner unter Klimakteriumsbeschwerden, Kreuzschmerzen, Schwindelgefühl, Ohrensausen, Herzklopfen und Hitzewallungen. Diese Symptome traten gehäuft bei Aufregung und körperlicher Anstrengung auf. Ihr Arzt empfahl eine Rückkehr zu Betablockern.

BEHANDLUNG: Anstelle von Medikamenten, die die Herztätigkeit verlangsamten, nahm sie Kräuter zur Förderung der Nierenenergie und zur Stärkung der Leber. Dazu gehörten Shu di huang, Shan zhu yu, Mu dan pi und He shou wu. Sie trank einen Tee aus Ju hua, Weißdorn und Herzgespann.

ERGEBNIS: Innerhalb eines Monats vergingen Sarahs Hitzewallungen; Herzklopfen und Schwindelgefühl nahmen ab, und sie fühlte sich leistungsfähiger. Der Blutdruck sank auf 155/95 mmHg. Die Kräutertherapie wurde drei Monate lang fortgesetzt, bis sich der Blutdruck bei 140/85 mmHg stabilisiert hatte. Nur der Kräutertee wurde noch beibehalten. Sechs Monate später ergab eine Routineuntersuchung stabilen Blutdruck und eine Verbesserung des grünen Stars.

Anwendung	Mischungen	Warnung
Aufguß aus 15 g Kräutern und 500 ml Wasser; 3mal täglich bis zu 2,5 ml Tinktur.	Bei Arteriosklerose mit Linde, zur Stärkung des Herzens mit Weißdorn kombinieren.	Bei Schwangerschaft hohe Dosen meiden.
Aufguß oder Tinktur verwenden.	Je nach Ursache des Bluthochdrucks mit Leberkräutern wie Gou qi zhi, mit harntreibenden Mitteln wie Fu ling oder Löwenzahnblättern oder mit Beruhigungsmitteln.	
Aufguß oder Tinktur verwenden.	Mit Linde oder Schafgarbe; zur Entspannung der Blutgefäße mit anderen Kräutern wie Schneeball.	
Aufguß oder Tinktur verwenden.	Mit Linden oder Fu ling, vor allem bei Stress; Verwendung von 2 Teilen Ziest auf 1 Teil andere Kräuter.	Bei Schwangerschaft hohe Dosen meiden.
Aufguß oder bis zu 10 ml Tinktur pro Tag.	Mit Weißdorn zur Herzstärkung oder mit Ginkgo bei Arteriosklerose.	
Absud oder Tinktur verwenden.	Mit herzstärkenden Mitteln wie Weißdorn oder mit Beruhigungsmitteln wie Baldrian bei starker Anspannung.	
Standardisierte Tinktur verwenden, 3mal täglich 30 Tropfen.	Je nach Ursache der Beschwerden mit harntreibenden Kräutern wie Löwenzahn oder mit stärkenden Kräutern wie Weißdorn oder Ginkgo.	Nur nach Verordnung einnehmen; hohe Dosen können zu Erbrechen führen.
Aufguß aus 15 g Kräutern auf 500 ml Wasser oder bis zu 5 ml Tinktur täglich.	Je nach Schweregrad mit stärkenden Kräutern wie Weißdorn (oder Maiglöckchen nach Verordnung durch medizinische Fachkraft).	Bei Schwangerschaft meiden; als Kräuter-Neuling diese Pflanze nicht einsetzen; siehe Seite 180.
Aufguß oder Tinktur verwenden.	Mit Rosmarin und Fu ling, wenn tonische und beruhigende Wirkungen gefragt sind.	Bei Schwangerschaft meiden.
Aufguß oder bis zu 10 ml Tinktur täglich; das verdünnte Öl in die Brust oberhalb des Herzens einmassieren.	Mit anderen tonischen Kräutern wie Ziest und Herzgespann.	

Schlüssel

Sproßteile

Rinde

Beeren

Blüten

Blätter

STANDARD-HEILMITTEL Wenn nicht anders angegeben, basieren alle Rezepte und Mengen auf Standarddosen. Siehe »Herstellen von Heilmitteln auf Kräuterbasis«, Seite 120–125.

LEIDEN	HEILMITTEL	
	Kräuter	**Wirkung**
Durchblutungsstörungen Können auf ein schwerwiegenderes Herzleiden hinweisen. In vielen Fällen handelt es sich jedoch einfach um eine erbliche Belastung, die kein ernstes Problem darstellt. **Schlüsselsymptome** • Außergewöhnlich kalte Hände und Füße • Neigung zu Frostbeulen • Weiße oder »abgestorbene« Finger (Raynaud-Syndrom).	*Capsicum frutescens* **Chili** (siehe Seite 46)	Wärmend, schweißtreibend; stark kreislaufanregend.
	Cinnamomum cassia **Gui zhi** (siehe Seite 48)	Wärmend, schweißtreibend; fördert die Zirkulation von Blut und Qi (Energie).
	Zanthoxylum americanum **Zahnwehholz** (siehe Seite 182)	Kreislaufanregend, schweißtreibend; wärmt bei allen »kalten« Zuständen.
	Zingiber officinalis **Ingwer** (siehe Seite 115)	Stark kreislaufanregend; entspannt die Blutgefäße; schweißtreibend, sehr wärmend.
Verhärtung der Arterien Hängt mit Fettablagerungen in den Blutgefäßen zusammen; erhöht die Gefahr eines Schlaganfalls. **Schlüsselsymptome** • Hoher Blutdruck • Tastbare Blutgefäße fühlen sich hart und röhrenartig an • Augenerkrankungen • Beim Gehen plötzliche, starke Schmerzen in den Beinen (Hinken).	*Ginkgo biloba* **Ginkgobaum** (siehe Seite 64)	Entspannt die Blutgefäße und verbessert bei zerebraler Arteriosklerose den Blutfluß; hilft bei gelegentlich auftretendem Hinken.
	Vinca major **Immergrünkraut** (siehe Seite 181)	Enthält Vincamin, welches bei zerebraler Arteriosklerose den Blutfluß fördert; hilft auch nach einem Schlaganfall; tonisch für die Gehirnarteriolen.
	Viscum album **Mistel** (siehe Seite 181)	Stärkt die Kapillarwände, entzündungshemmend, fördert die Heilung; vermindert die Herztätigkeit, verlangsamt den Herzschlag.
Anämie (Eisenmangeltyp) Niedrige Hämoglobinwerte, basierend auf Ernährungsmängeln, starke Periodenblutung oder Verdauungsstörungen. **Schlüsselsymptome** • Kurzatmigkeit und/oder Herzklopfen • Sehr blasse Nägel oder Augeninnenlider • Rheumaartige Schmerzen.	*Angelica sinensis* **Dang gui** (siehe Seite 36)	»Nährt« das Blut und stärkt den Kreislauf; enthält Vitamin B_{12} und Folsäure, kann Anämie vorbeugen.
	Urtica dioica **Brennessel** (siehe Seite 108)	Reich an Eisen und anderen Mineralstoffen und Vitaminen; sehr nahrhaft.
Erhöhter Cholesterinspiegel Hohe Lipidwerte (wie Cholesterin) im Blut können zu Arteriosklerose führen und die Gefahr eines Herzinfarkts erhöhen. Sie sind auf ein Übermaß an gesättigten Fettsäuren in der Nahrung zurückzuführen, können aber auch erblich bedingt sein. Cholesterin ist für viele Körperfunktionen erforderlich und nicht an sich schädlich. **Schlüsselsymptom** • Blutuntersuchungen, die hohe Lipidwerte ergeben.	*Allium sativum* **Knoblauch** (siehe Seite 33) (Knolle)	Verringert den Cholesterinspiegel im Blut; senkt die Gefahr von Herzanfällen und Arteriosklerose.
	Avena sativa **Hafer** (siehe Seite 40)	Senkt wirkungsvoll den Cholesterinspiegel, vor allem Low-density-Lipoproteine (LDL).
	Camellia sinensis **Oolong-Tee** (siehe Seite 44)	Enthält Phenole, die die Absorption von Cholesterin einschränken; kreislaufanregend; stärkt die Blutgefäße; beugt Arteriosklerose vor.
Kapillarschwäche Brüchige Blutgefäßwände. **Schlüsselsymptome** • Neigung zu blauen Flecken • Netzhautblutungen	*Fagopyrum esculentum* **Buchweizen** (siehe Seite 180)	Reich an Rutin (stärkt und heilt die Arteriolwände); hilft besonders bei Netzhautblutungen.
	Viola tricolor **Feldstiefmütterchen** (siehe Seite 114)	Enthält Flavonoide, welche die Kapillarwände stärken.

Anwendung	Mischungen	Warnung
Aufguß aus 30–50 mg Kräutern und 500 ml Wasser; pro Dosis 1 ml einer 1:20 Tinktur; Massage mit Aufgußöl.	Mit anderen anregenden Kräutern, z.B. einem Absud aus Engelwurzwurzel, oder Mischung des Aufgusses mit 1–2 g Gabel.	Die angegebene Dosis nicht überschreiten; für werdende Mütter keine hohen Dosen.
Absud oder Tinktur verwenden.	Mit etwas Ingwer, Ginkgo oder Rosmarin.	Bei Schwangerschaft therapeutische Dosen meiden.
Absud aus 15 g Kraut und 600 ml Wasser; täglich bis zu 5 ml Tinktur.	Mit Engelwurzwurzel oder Rosmarin; auch mit einer Prise Zimtpulver im Absud.	
Für Absud und Fußbad bis zu 10 g frische Wurzel auf 600 ml Wasser; pro Dosis bis zu 10 Tropfen einer 1:5 Tinktur.	Mit kreislaufanregenden, stärkenden Mitteln wie Ginkgo oder mit wärmenden Kräutern wie Rosmarin oder Gui zhi.	
Aufguß oder Tinktur verwenden.	Mit Ziest als Tonikum oder mit Linde oder Weißdorn bei Kreislaufbeschwerden.	
Aufguß oder Tinktur verwenden.	Die Tinktur mit der empfohlenen Mistelzweigdosis (unten) oder den Aufguß mit Linde und Ziest mischen.	
3mal täglich 10–20 Tropfen.	Mit der Tinktur von Immergrünkraut oder Ginkgo bis zu einer 5 ml Dosis. Mit einem Buchweizen- oder Lindenblütenaufguß trinken, um die Heilung der Arteriolenwände zu fördern.	Bei Schwangerschaft meiden, die Beeren sind giftig, nicht essen.
Absud oder Tinktur; es sind auch viele registrierte Präparate erhältlich.	Mit Shu di huang und He shou wu. Vermehrt eisenhaltige Nahrungsmittel wie Leber, Wasserkresse und Aprikosen essen.	Bei Schwangerschaft hohe Dosen meiden.
3mal täglich 10 ml Saft oder einen Aufguß aus dem frischen Kraut.	Alleiniges Heilmittel; Ergänzung der Ernährung durch eisenhaltige Nahrungsmittel wie Petersilie, Wasserkresse und Aprikosen.	
Täglich 1 Zehe; bei erhöhter Gefahr von Herzattacken 2 g Knoblauchpulver in Kapseln.	Alleiniges Heilmittel; aber gleichzeitig die Zufuhr gesättigter Fettsäuren und cholesterinhaltiger Nahrungsmittel reduzieren.	Bei Schwangerschaft therapeutische Dosen meiden.
25 g Haferkleie zum Müsli geben.	Alleiniges Heilmittel; aber gleichzeitig die Zufuhr gesättigter Fettsäuren und cholesterinhaltiger Nahrungsmittel reduzieren.	Bei Glutenempfindlichkeit siehe »Warnung« auf Seite 40.
Aufguß: 1–2 Teelöffel auf eine Tasse kochendes Wasser.	Alleiniges Heilmittel. Pu erh ist die wirkungsvollste Oolong-Sorte, wenn es um die Herabsetzung des Cholesterinspiegels geht.	Bei Bluthochdruck und Schwangerschaft auf 2 Tassen pro Tag beschränken.
Aufguß oder Tinktur verwenden.	10 ml Schachtelhalmsaft pro Dosis oder tägliche Einnahme von Rutintabletten.	
Aufguß oder Tinktur verwenden.	10 ml Schachtelhalmsaft pro Dosis oder mit Schafgarbe oder Spitzwegerich mischen.	

Schlüssel

Sproßteile

Rinde

Frucht

Körner

Blätter

Wurzel

Zweige

STANDARD-HEILMITTEL
Wenn nicht anders angegeben, basieren alle Rezepte und Mengen auf Standarddosen. Siehe »Herstellen von Heilmitteln auf Kräuterbasis«, Seite 120–125.

VERDAUUNGSPROBLEME

Gute Verdauung ist für die Gesundheit von größter Bedeutung; schlechte Verdauung enthält dem Körper wichtige Nährstoffe vor und führt zu einer Anhäufung von Giften. In der ayurvedischen Medizin gelten diese Stoffe als Quelle der drei Humores, Pitta, Vata und Kapha, ihr Ungleichgewicht ist die Ursache für die meisten Krankheiten. In der chinesischen Heilkunde werden die Verdauungsorgane mit vielen anderen Organen und Vorgängen im Körper assoziiert, z.B. Blutversorgung, Energiekreislauf sowie Aktivität von Geist und Muskeln; fehlende Ausgewogenheit wird mit einer Vielzahl von körperlichen und seelischen Symptomen in Verbindung gebracht. Auch im Westen hat sich die Kräutermedizin lange Zeit auf die Verdauungsfunktionen konzentriert. Kräuter bieten eine Fülle an tonischen, anregenden, entblähenden und entspannenden Mitteln für ein gesundes Funktionieren. Gute Verdauung hängt auch vom Nervensystem ab, das die Säure- und Enzymproduktion sowie die Darmperistaltik stimuliert. Viele Verdauungskräuter wirken auf das Nervensystem und helfen bei stressbedingten Beschwerden wie Dickdarmentzündung.

WICHTIG: Bei plötzlich oder hartnäckig auftretenden Veränderungen der Darmtätigkeit sollte ein Arzt konsultiert werden.

SIEHE AUCH: Mundgeschwüre, Seite 142; Fadenwürmer, Seite 176.

LEIDEN	HEILMITTEL	
	Kräuter	**Wirkung**
Verstopfung Im allgemeinen ein Symptom, das durch andere gesundheitliche Faktoren herbeigeführt wird: ungesunde Ernährung, Darm- oder Muskelträgheit, auch nervöse Spannung. **Schlüsselsymptome** • Mehr als 24 Stunden ohne Darmtätigkeit • Unterleibsschmerzen oder Bauchgrimmen • Schwierigkeiten beim Stuhlgang.	*Plantago psyllium/P. ovata* **Wegerich** (siehe Seite 86)	Schleimbildendes und ballaststoffreiches Abführmittel, das den Darm »schmiert«; hilft bei trockenem Stuhl.
	Rheum palmatum **Medizinalrhabarber** (siehe Seite 89)	Enthält Anthrachinone, die den Verdauungstrakt reizen und die Darmbewegungen verstärken.
	Viburnum opulus **Schneeball** (siehe Seite 113)	Sanftes Muskelrelaxans; hilfreich, wenn Verstopfung verspannte Eingeweide verursacht.
Durchfall Weist oft auf andere Verdauungsbeschwerden hin; kann aber auch durch eine Nahrungsmittelvergiftung (Ursache offensichtlich) oder durch bakterielle Infektion (z.B. über andere Familienmitglieder) verursacht werden. **Schlüsselsymptome** • Lockerer bis flüssiger, häufiger Stuhlgang • Unterleibskrämpfe oder kolikartige Schmerzen.	*Agrimonia eupatoria* **Odermennig** (siehe Seite 31)	Adstringierend und heilend bei allen Darmentzündungen; gut für Kinder.
	Geranium maculatum **Gefleckter Storchschnabel** (siehe Seite 180)	Adstringierend; sanft genug für Kinder, Ältere und Geschwächte.
	Potentilla erecta **Blutwurz** (siehe Seite 180)	Verdankt seine adstringierende und entzündungshemmende Wirkung bei Durchfall dem 20%igen Gerbsäuregahalt.
Gastritis und Magengeschwür Gastritis ist eine Entzündung der Magenschleimhaut; kann langfristig zu Magengeschwüren führen; möglicherweise ernährungsbedingt. **Schlüsselsymptome** • Sodbrennen und Säurerückfluß • Wiederholtes Erbrechen bei akuter Gastritis • Unterleibsschmerzen bei Magengeschwür.	*Filipendula ulmaria* **Mädesüß** (siehe Seite 58)	Entzündungshemmend; verringert die Magensäurebildung; beruhigend und heilsam für die Schleimhäute.
	Glycyrrhiza glabra **Süßholz** (siehe Seite 65)	Entzündungshemmend; bildet dickflüssigen Schleim, der die Magenwand auskleidet und schützt und die Säureproduktion verringert.
	Ulmus fulva **Rotulme** (siehe Seite 182)	Lindernd; beruhigt gereizte Schleimhäute; stärkend bei geschwächtem Zustand.

Fallbeispiel: Darmreizung

PATIENTIN: Ise, 24 Jahre alt, Sekretärin, Einzelkind, lebt noch bei den Eltern, führt ein aktives gesellschaftliches Leben.

KRANKENGESCHICHTE UND BESCHWERDEN: Ise litt seit drei Jahren in Folge einer Nahrungsmittelvergiftung an Reizdarm. Ihre Hauptsymptome waren Durchfall (bis zu fünfmal pro Tag) und heftiges Erbrechen von Schleim nach jeder Mahlzeit. Alle Untersuchungen waren negativ verlaufen, sie bekam Antidepressiva, Antibiotika, Beruhigungsmittel und ballaststoffreiche Abführmittel. Ihre Ernährung war alles andere als gut, sie verzehrte zuviel Kuchen und Milch, gegen die Übelkeit lutschte sie pausenlos Fruchtgummis.

BEHANDLUNG: Ises Ernährung mußte umgestellt werden. Sie aß keine Schokolade mehr und schränkte Milchprodukte und Kohlenhydrate ein, die für die übermäßige Schleimbildung in ihrem Körper verantwortlich waren. Statt dessen wurden Sojamilch und Getreideprodukte empfohlen. Kräuter zur Regulierung der Körperflüssigkeiten, Beruhigung des Magens und Reinigung des Körpers wie Ban xia, Bai zhu, Zimt und Odermennig wurden verordnet, *Lactobacillus acidophilus* in Kapselform für die Darmflora und Kapseln mit getrocknetem Ingwer gegen die Übelkeit.

ERGEBNIS: Nach der Einschränkung von Süßigkeiten und Milchgetränken verbesserte sich Ises Zustand. Es dauerte jedoch drei Monate, bis sie essen konnte, ohne sich sofort zu übergeben. Sie hatte zweimal täglich einen zunehmend festeren Stuhl. Nach sechs Monaten wurden die Kräuter allmählich abgesetzt, und »Ausrutscher« in der Ernährung wurden nun toleriert.

Anwendung	Mischungen	Warnung
Aufguß: 1 Teelöffel Samen auf eine Tasse kochendes Wasser, abkühlen lassen, mit den Samen 1–2mal täglich trinken.	Entweder als alleiniges Heilmittel oder als Mischung aus 1 Teil Leinsamen mit 2 Teilen Wegerichsamen.	
Für einen Absud 10–15g Kräuter auf 600ml Wasser; bis zu 3mal täglich 2ml Tinktur.	Um Bauchgrimmen vorzubeugen, pro Dosis 1–2ml Fenchel-, Zitronenmelisse- oder Kamillentinktur. Verstärkung der Wirkung durch milde Abführmittel wie Butternuß und Krausen Ampfer.	Bei Schwangerschaft, Arthritis und Gicht meiden.
Absud oder Tinktur verwenden.	Je nach Symptomen mit Abführmitteln wie Butternuß oder Süßholz mischen oder mit anderen entspannenden Kräutern wie Kamille.	
Aufguß oder Tinktur verwenden.	Mit beruhigenden Kräutern wie Kamille, Spitzwegerich und Eibisch, um Darmentzündungen zu lindern; Heidelbeere oder Großer Wiesenknopf verstärken die adstringierende Wirkung.	
3mal täglich den Aufguß oder 2–3ml Tinktur (aus den Blättern); oder den Absud aus 20g Wurzel und 600ml Wasser.	Zur Heilung von Entzündungen mit beruhigenden Kräutern wie Eibischwurzel, Mädesüß oder Spitzwegerich; Heidelbeere oder Großer Wiesenknopf verstärken die adstringierende Wirkung.	
Absud aus 20g Kraut und 600ml Wasser; bis zu 3mal täglich 2–3ml Tinktur.	Zur Linderung von Darmentzündungen mit beruhigenden Kräutern wie Spitzwegerich oder Eibisch.	
Aufguß verwenden oder eine abgekühlte Mischung aus Tinktur oder Flüssigextrakt und sehr heißem Wasser.	Zur Verstärkung der adstringierenden Wirkung mit 10 Tropfen Tinktur von Wiesenknöterich oder Geflecktem Storchschnabel oder zur beruhigenden Wirkung mit 10 Tropfen Süßholz pro Dosis. Auch mit zusätzlichen entzündungshemmenden Kräutern wie Ringelblume.	Bei Salicylat-empfindlichkeit meidenn.
Absud oder Lutschen von Lakritze; Tinktur oder Flüssigextrakt mit sehr heißem Wasser, abgekühlt trinken.	In schweren Fällen mit beruhigenden und heilenden Kräutern, z.B. 10–20 Tropfen Eibisch oder Rotulme, oder mit entzündungshemmenden Mitteln wie Ringelblume oder Mädesüß.	Bei Bluthochdruck oder Einnahme von Digoxinmedikamenten meiden.
Vor den Mahlzeiten bis zu 5g Rindenpulver in Kapseln oder mit Wasser vermischt.	Auf Wunsch mit Eibischwurzelpulver in Kapseln.	

Schlüssel

Sproßteile

Rinde

Blätter

Wurzel

Samen

STANDARD-HEILMITTEL Wenn nicht anders angegeben, basieren alle Rezepte und Mengen auf Standarddosen. Siehe »Herstellen von Heilmitteln auf Kräuterbasis«, Seite 120–125.

LEIDEN	HEILMITTEL	
	Kräuter	Wirkung
Gallenblasenentzündung In Zusammenhang mit Gallensteinen; häufig durch übermäßig fette Ernährung verursacht. **Schlüsselsymptome** • Schwere, kolikartige Schmerzen • Gelbsucht • Lockerer bis flüssiger Stuhl.	*Berberis vulgaris* **Sauerdorn** (siehe Seite 182)	Fördert den Gallenfluß und lindert Leberverstopfung; bitter und abführend.
	Chionanthus virginicus **Virginischer Schneeflockenstrauch** (siehe Seite 182)	Fördert den Gallenfluß und die Lebertätigkeit; abführend und reinigend.
Hämorrhoiden Anale Krampfadern durch schlechten Muskeltonus; oft durch Überanstrengung oder Verstopfung. **Schlüsselsymptome** • Tastbare Hämorrhoiden am Anus • Blutungen beim Stuhlgang.	*Ranunculus ficaria* **Scharbockskraut** (siehe Seite 182)	Adstringierend; stärkt die Blutgefäße, blutstillend.
	Sophora japonica **Huai jiao** (siehe Seite 181)	Kühlend, entzündungshemmend, senkt den Blutdruck; befreit von »Leberhitze«, kühlt das Blut, blutstillend; hilft bei Verstopfung.
Verdauungsstörung und Übersäuerung Meist durch übermäßiges oder überhastetes Essen, ausgelassene Mahlzeiten oder Aufregung. Antacida blocken die Sekretion von Magensäure. **Schlüsselsymptome** • Blähungen und Völlegefühl • Sodbrennen oder Säurerückfluß • Magenschmerzen.	*Foeniculum officinale* **Fenchel** (siehe Seite 59)	Entblähend und entzündungshemmend; hilfreich bei Bauchgrimmen.
	Melissa officinalis **Zitronenmelisse** (siehe Seite 78)	Entblähend und entspannend; die beruhigende Wirkung hilft bei nervösem Magen.
	Mentha piperita **Pfefferminze** (siehe Seite 79)	Kühlend, entblähend; fördert den Gallenfluß; gut bei Übelkeit und nervösem Magen.
Reizdarm und Dickdarmentzündung Verschiedene Symptome, die mit Nahrungsmittelunverträglichkeit, Aufregung oder Infektion zusammenhängen. **Schlüsselsymptome** • Wechsel zwischen Durchfall und Verstopfung • Stuhl hart und in Kügelchen • Blähungen • Schleim im Stuhl.	*Chamaemelum nobile* **Römische Kamille** (siehe Seite 47)	Beruhigend, entzündungshemmend und entblähend; gut bei Verdauungsstörung.
	Dioscorea villosa **Wilde Mexikanische Yamswurzel** (siehe Seite 52) (Rhizom)	Entspannt die Eingeweide; krampflösend, entzündungshemmend; fördert den Gallenfluß.
	Iberis amara **Bittere Schleifenblume** (siehe Seite 180)	Krampflösend, entspannend; stärkt den Verdauungstrakt; entblähend.
Lebererkrankungen Umweltgifte fördern Leberleiden. Sie können sich als pathologische Beschwerden manifestieren oder einfach Zorn- und Spannungsgefühle verursachen. **Schlüsselsymptome** • Neigung zu Verstopfung • Blähungen im Unterbauch • Gefühlslabilität • Menstruationsbeschwerden • Rote, juckende Handflächen • Kleine rote Flecken auf dem Unterbauch • Wunde, juckende Augen.	*Bupleurum chinense* **Chai hu** (siehe Seite 180)	Bitteres Lebertonikum; fördert den Energiefluß.
	Carduus marianus **Mariendistel** (siehe Seite 181)	Fördert die Erneuerung der Leberzellen bei degenerativen Erscheinungen, z. B. Alkoholismus.
	Gentiana lutea **Enzian** (siehe Seite 63)	Bitter, stärkend; fördert Verdauung und Lebertätigkeit; gut bei psychisch bedingter Appetitlosigkeit.
	Taraxacum officinale **Löwenzahn** (siehe Seite 103)	Stärkungsmittel für die Leberfunktion; fördert den Gallenfluß; abführend.
Übelkeit und Erbrechen Durch Nahrungsmittelvergiftung, Infektionen, Fieber oder Migräne. **WICHTIG:** Plötzliches oder andauerndes Erbrechen erfordert eine ärztliche Behandlung.	*Syzygium aromaticum* **Gewürznelke** (siehe Seite 181) (Blütenknospen)	Anregend und entblähend; lokal antiseptisch.
	Zingiber officinalis **Ingwer** (siehe Seite 115)	Verhindert Erbrechen; hilft bei Reisekrankheit und Verdauungsstörungen.

Anwendung	Mischungen	Warnung
Absud aus 15g Kraut und 600ml Wasser; oder täglich bis zu 8ml Tinktur.	Mit entzündungshemmenden Kräutern wie Gelbwurz (5 Tropfen Tinktur pro Dosis) und Lebertonika wie Eisenkraut oder Artischocke.	Bei Schwangerschaft meiden.
Absud in Dosen von 1 Eßlöffel oder Einnahme von 5ml Tinktur pro Tag.	Mit Bitterstoffen, Lebertonika oder anregenden Kräutern wie Löwenzahn, Mariendistel, Chicorée, Artischocke oder Tausendgüldenkraut, zusätzlich entzündungshemmende Kräuter wie Ringelblume.	
Salbe häufig anwenden.	Alleiniges Heilmittel, aber hilfreich mit unterstützenden Leberkräutern und Venentonika wie Königsklee.	Nicht innerlich verabreichen.
Absud oder Tinktur; 3mal täglich 400mg Pulver in Kapseln.	Alleiniges Heilmittel oder mit leberstärkenden und verdauungsfördernden Mitteln wie Löwenzahnwurzel, Sauerdorn, Fang feng, Dang gui, Zhi ke und Großem Wiesenknopf.	Bei Schwangerschaft meiden.
Aufguß oder Tinktur; heilsames Getränk nach den Mahlzeiten.	Alleiniges Heilmittel oder mit Geflecktem Storchenschnabel zur Verringerung der Säurebildung oder mit Pfefferminze, Mädesüß, Kamille für bessere Entblähung.	Bei Schwangerschaft hohe Dosen vermeiden.
Aufguß oder Tinktur verwenden.	Mit Kamille oder Mädesüß zur Heilung von Entzündungen oder mit etwas Hopfen als krampflösender Bitterstoff.	
Aufguß aus 15g getrocknetem Kraut und 500ml Wasser; bis zu 2,5ml Tinktur pro Dosis.	Alleiniges Heilmittel oder mit Geflecktem Storchenschnabel zur Verringerung der Säurebildung oder mit Eibischwurzel, Mädesüß und Süßholz zur Heilung von Entzündungen.	Kann den Milchfluß verringern; in der Stillzeit einschränken.
Aufguß oder Tinktur verwenden.	Mit einigen Tropfen Pfefferminz- oder frischer Ingwertinktur, um Blähungen zu lindern und die Darmtätigkeit zu regulieren.	Bei Schwangerschaft keine übermäßige innerliche Anwendung.
Aufguß aus 1 Teelöffel Kraut und 500ml Wasser; oder als Tinktur in Mischungen.	Mit Mädesüß zur Beruhigung der Magenschleimhaut; mit Kamille bei Aufregung; mit einigen Tropfen frischer Ingwertinktur zur Regulierung der Darmtätigkeit.	Bei Schwangerschaft meiden.
Bis zu 2ml Tinktur pro Dosis oder Aufguß aus 15g Kraut und 500ml Wasser.	Mit Engelwurzwurzel und Mariendistelsamen zur Leberstärkung; oder mit Zitronenmelisse oder Kamille zur Entspannung.	Hohe Dosen können zu Übelkeit führen.
Aufguß aus 10g Kraut und 600ml Wasser.	Zur Regulierung der Lebertätigkeit mit Bai shao yao, Chuan xiong, Gelbwurz und Löwenzahn.	
Aufguß oder bis zu 10ml Tinktur in heißem Wasser, abgekühlt trinken.	Alleiniges Heilmittel oder mit Eisenkraut, Löwenzahnwurzel oder Artischocke und 5 Tropfen Gelbwurz zur Stärkung der Leber.	
Absud aus 15g Wurzel und 600ml Wasser; 2–5 Tropfen Tinktur pro Dosis auf die Zunge geben.	Mit Tinkturen von Löwenzahnwurzel, Eisenkraut, Benediktendistel oder Sauerdorn zur zusätzlichen Stärkung und Anregung der Leber, bis zu einer Gesamtdosis von 5ml Tinktur.	
Absud; oder Tinktur oder Flüssigextrakt mit heißem Wasser, abgekühlt trinken.	Alleiniges Heilmittel oder mit Eisenkraut, Sauerdorn; oder 5 Tropfen Gelbwurz zur Verbesserung der Leberfunktion.	
Aufguß oder 1–2 Tropfen ätherisches Öl auf ein Zuckerstück; Pulver kann dem Essen beigemengt werden.	Als alleiniges Heilmittel verwenden.	Die angegebene Dosis des ätherischen Öls nicht überschreiten.
Bei Anhalten der Symptome die Tinktur in Tropfendosis nehmen oder kandierten Ingwer kauen.	Alleiniges Heilmittel oder mit Schwarzer Andorn- oder Kamillentinktur.	Vorsicht anfangs der Schwangerschaft (siehe Seite 170).

Schlüssel

Sproßteile

Rinde

Ätherisches Öl

Blüten

Frucht

Blätter

Wurzel

Wurzelrinde

Samen

STANDARD-HEILMITTEL
Wenn nicht anders angegeben, basieren alle Rezepte und Mengen auf Standarddosen. Siehe »Herstellen von Heilmitteln auf Kräuterbasis«, Seite 120–125.

ALLERGISCHE REAKTIONEN

Ein gesunder Körper wird mit Allergenen fertig. Doch bei Stress, Infektion oder Übermüdung können sie das Gleichgewicht stören und zu allergischen Reaktionen wie Heuschnupfen, Hautausschlägen und Magenverstimmungen führen. Nahrungsmittelallergien beginnen oft im Säuglingsalter, wenn der noch nicht voll entwickelte Darm mit unbekannten Proteinen, wie etwa Kuhmilch, in Kontakt kommt. Das Immunsystem versucht, den Eindringling abzuwehren, die »Antwort« sind Entzündung, Schleimbildung und Reizung. Wenn der Körper den Allergenen weiterhin ausgesetzt ist, kommt es zu einer allgemeinen Schwächung des Immunsystems. Diese versteckte Allergie kann in arthritischen Schmerzen, Reizdarm oder hartnäckiger Nebenhöhlenentzündung zum Ausdruck kommen. Kräuterheilmittel stärken die Atemwege und das Immunsystem, so daß Allergene nicht die übliche Reaktion auslösen.

SIEHE AUCH: Asthma, Seite 138; Ekzeme, Seite 144; Scheidensoor, Seite 168.

LEIDEN	HEILMITTEL		
	Kräuter		Wirkung
Heuschnupfen und allergischer Schnupfen Heuschnupfen: Meist durch Gräser oder Baumpollen ausgelöst, Auftreten zur Zeit dieser Reizstoffe. Allergien gegen Tierhaare oder Hausstaub treten ganzjährig auf. **Schlüsselsymptome** • Starker Nasenkatarrh, Niesen • Wunde, gereizte Augen • In schweren Fällen Symptome wie bei Asthma.	*Euphrasia officinalis* **Augentrost** (siehe Seite 180)		Verringert das Nasensekret und beruhigt Schleimhäute und Bindehaut.
	Glechoma hederacea **Gundermann** (siehe Seite 181)		Adstringierend und antikatarrhalisch; gut zum Austrocknen von Sekreten und Entzündungen.
	Plantago lanceolata **Spitzwegerich** (siehe Seite 86)		Gut bei allergischem Schnupfen; stärkt die Schleimhäute, heilt Entzündungen.
Nahrungsmittelunverträglichkeit Zu den üblichen Nahrungsmittelallergenen gehören Kuhmilch, Weizen und Rindfleisch, sie können zahlreiche Symptome auslösen. Allergie gegen Salicylate (Aspirin®) ist häufig. Glutenunverträglichkeit kann ernste Problemen auslösen. **Schlüsselsymptome** • Verdauungsstörungen • Steife und Gelenkschmerz • Hautausschlag und Ekzeme • Atemwegsbeschwerden • Hartnäckige Harnwegsinfektionen, Scheidensoor • Nervenleiden.	*Agrimonia eupatoria* **Odermennig** (siehe Seite 31)		Beruhigt Darmreizung und -entzündung; heilt geschädigte Schleimhäute.
	Allium sativum **Knoblauch** (siehe Seite 33)	(Knolle)	Pilztötend; bei zuviel Hefebakterien im Darm, unterstützt die Erholung der Darmflora.
	Calendula officinialis **Ringelblume** (siehe Seite 43)		Pilztötend; bei zuviel Hefebakterien im Darm, z.B. bei Candidiasis.
	Hydrastis canadensis **Gelbwurz** (siehe Seite 67)	(Rhizom)	Regt die Lebertätigkeit an; lindert Überempfindlichkeit des Magens; adstringierend und heilend für die Schleimhäute.
Nesselsucht Bläschenbildung und Ausschlag auf Grund von Allergenen (z.B. Nahrungsmittel, vor allem salicylathaltige Stoffe) sowie durch Kontakt mit Chemikalien. Die Reaktion geht in der Regel vorüber, kann aber auch stark und hartnäckig sein. **Schlüsselsymptom** • Gereizte, rote Schwellungen auf der Haut.	*Brassica oleracea* **Kohl** (siehe Seite 42)		Entzündungshemmend und heilend; hilfreich bei Notfällen.
	Ephedra sinica **Meerträubchen** (siehe Seite 54)		Verringert die allergische Reaktion bei einer Vielzahl von Zuständen.
	Viola tricolor **Feldstiefmütterchen** (siehe Seite 114)		Entzündungshemmend und beruhigend bei allen Hautentzündungen.

Fallbeispiel: Heuschnupfen

PATIENT: Jürgen, 10 Jahre alt, im allgemeinen gesund.

KRANKENGESCHICHTE UND BESCHWERDEN: Jürgen litt seit seinem siebten Lebensjahr jedes Jahr an Heuschnupfen. Seine Niesanfälle begannen im Frühjahr und wurden im Laufe des Sommers zunehmend stärker. Antihistamine zeigten immer weniger Wirkung. Als der Arzt eine Steroidtherapie vorschlug, wendete sich Jürgens besorgte Mutter der alternativen Medizin zu.

BEHANDLUNG: Jürgen begann mit der Behandlung an Neujahr. Für die oberen Atemwege trank er täglich eine 5 ml-Lösung aus Holunderblüte, Andorn und Gundermann. Braunelle, Löwenzahn und Enzian sollten die Leber kühlen und reinigen. Diese Therapie wurde bis zum Frühjahr fortgesetzt. Im ersten Jahr wurden die Symptome mit Augentrost- und Gelbwurzkapseln kontrolliert und im Frühsommer zur Zeit der Rapsblüte zusätzlich Antihistamine verabreicht.

ERGEBNIS: Im ersten Jahr traten die Symptome erst im Frühsommer auf. Im nächsten Jahr schränkte eine ähnliche Therapie die Symptome noch weiter ein. Drei Jahre nach Beginn der Behandlung war der Heuschnupfen verschwunden.

Anwendung	Mischungen	Warnung
Aufguß oder Tinktur; 3mal täglich zwei 200mg-Kapseln; Augenspülung: Wasser mit 5 Tropfen Tinktur.	Mit Gelbwurzpulver in Kapseln oder mit Holunderblüten in Aufguß oder Tinktur. Wird oft zusammen mit Meerträubchen verschrieben.	
Aufguß oder Tinktur verwenden.	Mit antikatarrhalischen Kräutern wie Sumpffruhrkraut, Spitzwegerich und Goldrute als Tinktur; mit Kamille als Aufguß.	
Aufguß oder bis zu 4ml Tinktur 3mal täglich.	Mit adstringierenden antikatarrhalischen Kräutern wie Sumpffruhrkraut oder Gundermann; mit Kamille als antiallergischer Aufguß.	
Aufguß oder bis zu 4ml Tinktur 3mal täglich.	Mit Zitronenmelisse und Kamille zur Verringerung von Stress; mit beruhigenden, entzündungshemmenden Kräutern wie Eibischwurzel.	
Täglich 1 Zehe beim Kochen oder zwei 200mg-Kapseln.	Als alleiniges Heilmittel oder mit Petersilie zur Verringerung des Knoblauchgeruchs.	
Aufguß oder verdünnte Tinktur verwenden.	Mit mikrobiziden Kräutern wie Sonnenhut, mit Nervenkräutern wie Zitronenmelisse oder mit entzündungshemmenden Kräutern wie Holunderblüte und Odermennig.	
3mal täglich zwei 200mg-Kapseln oder bis zu 3mal täglich eine 2–4ml Dosis der Tinktur.	Pulver von Griechisch Heu oder Odermennig zur Kapsel oder Süßholz zur Tinktur geben zur Beruhigung und Heilung der Schleimhäute.	Bei Schwangerschaft oder Bluthochdruck meiden; angegebene Dosis einhalten.
Ein frisches Blatt direkt auf die betroffene Stelle legen oder den Saft als Lotion verwenden.	Alleiniges Heilmittel. Zwiebeln können auf die gleiche Weise verwendet werden.	
Aufguß oder Tinktur 3mal täglich.	Kamille, Brennessel oder Feldstiefmütterchen gegen Ende des Absiedens beimengen, um allergische Reaktion und Entzündung einzudämmen.	Einnahme nach Vorschrift. Bei grünem Star, Bluthochdruck oder bei Behandlung mit MAO Hemmern meiden (siehe Seite 54).
Aufguß oder bis zu 15ml Tinktur täglich; auch als Waschlösung oder in einer Salbe oder Creme.	Man gibt 1–2 Tropfen Thymianöl auf 20ml Feldstiefmütterchencreme; auch mit Brennessel in Aufguß oder Tinktur, um zusätzlich eine adstringierende Wirkung zu erzielen.	

Schlüssel

Sproßteile

Blätter

Blütenblätter

Wurzel

Zweige

STANDARD-HEILMITTEL Wenn nicht anders angegeben, basieren alle Rezepte und Mengen auf Standarddosen. Siehe »Herstellen von Heilmitteln auf Kräuterbasis«, Seite 120–125.

HARNWEGSBESCHWERDEN

Nieren und Harnwege spiegeln oft den Gesundheits- zustand eines Menschen wider. Wer unter hartnäcki- gem Blasenkatarrh leidet, weiß, daß sich die Sympto- me bei Stress und Übermüdung verstärken. Wiederholt auftretende Harnwegsinfekte weisen ebenso wie stän- dige Erkältungen auf eine Immunschwäche hin. Toni- sche Kräuter und solche, die das Immunsystem stimu- lieren, werden oft eingesetzt, nachdem die Symptome nachgelassen haben. Zu den Kräuterheilmitteln gehören meist antiseptische Arzneien für die Harnwe- ge, die ätherische Öle enthalten, welche den Verdau-

ungsvorgang überdauern, ins Blut gelangen und über die Nieren wieder ausgeschieden werden. Beruhigen- de Kräuter wirken entzündungshemmend und behe- ben Schädigungen der Schleimhäute. Harntreibende Mittel fördern den Urinfluß und waschen Gifte sowie tote Bakterien aus. Die chinesische Medizin betrachtet Harnwegsentzündungen als Probleme von Hitze und Feuchtigkeit und nicht als bakterielle Infektionen. Die Therapie basiert auf »kühlenden« Kräutern.

SIEHE AUCH: Scheidensoor, Seite 168; Inkontinenz, Seite 172; Bettnässen, Seite 176.

LEIDEN	HEILMITTEL		
	Kräuter		**Wirkung**
Harnwegsinfektionen Harnwegsinfektionen führen bei Frauen meist zu Blasenkatarrh und bei Männern zu Harnröhrenentzündung. In manchen Fällen sind die Nieren betroffen. **Schlüsselsymptome** • Häufiges, schmerzhaftes Wasserlassen • Blut, Schleim oder Eiter im Urin • Fieber • Schmerzen von den Lenden bis in die Rückenmitte. WICHTIG: Bei schwerwiegenden oder hartnäckigen Symptomen einen Arzt aufsuchen.	*Apium graveolens* **Sellerie** (siehe Seite 37)		Antiseptisch für die Harnwege; schwemmt Harnsäure aus dem Körper.
	Arctostaphylos uva-ursi **Bärentraube** (siehe Seite 180)		Gutes antiseptisches Mittel für die Nierenkanälchen; auch bei saurem Urin antiseptisch und wirksam.
	Barosma betulina **Bukkustrauch** (siehe Seite 180)		Harntreibend und antiseptisch für die Harnwege; wirkt wärmend und anregend auf die Nieren.
	Elymus repens **Haargerste** (siehe Seite 181) (Rhizom)		Harntreibend und beruhigend für die Schleimhäute; leicht antibiotisch.
Harnsteine Unlösliche Ablagerungen – meist Kalziumsalze –, die mit Änderungen des Säure- oder Basengrades des Urins zusammenhängen. **Schlüsselsymptome** • »Sandiges« Gefühl beim Wasserlassen • In schweren Fällen Blut im Urin • Schmerzen (zuweilen stark) zwischen Lende und Leiste. WICHTIG: In schweren Fällen einen Arzt aufsuchen.	*Eupatorium purpureum* **Wasserdost** (siehe Seite 57)		Harntreibend und beruhigend für die Schleimhäute der Harnwege; hilft bei Reizungen und Entzündungen.
	Juniperus communis **Wacholder** (siehe Seite 72)		Antiseptisch für die Harnwege und harntreibend; zum Ausschwemmen von sauren Rückständen geeignet.
	Parietaria diffusa **Ausgebreitetes Glaskraut** (siehe Seite 180)		Harntreibend und lindernd; hilft gegen Schmerzen beim Wasserlassen und bei Nierensteinen.
Prostatabeschwerden Entzündung der Prostata durch Infektion; eine Vergrößerung ist bei älteren Männern häufig. **Schlüsselsymptome** • Schwierigkeiten beim Wasserlassen, Tröpfeln • In schweren Fällen Harnverhaltung. WICHTIG: Bei Vergrößerung der Prostatadrüse einen Arzt aufsuchen.	*Lamium album* **Weiße Taubnessel** (siehe Seite 182)		Adstringierend und beruhigend; besondere Wirkung auf das Fortpflanzungssystem; verkleinert eine gutartige Prostatavergrößerung und kräftigt die Harnwege; hilfreich nach Prostataoperationen.
	Serenoa serrulata **Sabal** (siehe Seite 182)		Harntreibend und antiseptisch mit spezieller hormoneller Wirkung auf das männliche Fortpflanzungssystem; verkleinert eine gutartige Prostata- vergrößerung.

Fallbeispiel: Wiederholt auftretender Blasenkatarrh und Ausschlag

PATIENTIN: Pamela, 48 Jahre alt, Verkaufsleiterin; verheiratet; ein erwachsener Sohn und eine 10jährige Tochter.

KRANKENGESCHICHTE UND BESCHWERDEN: Pamela litt seit 15 Jahren an wiederkehrendem Blasenkatarrh, der mit gewöhnlichen Antibiotika behandelt wurde. Zu den Symptomen gehörten Brennen beim Wasserlassen und häufiger Harndrang. Sie neigte zu Ausschlag, aß zuviel Schokolade und Hefeextrakte. Beim letzten Aufflackern der Zystitis hatte eine zweiwöchige Antibiotikabehandlung kaum Wirkung gezeigt.

BEHANDLUNG: Eine strenge Einschränkung der Zucker- und Hefezufuhr führte langfristig zu einer Eindämmung des Ausschlags. Arzneimittel zur unmittelbaren Symptombehandlung waren Bukku, Bärentraube, Sonnenhut, Maisgriffel und Haargerste. Bukkukapseln und Haargerstenpulver wurden während des Tages eingenommen. Der Ausschlag wurde mit Teebaumzäpfchen behandelt. Lactobacillus-acidophilus-Kapseln regenerierten die durch Antibiotika geschädigte Darmflora.

ERGEBNIS: Nach sechs Wochen war Pamela einen Monat lang erscheinungsfrei. Ein leichter Rückfall wurde mit Kapseln von Sonnenhut behandelt. Zur Vorbeugung trank sie täglich einen schwachen Aufguß aus Bukku- und Haargerstentee. Zwei Jahre später hatte sie nur noch einmal an Blasenkatarrh gelitten, war aber mit Hilfe ähnlicher Arzneien schnell geheilt.

Anwendung	Mischungen	Warnung
Aufguß oder bis zu 4ml Tinktur 3mal täglich.	Mit Schachtelhalm, Maisgriffeln oder Haargerste zur Beruhigung entzündeter Schleimhäute.	Bei Schwangerschaft meiden; nur unbehandelte Samen verwenden.
Aufguß aus 15g Kraut auf 500ml Wasser oder 3mal täglich bis zu 2ml Tinktur.	Mit Haargerste und Schafgarbe; Schachtelhalm oder Ausgebreitetes Glaskraut zugeben zur Heilung geschädigter Schleimhäute.	Hohe Dosen können Übelkeit auslösen.
Aufguß aus 15g Kraut auf 500ml Wasser oder 3mal täglich bis zu 2ml Tinktur; 3mal täglich bis zu drei 200mg-Kapseln.	Haargerste oder Schafgarbe zu Aufguß oder Kapseln geben; zusammen mit Maisgriffeln bei starkem Brennen.	
Aufguß oder Tinktur verwenden.	Mit Bukku, Bärentraube oder Wacholder zur Verstärkung der antiseptischen Eigenschaften.	
Absud aus 20g Kraut auf 600ml Wasser oder 3mal täglich bis zu 3ml Tinktur.	Kombination mit beruhigenden, harntreibenden Kräutern wie Ackerfrauenmantel, Maisgriffeln oder Haargerste oder Ausgebreitetes Glaskraut, um den Heilungsprozeß zu unterstützen.	
Aufguß aus 10g Beeren auf 500ml Wasser oder 3mal täglich bis zu 2ml Tinktur; das verdünnte Öl zur Massage verwenden.	Mit harntreibenden Kräutern wie Ausgebreitetes Glaskraut, Haargerste, Ackerfrauenmantel oder Maisgriffeln.	Bei Schwangerschaft meiden; innerlich nicht länger als 6 Wochen ohne Unterbrechung.
Aufguß oder Tinktur; 20ml Dosen des frischen Saftes nehmen.	Mit Bukku oder Bärentraube bei Infektionen oder mit Haargerste oder Maisgriffeln zur Beruhigung und Heilung.	
Aufguß oder bis zu 15ml Tinktur täglich.	Alleiniges Heilmittel oder mit Maisgriffeln oder Haargerste als harntreibendes Heilmittel und zur Verstärkung der Wirkung auf die Prostata.	
Absud aus 10g Beeren auf 500ml Wasser oder 3mal täglich bis zu 2ml Tinktur.	Alleiniges Heilmittel oder mit Schachtelhalm zur Verstärkung der Wirkung auf die Prostata.	

Schlüssel

Sproßteile

Beeren

Ätherisches Öl

Blühende Triebspitzen

Blätter

Wurzel

Samen

STANDARD-HEILMITTEL Wenn nicht anders angegeben, basieren alle Rezepte und Mengen auf Standarddosen. Siehe »Herstellen von Heilmitteln auf Kräuterbasis«, Seite 120–125.

BEIN- UND FUSSPROBLEME

Wir vernachlässigen unsere Beine und Füße meist so lange, bis etwas schiefgeht. Sie tragen unser (oft überhöhtes) Gewicht und leiden in der Regel klaglos, wenn wir unsere Füße in enge Schuhe zwängen. Kräuter können diese selbst zugefügten Leiden lindern: Beinwellsalbe und Johanniskrautöl beruhigen schmerzende Fußballen, sie lindern Entzündungen und ermöglichen normales Wachstum. Mit zerdrücktem Knoblauch kann man Hühneraugen ziehen. Krampfadern sind ein verbreitetes Leiden. Sie können durch übermäßigen Druck im Bauchraum, verursacht durch Übergewicht, Schwangerschaft oder Verstopfung, entstehen. In vielen Fällen sollten diese Ursachen als erstes behandelt werden. Leberkräuter wie Gelbwurz, Bai shao yao oder Sauerdorn können hilfreich sein, aber auch allgemeine Tonika für das Venensystem. Starke Krampfadern sind schwer zu heilen, aber leichte Schäden kann man mit morgendlichen Wechselduschen und Erhöhung des Fußendes im Bett um 10 cm beheben. Offene Beine sind auf einen schlechten venösen Rückfluß zurückzuführen, aber nicht immer von Krampfadern begleitet.

SIEHE AUCH: Hühneraugen, Seite 127.

LEIDEN	HEILMITTEL		
	Kräuter		**Wirkung**
Krampfadern Geschwollene oder gedehnte Venen in den Beinen durch schlechten venösen Rückfluß oder erhöhten Bauchdruck (z.B. Übergewicht, Schwangerschaft oder hartnäckige Verstopfung). **Schlüsselsymptome** • Sichtbar vergrößerte und gedehnte Venen • Schmerzen in den Beinen.	*Aesculus hippocastanum* **Gemeine Roßkastanie** (siehe Seite 181)		Adstringierend; innerlich stärkend für die Blutgefäße (möglicherweise auf den Aescingehalt zurückzuführen).
	Hamamelis virginiana **Zaubernuß** (siehe Seite 182)		Bei lokaler Anwendung adstringierend und beruhigend.
	Melilotus officinalis **Steinklee** (siehe Seite 182)		Ein gutes Venentonikum, reich an Cumarinbestandteilent; verhindert Blutgerinnsel und wirkt entzündungshemmend.
Warzen Kleine, harte Gebilde in der äußeren Hautschicht, die durch ein Virus verursacht werden; können durch Kontakt übertragen werden und hartnäckig sein. **Schlüsselsymptom** • Sichtbare Gebilde auf der Haut.	*Melaleuca alternifolia* **Teebaum** (siehe Seite 182)		Stark antibiotisch; hilft bei Pilz-, Bakterien- und Virusinfektionen.
	Taraxacum officinale **Löwenzahn** (siehe Seite 103) (Saft)		Der weiße Saft der frischen Pflanzen ist ätzend und hilft gegen Warzen.
	Thuja occidentalis **Lebensbaum** (siehe Seite 181) (Blattspitzen)		Das ätherische Öl enthält Thujon; dies ist antiseptisch und gut bei vielen lokalen Pilz- und Virusinfektionen.
Offene Beine Langsam heilende Wunden auf Grund schlechter lokaler Durchblutung. **Schlüsselsymptom** • Sich ausbreitende Wunden, schmerzhaft und druckempfindlich.	*Symphytum officinale* **Beinwell** (siehe Seite 101)		Fördert das Zellwachstum des Bindegewebes.
	Teucrium scorodonia **Salbeigamander** (siehe Seite 182)		Adstringierend, sehr gute Wundheilung, besonders bei langsam heilenden Wunden.
Muskelkrampf Durch Stress, Übermüdung oder ein Ungleichgewicht der Körpersalze. **Schlüsselsymptome** • Schneidende, starke Schmerzen in den Beinen • Der betroffene Muskel fühlt sich hart an.	*Dioscorea villosa* **Wilde Mexikanische Yamswurzel** (siehe Seite 52) (Rhizom)		Muskelrelaxans; entspannt auch die peripheren Blutgefäße.
	Viburnum opulus **Schneeball** (siehe Seite 113)		Wirksames Relaxans für glatte und Skelettmuskulatur; entzündungshemmend.

Fallbeispiel: Offene Beine

PATIENTIN: Johanna, 69 Jahre alt, Großmutter mit drei Kindern; backt gern und führt mit ihrem Ehemann ein recht aktives Rentnerdasein.

KRANKENGESCHICHTE UND BESCHWERDEN: Johanna hatte immer schon eine schlechte Durchblutung und in ihrer Jugend unter schweren Frostbeulen gelitten. Sie hatte viele Jahre lang in einem Laden gearbeitet, und die stehende Tätigkeit hatte zu Krampfadern geführt. Diese waren zwar nicht sehr schlimm, doch zuweilen recht schmerzhaft. Im letzten Jahr hatte sie zugenommen, wodurch sich ihr Leiden verschlimmerte. Eine tiefe Schürfwunde am Schienbein hatte sich schließlich in ein Geschwür verwandelt, das auf eine dreimonatige Behandlung nach herkömmlicher Methode nicht ansprach.

BEHANDLUNG: Die Arzneien umfaßten innerlich anwendbare Venentonika wie Königsklee sowie San qi für den Kreislauf und zum Abheilen. Das Geschwür wurde mit Beinwellpulver behandelt – einer Paste, die morgens und abends aufgetragen wurde. Zusätzlich als Waschlösung ein Aufguß aus Salbeigamander und Gundermann. Ein Aufgußöl aus Chili und Ingwer wurde um das Geschwür herum angebracht. Johanna erhöhte das Fußende ihres Bettes mit Ziegelsteinen und bemühte sich, Gewicht zu verlieren.

ERGEBNIS: Nach einem Monat hatte sie abgenommen, und die Venen waren weniger schmerzhaft, das Geschwür nur noch halb so groß und ebenfalls weniger schmerzhaft. Im Urlaub nahm sie Beinwellsalbe statt Paste. Einen Monat später war das Geschwür abgeheilt.

Anwendung	Mischungen	Warnung
3mal täglich bis zu 2,5ml Tinktur. Verdünnte Tinktur für Kompressen.	Kombination mit Leberkräutern wie Gelbwurz oder verdünnt mit Zaubernuß für Kompressen.	Für große Mengen die Samenschale entfernen, sie sind giftig.
Die verdünnte Tinktur ist der destillierten Zaubernuß als Lotion oder für Kompressen bei schmerzenden Venen vorzuziehen.	Zur Verstärkung der adstringierenden Wirkung die Lotion mit Roßkastanie oder Ringelblume mischen.	Destillierte Zaubernuß ist nicht so wirksam wie die verdünnte Tinktur.
Aufguß oder bis zu 3ml Tinktur 3mal täglich; als Creme; oder als Lotion aus 5ml Tinktur und 45ml Zaubernuß oder Rosenwasser.	Mit Leberkräutern wie Gelbwurz; innerliche Anwendung, wenn Darmträgheit das Problem verstärkt.	Nicht zusammen mit Blutgerinnungsmitteln einnehmen.
Tropfen des ätherischen Öls oder Creme regelmäßig auf die Warze geben.	Mit verdünntem Zitronen- oder Knoblauchöl (5 Tropfen auf 25ml Mandelöl) mischen.	Zitronen- oder Knoblauchöl sollte nicht die umgebende Haut benetzen.
Den Saft des Stengels oder der Wurzel direkt auf die Warze geben.	Als alleiniges Heilmittel; der Saft des Schöllkrauts hat ähnliche Wirkung.	Saft nicht auf die umgebende Haut geben.
Tinktur regelmäßig auf die Warze tropfen; kann auch in eine Salbe eingearbeitet werden.	Als alleiniges Heilmittel verwenden.	Bei Schwangerschaft meiden.
Eine Paste aus Wurzelpulver auf das Geschwür geben, mit Mull und Verband abdecken.	Alleiniges Heilmittel; aber wärmende Öle (wie Chili) auf die Gegend um das Geschwür (nicht direkt darauf!) geben, um den Blutfluß zu stimulieren.	Beschleunigt die Heilung: nur auf saubere Wunden geben.
Aufguß als Waschlösung oder Auftragen der Creme.	Gundermann- und Feldstiefmütterchen-Aufguß zur Waschlösung geben zur Förderung der heilenden Wirkung.	
Absud oder 1ml Tinktur. Bei anhaltenden Symptomen alle 15 Minuten wiederholen.	Als alleiniges Heilmittel oder zusammen mit Schneeballtinktur.	Bei Schwangerschaft nur unter ärztlicher Aufsicht nehmen.
25ml Tinktur mit 75ml Rosenwasser als Lotion oder in einer Creme.	Mit Indianertabak in krampflösenden Cremes: 10ml Indianertabaktinktur auf 60ml Schneeballcreme.	Beschränkte innerliche Anwendung von Indianertabak.

Schlüssel

Sproßteile

Rinde

Ätherisches Öl

Blätter

Wurzel

Samen

Ganzes Kraut

STANDARD-HEILMITTEL Wenn nicht anders angegeben, basieren alle Rezepte und Mengen auf Standarddosen. Siehe »Herstellen von Heilmitteln auf Kräuterbasis«, Seite 120–125.

NERVÖSE BESCHWERDEN

Die ganzheitliche Medizin basiert auf den Bedürfnissen von Körper, Geist und Seele. Dies gilt in besonderem Maße für »Nervenleiden«. Zu den körperlichen Symptomen nervöser Beschwerden gehören Schlaflosigkeit, Herzklopfen und Kopfschmerzen; auf der Gefühlsebene zeigen sich Reizbarkeit, Depression, Zorn und Schuldgefühle, während mangelnde Selbstbehauptung oder innere Leere typisch für ein seelisches Vakuum sind. Kräuter werden auf denselben drei Ebenen wirksam. Eisenkraut ist hierfür ein gutes Beispiel: Es ist ein wirksames Lebertonikum und ein entspannendes Nervenmittel; als Bach-Blüte eignet es sich für perfektionistische, leicht zwanghafte Menschen, die alles auf einmal machen wollen; auf seelischem Gebiet erhöht Eisenkraut das Einfühlungsvermögen und erweitert das Bewußtsein. Kräuter beeinflussen Geist und Seele auf eine Weise, die wir erst ansatzweise verstehen. Es gibt Berichte, nach denen die Aromastoffe ätherischer Öle den Teil des Gehirns erreichen, in dem die Gefühle sitzen und der eine Rolle für das Gedächtnis spielt. So ist es nicht verwunderlich, daß Düfte an frühere Ereignisse erinnern, oder daß aromatische Kräuter unsere Gefühle beeinflussen. Die östliche Medizin versteht unausgewogene Gefühle als eine mögliche Ursache für körperliche Leiden. Sie verwendet Kräuter, die die geistigen Zentren, wie etwa die Chakras, die sich vom Kopf bis zum Ende des Rückgrats erstrecken, stärken.

SIEHE AUCH: Spannungskopfschmerzen, Seite 132; Neuralgie, Seite 132; Vergeßlichkeit oder Verwirrung im Alter, Seite 172; Morbus Parkinson, Seite 172; Hyperaktivität bei Kindern, Seite 176.

LEIDEN	HEILMITTEL	
	Kräuter	Wirkung
Beklemmung und Spannung Übermäßiger Stress kann für eine Vielzahl gesundheitlicher Probleme verantwortlich sein, die nicht immer deutlich mit der Spannung verknüpft sind. **Schlüsselsymptome** • Unfähigkeit, sich zu entspannen. • Gefühlsmäßige Labilität – Neigung zu Tränen oder grundlose Reizbarkeit • Kopfschmerzen • Schlaflosigkeit.	*Pulsatilla vulgaris* **Küchenschelle** (siehe Seite 181)	Schmerzstillendes Nervenmittel mit sedierender Wirkung; hilft bei nervöser Spannung und sexuellen Problemen.
	Scutellaria lateriflora **Helmkraut** (siehe Seite 98)	Entspannend und stärkend für das zentrale Nervensystem; gut bei nervöser Schwäche.
	Stachys officinalis **Ziest** (siehe Seite 99)	Sedierend und beruhigend für das Nervensystem; geeignet bei nervöser Schwäche, Angst und Erschöpfung.
	Tilia europaea **Linde** (siehe Seite 181)	Verringert die nervöse Spannung und beugt Arteriosklerose vor.
	Verbena officinalis **Eisenkraut** (siehe Seite 112)	Entspannendes Nervenmittel mit stärkender Wirkung auf die Leber.
Panikanfälle Diese können auf übermäßigen Stress, aber auch auf Nahrungsmittelunverträglichkeit zurückzuführen sein. Schwere Fälle erfordern unter Umständen eine psychiatrische Therapie. **Schlüsselsymptome** • Herzklopfen • Heftige Angstgefühle • Furcht vor drohenden Schicksalsschlägen.	*Citrus aurantium* **Neroliöl** (siehe Seite 49)	Beruhigendes Antidepressivum; wird gewöhnlich bei Hysterie, Panik und Angst eingesetzt; lindert Herzklopfen und -krämpfe.
	Cypripedium calceolus **Marienfrauenschuh** (siehe Seite 181)	Zunehmend seltenes Kraut; sehr wirkungsvoll zur Beruhigung, Nerventonikum und Hypnotikum bei überaktiven Funktionen.
	Piscidia erythrina **Piscidiarinde** (siehe Seite 182)	Beruhigend und schmerzstillend; hilft bei starker nervöser Spannung, Schlaflosigkeit und nervöser Migräne.
	Rosa damascena **Damaszenerrose** (siehe Seite 91)	Stark beruhigend für die Nerven; wirkt Depressionen entgegen, beugt Erbrechen vor; leicht beruhigend.

Fallbeispiel: Mangelnde Selbstbehauptung

PATIENTIN: Rosemarie, 52 Jahre alt, ehemalige Alkoholikerin, lebt in unglücklicher Ehe mit einem dominanten Ehemann.

KRANKENGESCHICHTE UND BESCHWERDEN: Nachdem Rosemarie ihren Kummer jahrelang im Alkohol ertränkt hatte, begann sie, mit Hilfe ihrer Freunde, ihrer Kirche und den Anonymen Alkoholikern ihr Leben wieder selbst in die Hand zu nehmen. Doch aus finanziellen Gründen mochte sie ihren Mann nicht verlassen. Sie fürchtete, daß sein beständiges Nörgeln sie rückfällig machen könnte. Die körperlichen Symptome zeigten sich in rheumatischen Schmerzen in den Beinen und im Kreuz, in hartnäckigen Erkältungen, Schlaflosigkeit und mangelnder Lebensfreude. Nach Entfernung der Gebärmutter vor drei Jahren brauchte sie eine Hormonbehandlung. Seit diese vor kurzem abgebrochen worden war, litt sie an Hitzewallungen und Nachtschweiß. Rosemarie hatte auch eine kurze Affäre mit dem Ehemann einer Freundin gehabt und wurde nun von Einsamkeit und Schuldgefühlen gequält.

BEHANDLUNG: Ein Massageöl aus Lavendel, Basilikum und Rosmarin sollte Schmerzen und nervöse Beschwerden lindern. Die Klimateriumsprobleme wurden mit Mönchspfeffer- und Gelbwurzkapseln behandelt. Ziest, Gotu kola und Helmkraut wirkten Depression, Verlustgefühlen und der anhaltenden Sucht entgegen. Ling zhi sollte den Lebensmut stärken und die Selbstbehauptung fördern. Die Kräuter wurden als Pulver oder Tee verabreicht, da Tinkturen für ehemalige Alkoholiker ungeeignet sind.

ERGEBNIS: Die Schmerzen verschwanden innerhalb einer Woche. Rosemarie wurde fröhlicher und schlief besser. Sie war zunehmend überzeugt, das Alkoholproblem unter Kontrolle zu haben, nahm eine Halbtagsstelle an und interessierte sich mehr und mehr für Tätigkeiten außerhalb ihres häuslichen Umfelds. Jetzt fühlt sie sich vom Verhalten ihres Ehemannes weniger bedroht und spielt mit dem Gedanken, ihn in absehbarer Zeit doch zu verlassen. Sie trinkt immer noch Ziesttee und nimmt zeitweise Ling zhi.

Anwendung	Mischungen	Warnung
3mal täglich bis zu 1ml Tinktur oder Aufguß aus 5g Kraut und 500ml Wasser.	Mit Piscidiarinde und/oder Passionsblume bei Erregungszuständen.	Nur die getrocknete Pflanze verwenden.
Aufguß, Tinktur oder Kräuterpulver in Kapselform.	Alleiniges Heilmittel oder mit Ziest, Lavendel und Zitronenmelisse, um die beruhigende, sedierende Wirkung zu verstärken.	
Aufguß, Tinktur oder Kräuterpulver in Kapselform.	Alleiniges Heilmittel oder mit Kamille, Eisenkraut, Helmkraut oder Lavendel zur Verstärkung der kräftigenden, beruhigenden Eigenschaften.	Hohe Dosen können zu Erbrechen führen. Bei Schwangerschaft hohe Dosen meiden.
Aufguß oder bis zu 10ml Tinktur pro Tag.	Zitronenmelisse und Kamille zum Aufguß geben für einen entspannenden Tee.	
Aufguß oder Tinktur verwenden.	Alleiniges Heilmittel oder mit Ziest, Linde, Kamille oder Gotu kola, um die beruhigende Wirkung zu verstärken.	Bei Schwangerschaft meiden.
1ml Neroliöl in 20ml neutralem Öl als Massageöl; 10 Tropfen ins Badewasser; bis zu 5ml Orangenblütenwasser pro Tag nehmen oder beim Kochen verwenden.	Mit 5–10 Tropfen Lavendel- oder Benzoeöl zur Verstärkung der beruhigenden Wirkung.	Bei Schwangerschaft mit Vorsicht gnießen.
Aus 10g Kraut auf 500ml Wasser oder 3mal täglich bis zu 2ml Tinktur.	Bis zu 20g Helmkraut, Passionsblume oder Baldrian zum Aufguß geben zur Verstärkung der beruhigenden Wirkung.	
Absud oder täglich bis zu 5ml Tinktur.	Die Tinktur mit Küchenschelle, Baldrian oder Hopfen bis zu einer Höchstdosis von 5ml mischen zur Verstärkung der beruhigenden Wirkung.	Die angegebene Dosis nicht überschreiten.
Massageöl aus 2ml Rosenöl in 20ml neutralem Öl als Badeöl; Rosenwasser als Lotion und zum Kochen verwenden.	Mit einigen Tropfen Sandelbaum- oder Patschuliöl.	Für Heilzwecke nur bestes, echtes Rosenöl verwenden.

Schlüssel

Sproßteile

Ätherisches Öl

Blüten

Rhizom

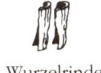

Wurzelrinde

STANDARD-HEILMITTEL Wenn nicht anders angegeben, basieren alle Rezepte und Mengen auf Standarddosen. Siehe »Herstellen von Heilmitteln auf Kräuterbasis«, Seite 120–125.

LEIDEN	HEILMITTEL	
	Kräuter	**Wirkung**
Depression Schwäche des Nervensystems, das in der Medizin GALENS durch ein Überwiegen des melancholischen Humors erklärt wurde. **Schlüsselsymptome** • Gefühl von Elend und Trauer • Konzentrationsschwäche • Mangelndes Interesse an der Gegenwart • Rückzug und Schweigsamkeit • Schlechte Verdauung mit Verstopfung.	*Avena sativa* **Hafer** (siehe Seite 40)	Antidepressivum und stärkendes Nerventonikum.
	Borago officinalis **Boretsch** (siehe Seite 41)	Stärkt die Nebennierenrinde; lindert Depression.
	Ocimum basilicum **Basilikum** (siehe Seite 82)	Wirkt antidepressiv und verbessert die Gemütsverfassung; beeinflußt hauptsächlich die unteren Chakras; fördert den Realitätsbezug.
	Turnera diffusa **Damiana** (siehe Seite 179)	Anregendes Nervenmittel; gut für das Hormonsystem des Mannes; wirkt Depressionen entgegen.
Schlaflosigkeit Kann mit übermäßiger Erregung, Angst, Sorgen oder einer körperlichen Ursache (z.B. Schmerzen, die der Behandlung bedürfen) zusammenhängen. In der chinesischen Medizin gilt Schlaflosigkeit als ein Zeichen von übermäßigem »Herzfeuer«. **Schlüsselsymptome** • Probleme beim Einschlafen • Häufige Wachphasen während der Nacht • Unruhe, lebhafte Träume.	*Eschscholzia californica* **Schlafmützchen** (siehe Seite 182)	Sanftes Hypnotikum, führt nicht zu Abhängigkeit; beruhigend und schmerzstillend; auch für Kinder.
	Humulus lupulus **Hopfen** (siehe Seite 66) (Zapfen)	Ausgleichend, hypnotisch und schmerzstillend; beruhigt bei übermäßiger Erregung.
	Lactuca virosa **Giftlattich** (siehe Seite 181)	Beruhigend; Latex galt einst als das »Opium des armen Mannes«; das frische Kraut ist besonders wirkungsvoll, wenn die Samen ausgebildet werden; Gartenlattich hat eine weniger starke Wirkung.
	Passiflora incarnata **Passionsblume** (siehe Seite 182)	Ausgleichend, hypnotisch, schmerzstillend; beruhigt das Nervensystem, fördert Schlaf.
Unfähigkeit, sich zu entspannen Kräuter werden schon seit langem zur Entspannung eingesetzt. Die Schamanen verwenden Kräuter, die das Bewußtsein erweitern, um sich in einen trance-ähnlichen Zustand und auf eine andere Bewußtseinsebene zu versetzen.	*Artemisia vulgaris* **Beifuß** (siehe Seite 39)	Sanftes Nervenmittel; hilft bei Menopausen-Spannung, leichter Depression und Stress.
	Chamaemelum nobile **Römische Kamille** (siehe Seite 47)	Beruhigend, entblähend und krampflösend; gut bei Aufregung und nervösem Magen.
	Hydrocotyle asiatica **Gotu kola** (siehe Seite 181)	Entspannt und stärkt das Nervensystem; hilft bei neurotischen Störungen.
	Lavandula-Arten **Lavendel** (siehe Seite 73)	Beruhigend und schmerzstillend; krampflösende Wirkung.
	Melissa officinalis **Zitronenmelisse** (siehe Seite 78)	Antidepressivum; stärkt das Nervensystem.
	Valeriana officinalis **Baldrian** (siehe Seite 110)	Sehr gutes Beruhigungsmittel; krampflösend und leicht schmerzstillend.

Anwendung	Mischungen	Warnung
Absud oder 2–3 ml Flüssigextrakt; Verzehr von Haferbrei.	Die Tinktur mit Eisenkraut mischen oder 10 Tropfen Zitronenmelisse zur Dosis geben, um die antidepressive Wirkung zu verstärken.	Bei Gluten-empfindlichkeit siehe Seite 40.
3mal täglich 10 ml Saft.	Als alleiniges Heilmittel verwenden.	
Die frischen Blätter essen; 5 Tropfen ätherisches Öl ins Badewasser geben oder Massageöl aus 1 ml Basilikumöl in 20 ml neutralem Öl; 3mal täglich bis zu 3 ml Tinktur oder einen Aufguß.	Aufguß aus den Blättern mit Zitronenmelisse- oder Rosenblütenblättern; einige Tropfen Zitronenpelargonien- oder Rosenöl zum Massageöl geben, um die erbaulichen Eigenschaften zu verstärken.	Bei Schwangerschaft nicht das Öl verwenden.
3mal täglich bis zu 2,5 ml Tinktur oder Aufguß aus 20 g Kraut auf 500 ml Wasser.	Mit Hafer bei allgemeiner Depression; bei Angst-gefühlen Helmkraut und Ziest mit gleichen Teilen der Tinktur bis zu einer Gesamtmenge von 5 ml pro Dosis mischen.	
Aufguß oder Tinktur abends einnehmen.	Alleiniges Heilmittel oder mit Passionsblumen-, Lavendel- oder Schlüsselblumenblüten bei übermäßiger Erregung.	
Täglich bis zu 5 ml Tinktur oder Aufguß aus 10 g Kraut auf 500 ml Wasser.	Mit anderen beruhigenden Kräutern wie Baldrian oder Passionsblume, insgesamt bis zu 5 ml Tinktur pro Dosis.	Bei Depressionen meiden; die angegebene Dosis nicht überschreiten.
Aufguß oder Tinktur vor dem Schlafengehen; die frischen Blätter können auch als Salat gegessen werden.	Alleiniges Heilmittel oder bei übermäßiger Erregung mit einigen Tropfen Tinktur aus Schlüsselblumenblüten. Baldrian und Passionsblume verstärken die beruhigende Wirkung.	Übermaß kann zu Schlaflosigkeit und starkem Sexualtrieb führen; niedrige Dosen machen schläfrig, beim Autofahren meiden.
½ Stunde vor dem Schlafengehen 5 ml Tinktur oder einen Tee aus 2–3 Teelöffeln Kraut pro Tasse.	Aufguß mit Lavendel oder Kamille mischen.	Bei Schwangerschaft hohe Dosen meiden.
3mal täglich bis zu 2 ml Tinktur oder schwachen Aufguß trinken.	Mit Ziest, Helmkraut oder Eisenkraut bei Meno-pausen-Spannung mit emotionalem Stress; Tinkturen bis zu einer Gesamtdosis von 5 ml mischen.	Bei Schwangerschaft und in der Stillzeit meiden.
2–3 Tropfen ätherisches Öl oder 500 ml Aufguß ins Badewasser geben; regelmäßig Tinktur oder Kamillentee.	Alleiniges Heilmittel oder zur Stärkung die Tinktur mit Zitronenmelisse, Helmkraut oder Gotu kola; zur Beruhigung zusätzlich 2–3 Tropfen Lavendelöl ins Badewasser geben.	Bei Schwangerschaft nicht innerlich an-wenden; angegebene Dosis nicht über-schreiten.
Aufguß oder Tinktur verwenden.	Alleiniges Heilmittel oder mit etwas Lavendel oder Kamille zur Verstärkung der beruhigenden Wirkung.	Nicht länger als 4 Wochen ohne Unterbrechung nehmen.
Aufguß oder bis zu 4 ml Tinktur pro Dosis; verdünntes Öl auf die Schläfen reiben.	Alleiniges Heilmittel oder mit Ziest, Linde oder Eisenkraut zur Linderung von Spannung und Stress.	Bei Schwangerschaft hohe Dosen meiden.
Das frische Kraut als Tee oder täglich bis zu 5 ml Tinktur (wirksamer in niedrigen Dosen).	Alleiniges Heilmittel im Tee oder mit Ziest-, Helmkraut- oder Eisenkrauttinktur zur Erhöhung der beruhigenden und stärkenden Wirkung.	
Mazeration, Aufguß oder Tinktur; auch als 200 mg-Kapseln oder Tabletten erhältlich.	Alleiniges Heilmittel oder bei Erregung mit einer kleinen Menge Hopfen.	Kann zu Nerven-reizung führen, zuerst kleine Dosis (siehe Seite 110).

Schlüssel

Sproßteile

Ätherisches Öl

Blüten

Blätter

Wurzel

STANDARD-HEILMITTEL
Wenn nicht anders angegeben, basieren alle Rezepte und Mengen auf Stan-darddosen. Siehe »Herstellen von Heil-mitteln auf Kräuter-basis«, Seite 120–125.

FRAUENLEIDEN

Die ganzheitliche Sicht der Kräuterheilkunde ist für gewöhnliche Frauenleiden – z.B. prämenstruelles Syndrom (PMS), Periodenschmerz, Menopausenbeschwerden – von besonderer Bedeutung; Geistige und seelische Dissonanzen können hier schwerer wiegen als körperliche Faktoren. Die moderne westliche Medizin führt in diesen Fällen zahllose Tests durch. Wenn diese ohne Ergebnis verlaufen, verordnet man den Patientinnen Beruhigungsmittel, eine Hormonbehandlung oder gar die Entfernung der Gebärmutter. Die traditionelle chinesische Medizin verknüpft das weibliche Fortpflanzungssystem mit der Leber, die unter anderem »Blut lagert« und den Fluß des Qi (Energie) im Körper steuert. Die üblichen PMS-Symptome werden als ein Ungleichgewicht in der Leber verstanden: Reizbarkeit, da die Leber für Zorn verantwortlich ist; geblähter Unterleib auf

Grund eines verminderten Qi im Unterleib; Verdauungsstörungen und Heißhunger auf Süßigkeiten, da überschüssige Leberenergie in die Milz abwandert und zu Mangelerscheinungen und Schwäche führt. Daher stützt sich die Behandlung oft auf Kräuter zur Stimulierung und Bewegung von Leberenergie. Auch die moderne westliche Kräuterheilkunde hat sich ein mehrdimensionales, ganzheitliches Konzept zu eigen gemacht. Hormonregulierende Kräuter wie Mönchspfeffer werden mit Uterintonika wie Herzgespann und Wanzenkraut kombiniert, um Menstruationsbeschwerden zu lindern. Die chinesische Medizin erklärt Menopausenbeschwerden auch als Mangel an Nierenenergie. Man nimmt an, daß in den Nieren die »Lebensessenz« des Körpers, das sogenannte »jing«, ruht, die die Lebenskraft, Kreativität und Fortpflanzungsfähigkeit umfaßt. Das Menopausensyndrom gilt

LEIDEN	HEILMITTEL		
	Kräuter		Wirkung
Prämenstruelles Syndrom (PMS) Dies kann mit einem hormonellen Ungleichgewicht oder einer Stagnation des Qi zusammenhängen. **Schlüsselsymptome** • Reizbarkeit oder Zorn • Depression und Gefühlsschwankungen • Geblähter Unterleib • Geschwollene, empfindliche Brüste • Heißhunger (vor allem auf Süßigkeiten) • Verstopfung und/oder Durchfall.	*Alchemilla vulgaris* **Frauenmantel** (siehe Seite 32)		Reguliert den Menstruationszyklus auf sanfter hormoneller Basis; adstringierend.
	Oenothera biennis **Nachtkerze** (siehe Seite 181)		Enthält γ-Linolensäure für den Prostaglandinstoffwechsel; hilft gegen Überempfindlichkeit der Brüste.
	Paeonia lactiflora **Bai shao yao** (siehe Seite 83)		Reguliert die Leberfunktion und beruhigt die Leberenergie; stärkt Blut und Yin.
	Vitex agnus-castus **Mönchspfeffer** (siehe Seite 181)		Wirkt auf die Hypophyse, fördert und reguliert die Hormonfunktion.
Periodenschmerz Auch als Dysmenorrhö bekannt; kann auf eine Blutstagnation vor Beginn der Periode oder auf Uteruskrämpfe während der Menstruation zurückzuführen sein. **Schlüsselsymptome** • Unterleibsschmerzen vor Beginn der Periode oder beim Einsetzen der Blutung • Schmerz, der in die Schenkel und Beine zieht • Geblähter Unterleib • Blutung kann schwach oder übermäßig verklumpt sein.	*Angelica sinensis* **Dang gui** (siehe Seite 36)		Reguliert den Zyklus, nährt das Blut und stimuliert das Leber-Qi.
	Caulophyllum thalictroides **Löwenblattwurzel** (siehe Seite 181) (Rhizom)		Krampflösend durch Steroidstoffe, die den Uterus stimulieren; hilft bei Schmerz durch Blutstockung.
	Pulsatilla vulgaris **Küchenschelle** (siehe Seite 181)		Schmerzstillendes Nervenmittel; geeignet bei allen Schmerzen der Fortpflanzungsorgane.
	Viburnum prunifolium **Schneeball** (siehe Seite 113)		Entkrampft die Uterusmuskulatur; symptomatisches Heilmittel bei krampfartigen Schmerzen.

als Energieschwäche der Nieren, die sich auf Leber- und Herzfunktionen auswirkt (siehe Seite 14–15) und Nachtschweiß, Hitzewallungen, Herzklopfen, Kreuzschmerzen und Reizbarkeit verursacht. Deshalb konzentriert sich die Behandlung im allgemeinen auf Nieren- und Lebertonika oder beruhigende Herzkräuter. Die ayurvedische Medizin betrachtet und respektiert die sexuelle Energie als Teil der kreativen, geistigen Kräfte, die Fortpflanzungsorgane sind mit einigen Chakras oder Energiezentren innerhalb des Körpers verbunden. Das Wurzel-Chakra (siehe Seite 12) wird mit dem Gefühl von Zugehörigkeit sowie dem gegensätzlichen Gefühl der Entwurzelung assoziiert. Bei Frauen, die mit ihrer Rolle im Leben unzufrieden sind, sind gynäkologische Leiden häufig der körperliche Ausdruck einer Disharmonie. Auch eine Entfernung der Gebärmutter kann das Wurzel-Chakra aus dem Gleichgewicht bringen und bei manchen Frauen zu Konzentrationsschwäche und Entspannungsstörungen führen. Sie zeigen schwer zu überwindende Ruhe- und Haltlosigkeit.

Fallbeispiel: Prämenstruelles Syndrom (PMS)

PATIENTIN: Inge, 29 Jahre alt, Marketingleiterin, im Beruf stark eingespannt. Sie litt unter zwei Belastungen: Ihre Mutter drängte sie, eine Familie zu gründen, und ihr Lebensgefährte erwartete, daß sie ihre häusliche Rolle erfüllte.

KRANKENGESCHICHTE UND BESCHWERDEN: Inge litt an klassischen PMS-Symptomen: Stimmungsschwankungen mit starker Reizbarkeit, geblähter Unterbauch und empfindliche, geschwollene Brüste sowie starke, schmerzhafte Periodenblutung.

BEHANDLUNG: Ihr wurde geraten, sich jeden Tag mindestens zehn Minuten lang zu entspannen. Gegen die mangelnde Leberenergie erhielt sie Chai hu, Bai shao yao, Bai zhu, Fu ling, Pfefferminze, Ingwer und Süßholz.

ERGEBNIS: Nach sechs Wochen hatte sich Inges PMS stark gebessert. Die Einlagerung von Flüssigkeit war zurückgegangen, sie war weniger reizbar. Im Laufe der nächsten zwei Monate regulierte sich ihr Zyklus; die Menstruationskrämpfe und die Empfindlichkeit der Brüste ließen nach.

Anwendung	Mischungen	Warnung
Tinktur und Aufguß zusammen mit anderen Kräutern.	Mit 10–20 Tropfen Tinktur aus Wanzenkraut, Küchenschelle, Beifuß oder Dang gui pro Dosis; Weiße Taubnessel oder Ziest können dem Aufguß zugesetzt werden.	Bei Schwangerschaft meiden.
Täglich 250–500 mg in Kapselform.	Alleiniges Heilmittel oder Kombination mit anderen PMS-Arzneien wie Vitamin B.	
Am besten in Mischungen oder: Absud aus 40 g Kraut auf 500 ml Wasser in drei Dosen.	10 g Bai shao yao mit je 5 g Bai zhu, Dang gui, Chai hu, Süßholz, Fu ling und 1 g Ingwer. Bei Brustempfindlichkeit Ergänzung mit 5 g Chen pi.	Bei Durchfall und verkühltem Magen meiden.
In der zweiten Zyklushälfte morgens 10 Tropfen Tinktur in Wasser.	Alleiniges Heilmittel, aber auch mit anderen PMS-Arzneien wie Nachtkerzenöl und Vitamin B-Ergänzungen.	Hohe Dosen können zu Kribbeln auf der Haut führen.
Am besten in Mischungen; Absud aus 30 g Kraut auf 500 ml Wasser, in drei Dosen nehmen.	Absud mit 5–10 g Chai hu, Beifuß, Bai shao yao oder Chuan xion mischen. In vielen registrierten Heilmittelformen in chinesischen Kräuterläden erhältlich.	Bei Schwangerschaft regelmäßige oder hohe Dosen meiden.
Tinktur oder Absud verwenden; am besten in Mischungen.	Pro Dosis zusätzlich 1–2 ml Tinktur aus Helmkraut, Herzgespann, Schafgarbe, Falschem Einkorn, Mu dan pi oder Chi shao yao.	Zu Beginn der Schwangerschaft meiden.
3mal täglich 20 Tropfen Tinktur zur Symptomlinderung; oder Aufguß aus 5 g Kraut auf 500 ml Wasser.	Aufguß mit 10–15 g Johanniskraut mischen.	Nur die getrocknete Pflanze verwenden.
20 ml Tinktur in Wasser; bei Bedarf bis zu 3mal wiederholen.	Alleiniges Heilmittel oder mit 20–30 Tropfen Piscidiarindentinktur pro Dosis.	

Schlüssel

Sproßteile

Beeren

Samenöl

Wurzel

Wurzelrinde

STANDARD-HEILMITTEL Wenn nicht anders angegeben, basieren alle Rezepte und Mengen auf Standarddosen. Siehe »Herstellen von Heilmitteln auf Kräuterbasis«, Seite 120–125.

LEIDEN	HEILMITTEL	
	Kräuter	**Wirkung**
Starke Periodenblutung Auch Menorrhagie genannt; tritt oft ohne ersichtlichen pathologischen Grund auf; kann mit Kräutern behandelt werden; starke Periodenblutungen erhöhen die Gefahr von Anämie. **Schlüsselsymptome** • Starke Blutung • Starke Verklumpung • Anhaltende Blutung (über sieben Tage) • Verkürzter Zyklus. WICHTIG: Bei plötzlicher oder ungewohnter Änderung des Menstruationsflusses einen Arzt aufsuchen.	*Artemisia vulgaris* var. *indicus* **Ai ye** (siehe Seite 39)	Blutstillendes und wärmendes Kraut für die Meridiane; hilft bei anhaltenden Blutungen.
	Calendula officinalis **Ringelblume** (siehe Seite 43)	Adstringierend mit regulierender Wirkung auf den Menstruationszyklus.
	Capsella bursa-pastoris **Hirtentäschel** (siehe Seite 45)	Adstringierendes und blutstillendes Kraut für Urogenitalblutungen; beruhigt das Wurzel-Chakra.
	Lamium album **Weiße Taubnessel** (siehe Seite 182) (Blühende Triebspitzen)	Adstringierend und krampflösend; reguliert den Periodenblutfluß und wirkt auf die Fortpflanzungsorgane.
Menopausensyndrom Diese Beschwerden sind auf hormonelle Veränderungen zurückzuführen. Die chinesische Medizin schreibt das Menopausensyndrom einer Schwäche des Nieren-Qi zu. **Schlüsselsymptome** • Unregelmäßige Menstruation • Hitzewallungen und Nachtschweiß • Stimmungsschwankungen und Depressionen • Trockene Vagina (auch die Augen sind häufig trocken) • Herzklopfen • Möglicherweise Bluthochdruck • Vergeßlichkeit.	*Chamaelirium luteum* **Falsches Einkorn** (siehe Seite 180) (Rhizom)	Stimuliert die Eierstockhormone und hilft bei früher Menopause nach Entfernung der Gebärmutter; reguliert den Zyklus nach langjähriger Einnahme von Verhütungsmitteln.
	Leonurus cardiaca **Herzgespann** (siehe Seite 74)	Beruhigendes Herztonikum; stimuliert den Uterus; gut bei Herzklopfen und Angst.
	Polygonum multiflorum **He shou wu** (siehe Seite 181) (Knolle)	Tonikum für das Nieren-Qi; nährt das Blut; hilft bei früher Menopause.
	Vitex agnus-castus **Mönchspfeffer** (siehe Seite 181)	Beeinflußt die Hypophyse, stimuliert und reguliert die Hormonfunktion; hilft nach Entfernung der Gebärmutter.
Scheidensoor Hängt oft mit einer allgemeinen Schwäche zusammen, die eine Vermehrung der Hefebakterien zuläßt. **Schlüsselsymptome** • Milchiger Ausfluß • Juckreiz.	*Calendula officinalis* **Ringelblume** (siehe Seite 43)	Pilztötend, adstringierend und heilend.
	Melaleuca alternifolia **Teebaum** (siehe Seite 182)	Wirkungsvolles Mittel zur Pilzabtötung, reizt die Vaginalschleimhaut nicht.
Vaginaler Juckreiz Reizung durch Menopausensyndrom, psychische Faktoren oder Infektion. **Schlüsselsymptome** • Juckreiz und Trockenheit • Möglicherweise Schmerzen beim Verkehr.	*Rosa damascena* **Damaszenerrose** (siehe Seite 90)	Kühlend, beruhigend, adstringierend und entzündungshemmend; verbessert die Stimmung und vertreibt Melancholie.
	Verbena officinalis **Eisenkraut** (siehe Seite 112)	Sanftes Nervenmittel; stimuliert Leber und Uterus; wirkt Depressionen entgegen, liefert Energie.
Entfernung der Gebärmutter Postoperative Behandlung kann Probleme frühzeitiger Menopause oder des Wurzel-Chakras lindern. **Schlüsselsymptome** • Menopausensyndrom • Konzentrationsschwäche und Vergeßlichkeit • Reizbarkeit und Erregung • Mangel an Ruhe und Zufriedenheit.	*Ligustrum lucidum* **Nu zhen zi** (siehe Seite 181)	Stimuliert die Nierenenergie und lindert die Symptome frühzeitiger Menopause.
	Ocimum basilicum **Basilikum** (siehe Seite 82)	Antidepressivum; stärkt das Wurzel-Chakra; stimuliert die Nebennierenrinde und das Nieren-Yang.
	Stachys officinalis **Ziest** (siehe Seite 99)	Beruhigend; stimuliert die Durchblutung des Gehirns und das Wurzel-Chakra; lindert Angst und Sorgen.

Anwendung	Mischungen	Warnung
Aufguß aus 15 g Kraut auf 500 ml Wasser oder 3 mal täglich bis zu 2,5 ml Tinktur.	Tinktur oder Aufguß mit Hirtentäschel, Braunelle oder Han lian cao mischen oder den Absud mit Dang gui.	Bei Schwangerschaft einen Arzt befragen.
Aufguß oder Tinktur verwenden.	Mit 1 ml Tinktur pro Dosis von Hirtentäschel, Frauenmantel, Immergrünkraut oder Geflecktem Storchschnabel zur Verstärkung der adstringierenden Wirkung.	
Aufguß oder Tinktur verwenden.	5 Tropfen Gelbwurztinktur oder Weiße Taubnessel zum Aufguß geben.	
Aufguß oder Tinktur verwenden.	Mit Geflecktem Storchschnabel oder Immergrünkraut mischen.	
4–6 mal täglich 5–10 Tropfen Tinktur.	Alleiniges Heilmittel oder 5 Tropfen Frauenmantel-, 2–3 ml Wanzenkraut- oder Wilder Mexanischer Yamswurzeltinktur zur regulären Dosis mischen.	
Aufguß oder Tinktur verwenden.	Mit anderen beruhigenden Nervenmitteln wie Lavendel oder Eisenkraut; mit Salbei und Beifuß zur Linderung von Nachtschweiß.	Bei Schwangerschaft meiden.
Am besten in einem Absud aus 50 g Kraut auf 750 ml Wasser oder Weintonikum.	Den Absud mit Nu zhen zhi, Gou qi zi, Shu di huang oder Zimt mischen.	Sollte bei Durchfall vermieden werden.
Jeden Morgen 10 Tropfen in Wasser oder zwei 200 mg-Kapseln des Pulvers.	Alleiniges Heilmittel oder 15 g Pulver mit 5 Gelbwurzpulver in Kapseln zur Linderung von Hitzewallungen und anderen Symptomen.	Hohe Dosen können Kribbeln auf der Haut verursachen.
Aufguß als Spülung; Creme oder Aufgußöl als Lotion.	5 Tropfen Sonnenhut zur Spülung geben oder Knoblauch innerlich anwenden.	
5 ml Öl mit 15 ml neutralem Öl mischen, 5 Tropfen auf einen Tampon geben, 4 Stunden in der Vagina lassen; auch in Zäpfchen oder Creme.	Alleiniges Heilmittel oder mit Ringelblumen-Aufgußöl auf einem Tampon; oder 20 Tropfen Teebaumöl und 10 Tropfen Thymianöl auf 20 g Kakaobutter für 12 Zäpfchen.	
Rosenwasser als Lotion oder 2 Tropfen ätherisches Öl in eine Creme.	Creme aus 10 ml Küchenschellentinktur, 20 ml Frauenmanteltinktur, 20 ml Rosenwasser und 50–70 ml emulgierender Salbe.	Für Heilzwecke nur bestes, reines Rosenöl verwenden.
Aufguß oder 3 mal täglich bis zu 5 ml Tinktur.	Mit Lavendel, Hafer oder Frauenmantel; hilft bei nervösem Juckreiz.	Bei Schwangerschaft meiden.
Tinktur oder mit anderen Kräutern in einem Absud.	Mit tonischen Kräutern wie He shou wu, Wu wei zi oder Ling zhi; 1–2 ml Rosen- oder Ziesttinktur zur zusätzliche Stärkung.	
2–3 frische Blätter im Salat; Tinktur oder Aufgußöl zur Massage.	Massageöl aus 2 Tropfen Rosenöl, 5 ml Basilikumöl und 45 ml neutralem Öl; pro Dosis mit 10–20 Tropfen Küchenschellentinktur.	
Aufguß oder Tinktur verwenden.	Mit Lavendel, Eisenkraut oder Basilikum in Tinktur und Aufguß; Morgendosis mit 10–20 Tropfen Mönchspfeffertinktur.	

Schlüssel

Sproßteile

Beeren

Ätherisches Öl

Blühende Triebspitzen

Blätter

Blütenblätter

Wurzel

STANDARD-HEILMITTEL Wenn nicht anders angegeben, basieren alle Rezepte und Mengen auf Standarddosen. Siehe »Herstellen von Heilmitteln auf Kräuterbasis«, Seite 120–125.

SCHWANGERSCHAFT UND GEBURT

Für Generationen von Frauen waren Kräuterheilmittel die einzige Möglichkeit, die Beschwerden der Schwangerschaft und die Schmerzen der Geburt zu lindern. Heute gilt zwar größere Vorsicht bei der Einnahme von Kräutern während der Geburt, aber sie bieten eine gefahrlose Alternative zu herkömmlichen Medikamenten mit möglicherweise schädlichen Nebenwirkungen: Butternuß als sanftes Abführmittel; Brennesseltee, Kresse und Klette bei Anämie, Rotulmenpulver oder Eibischwurzel bei Sodbrennen. Gegen morgendliche Übelkeit gibt es eine Vielzahl von Heilmitteln. Frauen, die während der Schwangerschaft häufig unter Übelkeit leiden, stellen manchmal fest, daß die regelmäßige Einnahme nur eines Medikaments die Übelkeit noch verstärkt. Eine Auswahl verschiedener Tinkturen bringt hier Erleichterung. Der Uterus kann auf die Geburt vorbereitet werden, indem man den Unterleib während der letzten drei Wochen mit tonischen Kräutern oder verdünntem Salbeiöl einreibt. Nach der Geburt hilft ein Tee aus Basilikum und Herzgespann bei der Lösung der Plazenta. Wöchnerinnen sollten alle 1–2 Stunden homöopathische Arnika D6-Tabletten zur Heilung des angegriffenen Gewebes einnehmen.

SIEHE AUCH: Anämie, Seite 150; Verstopfung, Seite 152; Sodbrennen, Seite 154; Krampf, Seite 160; Krampfadern, Seite 160.

LEIDEN	HEILMITTEL	
	Kräuter	**Wirkung**
Morgendliche Übelkeit Übelkeit und Erbrechen (während der ersten drei Monate der Schwangerschaft), häufig beim Aufstehen, kann aber auch den ganzen Tag anhalten. In schweren Fällen (*Hyperemesis gravidarum*) kann eine Krankenhausbehandlung wegen Gefahr von Leberschäden und Dehydration angezeigt sein. **Schlüsselsymptome** • Erbrechen beim Aufstehen • Gefühl der Übelkeit.	*Ballota nigra* **Schwarznessel** (siehe Seite 182)	Beugt Erbrechen vor; beruhigend; hilft bei nervöser Verdauungsstörung.
	Chamaemelum nobile **Römische Kamille** (siehe Seite 47)	Verringert die Übelkeit und beruhigt den Magen; auch als entspannendes Nervenmittel bei Stress.
	Zingiber officinale **Ingwer** (siehe Seite 115)	Beugt Erbrechen vor; im Krankenhaus bei *Hyperemesis-gravidarum*-Patientinnen erfolgreich eingesetzt.
Geburtsvorbereitung Kräuter werden seit langem dazu eingesetzt, den Körper durch Stärkung der Uterusmuskulatur auf die Geburt vorzubereiten.	*Mitchella repens* **Rebhuhnbeere** (siehe Seite 182)	Kräftigt und stimuliert den Uterus; adstringierende und stärkende Wirkung auf das Nervensystem.
	Rubus idaeus **Himbeere** (siehe Seite 93)	Stärkt den Uterus.
Dammriß Ein Dammriß kann schmerzhaft sein und nur langsam heilen. Diese Kräuter helfen auch bei Bluterguß und wunden Stellen. **Schlüsselsymptom** • Ein Dammriß während der Geburt, der genäht werden muß.	*Hypericum perforatum* **Johanniskraut** (siehe Seite 68) (Blühende Triebspitzen)	Entzündungshemmend, heilend und adstringierend.
	Ranunculus ficaria **Scharbockskraut** (siehe Seite 182)	Stark adstringierend.
	Symphytum officinale **Beinwell** (siehe Seite 101)	Heilend – fördert das Zellwachstum und verringert die Narbenbildung.
Probleme beim Stillen Viele Gründe schrecken Frauen vom Stillen ab: Der Säugling kann beim Trinken Schwierigkeiten haben, die Brustwarzen können wund werden oder die Milch nicht ausreichen. **Schlüsselsymptome** • Wunde Brustwarzen • Mangel an Milch • Übermäßiges Milchangebot, Milchstau.	*Brassica oleracea* **Kohl** (siehe Seite 42)	Entzündungshemmend und heilend; hilft bei Milchstau und Brustdrüsenentzündung.
	Calendula officinalis **Ringelblume** (siehe Seite 43)	Antiseptisch, entzündungshemmend und beruhigend bei trockener Haut.
	Galega officinalis **Geißraute** (siehe Seite 180)	Fördert den Milchfluß und die Brustentwicklung.

Fallbeispiel: Blutungen während der Schwangerschaft

PATIENTIN: Julia, 32 Jahre alt, glücklich verheiratet, zwei Töchter (2 und 4 Jahre alt), am Anfang der dritten Schwangerschaft.

KRANKENGESCHICHTE UND BESCHWERDEN: Während der ersten beiden Schwangerschaften hatte Julia ständig unter Blutungen gelitten und den Großteil der neun Monate im Bett verbracht. Sie fürchtete nun einen ähnlichen Verlauf der dritten Schwangerschaft und erhebliche Probleme mit den beiden lebhaften Kleinkindern und dem Familienleben. In der sechsten Schwangerschaftswoche hatten sich bereits leichte Blutungen eingestellt. Die traditionelle chinesische Medizin schreibt viele Arten der vom Uterus ausgehenden Blutungen einer Schwäche der Kanäle oder Meridiane Chong (Lebens-energie) und Ren (Verantwortung) zu. Der Ren-Kanal steht in enger Verbindung zu allen Yin-Kanälen im Körpe, der Chong-Kanal ist mit allen anderen Kanälen verknüpft; beide beginnen im Uterus. Diese Kanäle werden mit Geburt assoziiert, »Kälte« oder Mangel in diesen Bereichen kann zu Blutungen während oder nach der Schwangerschaft führen.

BEHANDLUNG: Kräuterkapseln, die Dang gui, Shu di huang, Ai ye, Bai shao yao, Süßholz und Chuan xiong enthielten und die Kanäle mit Wärme und Nahrung versorgen sollten.

ERGEBNIS: Innerhalb von zwei Wochen hörte die Blutung auf. Julias Schwangerschaft verlief normal, sie brachte zum Termin eine gesunde Tochter zur Welt.

Anwendung	Mischungen	Warnung
Bis zu 3mal täglich höchstens 2ml Tinktur in heißem Wasser oder einen schwachen Aufguß trinken.	Bei Andauern der Symptome mit anderen Heilmitteln abwechseln.	
Vor dem Aufstehen eine Tasse Aufguß oder nach Bedarf 5–10 Tropfen Tinktur (bis zu 5ml täglich).	Am besten als alleiniges Heilmittel; bei Bedarf Wechsel mit Zitronenmelisse, Fenchel, Basilikum, Ingwer oder Pfefferminze.	Die angegebene Dosis nicht überschreiten.
Bis zu 1g pro Dosis Kräuterpulver in Kapseln oder bei Bedarf 2–5 Tropfen Tinktur (bis zu 1ml pro Tag).	Am besten als alleiniges Heilmittel; bei Bedarf auch Wechsel mit anderen Heilmitteln.	Dosis nicht überschreiten; am Anfang der Schwangerschaft maßvoll einsetzen.
Während der letzten beiden Schwangerschaftsmonate täglich eine Tasse Aufguß.	Als alleiniges Heilmittel oder zusammen mit Himbeerblättern.	
Während der letzten beiden Schwangerschaftsmonate täglich eine Tasse Aufguß; während der Wehen in großen Mengen trinken.	Verwendung als alleiniges Heilmittel während der Schwangerschaft; während der Wehen den Aufguß mit Rosenblütenblättern und Ziest mischen.	
Aufgußöl oder starker Aufguß für ein Sitzbad.	Aufgußöl mit Lavendel- oder Ringelblumenöl mischen; den Aufguß für ein Bad mit getrockneten Sproßteilen mischen.	
Die Creme auf die betroffenen Stellen streichen.	Mit Zaubernuß eine gute Mischung.	Nicht innerlich anwenden.
Creme, Aufgußöl oder Salbe auf die betroffenen Stellen streichen oder den Aufguß in ein Sitzbad geben.	20ml Aufgußöl mit 2ml Lavendelöl mischen.	Kann schnell heilen; nur bei sauberen Wunden anwenden.
Ein Blatt glattstreichen und zwischen Brust und Büstenhalter legen.	Alleiniges Heilmittel; beim Abstillen Salbeitee trinken, um den Milchfluß zu verringern.	
Nach dem Stillen Creme auf die wunden Brustwarzen streichen.	Alleiniges Heilmittel oder die Creme mit Rebhuhnbeere mischen.	
Aufguß aus 15g Kraut und 500ml Wasser oder pro Dosis bis zu 2ml Tinktur.	Mit anderen Kräutern zur Förderung des Milchflusses, z.B. Fenchel, Dill, Griechisch Heu und Mariendistel.	

Schlüssel

Sproßteile

Blüten

Blätter

Blütenblätter

Wurzel

STANDARD-HEILMITTEL Wenn nicht anders angegeben, basieren alle Rezepte und Mengen auf Standarddosen. Siehe »Herstellen von Heilmitteln auf Kräuterbasis«, Seite 120–125.

BESCHWERDEN ÄLTERER MENSCHEN

Wer den Körper als Maschine betrachtet, sieht in Altersbeschwerden einen mechanischen Verfall: Gelenkabnutzung führt zu Osteoarthritis; der Kampf des Verdauungssystems gegen langjährige ballaststoffarme Ernährung und Abführmittel resultiert in Verstopfung und Divertikulose; die geistigen Fähigkeiten lassen nach. Die chinesische Medizin dagegen assoziiert Alterserscheinungen mit einem Mangel an Lebenskraft: Rückgang der Nierenkraft – ein Schlüsselfaktor im Menopausensyndrom (siehe Seite 168) – ist verantwortlich für Inkontinenz, Ohrensausen und Schwerhörigkeit, Leiden, die so viele alte Menschen befallen. Stärkende Kräuter wie He shou wu, Nu zhen zi oder Han lian cao lindern häufig diese Beschwerden. Die Chinesen erklären einige Verdauungsprobleme älterer Menschen mit einer Qi- oder Energieschwäche. Hier hilft Huo ma ren, der Samen der *Cannabis sativa* spp. *indica* oder

Marihuana (im Westen sind diese meist vorgekocht erhältlich, um den illegalen Anbau zu verhindern.) Je nach Symptomen können diese Kräuter in Kombination mit anderen wie Aprikosensamen (Xing ren), Bitterorange, Bai shao yao, Rhabarberwurzel oder Dang gui verabreicht werden. Kräutertonika wirken auch Symptomen geistiger Verwirrung entgegen: In China war Ginseng schon immer bei wohlhabenden Menschen beliebt; in der ayurvedischen Medizin spielt Chyavan Prash, eine Mischung aus etwa 20 Kräutern, die manchmal noch mit Blattsilber oder -gold ergänzt wird, eine ähnliche Rolle. Solche Qi-Tonika können einen Rückgang der Geisteskraft zwar nicht verhindern, aber sie erhöhen die Energie und stärken die Wachsamkeit. Kräuter können auch bei schweren Krankheiten, wie etwa Morbus Parkinson, hilfreich sein. Die Tollkirsche, ein hochgiftiges Heilmittel, das für den

LEIDEN	HEILMITTEL		
	Kräuter		**Wirkung**
Alterszucker Insulinmangel läßt die Blutzuckerwerte ansteigen; meist durch Übergewicht und Ernährungsfehler verursacht; in der Regel keine Insulinabhängigkeit. **Schlüsselsymptome** • Übermäßiger Durst und Harndrang • Geistige Verwirrung • Gewichtsverlust • Lethargie.	*Galega officinalis* **Geißraute** (siehe Seite 180)		Aktiviert die Langerhans-Inseln in der Bauchspeicheldrüse, die für die Insulinproduktion verantwortlich sind.
	Trigonella foenum-graecum **Griechisch Heu** (siehe Seite 106)		Hypoglykämisches Kraut – in Versuchen hat es die Zuckerwerte im Urin um 50% verringert.
	Vaccinium myrtillus **Heidelbeere** (siehe Seite 109)		Hypoglykämisches Mittel, das die Insulinproduktion steigert.
Inkontinenz Unfreiwilliges Wasserlassen, das mit einer Schwäche der Beckenbodenmuskulatur, verstopftem Blasenauslaß oder Mangel an Nieren-Qi zusammenhängt. **Schlüsselsymptome** • Dringender, häufiger Harndrang • Bettnässen • Tröpfelharn bei Husten oder Lachen.	*Astragalus membranaceus* **Huang qi** (siehe Seite 181)		Erhöht die Lebensenergie und reguliert den Wasserstoffwechsel.
	Cupressus sempervirens **Echte Zypresse** (siehe Seite 180)		Adstringierendes und entspannendes Öl; gut bei jeder übermäßigen Flüssigkeitsproduktion.
	Equisetum arvense **Schachtelhalm** (siehe Seite 55)		Heilend und stärkend für die Schleimhäute der Harnwege.
Vergeßlichkeit oder Verwirrung Dieser Zustand tritt im Alter häufig auf und kann mit kräftigenden Kräutern behandelt werden, die das Nieren-Qi bzw. die Yin- oder Yang-Energien stärken (siehe Seite 178).	*Emblica officinalis* **Myrobalanenbaum** (siehe Seite 181)		Yin-Tonikum; wird in der ayurvedischen Medizin bei Senilität eingesetzt.
	Hydrocotyle asiatica **Gotu kola** (siehe Seite 181)		Nerventonikum, mit dem die ayurvedische Medizin geistige Ruhe und Klarheit fördert.
	Salvia officinalis var. *purpurea* **Roter Salbei** (siehe Seite 95)		Traditionell in vielen mittelalterlichen Tonika für langes Leben; gutes Qi-Tonikum.

Hausgebrauch ungeeignet ist, wurde bis vor kurzem zur Behandlung dieser Krankheit eingesetzt. Das krampflösende Kraut verringert den Speichelfluß und das Zittern. Aus ihm wurde ursprünglich das Atropin gewonnen, mit dem die Schulmedizin die Parkinsonsche Krankheit behandelt. Die verwandten Pflanzen Bilsenkraut und Stechapfel sind ebenfalls wirksam, aber auch sie eignen sich nicht für den Hausgebrauch. Einige Fachleute behaupten, daß ganze Pflanzen sich besser zur Kontrolle des Morbus Parkinson eignen als das synthetisch hergestellte Atropin oder andere chemische Derivate.

WICHTIG: Der Stoffwechsel verändert sich im Alter, Dosierungen für alte Menschen sollten deshalb niedriger verabreicht werden als für Erwachsene in den besten Jahren.

SIEHE AUCH: Arthritis, Seite 130; Verstopfung, Seite 152; Prostatabeschwerden, Seite 158; Stärkende Kräuter, Seite 178.

Fallbeispiel: Alterszucker

PATIENT: Heinz, 72 Jahre alt, übergewichtig, bewegungsfaul.

KRANKENGESCHICHTE UND BESCHWERDEN: Heinz hatte sich schlapp gefühlt und dauernd über Durst geklagt. Eine Blutuntersuchung beim Hausarzt ergab übermäßig hohe Blutzuckerwerte und ließ Altersdiabetes vermuten. Er erhielt einen Diätplan und sollte abnehmen. Mehrmals durchgeführte Urinuntersuchungen ergaben regelmäßig zu hohe Glukosewerte.

BEHANDLUNG: Da Heinz keine Medikamente einnehmen wollte, konzentrierte man sich auf die Ernährung. Er aß, große Mengen Knoblauch, Zwiebeln und Arme Ritter, die zusätzlich zu einer Verringerung des Blutzuckers führten. Nach den Mahlzeiten nahm er Griechisch-Heu-Pulver ein und trank einen Tee aus Geißraute- und Heidelbeerblatt.

ERGEBNIS: Innerhalb weniger Tage sanken die Zuckerwerte im Urin, nach einer weiteren Woche hatten sie sich fast normalisiert. Heinzens Arzt war nach einem Monat mit den Ergebnissen zufrieden und setzte die Medikamente ab.

Anwendung	Mischungen	Warnung
Aufguß oder Tinktur vor den Mahlzeiten.	Alleiniges Heilmittel oder mit Brennessel- oder Heidelbeerblatt im Aufguß; mit 2–4 ml Sumachtinktur pro Dosis. Ballaststoffreiche Ernährung mit viel Knoblauch.	Die Blutzuckerwerte regelmäßig kontrollieren.
Nach den Mahlzeiten bis zu 1 g Kräuterpulver (Kapseln) oder Absud.	Ballaststoffreiche Ernährung mit viel Knoblauch; auf Wunsch Ergänzung der Kapseln mit Nelken- oder Zimtpulver.	Die Blutzuckerwerte regelmäßig kontrollieren.
Aufguß vor den Mahlzeiten.	Den Aufguß mit Geißraute oder Brennessel mischen; ballaststoffreiche Ernährung mit viel Knoblauch.	Die Blutzuckerwerte regelmäßig kontrollieren.
Absud mit anderen Kräutern, 1–2 g-Dosen Kräuterpulver in Kapseln oder Tinktur.	Den Absud mit Dang gui, Chuan xiong und Chi shao yao mischen.	Bei übermäßiger »Hitze« oder Yin-Mangel meiden.
50 Tropfen Zypresse und 25 ml Mandelöl mischen und 2mal täglich den Unterleib massieren.	Alleiniges Heilmittel oder aus 25 ml verdünntem Zypressenöl und 10–25 Tropfen Pinienöl ein Massageöl mischen.	
2mal täglich 10 ml Saft.	Alleiniges Heilmittel oder mit 2–5 ml Johanniskraut- oder Sumachtinktur pro Dosis.	
Die frischen, getrockneten oder gedämpften Früchte (indische Stachelbeere) essen.	Wird im allgemeinen in Chyavan Prash (einem Kräutergelee, der auf indischen Märkten und in Restaurants erhältlich ist) verzehrt.	
Aufguß oder Tinktur in 5–10 ml-Dosen.	Alleiniges Heilmittel oder mit Han lian cao in Aufguß oder Tinktur.	
Täglich eine Tasse Aufguß oder 10 ml Tinktur.	Alleiniges Heilmittel oder mit Rosmarin.	Kann bei Epileptikern Anfälle auslösen; sie sollten das Kraut meiden.

Schlüssel

Sproßteile

Ätherisches Öl

Frucht

Blätter

Rhizom

Samen

STANDARD-HEILMITTEL Wenn nicht anders angegeben, basieren alle Rezepte und Mengen auf Standarddosen. Siehe »Herstellen von Heilmitteln auf Kräuterbasis«, Seite 120–125.

BESCHWERDEN BEI KINDERN

Sanfte Kräuter eignen sich bestens zur Behandlung von Beschwerden bei Kindern. Beruhigende und entspannende Heilmittel wie Kamille oder Linde besänftigen und machen schläfrig. Bei Fieber sind kühlende Kräuter wie Holunderblüte, Schafgarbe und Katzenminze geeignet, und Sonnenhut ist ein hervorragendes Antibiotikum. Bei Husten setzt man Ysop-, Süßholz- oder Andornsirup ein; bei hartnäckigem Katarrh werden Milch- durch Sojaprodukte ersetzt sowie Gundermann und Augentrost als Kapseln oder Tinktur verwendet; Soja enthält viel Kalzium, so daß problemlos auf Milchprodukte verzichtet werden kann. Hyperaktivität kann auf eine Nahrungsmittelallergie zurückzuführen sein, dann sollten Farbstoffe (vor allem E 102 und E 110) vermieden werden. Verstopfung muß mit sanften Laxantien anstatt mit starken Abführmitteln behandelt werden. Wegerichsamen (Samen Psyllii) im Müsli oder Butternuß sind Rhabarberwurzel oder Kassie vorzuziehen. Leider schmecken viele Kräuter unangenehm, so daß Kinder sie nicht gern einnehmen. Säuglingen kann man einen schwachen Aufguß aus Kamille oder Lindenblüte in der Flasche verabreichen. Stillende Mütter sollten das Heilmittel selbst einnehmen und es über die Milch an das Baby weitergeben. Dies gilt besonders für

LEIDEN	HEILMITTEL	
	Kräuter	Wirkung
Windelausschlag und Kopfekzem Schmerzender und wunder Windelausschlag kann durch Stuhlreizungen oder nasse Windeln verursacht werden, aber auch durch eine Hefepilzinfektion, besonders wenn die stillende Mutter Antibiotika einnimmt. Beim Kopfekzem handelt es sich um eine schuppige Dermatitis der Kopfhaut, oft ausgelöst durch übermäßig aktive Schweißdrüsen; dies ist weder schlimm noch ansteckend. **Schlüsselsymptome** • Windelausschlag: wunde, rote, schmerzende Entzündung um den Anus oder im Windelbereich • Kopfekzem: schuppige Kruste auf der Kopfhaut.	*Arctium lappa* **Klette** (siehe Seite 38)	Reinigt und beruhigt die Schweiß- und Öldrüsen der Kopfhaut bei Ekzem.
	Plantago major **Wegerich** (siehe Seite 86)	Lokal heilend und beruhigend.
	Symphytum officinale **Beinwell** (siehe Seite 101)	Fördert das Zellwachstum; lindernd und beruhigend.
	Viola tricolor **Feldstiefmütterchen** (siehe Seite 114)	Beruhigend und entzündungshemmend; hilft bei vielen Hautkrankheiten.
Kolik Eine Kolik wird durch krampfartige Kontraktionen der Eingeweide oft auf Grund von Blähungen verursacht; meist Folge von überhastetem Essen oder zu kurzen Essenszeiten. **Schlüsselsymptome** • Schmerz, Säuglinge schreien laut • Gespannter, aufgeblähter Bauch • Blähungen.	*Chamaemelum nobile* **Römische Kamille** (siehe Seite 47)	Beruhigend, entblähend und krampflösend; gut bei Aufregung und nervösem Magen.
	Foeniculum officinale **Fenchel** (siehe Seite 59)	Entblähend; hilft bei Bauchgrimmen.
	Nepeta cataria **Katzenminze** (siehe Seite 181)	Entblähend und krampflösend; macht ruhelose Säuglinge schläfrig.
Magen-Darm-Verstimmungen (Gallenanfälle bei Kindern können eine Art Migräne sein und mit Nahrungsmittelunverträglichkeit zusammenhängen.) **Schlüsselsymptome** • Plötzlicher Durchfall mit Erbrechen • Magenschmerzen.	*Agrimonia eupatoria* **Odermennig** (siehe Seite 31)	Adstringierend und heilsam für die Magenschleimhaut; fördert den Gallenfluß; hilft bei Nahrungsmittelallergien; gut bei Durchfall.
	Geranium maculatum **Gefleckter Storchschnabel** (siehe Seite 180)	Adstringierend und stärkend bei Durchfall und Gastritis.

Kolikarzneien wie Dill oder Haargerste. Kleinkinder nehmen Pulver oder Tinkturen leichter mit einem halben Teelöffel Honig. Kapseln eignen sich, sobald das Kind diese schlucken kann. Manche Kinder schlucken auch verdünnte Tinkturen, die auf die Zunge getröpfelt werden; bei Bedarf kann man sie mit Pfefferminze, Süßholz oder Himbeeressig geschmacklich verbessern. Bei Säuglingen oder bei längerem Einsatz sollten nur alkoholfreie Tinkturen verwendet werden (siehe Seite 125).

SIEHE AUCH: Infektionen und Fieber, Seite 134; Katarrh, Seite 136; Ohrenschmerzen, Seite 140; Ekzem, Akne und Pilzinfektionen, Seite 144; Heuschnupfen, Seite 156.

Wichtige Anmerkung

Je nach Alter müssen die Dosen für Kinder verringert werden. Wenn nicht anders erwähnt, handelt es sich bei allen Mengenangaben auf diesen und den folgenden beiden Seiten um Erwachsenendosen. Kindern sollten die folgenden Dosen verabreicht werden:

ALTER	DOSIS (Bruchteile der Erwachsenendosis)
0– 1 Jahr	ein Zwanzigstel
1– 2 Jahre	ein Zehntel
3– 4 Jahre	ein Fünftel
5– 6 Jahre	drei Zehntel
7– 8 Jahre	zwei Fünftel
9–10 Jahre	die Hälfte
11–12 Jahre	drei Fünftel
13–14 Jahre	vier Fünftel
15 und mehr Jahre	die volle Dosis

Anwendung	Mischungen	Warnung
Säuglingen unter 10 kg 5 Tropfen Tinktur, über 10 kg 10 Tropfen Tinktur in die Flasche geben.	Bei Kopfekzem mit Feldstiefmütterchen mischen.	
Salbe oder Aufgußöl nach Bedarf; frische, gewaschene, zermahlene Blätter beim Wechseln in die Windel geben.	Bei Pilzinfektion 1–2 Tropfen Teebaumöl auf 5 ml Aufgußöl.	
Salbe oder Aufgußöl nach Bedarf; bei Windelausschlag eine Paste aus Wurzelpulver als Umschlag.	Beim Windelwechsel Pfeilwurzelpuder anstelle von Babypuder verwenden.	Wirkt schnell heilend; die betroffene Stelle muß sauber sein.
Aufguß als Waschlösung für die betroffenen Stellen; bei Windelausschlag das Aufgußöl oder Salbe, bei Kopfekzem Creme.	Nach Wunsch der Waschlösung oder Creme Zitronenmelisse oder Gundermann beimengen. Die harte Kruste des Kopfekzems über Nacht mit Pflanzenöl aufweichen.	
Homöopathische Chamomilla D3: Säuglinge 3mal täglich 5–10 Tropfen oder 1–5 zerdrückte kleine Pillen.	Alleiniges Heilmittel; stillende Mütter trinken Kamillentee, um sich selbst zu entspannen und die Kolik des Säuglings zu lindern.	Die angegebene Dosis nicht überschreiten.
Säuglingen 5–10 Tropfen Tinktur in ein Fläschchen Wasser geben oder unter die Nahrung mengen; stillende Mütter sollten vor den Mahlzeiten eine Tasse Aufguß trinken.	Als Alternative kann Dill auf die gleiche Weise eingesetzt werden.	
5–10 Tropfen Tinktur in die Babyflasche voll Wasser oder ins Essen geben oder einen verdünnten Aufguß einsetzen.	Als alleiniges Heilmittel verwenden.	
Aufguß oder Tinktur verwenden (Dosierung siehe Tabelle oben).	Bei nervösem Magen mit Kamille, Katzenminze oder Zitronenmelisse; bei Entzündungen zusammen mit etwas Eibisch.	Bei Verstopfung meiden.
Aufguß oder Tinktur verwenden (Dosierung siehe Tabelle oben).	Mit Odermennig, Mädesüß, Eibisch oder Kamille zur Verstärkung der Wirkung.	

Schlüssel

Sproßteile

Blüten

Blätter

Wurzel

Samen

STANDARD-HEILMITTEL Wenn nicht anders angegeben, basieren alle Rezepte und Mengen dieser und der folgenden beiden Seiten auf Standarddosen für Erwachsene. Siehe »Herstellen von Heilmitteln auf Kräuterbasis« (Seite 120–125).

LEIDEN	HEILMITTEL	
	Kräuter	Wirkung
Schlaflosigkeit Schlaflose Säuglinge sind eine Belastung für die ganze Familie. Überprüfen Sie die Raumtemperatur; seien Sie besonders liebevoll, falls die Schlafstörung mit Unsicherheit zusammenhängt.	*Chamaemelum nobile* **Römische Kamille** (siehe Seite 47)	Beruhigend, entblähend und krampflösend; ideal bei Übererregung.
	Eschscholzia californica **Schlafmützchen** (siehe Seite 182)	Beruhigend, leicht hypnotisch und krampflösend; gut bei Übererregung.
Fadenwürmer Parasitäre Würmer bei Kindern sind häufig verursacht durch mangelnde Hygiene. Sie sind in der Regel harmlos. **Schlüsselsymptome** • Analer Juckreiz • Weiße, fadenförmige Würmer im Stuhl.	*Allium ursinum* **Bärenlauch** (siehe Seite 180) (Zwiebel)	Wirkungsvolles antiseptisches Mittel, dem Knoblauch ähnlich.
	Brassica oleracea **Kohl** (siehe Seite 42)	Traditionelles Heilmittel für Darmwürmer; antibakteriell und heilend.
Nissen Die Eier von Kopfläusen im Haar. **Schlüsselsymptom** • Juckreiz auf dem Kopf.	*Melaleuca alternifolia* **Teebaum** (siehe Seite 182)	Wirkungsvolles antiseptisches Mittel; auch antibakteriell und pilztötend.
Zahnen Säuglinge zwischen 4 und 5 Monaten können unter Zahnschmerzen leiden.	*Chamaemelum nobile* **Römische Kamille** (siehe Seite 47)	Sedierend, entblähend, krampflösend.
Hyperaktivität Übermäßige Aktivität durch Nahrungsmittelunverträglichkeit, »Leberfeuer« oder zu starkes Leber-Qi.	*Prunella vulgaris* **Xia ku cao** (siehe Seite 88) (Blütenstände)	In der chinesischen Medizin zur Beruhigung von »Leberfeuer«, das übermäßige Erregbarkeit verursacht.
Bettnässen Angeborene Fehlfunktion oder durch Unsicherheit, Aufregung oder leichte Harnwegsinfekte verursacht.	*Rhus aromatica* **Sumach** (siehe Seite 182)	Adstringierend und stärkend für die Harnwege; schon lange bei kindlichem Bettnässen eingesetzt, obwohl Wirksamkeit wissenschaftlich kaum belegt.
Reisekrankheit Übelkeit und Erbrechen auf Grund von Bewegung treten bei Kindern bei Autofahrten oder Seereisen häufig auf.	*Mentha piperita* **Pfefferminze** (siehe Seite 79)	Beugt Erbrechen vor; krampflösend.
	Zingiber officinalis **Ingwer (Gan jiang)** (siehe Seite 115)	Beugt Erbrechen vor; entblähend.
Kinderinfektionen und Fieber Ein plötzlicher Anstieg der Körpertemperatur ist bei Kinderkrankheiten häufig. Hier helfen kühlende Fieberkräuter. Viele kindliche Infektionskrankheiten erfordern ärztliche Behandlung. Doch Kräuter sind hilfreiche Alternativen zu herkömmlichen Antibiotika bei der Therapie von Mumps, Masern, Windpocken und anderen Infektionen.	*Echinacea*-Arten **Sonnenhut** (siehe Seite 53)	Bekämpft Bakterien und Viren; stärkt die Abwehrkräfte gegen Infektionen; hilft bei septischen und Infektionskrankheiten.
	Hyssopus officinalis **Ysop** (siehe Seite 69)	Entspannend und schleimlösend; hilft bei kindlichem Husten und Infektionen der Atemwege.
	Lonicera japonica **Jin yin hua** (siehe Seite 76) (Blütenknospen)	Kühlt bei Fieber; antibakteriell und entzündungshemmend.

Anwendung	Mischungen	Warnung
Säuglingen 100–500 ml Aufguß oder 2–3 Tropfen ätherisches Öl ins Badewasser geben.	Alleiniges Heilmittel; stillende Mütter trinken Kamillentee, um sich selbst und ihren Säugling zu entspannen.	Die angegebene Dosis nicht überschreiten.
Aufguß oder Tinktur etwa 30 Minuten vor dem Schlafengehen (Dosierung siehe Tabelle Seite 175).	Etwas Honig beimengen, um für Kinder den Geschmack zu verbessern; mit Kamille oder Lindenblüten zur Verstärkung der beruhigenden Wirkung.	
Aufguß oder 10 ml Saft; auch als wöchentlicher Einlauf.	Alleiniges Heilmittel; älteren Kindern kann auch Knoblauch verabreicht werden.	
3 Tage lang jeden Morgen ein Glas Saft (mögen Kinder nicht sehr gern).	Mit Möhrensaft mischen. Als Alternative dem Kind 2 Tage lang nur geriebene Möhren zu essen geben.	
Einige Tropfen Öl auf einen feinen Kamm geben und das Haar gut durchkämmen; oder dem Haarwaschmittel/ der Spülung 5–10 Tropfen zugeben; tägliche Wiederholung.	Alleiniges Heilmittel oder mit verdünntem Zitronenöl (höchstens 5 Tropfen auf 25 ml neutrales Öl – kann zu Reizungen führen).	
Chamomilla D3 (siehe Kolik auf Seite 174) oder 1–2 Tropfen Öl auf einen feuchten Wattebausch geben und auf das Zahnfleisch reiben.	Zusätzlich 1 Tropfen ätherisches Nelkenöl auf den Bausch geben. Einen schwachen Lindenblütenaufguß in der Flasche geben.	Die angegebene Dosis des ätherischen Öls nicht überschreiten.
Aufguß oder Tinktur vermengen (Dosierung siehe Tabelle Seite 175).	Mit beruhigenden Nervenmitteln wie Kamille oder Ziest. Zur Beruhigung der Leber mit einer kleinen Menge Eisenkraut oder Bai shao yao; bei Nahrungsmittelallergien mit Odermennig.	
Bis zu 3mal täglich 10–15 Tropfen Tinktur.	Mit Maisgriffeln oder Schachtelhalm bei Verdacht auf Harnwegsinfekt; mit Johanniskraut oder Ziest bei nervösen Beschwerden.	
Tinktur in Tropfendosis während der Reise.	Ältere Kinder bekommen Pfefferminze-Süßigkeiten.	Nicht für Säuglinge.
1–2 200 mg-Kapseln vor der Reise.	Am besten als alleiniges Heilmittel; Ingwersüßigkeiten oder kandierten Ingwer für Kleinkinder.	
3mal täglich zwei 200–250 mg-Kapseln des Wurzelpulvers oder 10 ml Tinktur (Dosierung siehe Tabelle Seite 175).	Gutes alleiniges Heilmittel; bei Fieber mit Holunderblüte, Katzenminze oder Schafgarbe. Bei Mumps mit 2–5 ml Kletten-Labkraut-Tinktur. Bei Masern und Übelkeit mit 2–5 Tropfen frischer Ingwertinktur.	Hohe Dosen können gelegentlich zu Übelkeit und Erbrechen führen.
Täglich bis zu 10 ml Tinktur oder Aufguß (Dosierung siehe Tabelle Seite 175).	Bei Infektionen und Fieber mit Holunderblüte, Katzenminze oder Sonnenhut; zur Beruhigung der Schleimhäute bei Reizhusten mit Weißem Andorn.	
Aufguß oder Tinktur verwenden (Dosierung siehe Tabelle Seite 175).	Bei heißen, fiebrigen Zuständen mit Holunderblüte, Pfefferminze, Katzenminze oder etwas Lian qiao. Verwendung kühlender Lotionen wie Rosenwasser mit Boretschsaft oder Sternmierencreme zur Linderung juckender Hautausschläge bei Windpocken.	

Schlüssel

Sproßteile

Ätherisches Öl

Blüten

Blätter

Wurzel

Wurzelrinde

STANDARD-HEILMITTEL Wenn nicht anders angegeben, basieren alle Rezepte und Mengen dieser und der vorausgehenden beiden Seiten auf Standarddosen für Erwachsene. Siehe »Herstellen von Heilmitteln auf Kräuterbasis« (Seite 120–125).

STÄRKENDE KRÄUTER

Kräuter werden seit Jahrtausenden zur Wiederherstellung der Energie, zur Stärkung des Geistes und zur Kräftigung bestimmter Körperorgane verwendet. Heute sind östliche Tonika wie Ginseng oder Dang gui beliebter als traditionelle westliche Kräutermittel wie Rosmarin und Salbei. Für tonische Kräuter gibt es verschiedene Einteilungen: die Energie oder das Qi anregend; das Blut und die Körperflüssigkeiten stärkend; die »Humores« der ayurvedischen Medizin ausgleichend (siehe Seite 12–13); das Immunsystem stärkend; das Jing, also die Lebenskraft unterstützend, welche die chinesische Medizin in den Nieren postiert und als Quelle unserer Kreativität und Fortpflanzungsfähigkeit ansieht. Naturheiltherapeuten assoziieren die Tonika mit bestimmten Organen und Meridianen des Körpers: Bai zhu z.B. bei Verdauungsstörungen, Echter Alant für die Lungen, Johanniskraut für die Nerven. Kräutertonika werden auch zur Stärkung des Geistes eingesetzt: Die Taoisten verwendeten Ling zhi und He shou wu, um den Verstand zu schärfen, in Indien werden dafür Amalaki und Shatavari eingesetzt.

WICHTIG: Stärkende Kräuter sollten im akuten Krankheitsstadium nur unter ärztlicher Aufsicht verabreicht werden.

Tonika zur Förderung von Energie und Qi

Im Osten gilt Krankheit oft als Zeichen von Energiemangel (Yin oder Yang), man behandelt sie mit verschiedenen Energie- oder Qi-Tonika. Ein Mangel kann Stagnation verursachen, zu deren Symptomen Völlegefühl, Brust- und Kopfschmerzen gehören. Kräuter, die die Energie »bewegen« wie Chen pi oder Ingwer, werden oft anderen Heilmitteln zugegeben. Energiespendende Kräuter helfen auch bei Erschöpfung und Rekonvaleszenz, z.B. nach einer Grippe.

Symptome von Yang-Mangel
• Häufige Erkältungen oder Infektionen; Müdigkeit
• Wassereinlagerung; Kälte und Blässe
• Blasse, aufgeschwollene Zunge; langsamer, schleppender Puls.

Symptome von Yin-Mangel
• Fiebrigkeit und Nachtschweiß; Durst und trockener Mund
• Schwäche nach langer Krankheit
• Rote, leuchtende Zunge; schneller Puls.

WICHTIG: Die richtige Diagnose ist äußerst wichtig, da die Verwendung falscher Tonika (z.B. Verwendung eines Yang-Tonikums bei einem bestehenden Yang-Überschuß) den Zustand verschlimmern kann. Bei schweren oder hartnäckigen Beschwerden einen Arzt befragen.

Bai zhu
Atractylodes macrocephala
Verwendete Teile: Rhizom.
Wirkung: Energietonikum für Milz und Magen; harntreibend und entblähend; reguliert das Qi, stärkt die unteren Gliedmaßen.
Anwendung: Absud oder Tinktur.
Mischungen: Bei Magenschwäche mit Ban xia und Chen pi, bei Lungenleiden mit Zimt und Fu ling.

Da zao
Ziziphus jujuba
Verwendete Teile: Frucht (Chinesische Dattel).
Wirkung: Energietonikum für Milz und Magen; blutstärkend, nährstoffreich, beruhigend, auch für den Geist; mäßigt die Wirkung toxischer Kräuter.
Anwendung: Absud aus 3–10 Früchten je Dosis oder diese frisch verzehren.
Mischungen: Bei Bedarf mit Ginseng oder Dang gui.

Dang shen
Codonopsis pilosula
Verwendete Teile: Wurzel.
Wirkung: Lindernd und schleimlösend; beeinflußt Lunge und Milz; wird oft als Ersatz für Ginseng verwendet, ist milder und hat stärkere Yin-Eigenschaften. Eignet sich besonders zur Stärkung des Magen-Yin.
Anwendung: Absud, Tinktur oder Weintonikum.
Mischungen: Mit Fu ling, Bai zhu und Süßholz.

Fu ling
Poria cocos
Verwendete Teile: Pilzmycel.
Wirkung: Harntreibend, beruhigend, Energietonikum; beeinflußt das Herz und beruhigt den Geist; stärkt die Milz und bewegt das Qi; stärkt die Yin-Funktionen und reguliert die Körpersäfte.
Anwendung: Tinktur oder bis zu 15 g je Dosis im Absud.
Mischungen: Mit Bai zhu, Dang shen und Süßholz bei Schwäche.

Koreanischer oder Chinesischer Ginseng
Panax ginseng
(siehe Seite 84)
Verwendete Teile: Wurzel.
Wirkung: Fördert die Energie durch kräftigende Wirkung auf alle Körperorgane, vor allem auf Lunge und Milz; lindernd.
Anwendung: Täglich Absud, Tinktur oder 500 mg–4 g Wurzelpulver in Kapseln; im Herbst für 3–4 Wochen als allgemeines Tonikum, um den Körper auf den Winter vorzubereiten.
Mischungen: Bei Schwäche mit Huang qi; bei Asthma und chronischem Husten mit Ingwer.
Warnung: Bei Schwangerschaft und Bluthochdruck hohe Dosen oder langfristige Anwendung meiden.

Ling zhi
Ganoderma lucidum
Verwendete Teile: Sichtbarer Fruchtkörper.
Wirkung: Stimuliert das Immunsystem, Nervenmittel, stärkt den Geist, Herztonikum, antibakteriell, antiallergisch, Hustenmittel; ein taoistisches Kraut, das angeblich Aufmerksamkeit und Entschlossenheit fördert und die Lebenserwartung steigert.
Anwendung: Tinktur oder bis zu 600 mg Pulver in Kapseln täglich.
Mischungen: Alleiniges Heilmittel oder zusammen mit Shiitake.

Sibirischer Ginseng
Eleutherococcus senticosus
Verwendete Teile: Wurzel.
Wirkung: Krampflösend und antirheumatisch; verbessert Ausdauer und Stressbewältigung; weniger erhitzend als Koreanischer Ginseng und gut für Menschen, die diesen zu anregend finden.
Anwendung: Tinktur, 500 mg–2 g Kapseln oder registrierte Tabletten.
Mischungen: Alleiniges Heilmittel.

Wu wei zi
Schisandra chinensis
Verwendete Teile: Frucht.
Wirkung: Adstringierend, beruhigend, Aphrodisiakum; wirksames Nieren- und Hauttonikum; Einsatz bei Schlaflosigkeit und Angst; stärkend für den ganzen Körper, bekannt als »Frucht der fünf Geschmäcke«, die alle Organe beeinflußt; gut bei allergischen Hautproblemen.
Anwendung: Aufguß oder Tinktur; oder 3mal täglich 200–250 mg Wurzelpulver in Kapseln.

HINWEIS: Wer Schwierigkeiten hat, diese Kräuter zu bekommen, erhält Hilfe bei:
Leopold-Apotheke
Leopoldstraße 27
80802 München
Tel.: 0 89-39 64 97
Fax: 0 89-33 95 58

Andere Tonika für Energie und Qi

Amerikanischer Ginseng (*Panax quinquefolius*), Seite 84.
Echter Alant (*Inula helenium*), Seiten 70, 138.
Gotu kola (*Hydrocotyle asiatica*), Seiten 164, 172, 181.
He shou wu (*Polygonum multiflorum*), Seiten 146, 168, 181.
Huang qi (*Astragalus membranaceus*), Seiten 172, 181.
Rosmarin (*Rosmarinus officinalis*), Seiten 92, 146.
Shan yao (*Dioscorea opposita*), Seite 52.

Nierentonika

Die chinesische Medizin hält die Nieren für den Sitz des Jing oder der »Lebensessenz« und assoziiert sie mit Fortpflanzung und Kreativität. In der westlichen Medizin spielen die Hormone, von der Nebennierenrinde produziert, eine ähnliche Rolle. Viele traditionelle Nierentonika beeinflussen auch die Nebennieren.

Symptome für eine Schwäche der Nierenenergie

- Kreuzschmerzen
- Ohrensausen oder Taubheit
- Vorzeitiges Ergrauen der Haare
- Erschöpfung; Impotenz oder Frigidität
- Übermäßiger Harndrang
- Atembeschwerden/Symptome wie bei Asthma
- Morgendlicher Durchfall.

Boretsch

Borago officinalis
(siehe Seiten 41, 164)
Verwendete Teile: Blüten, Blätter.
Wirkung: Stimuliert die Nebennierenrinde, entzündungshemmend, harntreibend, kühlendes Yin-Tonikum; wirkt Depressionen entgegen; reinigt und stärkt die Nieren; kräftigt auch das Yin von Lunge und Herz.
Anwendung: Aufguß; 3mal täglich 10ml Saft oder 3mal täglich 10ml Tinktur.
Mischungen: Saft allein oder zusammen mit He shou wu oder Nu zhen zi.

Bu gu zhi

Psoralea corylifolia
Verwendete Teile: Frucht.
Wirkung: Stärkt das Nieren-Yang; harntreibend, adstringierend, antibakteriell.
Anwendung: Absud.
Mischungen: Mit Wu zhu yu, Wu wei zi, Muskatnuß und Ingwer bei morgendlichem Durchfall auf Grund von Nierenschwäche.
Warnung: Kann die Lichtempfindlichkeit der Haut erhöhen.

Damiana

Turnera diffusa
(siehe Seiten 164)
Verwendete Teile: Sproßteile.
Wirkung: Yang-Tonikum, Aphrodisiakum; harntreibend, stimulierendes Nervenmittel; leicht abführend; antiseptisch für die Harnwege; gut gegen männliche Impotenz und weibliche Frigidität.
Anwendung: 3mal täglich 3ml Tinktur oder 18g Pulver in 500ml Aufguß.
Mischungen: Mit Hafer als Nerventonikum oder mit Bukku zur Erwärmung der Nieren.

Han lian cao

Eclipta prostrata
Verwendete Teile: Sproßteile.
Wirkung: Antibakteriell, adstringierend; Yin-Tonikum, das Nieren und Leber stärkt und blutstillend wirkt; gut bei starker Periodenblutung und Blutungen nach der Entbindung.
Anwendung: Aufguß oder bis zu 10ml Tinktur pro Tag.
Mischungen: Mit Gotu kola als allgemeines Tonikum.

Shi hu

Dendrobium officinale
Verwendete Teile: Stengel.
Wirkung: Yin-Tonikum, das sich besonders für die Nieren eignet; stärkt auch Lunge und Magen und aktiviert die Körpersäfte; kühlend; gut zur Stärkung des Jing sowie bei trockenem Husten und Fieber; steigert angeblich den Sexualtrieb.
Anwendung: Tinktur oder Absud aus 60g Kraut auf 750ml Wasser.
Mischungen: Traditionelle Taoisten verwandten Shi hu mit Süßholz als allgemeines Tonikum.

Zimt

Cinnamomum-Arten
(siehe Seite 48)
Verwendete Teile: Rinde, Zweige.
Wirkung: Wärmendes Tonikum für das Nieren-Yang und die Milz; verdauungsfördernd.
Anwendung: Tinktur, Absud oder Kapseln.
Mischungen: Mit Ginseng oder Huang qi als Energietonikum oder mit Shu di huang bei Menstruationsbeschwerden.

Tonika für Blut und Körpersäfte

Die chinesische Medizin assoziiert Blut und Körpersäfte mit Yin-Energie und stärkt sie durch Kräuter mit Yin-Eigenschaften. Blutarmut kann natürlich mit Anämie zusammenhängen, wenngleich die chinesische Medizin auch Disharmonie der Leber, Herzschwäche und psychische Gründe anführt. Nach der ayurvedischen Lehre fördern diese Kräuter das Kapha (Feuchtigkeit) und lindern die Symptome von übermäßigem Pitta (Feuer) und Vata (Wind). Siehe Seiten 12–13.

Symptome von Blutarmut

- Schwindel, geschwächte Sehkraft
- Lethargie, Herzklopfen
- Trockene Haut, Durst
- Unregelmäßige Menstruation
- Blasse Zunge, Gesicht und Lippen.

Dang gui

Angelica sinensis
(siehe Seiten 36, 150, 166)
Verwendete Teile: Wurzel.
Wirkung: Beruhigend, analgetisch, abführend; senkt den Blutdruck, regt den Kreislauf an, Bluttonikum; einzeln betrachtet möglicherweise das wichtigste stärkende Kraut für Frauen; hilft bei allen gynäkologischen Leiden und während der Menopause; auch ein gutes Tonikum für Männer.
Anwendung: Tinktur oder Tabletten; pro Dosis bis zu 15g in einem Absud.
Warnung: Bei Schwangerschaft und Diabetes regelmäßige oder hohe Dosen meiden.

Di huang

Rehmannia glutinosa
Verwendete Teile: Wurzel.
Wirkung: Lindernd, abführend, blutstillend; das rohe Kraut (Sheng di huang) als Aufbaumittel und kühlendes Yin-Tonikum, das gekochte Kraut (Shu di huang) als Stärkung für Blut und Jing.
Anwendung: 3mal täglich bis zu 10ml Tinktur oder bis zu 15g pro Dosis in einem Absud.
Mischungen: Bei Beschwerden der Menopause Shu di huang mit Shan zhu yu, Shan yao und Gou qi zi; bei Yin- Mangel Sheng di huang mit Qing hao und Mu dan pi.

Gou qi zi

Lycium chinense
Verwendete Teile: Beeren.
Wirkung: Gutes Nierentonikum; blutstillend; blutzuckersenkend.
Anwendung: Absud oder Tinktur; die getrockneten Beeren wie Rosinen essen oder in der Küche verwenden.
Mischungen: Mit Ju hua bei Bluthochdruck auf Grund von Leberungleichgewicht; mit He shou wu, Shu di huang und Chen pi bei Nierenschwäche auf Grund von Überarbeitung oder Alter.

Shatavari

Asparagus racemosus
Verwendete Teile: Wurzel.
Wirkung: Harntreibend, schleimlösend, lindernd, stärkt das weibliche Fortpflanzungssystem; fördert den Milchfluß; in der östlichen Medizin ein wichtiges Yin-Tonikum zur Erhöhung von Fruchtbarkeit, geistiger Aufmerksamkeit und Mitgefühl; stärkt auch das Nieren-Yin.
Anwendung: Absud oder 200–250mg Wurzelpulver in Kapseln.

STANDARD-HEILMITTEL
Wenn nicht anders angegeben, basieren alle Rezepte und Mengen auf Standarddosen. Siehe »Herstellen von Heilmitteln auf Kräuterbasis« (Seite 120–125).

Andere Nierentonika

Bukku (*Barosma betulina*), Seiten 158, 180.
Griechisch Heu (*Trigonella foenum-graecum*), Seite 106.
He shou wu (*Polygonum multiflorum*), Seiten 146, 168, 181.
Nu zhen zi (*Ligustrum lucidum*), Seiten 168, 181.
Sabal (*Serenoa serrulata*) Seiten 158, 182.

Andere Tonika für Blut und Körpersäfte

Amalaki (*Emblica officinalis*), Seiten 172, 180.
Bai shao yao (*Paeonia lactiflora*), Seiten 83, 166.
Brennessel (*Urticaria dioica*), Seite 108.
Da zao (*Ziziphus jujuba*), Seite 178.
He shou wu (*Polygonum multiflorum*), Seite 181.
Ling zhi (*Ganoderma lucidum*), Seite 178.
Mai men dong (*Ophiopogon japonicus*), Seite 181.
Nu zhen zi (*Ligustrum lucidum*), Seiten 168, 181.
Sonnenhut (*Echinacea*-Arten), Seite 53.
San qi (*Panax notoginseng*), Seite 84.
Sang shen (*Morus alba*), Seite 80.

ANDERE HEILKRÄUTER

Hier werden alle die Heilkräuter vorgestellt, die in den Anwendungen und Mischungen genannt sind, aber nicht im Abschnitt »Heilkräuter von A–Z« vorgestellt wurden.

Ackerdill: *Anethum graveolens*
Verwendete Teile: Samen.
Wirkung: Entblähend.

Ackerfrauenmantel: *Aphanes arvensis*
Verwendete Teile: Sproßteile.
Wirkung: Lindernd, harntreibend.

[1] **Amerikanischer Faulbaum:**
[2] *Rhamnus purshiana*
Verwendete Teile: Rinde.
Wirkung: Verdauungstonikum; abführend.

Anis: *Pimpinella anisum*
Verwendete Teile: Ätherisches Öl, Samen.
Wirkung: Schleimlösend, entblähend, antiseptisch, krampflösend.

[4] **Arnika:** *Arnica montana*
Verwendete Teile: Blüten.
Wirkung: Wundheilend; stimuliert das Immunsystem.
Warnung: Nicht auf offene Haut auftragen; innerlich nur das homöopathische Arnika anwenden.

Artischocke: *Cynara scolymus*
Verwendete Teile: Sproßteile.
Wirkung: Stärkend für die Leber; fördert den Gallenfluß.

Augentrost: *Euphrasia officinalis*
Verwendete Teile: Sproßteile.
Wirkung: Antiseptisch, antikatarrhalisch, entzündungshemmend.

[1] **Ausgebreitetes Glaskraut:**
Parietaria judaica
Verwendete Teile: Sproßteile.
Wirkung: Lindernd, harntreibend; beruhigt die Schleimhäute der Harnwege.

Bai xian pi: *Dictamnus dasycarpus*
Verwendete Teile: Rinde.
Wirkung: Kühlend, antibakteriell.

Bai zhu: *Atractylodes macrocephala*
(siehe »Stärkend Kräuter«, Seite 178).

Ban xia: *Pinellia ternata*
Verwendete Teile: Knolle.
Wirkung: Hustenmittel; schleimlösend; beugt Erbrechen vor; antikatarrhalisch.

[3] **Bärenlauch:** *Allium ursinum*
Verwendete Teile: Sproßteile, Zwiebeln.
Wirkung: Senkt den Blutzuckerspiegel und das Serumcholesterin; mikrobizid.

Bärentraube: *Arctostaphylos uva-ursi*
Verwendete Teile: Blätter.
Wirkung: Antiseptisch für die Harnwege; adstringierend.
Warnung: Hohe Dosen können Übelkeit auslösen.

Benediktendistel: *Cnicus benedictus*
Verwendete Teile: Sproßteile.
Wirkung: Appetitanregend, antiseptisch, schleimlösend, wundheilend.

[1] **Benzoebaum:** *Styrax benzoin*
Verwendete Teile: Ätherisches Öl, Harz.
Wirkung: Schleimlösend, adstringierend, entkrampfend.

Besenginster: *Cytisus scoparius*
Verwendete Teile: Blühende Triebspitzen.
Wirkung: Harntreibend, abführend; steigert den Blutdruck; stimuliert den Uterus.
Warnung: Bei Schwangerschaft oder Bluthochdruck meiden; Langzeitanwendung kann zu Leberschäden führen.

Bittere Schleifenblume:
Iberis amara
Verwendete Teile: Sproßteile.
Wirkung: Krampflösend, entspannend; stärkt die Verdauungswege; entblähend; traditionell bei Gicht und Rheuma.

[2] **Bittersüßer Nachtschatten, Bittersüß:** *Solanum dulcamara*
Verwendete Teile: Wurzelrinde, Zweige.
Wirkung: Antirheumatisch, harntreibend.
Warnung: Hohe Dosen können Übelkeit und Herzklopfen auslösen.

[3] **Blutweiderich:** *Lythrum salicaria*
Verwendete Teile: Sproßteile.
Wirkung: Adstringierend, antibakteriell; reinigt die Lymphdrüsen; wundheilend.

Blutwurz: *Potentilla erecta*
Verwendete Teile: Wurzel.
Wirkung: Adstringierend – vor allem für die Darmwand.

Boldostrauch: *Peumus boldo*
Verwendete Teile: Blätter.
Wirkung: Stimuliert die Leber; harntreibend.

Bu gu zhi: *Psoralea corylifolia*
(siehe »Stärkende Kräuter«, Seite 179).

Buchweizen: *Fagopyrum esculentum*
Verwendete Teile: Blätter.
Wirkung: Senkt den Blutdruck; entspannt die Blutgefäße; wundheilend.

Bukkustrauch: *Barosma betulina*
Verwendete Teile: Blätter.
Wirkung: Harntreibend, stärkend; antiseptisch für die Harnwege; schweißtreibend.

[4] **Buntfarbige Schwertlilie:**
Iris versicolor
Verwendete Teile: Rhizom.
Wirkung: Entzündungshemmend, harntreibend, stimulierend, reinigend.

Calumba: *Jateorhiza palmata*
Verwendete Teile: Wurzel.
Wirkung: Bitter, entblähend; senkt den Blutdruck.

Cang er zi: *Xanthium sibiricum*
Verwendete Teile: Frucht.
Wirkung: Antikatarrhalisch, analgetisch, antibakteriell, pilztötend, krampflösend.
Warnung: Sehr hohe Dosen können zu einem dramatischen Blutzuckerabfall führen.

Carrageen: *Chondrus crispus*
Verwendete Teile: Thalli.
Wirkung: Lindernd, schleimlösend; beugt Erbrechen vor; nährstoffreich.

Chai hu: *Bupleurum chinense*
Verwendete Teile: Wurzel.
Wirkung: Energietonikum; stimuliert die Leber; kühlend, antibakteriell, entzündungshemmend, analgetisch, fördert den Gallenfluß; senkt den Cholesterinspiegel im Blut.

Chuan xiong: *Ligusticum wallichii*
Verwendete Teile: Rhizom.
Wirkung: Stimuliert den Kreislauf; senkt den Blutdruck; beruhigend.

Ci ji li: *Tribulus terrestris*
Verwendete Teile: Frucht.
Wirkung: Harntreibend; senkt den Blutdruck; stimuliert die Leber.

Da zao: *Ziziphus jujuba*
(siehe »Stärkende Kräuter«, Seite 178).

[2] **Damiana:** *Turnera diffusa*
(siehe »Stärkende Kräuter«, Seite 179).

Dan zhu ye: *Lophatherum gracile*
Verwendete Teile: Sproßteile.
Wirkung: Harntreibend, kühlend.

Dang shen: *Codonopsis pilosula*
(siehe »Stärkende Kräuter«, Seite 178).

Di gu pi: *Lycium chinense*
Verwendete Teile: Wurzelrinde.
Wirkung: Stärkend; senkt den Cholesterinspiegel und die Blutzuckerwerte.

Di huang: *Rehmannia glutinosa*
(siehe »Stärkende Kräuter«, Seite 179).

Du huo: *Angelica pubescens*
Verwendete Teile: Wurzel.
Wirkung: Analgetisch, entzündungshemmend, antirheumatisch.

Eberraute: *Artemisia abrotanum*
Verwendete Teile: Sproßteile.
Wirkung: Treibt Würmer aus; antiseptisch, appetitanregend, stimuliert den Uterus.
Warnung: Bei Schwangerschaft meiden.

[1] **Echte Zypresse:** *Cupressus sempervirens*
Verwendete Teile: Ätherisches Öl
Wirkung: Antiseptisch, krampflösend, harntreibend, beruhigend.

[3] **Echter Gamander:** *Teucrium chamaedrys*
Verwendete Teile: Sproßteile.
Wirkung: Antikatarrhalisch, mikrobizid, verdauungsfördernd, entzündungshemmend.
Warnung: Jüngste Forschungen belegen, daß Langzeitanwendung zu Leberschäden führen kann; die angegebene Dosis nicht überschreiten.

[3] **Erdrauch:** *Fumaria officinalis*
Verwendete Teile: Sproßteile.
Wirkung: Krampflösend; stimuliert Leber und Gallenblase.

[2] **Falsches Einkorn:** *Chamaelirium luteum*
Verwendete Teile: Rhizom.
Wirkung: Harntreibend; führt zu Erbrechen; Uterustonikum.

Fang feng: *Ledebouriella seseloides*
Verwendete Teile: Wurzel.
Wirkung: Antibakteriell, schweißtreibend, kühlend.

[3] **Färberdistel:** *Carthamus tinctorius*
Verwendete Teile: Blüten.
Wirkung: Abführend, harntreibend, entzündungshemmend.

[4] **Fieberklee:** *Menyanthes trifoliata*
Verwendete Teile: Blätter.
Wirkung: Antirheumatisch, bitter, stärkend.

Fu ling: *Poria cocos*
(siehe »Stärkende Kräuter«, Seite 178).

[1] **Gagel:** *Myrica pensylvanica*
Verwendete Teile: Rinde.
Wirkung: Stimulierend, adstringierend, schweißtreibend.
Warnung: Bei sehr »heißen« Zuständen meiden.

[3] **Gänsefingerkraut:** *Potentilla anserina*
Verwendete Teile: Sproßteile.
Wirkung: Antikatarrhalisch, entzündungshemmend, adstringierend, harntreibend.

Gartenmöhre: *Daucus carota*
Verwendete Teile: Sproßteile.
Wirkung: Entblähend, harntreibend; antiseptisch für die Harnwege.

[3] **Gartenraute:** *Ruta graveolens*
Verwendete Teile: Blätter.
Wirkung: Krampflösend; Hustenmittel; fördert den Menstruationsfluß; senkt den Blutdruck; stärkt den Kreislauf.
Warnung: Bei Schwangerschaft meiden.

[3] **Gefleckter Storchschnabel:**
Geranium maculatum
Verwendete Teile: Blätter, Wurzel.
Wirkung: Adstringierend, stillt äußere Blutungen; stärkend.

[3] **Geißraute:** *Galega officinalis*
Verwendete Teile: Sproßteile.
Wirkung: Senkt den Blutzuckerspiegel; stimuliert die Insulinproduktion; fördert den Milchfluß.

[2] **Gelber Jasmin:** *Gelsemium sempervirens*
Verwendete Teile: Wurzel.
Wirkung: Analgetisch, blutdrucksenkend, beruhigend; lindert Neuralgien.
Warnung: Die angegebene Dosis nicht überschreiten; Überdosis kann Übelkeit und Doppelbilder auslösen.

Gemeine Roßkastanie:
Aesculus hippocastanum
Verwendete Teile: Rinde, Samen.
Wirkung: Adstringierend, entzündungshemmend.
Warnung: Die Samenhüllen können giftig sein; deshalb schälen, wenn große Mengen hergestellt werden.

Gewürznelke: *Syzygium aromaticum*
Verwendete Teile: Ätherisches Öl, Blütenknospen.
Wirkung: Antiseptisch, schmerzstillend, krampflösend, entblähend, stimulierend; beugt Erbrechen vor.

[1] **Giftlattich:** *Lactuca virosa*
Verwendete Teile: Blätter.
Wirkung: Hypnotisch, beruhigend; senkt den Blutzuckerspiegel.
Warnung: Kann zu Benommenheit führen; nicht Auto fahren, keine Maschinen bedienen; übermäßige Dosen können zu Schlaflosigkeit und verstärktem Sexualtrieb führen.

Goldrute: *Solidago virgaurea*
Verwendete Teile: Sproßteile.
Wirkung: Antikatarrhalisch, entzündungshemmend, heilend; antiseptisch für die Harnwege; beruhigend; senkt den Blutdruck; schweißtreibend.

Gotu kola: *Hydrocotyle asiatica*
Verwendete Teile: Sproßteile.
Wirkung: Harntreibend; beruhigendes Nervenmittel; kühlend, stärkend.
Warnung: Hohe Dosen können zu Kopfschmerzen führen oder Juckreiz verstärken.

Gou qi zi: *Lycium chinense*
(siehe »Stärkende Kräuter«, Seite 179).

[2] **Grindelie:** *Grindelia camporum*
Verwendete Teile: Sproßteile.
Wirkung: Schleimlösend, entkrampfend; vermindert den Herzschlag.
Warnung: Bei niedrigem Blutdruck meiden; hohe Dosen können die Nieren reizen.

[3] **Großer Wiesenknopf:**
Sanguisorba officinalis
Verwendete Teile: Blätter, Wurzel.
Wirkung: Adstringierend; stillt äußerliche Blutungen; antibakteriell; heilend.

[3] **Gundermann:** *Glechoma hederacea*
Verwendete Teile: Blätter.
Wirkung: Adstringierend, antikatarrhalisch.

[3] **Haargerste:** *Elymus repens*
Verwendete Teile: Rhizom.
Wirkung: Reinigendes Diuretikum, heilend und lindernd.

Han lian cao: *Eclipta prostrata*
(siehe »Stärkende Kräuter«, Seite 179).

Hauhechel: *Ononis spinosa*
Verwendete Teile: Wurzel.
Wirkung: Harntreibend, schleimlösend; stimuliert den Stoffwechsel; beruhigend.

He shou wu: *Polygonum multiflorum*
Verwendete Teile: Knolle.
Wirkung: Stärkend, krampflösend, antibakteriell, abführend.

[2] **Hortensie:** *Hydrangea arborescens*
Verwendete Teile: Rhizom/Wurzel.
Wirkung: Harntreibend, stimuliert die Niere; abführend.

Huai jiao: *Sophora japonica*
Verwendete Teile: Frucht.
Wirkung: Abführend, blutstillend.
Warnung: Bei Schwangerschaft meiden.

Huai niu xi: *Achyranthes bidentata*
Verwendete Teile: Wurzel.
Wirkung: Regt den Kreislauf an; analgetisch; stärkt die Leber.

Huang lian: *Coptis chinensis*
Verwendete Teile: Wurzel.
Wirkung: Antibakteriell, analgetisch, entzündungshemmend; fördert den Gallenfluß; beruhigend.

Huang qi: *Astragalus membranaceus*
Verwendete Teile: Rhizom.
Wirkung: Stimuliert das Immunsystem; mikrobizid, Herztonikum, harntreibend.
Warnung: Bei Zuständen mit übermäßiger »Hitze« oder Yin-Mangel meiden (siehe Seite 178).

Huo ma ren: *Cannabis sativa*
Verwendete Teile: Samen.
Wirkung: Anregendes Abführmittel.

[3] **Immergrünkraut:** *Vinca major*
Verwendete Teile: Sproßteile.
Wirkung: Adstringierend, beruhigend.

[1] **Indianertabak:** *Lobelia inflata*
[2] Verwendete Teile: Sproßteile.
Wirkung: Entspannend, krampflösend; verursacht Erbrechen; schleimlösend, schweißtreibend, antiasthmatisch.

Jie geng (Ballonblume):
Platycodon grandiflorus
Verwendete Teile: Wurzel.
Wirkung: Antibakteriell, pilztötend, schleimlösend; senkt den Blutzuckerspiegel.

Ju hua: *Chrysanthemum morifolium*
Verwendete Teile: Blüten.
Wirkung: Entzündungshemmend, mikrobizid, kühlend; senkt den Blutdruck.

[3] **Kalmus:** *Acorus calamus*
Verwendete Teile: Rhizom.
Entblähend, krampflösend, schweißtreibend.

[2] **Kanadische Blutwurz:**
Sanguinaria canadensis
Verwendete Teile: Rhizom.
Wirkung: Entzündungshemmend, stärkend, antibakteriell.
Warnung: Bei Schwangerschaft meiden.

Kardamom: *Elettaria cardamomum*
Verwendete Teile: Samen.
Wirkung: Krampflösend, entblähend, verdauungsfördernd.

Kassie: *Cassia senna*
Verwendete Teile: Blätter.
Wirkung: Stimulierendes Abführmittel.

[1] **Katzenminze:** *Nepeta cataria*
[3] Verwendete Teile: Sproßteile.
Wirkung: Krampflösend, entblähend; Verdauungsstimulans, schweißtreibend, kühlend.

[3] **Kleines Habichtskraut:**
Hieracium pilosella
Verwendete Teile: Sproßteile.
Wirkung: Antikatarrhalisch, krampflösend, harntreibend, schleimlösend, wundheilend.

Kornblume: *Centaurea cyanus*
Verwendete Teile: Blüten.
Wirkung: Entzündungshemmend, stimulierend, stärkend.

Krapp: *Rubia tinctorum*
Verwendete Teile: Wurzel.
Wirkung: Krampflösend, harntreibend.
Warnung: Jüngste Forschungen: haben eine kanzerogene Wirkung.

[3] **Krauser Ampfer:** *Rumex crispus*
Verwendete Teile: Wurzel.
Wirkung: Reinigend; fördert den Gallenfluß; stark abführend.

[2] **Küchenschelle:** *Pulsatilla vulgaris*
[4] Verwendete Teile: Sproßteile.
Wirkung: Krampflösend; beruhigendes Nervenmittel.
Warnung: Nur die getrocknete Pflanze verwenden.

[2] **Lebensbaum:** *Thuja occidentalis*
Verwendete Teile: Blattspitzen.
Wirkung: Adstringierend, mikrobizid; treibt Würmer aus; entzündungshemmend; stimuliert die Muskeln.
Warnung: Bei Schwangerschaft meiden.

Lian qiao: *Forsythia suspensa*
Verwendete Teile: Frucht.
Wirkung: Antibakteriell, entzündungshemmend, kühlend.
Warnung: Bei Durchfall oder Yin-Mangel meiden.

Liebstöckel: *Levisticum officinale*
Verwendete Teile: Wurzel, Samen.
Wirkung: Entblähend, schweißtreibend; wärmendes Verdauungstonikum; schleimlösend, antikatarrhalisch, harntreibend.

Lignum vitae (Pockholz):
Guajacum officinalis
Verwendete Teile: Kernholz.
Wirkung: Entzündungshemmend, antirheumatisch, kreislaufanregend.

Limone: *Citrus limon*
Verwendete Teile: Ätherisches Öl, Frucht.
Wirkung: Antihistaminikum; entzündungshemmend, harntreibend; Venentonikum.
Warnung: Vor der Anwendung das ätherische Öl gut verdünnen – kann sonst zu Hautreizungen kommen.

Linde: *Tilia europaea*
Verwendete Teile: Blüten.
Wirkung: Beruhigendes Nervenmittel; schweißtreibend, entspannt die Blutgefäße und heilt ihre Wände.

Ling zhi: *Ganoderma lucidum*
(siehe »Stärkende Kräuter«, Seite 178).

[2] **Löwenblattwurzel:**
Caulophyllum thalictroides
Verwendete Teile: Rhizom.
Wirkung: Stärkend, krampflösend, entzündungshemmend; stimuliert den Uterus; harntreibend, antirheumatisch.
Warnung: Zu Beginn der Schwangerschaft meiden.

Luo shi teng: *Trachelospermum jasminoides*
Verwendete Teile: Belaubte Stengel.
Wirkung: Antirheumatisch, antibakteriell, krampflösend, kühlend.

Mai men dong: *Ophiopogon japonicus*
Verwendete Teile: Knolle.
Wirkung: Fördert die Sekretion der Körpersäfte; stärkend, beruhigend; Hustenmittel; senkt den Blutzuckerspiegel; antibakteriell.

Maiglöckchen: *Convallaria majalis*
Verwendete Teile: Sproßteile, Blätter.
Wirkung: Herztonikum, harntreibend, abführend; verursacht Erbrechen.

Mais: *Zea mays*
Verwendete Teile: Staubgefäße (Maisgriffel).
Wirkung: Lindernd, harntreibend; vor allem heilend für die Schleimhäute der Harnwege; stärkend.

Mariendistel: *Carduus marianus*
Verwendete Teile: Sproßteile, Samen.
Wirkung: Stärkt und stimuliert die Leber; fördert den Milchfluß; lindernd; wirkt Depressionen entgegen.

[4] **Marienfrauenschuh:**
Cypripedium calceolus
Verwendete Teile: Rhizom.
Wirkung: Analgetisch; stärkendes Nervenmittel; beruhigend.

Mistel: *Viscum album*
Verwendete Teile: Junge, belaubte Zweige.
Wirkung: Blutdrucksenkend; verlangsamt den Herzschlag; wirkt der Tumorbildung entgegen.
Warnung: Die giftigen Beeren nicht verwenden; bei Schwangerschaft meiden.

[2] **Mönchspfeffer:** *Vitex agnuscastus*
Verwendete Teile: Beeren.
Wirkung: Stimuliert die Hypophyse und die Hormonproduktion.
Warnung: Hohe Dosen können zu Kribbeln auf der Haut führen (Formikatio).

Mu tong: *Akebia trifoliata*
Verwendete Teile: Stengel.
Wirkung: Harntreibend; fördert den Milchfluß; entzündungshemmend.

[1] **Myrobalanenbaum:** *Emblica officinalis*
Verwendete Teile: Frucht.
Wirkung: Stärkend, abführend.

Nachtkerze: *Oenothera biennis*
Verwendete Teile: Samenöl.
Wirkung: Wichtige Quelle von γ-Linolensäure, die für den Prostaglandin-Stoffwechsel wichtig ist.

Nu zhen zi: *Ligustrum lucidum*
Verwendete Teile: Beeren.
Wirkung: Stärkend; stimuliert das Immunsystem; harntreibend.

Passionsblume: *Passiflora incarnata*
Verwendete Teile: Blätter.
Wirkung: Beruhigend, schmerzstillend, hypnotisch, krampflösend.
Warnung: Bei Schwangerschaft hohe Dosen meiden.

Patschulipflanze: *Pogostemon patchouli*
Verwendete Teile: Ätherisches Öl.
Wirkung: Antidepressivum, Aphrodisiakum, beruhigend, stärkend.

[1] **Piscidiarinde:** *Piscidia erythrina*
Verwendete Teile: Wurzelrinde.
Wirkung: Schmerzstillend, beruhigend.
Warnung: Die angegebene Dosis nicht überschreiten.

Qing hao: *Artemisia annua*
Verwendete Teile: Sproßteile.
Wirkung: Wirkt Malaria entgegen; kühlend, mikrobizid.

Quassiaholz: *Picrasma excelsa*
Verwendete Teile: Holz.
Wirkung: Treibt Würmer aus; bitter.

[1] **Rebhuhnbeere:** *Mitchella repens*
Verwendete Teile: Sproßteile.
Wirkung: Adstringierend, harntreibend, stärkend; stimuliert den Uterus.

[1] **Rotulme:** *Ulmus rubra*
[3] Verwendete Teile: Rinde.
Wirkung: Lindernd, nährstoffreich, adstringierend.

[3] **Ruprechtskraut:** *Geranium robertianum*
Verwendete Teile: Blätter.
Wirkung: Adstringierend; stillt äußere Blutungen.

Sabal (Zwergpalme):
Serenoa serrulata
Verwendete Teile: Beeren.
Wirkung: Aphrodisiakum; stärkend, harntreibend; antiseptisch für die Harnwege.

[3] **Salbeigamander:** *Teucrium scorodonia*
Verwendete Teile: Sproßteile.
Wirkung: Adstringierend, antirheumatisch, entblähend, wundheilend, schweißtreibend; fördert den Gallenfluß.

Sandbirke: *Betula verrucosa*
Verwendete Teile: Rinde, Blätter, Saft.
Wirkung: Adstringierend, antirheumatisch.

Sandelholz: *Santalum album*
Verwendete Teile: Ätherisches Öl.
Wirkung: Antidepressivum, antiseptisch, krampflösend, entblähend, schleimlösend, beruhigend, stärkend.

Sauerdorn: *Berberis vulgaris*
Verwendete Teile: Rinde, Beeren, Wurzel.
Wirkung: Kühlend, antiseptisch, entzündungshemmend, fördert den Gallenfluß.
Warnung: Bei Schwangerschaft meiden.

[3] **Scharbockskraut:** *Ranunculus ficaria*
Verwendete Teile: Wurzel, Blätter.
Wirkung: Adstringierend; Anwendung bei Hämorrhoiden.
Warnung: Keine innerliche Anwendung.

[1] **Schlafmützchen:** *Eschscholzia californica*
Verwendete Teile: Sproßteile.
Wirkung: Analgetisch, hypnotisch, beruhigend.

[3] **Schöllkraut:** *Chelidonium majus*
Verwendete Teile: Sproßteile.
Wirkung: Entzündungshemmend; stimuliert die Leber; harntreibend, reinigend.
Warnung: Bei Schwangerschaft meiden.

[3] **Schwarznessel:** *Ballota nigra*
Verwendete Teile: Sproßteile.
Wirkung: Beugt Erbrechen vor, stimulierend, krampflösend.

Seifenrinde: *Quillaja saponaria*
Verwendete Teile: Innere Rindenteile.
Wirkung: Reinigend, schleimlösend, entzündungshemmend.
Warnung: Nicht innerlich anwenden.

Shan zhu yu: *Cornus officinalis*
Verwendete Teile: Frucht.
Wirkung: Stärkend, harntreibend, blutdrucksenkend, mikrobizid.

Shatavari: *Asparagus racemosus*
(siehe »Stärkende Kräuter«, Seite 179).

Sheng di huang: (siehe »Di huang«, Seite 179).

Shi hu: *Dendrobium officinale*
(siehe »Stärkende Kräuter«, Seite 179).

Shu di huang: (siehe »Di huang«, Seite 179).

Sibirischer Ginseng: *Eleutherococcus senticosus*
(siehe »Stärkende Kräutertonika«, Seite 178).

[1] **Spindelstrauch:** *Euonymus atropurpureus*
Verwendete Teile: Rinde/ Wurzelrinde.
Wirkung: Stimuliert die Leber; fördert den Gallenfluß.

Stechdornblättrige Mahonie:
Mahonia aquifolium
Verwendete Teile: Rhizom, Wurzel.
Wirkung: Reinigend; lindert Durchfall; fördert den Gallenfluß; stärkend.
Warnung: Bei Schwangerschaft meiden.

Steinklee: *Melilotus officinalis*
Verwendete Teile: Blühende Sproßteile.
Wirkung: Krampflösend, gerinnungshemmend, lindernd, harntreibend.
Warnung: Nicht zusammen mit Blutverdünnungsmitteln oder bei Blutgerinnungsproblemen verwenden.

[1] **Sternwurzel:** *Aletris farinosa*
[2] Verwendete Teile: Rhizom.
Wirkung: Regt die Verdauung an; stärkend.

Stieleiche: *Quercus robur*
Verwendete Teile: Rinde.
Wirkung: Stark adstringierend.

[1] **Sumach:** *Rhus aromatica*
Verwendete Teile: Wurzelrinde.
Wirkung: Adstringierend, harntreibend, stärkend; hilft bei Diabetes.

[2] **Sumpfruhrkraut:** *Gnaphalium uliginosum*
Verwendete Teile: Sproßteile.
Wirkung: Antikatarrhalisch, entzündungshemmend, adstringierend; stärkt die Schleimhäute.

[3] **Sumpfziest:** *Stachys palustris*
Verwendete Teile: Sproßteile.
Wirkung: Krampflösend, antiseptisch, wundheilend.

[3] **Tausendgüldenkraut:**
Centaurium erythraea
Verwendete Teile: Sproßteile.
Wirkung: Bitter; Leberstimulans.

[1] **Teebaum:** *Melaleuca alternifolia*
Verwendete Teile: Ätherisches Öl.
Wirkung: Antibakteriell, pilztötend, antiseptisch.

Teufelskralle: *Harpagophytum procumbens*
Verwendete Teile: Knolle.
Wirkung: Entzündungshemmend, antirheumatisch, analgetisch, beruhigend, harntreibend, Leberstimulans.

[2] **Virginische Traubenkirsche:**
Prunus serotina
Verwendete Teile: Rinde.
Wirkung: Hustenmittel; regt die Verdauung an; beruhigend.
Warnung: Bei akuter Infektion meiden; kann zu Benommenheit führen.

[1] **Virginischer Schneeflockenstrauch:** *Chionanthus virginicus*
Verwendete Teile: Wurzelrinde.
Wirkung: Fördert den Gallenfluß; stimuliert die Leber; harntreibend, stärkend.

[2] **Wanzenkraut:** *Cimicifuga racemosa*
Verwendete Teile: Rhizom.
Wirkung: Harntreibend, antirheumatisch, entzündungshemmend, beruhigend; Hustenmittel; stimuliert den Uterus.
Warnung: Zu Beginn der Schwangerschaft meiden.

Wasserdost: *Eupatorium perfoliatum*
Verwendete Teile: Sproßteile.
Wirkung: Schweißtreibend; entspannt die peripheren Blutgefäße; abführend, entkrampfend, schleimlösend; fördert den Gallenfluß.
Warnung: Hohe Dosen können Erbrechen auslösen.

Wei ling xian: *Clematis chinensis*
Verwendete Teile: Rhizom/ Wurzel.
Wirkung: Analgetisch, antibakteriell, antirheumatisch.

Weiße Taubnessel: *Lamium album*
Verwendete Teile: Blühende Triebspitzen.
Wirkung: Adstringierend; stärkt die Fortpflanzungsorgane, krampflösend.

[2] **Weiße Zaunrübe:** *Bryonia alba*
Verwendete Teile: Wurzel.
Wirkung: Antirheumatisch, reinigend.

[3] **Weißer Andorn:** *Marrubium vulgare*
Verwendete Teile: Sproßteile.
Wirkung: Krampflösend, stimuliert die Schleimlösung, bitter; beruhigendes Tonikum für die Schleimhäute.

[3] **Wiesenknöterich:** *Polygonum bistorta*
Verwendete Teile: Wurzel.
Wirkung: Adstringierend; wirkt Durchfall und Blutungen entgegen, antikatarrhalisch.

[2] **Wilder Indigo:** *Baptisia tinctoria*
Verwendete Teile: Blätter, Wurzel.
Wirkung: Antibakteriell, antiseptisch, abführend, kühlend.
Warnung: Die angegebene Dosis nicht überschreiten; hohe Dosen können zu Erbrechen führen.

[2] **Wolfsmilch:** *Euphorbia pilulifera*
Verwendete Teile: Sproßteile.
Wirkung: Antiasthmatisch, antikatarrhalisch, entkrampfend, schleimlösend.
Warnung: Nicht mit Süßholz mischen.

Wu wei zi:
Schisandra chinensis
(siehe »Stärkende Kräuter«, Seite 178).

Wu zhu yu: *Evodia rutaecarpa*
Verwendete Teile: Frucht.
Wirkung: Analgetisch, antibakteriell, wärmend, anregend.

Xiang fu: *Cyperus rotundus*
Verwendete Teile: Knolle.
Wirkung: Entblähend, analgetisch; wirkt krampflösend auf den Uterus; fördert den Qi(Energie)- Fluß.

Xin yi: *Magnolia liliflora*
Verwendete Teile: Blüten, Blütenknospen.
Wirkung: Antikatarrhalisch, pilztötend, analgetisch; entzündungshemmend für die Nasenschleimhaut; wärmend.
Warnung: Hohe Dosen können zu Benommenheit führen.

Xing ren: *Prunus armeniaca*
Verwendete Teile: Samen, Fruchtkern.
Wirkung: Hustenmittel, schleimlösend, abführend.

[1] **Zahnwehholz:** *Zanthoxylum fraxineum*
Verwendete Teile: Rinde.
Wirkung: Entblähend; regt den Kreislauf an; schweißtreibend, stärkend.

Zaubernuß: *Hamamelis virginiana*
Verwendete Teile: Rinde, Blätter.
Wirkung: Adstringierend, beruhigend, stärkend.

Ze xie: *Alisma plantago*
Verwendete Teile: Rhizom.
Wirkung: Harntreibend, blutdrucksenkend, antibakteriell; reinigt die Leber.

Zhi zi: *Gardenia jasminoides*
Verwendete Teile: Frucht.
Wirkung: Kühlend, blutdrucksenkend, beruhigend, antibakteriell.

[3] **Zichorie:** *Cichorium intybus*
Verwendete Teile: Wurzel.
Wirkung: Harntreibend, abführend, stärkend.

Zitronenpelargonie:
Pelargonium odorantissimum
Verwendete Teile: Ätherisches Öl.
Wirkung: Wirkt Depressionen entgegen; stärkend, analgetisch, harntreibend, beruhigend.

BEIM NATURHEILTHERAPEUTEN

Viele Menschen verwenden regelmäßig Kräuter als ungefährliche und wirksame Hausmittel zur Behandlung leichter Beschwerden. Bei hartnäckigen oder ernsten Leiden sollte man jedoch einen ausgebildeten Experten konsultieren. Oft ist die Wahl eines sympathischen, vertrauenswürdigen Spezialisten für die Therapie ebenso wichtig wie die Verordnung der richtigen Kräuter. Am leichtesten findet man den geeigneten Therapeuten auf Empfehlung gleichgesinnter Freunde. Anderenfalls kann man bei der örtlichen Gesundheitsbehörde nachfragen oder im Branchen-Telefonverzeichnis nachschlagen. Ein Naturheiltherapeut kennt sich aus bei vielerlei Leiden: bei Schmerzen, Bluthochdruck, Harnwegsbeschwerden, Verdauungsproblemen, Menstruationsbeschwerden, Asthma oder Bronchitis, Haut- und Nervenleiden. Auch bei chronischen Beschwerden, z. B. rheumatischer Arthritis oder Emphysem, erweist sich die Kräuterheilkunde oft als hilfreich.

Wer sind Heilpraktiker oder Naturheiltherapeuten?

Die Praktiken und Vorschriften sind von Land zu Land sehr verschieden. In China wird traditionelle Kräutermedizin in Spezialkrankenhäusern als Alternative zur westlichen Heilkunde angeboten. In Japan sind Kräuterheilmittel Teil des gewöhnlichen Gesundheitssystems.

In Frankreich haben Naturheiltherapeuten fast immer ein abgeschlossenes Medizinstudium oder sind Phytotherapeuten, die in diesem Bereich einen Studienabschluß vorweisen können.

In Deutschland gibt es keine speziell vorgeschriebene Ausbildung zum Heilpraktiker. Wer den Beruf eines Heilpraktikers ausüben will, muß beim Amtsarzt eine Prüfung ablegen, die im medizinischen Bereich vor allem Kenntnisse über ansteckende Krankheiten erfordert. Ärzte, die mit Naturheilmethoden arbeiten und die Bezeichnung »Naturheilverfahren« führen, müssen eine vorgeschriebene Ausbildung absolvieren. In der medizinischen Ausbildung der osteuropäischen Staaten bildet das Studium der Kräuterheilmittel einen wichtigen Teil des Lehrplans.

Großbritannien verfügt über einen etablierten Ausbildungsweg zum Heilpraktiker, der nicht unbedingt eine andere medizinische Qualifikation vorweisen muß. Das Nationale Institut Medizinischer Heilpraktiker wurde 1864 gegründet. Die Mitglieder unterziehen sich nach einer vier- bis fünfjährigen Ausbildung einer Prüfung. Studenten aus vielen Ländern nehmen an den Kursen der Schule für Phytotherapie in Großbritannien teil. Die Mitglieder des Instituts sind heute – wenngleich nur in kleiner Zahl – über den ganzen Globus verteilt. Sie verwenden die Initialen MNIMH oder FNIMH hinter ihrem Namen.

In Australien werden ausgebildete Heilpraktiker Vollmitglieder des Nationalen Verbandes der Australischen Kräuterkundler und verwenden hinter ihrem Namen die Initialen NHAA. Sie sind von der Regierung des Commonwealth als medizinische Fachkräfte anerkannt.

In anderen Teilen der Welt sowie in einigen US-Bundesstaaten ist es gesetzlich verboten, Kräuterarzneien zu verschreiben oder sich als Heilpraktiker niederzulassen. Die Selbstbehandlung mit Kräutern ist jedoch erlaubt. Anderswo kann fast jeder – mit oder ohne Ausbildung – Kräuterheilkunde praktizieren und alle möglichen geeigneten und ungeeigneten »Heilmittel« verschreiben.

Was macht ein Heilpraktiker oder Naturheiltherapeut?

Der Besuch beim Therapeuten unterscheidet sich kaum von einem Termin beim Hausarzt. Er hört geduldig zu, stellt Fragen, um die wesentlichen Symptome aufzuklären, und verwendet althergebrachte Diagnosemethoden wie Puls fühlen, Blick auf Zunge und Netzhaut, Abhören der Brust, Abtasten des Unterleibs, um die Ursache von Schmerzen zu ergründen, oder er überprüft die Reflexe. Urin- und Blutproben gehören zu den einfachen klinischen Untersuchungen vor Ort. Naturheiltherapeuten beschäftigen sich mit der Krankengeschichte des Patienten, untersuchen die gegenwärtigen Beschwerden, informieren sich über erbliche Vorbelastungen, Allergien, Ernährungsgewohnheiten, Lebensstil, Belastungen und Sorgen.

Wenn der Patient bereits herkömmliche Medikamente einnimmt, muß der Therapeut das wissen; er würde wichtige Medikamente sicherlich nicht absetzen, aber eine Unvereinbarkeit mit Kräuterheilmitteln muß in Betracht gezogen werden. Viele Patienten wenden sich Heilkräutern zu, weil sie die Einnahme pharmazeutischer Medikamente – aus welchen Gründen auch immer – verringern wollen. Dann muß ein angemessenes Programm für deren Ersatz ausgearbeitet werden (dies sollte möglichst mit Unterstützung und Beratung durch den Hausarzt des Patienten geschehen). Kräuterheilmittel können z. B. von einer Abhängigkeit von Beruhigungs- oder Schlafmitteln befreien. Sie bieten auch eine Alternative für Menschen, die unter den Nebenwirkungen von entzündungshemmenden Medikamenten zur Behandlung von Arthritis leiden.

Einige Therapeuten schlagen einen halborthodoxen Weg ein, indem sie Kräuterheilmittel verschreiben, die die Symptome lindern, wie dies auch bei herkömmlichen Arzneien der Fall ist. Andere vertreten ein ganzheitliches Konzept und drängen auf eine Änderung des Lebensstils. Der Therapeut gibt Ratschläge für die Ernährung (Vermeidung oder verstärkter Verzehr bestimmter Nahrungsmittel) und empfiehlt Entspannungstechniken oder Bach-Blüten zur Behandlung der emotionalen Faktoren, die sich auf das körperliche Wohlbefinden auswirken.

Die erste Beratung dauert in den meisten Fällen mindestens eine Stunde und die nachfolgenden nehmen etwa 20 Minuten in Anspruch. Die behandelnden Therapeuten wollen ihre Patienten meistens bald nach der ersten Beratung wiedersehen, um festzustellen, ob die Therapie Erfolg hat. Danach werden drei Monate lang alle vier bis sechs Wochen regelmäßige Termine vereinbart, bei chronischen Fällen öfter. Die Kräuterverordnung wird meist nach jeder Beratung etwas abgewandelt, um den Zustandsveränderungen Rechnung zu tragen. Am Ende der Beratung steht ein Rezept aus Tinkturen, Cremes, Ölen, Pulvern, Kapseln oder getrockneten Kräutern. Der Heilungsprozeß ist jedoch nicht nur von den Arzneien, sondern auch von der Mitarbeit des Patienten abhängig. Der Patient übernimmt die Verantwortung für seine Gesundheit und wirkt aktiv in der Therapie mit.

GLOSSAR

Abführmittel: Fördert die Darmbewegung.

Adstringierend: Löst Proteine von der Oberfläche der Zellen oder Schleimhäute, wodurch ein Schutzfilm entsteht; hat bindende und kontrahierende Wirkung.

Alkaloid: Hochaktiver Pflanzenbestandteil, der Stickstoffatome meist in einem ringförmigen Molekül enthält.

Alleiniges Heilmittel: Kraut, das allein und nicht in Mischungen mit anderen Pflanzen eingesetzt wird.

Analgetisch: Schmerzlindernd.

Antibiotika: Zerstören oder hemmen das Wachstum von Mikroorganismen.

Antihydrotikum: Begrenzt die Herstellung von Flüssigkeiten auf Wasserbasis, einschließlich Schweiß.

Ätherisches Öl: Im Handel erhältliches flüchtiges Öl, das den Pflanzen durch Dampfdestillation entzogen wird; enthält eine Mischung aus aktiven Bestandteilen; stark aromatisch.

Ayurveda: Traditionelles System der indischen Medizin; wörtliche Bedeutung: »Wissenschaft des Lebens«.

Bitterstoff: Fördert die Produktion der Verdauungssäfte und regt den Appetit an.

Blut: Neben der bekannten Definition bezeichnet der Begriff »Blut« einen der vier Humores GALENS; wird mit dem Element Luft in Verbindung gebracht und gilt als heiß und feucht.

Blutstagnation: Beschreibt in der traditionellen chinesischen Medizin eine Verlangsamung der Blutzirkulation oder eine Verstopfung der Blutgefäße aus irgend einem Grund. Behindert wohl den normalen Fluß des Qi im Körper.

Chakra: Zentrum oder Punkt der spirituellen Kraft und Energie im Körper.

Cholagogum: Stimuliert den Gallenfluß von der Gallenblase und den Gallengängen in den Zwölffingerdarm.

Choleretikum: Fördert die Gallensekretion der Leber.

Cholerisch: Galenisches Temperament, das sich auf die gelbe Galle bezieht.

Cumarin: Aktiver Pflanzeninhaltsstoff, der meist nach frisch gemähtem Heu riecht und die Blutgerinnung fördert.

Diuretikum: Fördert den Urinfluß.

Eklektik: System einer Kräutermedizin, die im 19. Jahrhundert in den Vereinigten Staaten entwickelt wurde.

Entblähend: Hilft bei Blähungen, Verdauungskolik und Darmverstimmung.

Fiebermittel: Wirkt fiebersenkend.

Galen: Entwickelte ein traditionelles System der westlichen Medizin, das auf der altgriechischen Theorie der vier Humores beruht.

Gelbe Galle: Galenischer Humor, der mit dem Element Feuer assoziiert wird und als heiß und trocken gilt; Pitta.

Gerbsäure (Tannin): Aktiver Pflanzeninhaltsstoff, der sich mit Proteinen verbindet; ursprünglich aus Pflanzen gewonnen, die man zum Gerben von Leder verwendete; adstringierend.

Glykosid: Aktiver Pflanzeninhaltsstoff, der eine oder mehrere Zuckergruppen enthält.

Hautrötendes Mittel: Stimuliert den Blutfluß in die Haut; verursacht lokale Rötung.

»Heißer« Zustand: Begriff der traditionellen chinesischen Medizin, der Fieber, gesteigerten Stoffwechsel, Durst nach kalten Getränken, erhöhte Hitzeempfindlichkeit, Reizbarkeit, brennende Schmerzen, zähen Katarrh oder Yin-Mangel einschließt.

Humor: Theoretischer Körpersaft, wichtig in der galenischen und ayurvedischen Medizin.

Hustenmittel: Hemmt den Hustenreflex und trägt so zur Linderung des Hustens bei.

Immunstimulans: Fördert und steigert die Kräfte des Immunsystems (d.h. die Abwehrkräfte) des Körpers.

Jing: Die »Lebensessenz« der traditionellen chinesischen Medizin, die für die kreativen und reproduktiven Energien verantwortlich ist und in den Nieren gelagert wird.

»Kalter Zustand«: Begriff der traditionellen chinesischen Medizin, der Erkältungen, schlechte Durchblutung, Durst nach heißen Getränken, Kältegefühl, Müdigkeit, scharfe Schmerzen, häufigen Harndrang oder Yang-Mangel einschließt.

Kanal: siehe Meridian.

Kapha: Ayurvedischer Humor, verbunden mit Feuchtigkeit und Schleim.

Kardioaktiv: Beeinflußt die Herzfunktion.

Kolik: Krampfartige Schmerzen in der Muskulatur von Hohlorganen, z.B. im Darm, in der Gallenblase oder in den Harnwegen.

Krampflösend: Verringert Muskelkrämpfe und Verspannungen.

Kreislaufstimulans: Fördert den Blutfluß.

Lindernd: Beruhigt und glättet geschädigte oder entzündete Oberflächen, z.B. die Magenschleimhäute.

Lokal: Örtliche Verabreichung eines Arzneimittels, z.B. auf Haut oder Auge; das Kraut zeigt seinen Erfolg in der örtlichen Behandlung.

Melancholisch: Galenisches Temperament, das mit schwarzer Galle in Verbindung steht.

Meridian: In der chinesischen Medizin eine Verbindung, die mit einer imaginären Linie (oder einem Kanal) vergleichbar ist und Punkte auf der Körperoberfläche mit inneren Organen, in denen Qi fließt, verknüpft. Die traditionelle chinesische Medizin definiert 14 Hauptkanäle und acht Zusatzkanäle. Die Oberflächenpunkte werden in der Akupunktur genutzt.

Mikrobizid: Zerstört Mikroorganismen.

Narkotikum: Verursacht Benommenheit und Betäubung.

Nebennierenrinde: Rindenschicht der Nebenniere, in der die lebenswichtigen Kortikoide gebildet werden.

Nervenmittel: Beeinflußt das Nervensystem; kann stimulierend, beruhigend oder entspannend wirken.

Neuralgie: Schmerz entlang einem Nerv.

Periphere Durchblutung: Blutversorgung von Gliedmaßen, Haut und Muskeln (einschließlich Herzmuskel).

Pflanzenschleim: Komplexe Zuckermoleküle, die weich und schlüpfrig sind und Schleimhäute und entzündete Gewebe schützen.

Phlegma: Als Schleim in der modernen westlichen Medizin vergleichbar dem Schnupfen oder Auswurf. Galenischer Humor, verbunden mit dem Element Wasser, gilt als kalt und feucht; Kapha; wird in der traditionellen chinesischen Medizin auf Milzinsuffizienz zurückgeführt.

Phlegmatisch: Galenischer Zustand, der mit dem Phlegma assoziiert wird.

Physiomedikalismus: System der Kräutermedizin, das im 19. Jahrhundert in den Vereinigten Staaten entwickelt wurde.

Pitta: Ayurvedischer Humor, der mit Feuer oder Galle verbunden wird.

Prostaglandine: Natürliche, hormonähnliche Substanzen, die blutdrucksenkend wirken, die glatte Muskulatur erregen und die Fettspaltung hemmen. Als Botenstoff verursachen sie z.B. Uteruskontraktionen.

Qi (CH'I): Die Lebensenergie des Körpers in der chinesischen Medizin.

Sanguinisch: Galenischer Zustand, verbunden mit dem Blut.

Saponine: Aktive Pflanzeninhaltsstoffe, ähnlich der Seife, die im Wasser schäumen; können den Darm reizen; schleimlösend; einige ähneln Steroidhormonen.

Schleimlösendes Mittel: Fördert die Lösung und Ausscheidung von Schleim aus den Atemwegen.

Schwarze Galle: Eine der vier galenischen Humores; wird mit dem Element Erde in Verbindung gebracht und gilt als kalt und trocken.

Signaturenlehre: Theorie, daß das äußere Erscheinungsbild einer Pflanze auf die innewohnenden medizinischen Eigenschaften hinweist.

Sproßteile: Die oberirdisch wachsenden Pflanzenteile: der Sproß selber (Stengel), die Blätter, Blüten und Früchte. Zur genauen Bestimmung dienen die entsprechenden Abbildungen in diesem Buch.

Steroide: Eine Gruppe organischer Verbindungen mit der charakteristischen mehrringigen Molekularstruktur. Zu den natürlichen Steroiden gehören die Sexualhormone und Adrenalin.

Systemisch: Betrifft den ganzen Körper.

Terpene: Komplexe aktive Pflanzeninhaltsstoffe mit einer Kohlenstoffringstruktur; meist stark aromatisch; Bestandteil ätherischer Öle.

Tonikum: Stärkendes, nährstoffreiches Mittel, das dem ganzen Körper zuträglich ist.

Vata: In der ayurvedischen Medizin der Humor, der mit Wind oder Luft verbunden wird.

Venöser Rückfluß: Blutstrom von den Extremitäten durch die Venen zurück zum Herzen.

Wei qi: In der chinesischen Medizin Begriff für Abwehrkräfte; vergleichbar mit dem Immunsystem.

Yang: Erscheinungsform, die mit männlicher Energie in Verbindung gebracht wird; trocken, heiß, aufsteigend, äußerlich.

Yin: Erscheinungsform, die mit weiblicher Energie in Verbindung gebracht wird; feucht, kalt, absteigend, innerlich.

BIBLIOGRAPHIE

Kräuter einst und heute

Ursprünge der westlichen Kräuterkunde:
Dioskorides: *De Materia Medica*, ed. R. T. Gunther, Oxford University Press, 1934.
Gerard, John: *The Herball or Generall Historie of Plantes*, John Norton, London, 1597.
Grieve, Maud: *A Modern Herbal*, Jonathan Cape, 1931.
Griggs, Barbara: *Green Pharmacy*, Jill Norman & Hobhouse, London, 1981.
The Herbal Remedies of the Physicians of Myddfai (Meddygon Myddfai), Übersetzung: John Pughe, Llanerch Enterprises, Lampeter, 1987.
Paracelsus: *Paracelsus – Selected Writings*, Ausg. Jolande Jacobi, Princeton University Press, 1988.
Manniche, Lise: *An Ancient Egyptian Herbal*, British Museum Publications, London, 1989.
Mills, Simon Y.: *Out of the Earth*, Viking, London, 1991.
Morris, Brian: »The rise and fall of Victorian herbalism« in *Herbs*, 15(3), 1990.
Plinius: *Natural History*, Harvard University Press, 1956.
Rohde, Eleanour Sinclair: *The Old English Herbals*, Longmans Green & Co, London, 1922.
Siraisi, Nancy: *Medieval and Early Renaissance Medicine*, University of Chicago Press, 1990.
Theophrastus: *Enquiry into Plants*, 2 Bände, Harvard University Press, 1916.
Tierra, Michael: *Planetary Herbology*, Lotus Press, Santa Fe, 1988.
Turner, William: *A New Herball*, 1551; Faksimileausgabe George Chapman und Marilyn Tweedle, Carcanet Press, 1989.
Valnet, Jean: *Se Soigner par les Légumes, les Fruits et les Céréales*, Librairie Maloine, Paris. 1967.

Eine Wissenschaft fürs Leben:
Donden, Yeshi: *Health through Balance*, Snow Lion, Ithaca, 1986.
Frawley, David: *Ayurvedic Healing*, Passage Press, Salt Lake City, 1989.
Frawley, David & Lad, Vasant: *The Yoga of Herbs: An Ayurvedic Guide to Herbal Medicine*, Lotus Press, Santa Fe, 1988.
Heyn, Birgit: *Ayurvedic Medicine*, Thorsons, London, 1987.
Svoboda, Robert E.: *Ayurveda – Life, Health and Longevity*, Arkana, London, 1992.

Chinesische Kräutermedizin:
Beinfeld, Harriet & Korngold, Efrem: *Between Heaven and Earth: A Guide to Chinese Medicine*, Ballantine Books, New York, 1991.
Kaptchuk, Ted: *Chinese Medicine – the Web that has no Weaver*, Rider, London, 1983.
Lu, Henry C.: *Chinese System of Food Cures*, Sterling, New York, 1986.
Teeguarden, Ron: *Chinese Tonic Herbs*, Japan Publications, Tokyo, 1984.
The Yellow Emperor's Classic of Internal Medicine, Übersetzung: Ilza Veith, University of California Press, 1966.

Nordamerikanische Traditionen:
Coffin, Albert: *A Botanic Guide to Health*, London, 1866.
Moerman, Daniel E.: *Medicinal Plants of North America*, University of Michigan, Museum of Anthropology.
Thomson, Samuel: *A Narrative of the Life and Medical Discoveries of Samuel Thomson*, Boston, 1825.
Vogel, Virgil: *American Indian Medicine*, University of Oklahoma Press, 1970.

Heilkräuter von A–Z

Bensky, Dan & Gamble, Andrew: *Chinese Herbal Medicine Materica Medica*, Eastland Press, Seattle, 1986.
Hoffman, David: *The Holistic Herbal*, Findhorn Press, 1983.
Holmes, Peter: *The Energetics of Western Herbs*, Artemis Press, Boulder, 1989.
Leung, Albert: *Chinese Herbal Remedies*, Wildwood House, London, 1985.
Mills, Simon Y.: *A Dictionary of Modern Herbalism*, Thorsons, Wellingborough, 1985.
Priest, A. W. & Priest, L. R.: *Herbal Medicine: a Clinical and Dispensary Handbook*, Fowler, London, 1982.
Stuart, Malcolm: *The Encyclopaedia of Herbs and Herbalism*, Orbis, London, 1979.
Valnet, Jean: *Phytotherapy*, Librairie Maloine, Paris, 1972.
Weiss, R. F.: *Herbal Medicine*, Beaconsfield Publishers, Beaconsfield, 1988.
Wren, R. C.: *Potter's New Cyclopaedia of Botanical Drugs and Preparations*, C. W. Daniel, Saffron Walden, 1988.
Yeung, Him-che: *Handbook of Chinese Herbs and Formulas*, Institute of Chinese Medicine, Los Angeles, 1985.
Allium sativum: Bericht über das 2. Internationale Knoblauchsymposium in *Cardiology in Practice*, Beilage, Juni, 1991; Abdullah, T. H. et al; *Journal of the National Medical Association*, 80(4), 1988: 439–45.
Avena sativa: Journal of the American Medical Association, 265(14), 1991: 1833–9.
Camellia sinensis: Muramatsu, K., Fukuyo, M. & Hara, Y.: *Journal of Nutrition, Science and Vitaminology*, 32, 1986: 613–22; Chow, Kit & Kramer, Ione: *All the Tea in China, China Books, 1990.
Eucalyptus globulus: Russische Forschungsergebnisse 1973, zitiert in Tisserand, Robert: *The Art of Aromatherapy*, 2. Auflage, C. W. Daniel, Saffron Walden, 1985.
Eupatorium cannabium: Archivum Immunologine et Therapiae Experimentalis, 23, 1975: 846; »Antitumour properties of eupatoriopicrin«, in *Planta Medica*, 1986: 430, zitiert in Rombi, M.: *Phytotherapy: A practical handbook of herbal medicine for the practitioner*, Herbal Health Publishers.
Ginkgo biloba: European Journal of Pharmacy, 164, 1989: 293-302; *Herbalgram*, No. 7, 1985: 5; ibid. No. 15, 1988: 12; ibid. No. 22, 1990: 21.
Linum-Arten: Erasmus, Udo: *Fats and Oils;* Alive Books, Vancouver, 1986.
Panax ginseng: »Ginseng caused androgynous baby«, in *General Practitioner*, 1991, Jan. 11: 20; Fulder, S.: *The Tao of Medicine*, Destiny Books, New York, 19821.
Salvia officinalis: Svoboda, K. P. & Deans, S.G.: Bericht über das 21. Internationale Symposium über Ätherische Öle, Lahti, Finnland, 1990.
Symphythum officinalis: Furuya, T. & Asaki, K.: *Chemical and Pharmacology Bulletin*, 16(12), 1968: 2512-16; Taylor, A. & Taylor, N. C.: *Proceedings of the Society of Experimental and Biological Medicine*, 114, 1963: 772–4.
Trigonella foenum-graecum: Hepper, F. Nigel: *Pharaoh's Herbs*, HMSO, London, 1990; Atiya, Nayra: *Khul-Khaal: Five Egyptian Women Tell Their Stories*, American University in Cairo Press, 1984: *European Journal of Clinical Nutrition*, 44, 1990: 301-6; Bailey, C. J. & Day, C.: *Diabetes Care*, 12(8), 1989: 553-64.
Tussilago farfara: Flock, A. et al: Department of Pharmacognosy, Universität von Uppsala, 1976, zitiert in Mabey, R.: *The Complete New Herbal*, Elm Tree Books, London, 1988; Kerry, Bone: »Coltsfoot is it safe?« in *British Journal of Phytotherapy*, I(3/4), 1990: 32–5.

Heilmittel auf Kräuterbasis

Schmerzen:
Pinget, M. & Lecomte, A.: »The effects of *Harpagophytum* arkocelules in degenerative rheumatology«, Arkopharma, Frankreich, 1988.

Atembeschwerden:
Forschungsergebnisse über Cang er zi, siehe Wang, Xindong: *Journal of Beijing College of TCM*, 10(2), 1987: 26. Übersetzung des Referates in *Traditional Chinese Medicine Digest*, II(3/4), 1987: 100–1.

Ohren, Augen, Mund und Hals:
Bei Milchallergie und Otitis, siehe: *Journal of Allergy and Clinical Immunology* 83(1), 1989: 239.

Haut:
Für Informationen über chinesische Heilkräuter zur Behandlung von Ekzemen bei Kindern, siehe: *The Lancet*, 1990, 31. März: 335, 795.

Herz:
Über Haferkleie und Cholesterin, siehe: *Journal of the American Medical Association*, 1991, Jul-Aug: 20; *American Journal of Clinical Nutrition*, 52(3), 1990: 495–9; Über andere Kräuter und Cholesterin, siehe: *European Journal of Clinical Nutrition*, 44, 1990: 79–88.

Verdauungsprobleme:
Okpanyi, S. N. et al: »Gastrointestinal motility modulation with Iberogast«, Referat, das während der Ersten Weltkonferenz über Medizinische und Aromatische Pflanzen zum Wohle der Menschheit vorgetragen wurde. Maastricht, 19.–25. Juli 1992.

Harnwege:
Murray, Michael T.: »Serenoa repens treatment of benign prostatic hyperplasia«, in *Journal of the American Quack Association*, 4(4), 1989: J2–3.

Nervensystem:
Über aromatische Chemikalien und Riechnerv, siehe: Forster, H., Niklas, H. & Lutz, S., in *Planta Medica*, 40(4), 1980: 309.

Frauenleiden:
Parvati, Jeannine: *Hygieia: A Woman's Herbal*, Wildwood House, London, 1979. Shuttle, Penelope & Redgrave, Peter: *The Wise Wound: Menstruation and Everywoman*, Paladin Grafton Books, London, 1986; Zur Verwendung der Rezeptur zur Bewegung des Leber-Qi bei der Behandlung des PMS, siehe: Jiang, Zhaojun: *Journal of Shandong College of TCM*, 10(1), 1986: 22, übersetzt in *Traditional Chinese Medicine Digest*, 1(3), 1986: 54, und *The Handbook of Traditional Chinese Gynecology*, Blue Poppy Press, 1987: 47.

Schwangerschaft und Geburt:
McIntyre, Anne: *Herbs for Pregnancy and Childbirth*, Sheldon Press, London, 1988. Weed, Susan S.: *Wise Woman Herbal for the Childbearing Year*, Ash Tree Publishing, New York, 1986.

Beschwerden älterer Menschen:
Über Kräuter zur Behandlung von Alterszucker, siehe Khan, A. et al: »Insulin potentiating factors and chromium content of selected foods and spices«, in *Biological Trace Elements Research*, 24, 1990.

Stärkende Kräuter:
Willard, Terry: *Reishi Mushroom – Herb of Spiritual Potency and Medical Wonder*, Sylvan Press, Washington, 1990

REGISTER

Fett gedruckte Seitenzahlen kennzeichnen die Kräuter aus dem Teil »Heilkräuter von A–Z«.
Kursiv gedruckte Seitenzahlen verweisen auf Krankheiten und Kräuter aus dem Teil »Hausmittel«.

Abführmittel 23, 34, 75, 184
Abgespanntheit 82
Abkühlende Kräuter 16
Abmessen von Heilmitteln 120
Abschürfungen 107, 127
Abstillen 95
Absud herstellen 120
Absude, chinesische 125
Abszeß 75, 100
Abszesse *134*
Acetylsalicylsäure 23, 58
Achillea millefolium 30, 148
Achyranthes bidentata 181
Ackerdill 180
Ackerfrauenmantel 180
Ackerminze 79
Ackerschachtelhalm **55**
Aconitin 23
Acorus calamus 181
Adstringierend 25, 184
Aesculus hippocastanum 160, 181
Agni 12
Agrimonia eupatoria 31, 140, 142, 152, 156, 174
Agrimonia pilosa 31
Ährenminze 79
Ai ye 168
Akebia trifoliata 181
Akne 33, 38, 42, 55, 72, 103, *144*
Aknepusteln 127
Akupunktur 14, 15
Alant 12, *138*
Alant, Echter 70
Alchemilla vulgaris **32**, *142, 166*
Aletris farinosa 182
Alisma plantago 182
Alkaloid 184
Alkoholfreie Tinkturen 125
Allantoin 101
Alleiniges Heilmittel 184
Allergie 65
Allergische Reaktionen *156*
Allergischer Schnupfen *156*
Allium sativum 33, *134, 144, 150, 156*
Allium ursinum *176*, 180
Aloe 13, **34**, 119, 127, *146*
Aloe vera **34**, *146*
Alopezie *146*
Alraune 20
Ältere Menschen, Beschwerden *172*
Altern 25
Alterserscheinungen 172
Alterszucker 106, 109, *172*
Althaea officinalis **35**, *136*
Altweibersommer 15
Amerikanischer Faulbaum 180
Amerikanischer Ginseng **84**
Amerikanischer Schneeball **113**

Amla-Geschmack 25
Ampfer, Krauser *146*, 181
Ampferblätter 127
Analgetisch 184
Anämie 36, 71, 77, 108, *150*
Andorn, Weißer 11, *138*, 182
Anethum graveolens 180
Angelica archangelica **36**, *130*
Angelica pubescens 180
Angelica sinensis **36**, *150, 166, 179*
Angelsächsische Kräuterverzeichnisse 18
Angina 95
Angina pectoris 51
Angst 14, 66, 68, 74, 82, 87, 110, *178*
Angstgefühle 40, *162*
Angstzustände 23, 41, 43, 47, 49
Anis *136*, 180
Antibiotika 184
Antibiotikum 33
Antihydrotikum 184
Apfel **77**
Aphanes arvensis 180
Apium graveolens **37**, *130, 158*
Apotheker 19
Apothekerrose **90**
Appetitanreger 60
Appetitanregung 66
Appetitmangel 34, 39, 47
Aprikosensamen 17
Arabische Welt 11
Arctium lappa **38**, *144, 174*
Arctostaphylos uva-ursi **109**, *158*, 180
Arjuna 13
Arme 16
Arnica montana *130, 146*, 180
Arnika *130, 146*, 180
Arnika D6-Tabletten 126
Arnikacreme 126
Arquebusade 31
Artemisia abrotanum *146*, 180, **39**
Artemisia annua 182
Artemisia vulgaris **39**, *164*
Artemisia vulgaris var. *indicus* 168
Arterien, Verhärtung der *150*
Arteriosklerose 33, 64, 75, *148*
Arthritis 16, 37, 46, 48, 57, 58, 65, 72, 87, 104, 108, *130*
Arthritis, rheumatische 37, 41, 75, 76, 85
Arthritische Beschwerden 105
Arthritische Gelenke 36, 42, 101
Arthritische Gelenkschmerzen 61

Arthritische Schmerzen 52, 131
Artischocke 25, 180
Ashwagandha 12, 13
Asparagus racemosus 179
Aspirin 23, 58, 93
ASS 58
Asthma 23, 42, 47, 54, 56, 64, 65, 70, 73, 76, 78, 82, 84, *138, 178*
Asthmatische Beschwerden *138*
Astragalus membranaceus *134, 172*, 181
Atembeschwerden *136*
Äther 12
Ätherische Öle 22, 184
Atman 13
Atractylodes macroephala *178*
Atropin 23, 173
Aubergine 27
Aufguß herstellen 120
Aufguß, heiß 122
Aufguß, kalt 122
Aufgußöle 127
Aufgußöle herstellen 122
Aufregung 87, 126
Augen 14, *140*
Augen, entzündete 63
Augen, müde 44, 47, 74, 88
Augenentzündung 71
Augenlider, entzündete 111
Augentrost *140, 156*, 180
Ausfluß 32, 57, 67, 74
Ausgebreitetes Glaskraut *158*, 180
Ausschlag 70, *156*
Ausschlag, nervöser 41
Auswurf *136*
Avena sativa **40**, *150, 164*
Avicenna 10, 11, 12
Ayahuasca 20
Ayurveda 7, 12, 184
Ayurvedischen Medizin 25

Bach, Dr. 40
Bach-Blüten 112, 126
Bai gou **64**
Bai shao yao 17, **83**, *166*
Bai xian pi 180
Bai zhu *178*
Baldrian **110**, *164*
Ballonblume 181
Ballota nigra *170*, 182
Ban xia 15, 180
Bandwurm 31
Baptisia tinctoria *142*, 182
Bärenlauch *176*, 180
Bärentraube **109**, *158*, 180
Barosma betulina *158*, 180
Basilikum 10, 25, **82**, *164, 168*
Bauchgrimmen 89, *152*
Beech, Dr. Wooster 21
Beeren ernten 119
Beeren trocknen 119
Bei xie **52**
Beifuß 18, **39**, *164*

Beine, offen 42, 70
Beingeschwüre 55, 99
Beinprobleme *160*
Beinwell **101**, *130, 160, 170, 174*
Beinwellöl 127
Beinwellsalbe 126
Beklemmung *162*
Benediktendistel 180
Benton 21
Benzoebaum 180
Berberis vulgaris *154*, 182
Beruhigungsmittel 23, 110
Beschwerden älterer Menschen *172*
Beschwerden bei Kindern *174*
Besenginster *148*, 180
Bettnässen (Kinder) *176*
Bettnässen *172*
Betula verrucosa 182
Bienenstich 86
Bilsenkraut 20, 173
Bindehautentzündung 31, 47, 58, 71, 74, 88, 105, *140*
Bitter 15, 25, 27
Bittere Kräuter 15
Bittere Schleifenblume *154*, 180
Bitterstoff 184
Bittersüß *146*, 180
Bittersüßer Nachtschatten 180
Blähungen 36, 49, 59, 79, 115, *154*
Bläschenbildung *156*
Blase 14
Blasenkatarrh 31, 35, 37, 45, 57, 62, 72, *158*, 159
Blasentang **61**
Blätter ernten 118
Blätter trocknen 118
Blätterpilz 20
Blut 10, 24, *148*, 184
Blut im Urin 88, *158*
Blutarmut *179*
Blutdruck 180, 181, 182
Blutdruck, Niedriger *148*
Blüten ernten 118
Blüten trocknen 118
Blutende Wunden 45
Blutergüsse 46, *130*
Blutgefäße 15
Bluthochdruck 23, 51, *148*
Blutkraut **30**
Blutstagnation 184
Blutstillung 31, 127
Blutüberhitzung 83
Blutungen 88, 182
Blutungen beim Stuhlgang *154*
Blutungen während der Schwangerschaft 171
Blutverlust 14
Blutweiderich *142*, 180
Blutwurz *152*, 180
Blutwurz, Kanadische 181
Blutzucker 180
Blutzuckerspiegel 33, 180, 181

Bo he 15, **79**
Bockshornklee **106**
Boldostrauch 180
Borago officinalis **41**, *164, 179*
Boretsch **41**, *164, 179*
Brassica oleracea **42**, *144, 156, 170, 176*
Braunelle **88**, 127
Braunwurz 10, **97**, *134, 146*
Brechwurz 23
Breitwegerich **86**
Brennessel **108**, *144, 150*
Bronchialkrampf 73
Bronchitis 31, 35, 36, 42, 47, 56, 65, 69, 70, 78, 82, *138*
Bronchitis, chronische 87
Bronchialasthma 54
Brustdrüsenentzündung 85
Brustfellentzündung 75
Brustinfektion 104
Brustschwellung 42, 68
Brustwarzen, Wunde *170*
Bryonia alba 182
Bu gu zhi 179
Buchweizen *150*, 180
Bukkustrauch *158*, 180
Buntfarbige Schwertlilie 180
Bupleurum chinense *154*, 180
Butternuß **71**

Calendula officinalis **43**, *140, 146, 168*, 156, 170
Calumba 180
Camellia sinensis **44**, *150*
Cang er zi *138*, 180
Cannabis sitiva 181
Capsella bursa-pastoris **45**, *168*
Capsicum frutescens **46**, *150*
Carduus marianus *154*, 181
Carnegie, Andrew 21
Carrageen 180
Carthamus tinctorius 180
Cashew Nüsse 25
Cassia senna 181
Caulophyllum thalictroides *166*, 181
Centaurea cyanus 181
Centaurium erythraea 182
Centranthus ruber 110
Ceylonzimt **48**
Cha **44**
Chai hu *154*, 180
Chakra 184
Chakras 12
Chamaelirium luteum *168*, 180
Chamaemelum nobile **47**, *138, 154, 164, 170, 174, 176*
Chamomilla recutita **47**
Chaucer 113
Chelidonium majus 182
Chemie 23

Chen pi **49**
Chi shao yao **83**, *144*
Chicorée 25
Chili 13, 21, **46**, *150*
Chinakohl 26
Chinarinde 23
Chinesische Absude 125
Chinesische Dattel *178*
Chinesische Heilkunde 15
Chinesische Kräuter-
   medizin 14
Chinesische Medizin,
   moderne 15
Chinesische Päonie **83**
Chinesischer Ginseng **84**,
   178
Chinesisches Geißblatt **76**
Chinin 23
Chionanthus virginicus
   154, *182*
Cholagogum *184*
Choleretikum *184*
Choleriker 12
Cholerisch *184*
Cholerischer Mensch 10
Cholesterinspiegel 33, 40,
   44, *180*
Cholesterinspiegel,
   erhöhter *150*
Chondrus crispus 180
Chong wei zi **74**
Chronischer Husten *178*
*Chrysanthemum morifo-
   lium 140, 148,* 181
Chuan xiong 180
Chyavan Prash *172*
Ci ji li 180
Cichorium intybus 182
Cimicifuga racemosa 182
Cinnamomum cassia **48**,
   134, *150*
Cinnamomum zeylanicum
   48
Cinnamomum-Arten *179*
Citrus aurantium **49**, *162*
Citrus limon 132, 181
Citrus reticulata **49**
Citrus Sinensis **49**
Clematis chinensis 182
Cnicus benedictus 180
Codonopsis pilosula 178
Coffin, Dr. Albert Isaiah 21
Commiphora molmol **50**,
   142, *146*
Convallaria majalis 148,
   181
Coptis chinensis 181
Cornus officinalis 182
Crataegus axycantha 51
Crataegus monogyna **51**
Crataegus pinnatifida **51**
Crataegus-Arten *148*
Creme herstellen 123
Cremes aus Aufgußölen
   125
Culpeper 43, **88**
Culpeper, Nicholas 19
Cumarin *184*
Cupressus sempervirens
   172, 180
Cynara scolymus 180
Cyperus rotundus 182
Cypripedium calceolus
   162, 181
Cytisus scoparius 148, 180

Da huang 15, **89**
Da zao *178*
Damaszenerrose *162, 168*
Damiana *164, 179*

Dammriß *170*
Dampfinhalate 125
Dan shen 15, **95**
Dan zhu ye 180
Dang gui **36**, *150, 166,*
   179
Dang shen *178*
Darmbeschwerden 47
Darmkolik 77
Darmparasiten 33
Darmreizung 21, 104, 153
Darmträgheit 39, 43, 67,
   71, 97, 115, 127
Darmwürmer 39
Dattel 27
Dattel, Chinesische *178*
Daucus carota 180
De materia medica 10
Dendrobium officinale
   179
Depression 25, 40, 41, 43,
   46, 73, 78, 92, 98, 112,
   134, 162, 164, 182
Destillierte Zaubernuß 126
Di gu pi 180
Di huang *179*
Diabetes 180
Diastolischer Druck *148*
Dickdarm 15
Dickdarmentzündung 154
Dictamnus dasycarpus 180
Digitoxin 22
Digoxin 22
Dioscorea hypoglauca **52**
Dioscorea opposita **52**
Dioscorea villosa **52**, *154,*
   160
Dioskorides 6, 10, 42, 69,
   82, 107, 111
Diuretikum *184*
Divertikulose *52, 172*
Dosieren 120
Dosierung *175*
Dreiblättriges Gras **105**
Drogen 22, 23
Drogen, pflanzliche 23
Druchfall 14
Drüsenfieber 50, 53, 62, 85
Du huo 180
Duftveilchen **114**
Duhuo 16
Dünndarm 15
Durchblutung, schlechte
   51
Durchblutungsstörungen
   150
Durchfall 25, 26, 27, 31,
   32, 44, 51, 60, 71, 76, 77,
   81, 84, 88, 89, 104, 109,
   152, 182
Durchfall, chronischer 45,
   48
Durchfall, morgendlicher
   179
Dysmenorrhö *166*

Eberraute *146,* 180
Echinacea angustifolia **53**
Echinacea purpurea **53**
Echinacea-Arten *134, 142,*
   176
Echte Kamille **47**
Echte Zypresse *172,* 180
Echter Alant **70**
Echter Gamander *130,* 180
Echter Ziest **99**
Eclipta prostrata 179
Eibisch **35***, 136*
Eierstöcke 12
Eingeweichte Kräuter 125

Einkorn, Falsches *168,* 180
Eisenhut 23
Eisenkraut 12, 18, **112**,
   132, 162, 168
Eisenmangel *150*
Eklektik *184*
Eklektizismus 21
Ekzem 38, 40, 41, 53, 55,
   67, 70, 71, 72, 73, 85, 97,
   100, 103, 105, 108, 112,
   144
Ekzembehandlung bei
   Kindern 83
Ekzeme, juckende 47
Ekzeme, nässende 32
Elemente 10, 12, 14, 26
Elettaria cardamomum
   181
Eleutherocuccus senticosus
   178
Elymus repens 158, 181
Emblica officinalis 172,
   181
Emetin 23
Emphysem 54
Emulgierende Salbe, orga-
   nische Alternative 125
Endivie 24
Energien, Harmonie der
   26
Energiespendende Kräuter
   178
Energiezentren des Körpers
   12
Engelwurz **36***, 130*
Entbindung 45, 51, 52, 81,
   82, 102, *184*
Entfernung der Gebär-
   mutter *168*
Entgiftung des Körpers 38
Enzian **63**
Ephedra gerardiana **54**
Ephedra sinica **54***, 138,*
   156
Ephedra pilulifera **139**
Ephedrin 54
Ephedrin-Arzneien 23
Epiphyse 12
Equisetum arvense **55***, 172*
Equisetum hyemale **55**
Erbrechen 70, *152, 154*
Erdbeerblätter, getrocknete
   25
Erdbeeren 24
Erdbeerklee **105**
Erde 10, 12, 14, 15
Erdnüsse 27
Erdrauch *144,* 180
Ergrauen, vorzeitiges *146*
Erhitzende Kräuter 16
Erhöhter Cholesterinspiegel
   150
Erkältung 25, 25, 30, 46,
   48, 53, 69, 80, 82, 92, 96,
   134
Erkältung im Kopfbereich
   50
Erkältung, fieberhafte 38,
   41, 58, 76, 77
Ermüdung 92
Ernährung, ausgewogene
   26
Ernten von Kräutern 118
Erschöpfung 73, 100
Erschöpfung, nervöse 92
Erste-Hilfe-Koffer 126
Erste-Hilfe-Mittel 126
Eschscholzia calfornica
   164, 176, 182

Essigrose **90**
Eucalyptus globulus **56**,
   138
Eukalyptus 13, **56**, *138*
Eunoymus altropurpureus
   182
Eupatorium cannabium
   57
Eupatorium perfoliatum
   57, *134*, 182
Eupatorium purpureum
   57, *158*
Euphorbia pilulifera 182
Euphrasia officinalis 140,
   156, 180
Europa 21
Europäische Kräuterkunde
   18
Evodia rutaecarpa 182

Fadenwürmer *176*
Fagopyrum esculentum
   150, 180
Falsches Einkorn *168,*
   180
Fang feng 180
Färberdisterl 180
Faulbaum, Amerikanischer
   180
Feige 27
Feldstiefmütterchen 20,
   114, *144, 150, 156,*
   174
Feldthymian **104**
Fenchel 11, 12, **59**, 127,
   154, 174
Fettige Haut 72
Feucht 10, 24
Feuer 10, 12, 14, 15
Fieber (Kinder) *176*
Fieber 23, 25, 27, 79, 94
Fieberbläschen 40, 126,
   142
Fieberhafte Erkältung 38,
   41
Fieberklee *130,* 180
Fiebermittel *184*
Fieberzustand 100
Filipendula ulmaria **58**,
   152
Filius ante patrem **107**
Fingerhut 22
Fliegenpilz 20
Flohsamen **86**
Flüssigextrakte 125
Foeniculum officinale **59**,
   154, 174
Forsythia suspensa 134,
   181
Fragaria vesca **60**
Frakturen 101
Frauenleiden *166*
Frauenmantel 19, **32**, *142,*
   166
Freude 15
Frigidität *179*
Frischobst 24
Frostbeulen 43, 46, 55, 96
Frucht ernten 119
Frucht trocknen 119
Frühling 10, 14
Fu ling *178*
Fucus vesiculosis **61**
Fumaria officinalis 144,
   180
Fünf Elemente 14
Furunkel 31, 38, 53, 75, 89,
   100, 106, 126, *134*
Fuß des weißen Mannes
   20

Fußballen, entzündete 101
Fußpilz 38
Fußprobleme *160*

Gagel *138,* 180
Galega officinalis 170,
   172, 180
Galen 11, 12, 24, 26, 77,
   96, 110, 184
Galenus, Claudius 11
Galium aparine 62, 142,
   146
Galle 10
Gallenblase 14, 21
Gallenblasenentzündung
   63, *154*
Gallensteine *154*
Gamander, Echter *130,* 180
Gamander, Salbei- 182
Gan cao 15, 16, **65**
Gan jiang **115**
Gandhi, Mahatma 23
Ganoderma lucidum 178
Gänseblümchen 127
Gänsefingerkraut *136,* 180
Gänsegras **62**
Ganzheitliches Konzept 13
Gardenia jasminoides 182
Gartenmöhre 180
Gartenraute 180
Gartensalbei **95**
Gartenthymian 104, *130*
Gastritis 39, 43, 60, 75, 98,
   152
Gastroenteritis 67, 76, 77,
   81
Gebärmutter 19
Gebärmutter, Entfernung
   168
Geburt *170*
Geburtsvorbereitung *170*
Gefleckter Storchschnabel
   152, 174, 180
Gehirn 19
Geißblatt **76**
Geißblatt, Chinesisches **76**
Geißraute *170, 172,* 180
Geistige Verwirrung *172*
Gelbblühende Pflanzen 19
Gelbe Galle 10, 24, *184*
Gelber Jasmin *132,* 181
Gelber Kaiser 15
Gelbsucht 19, 39, 60, 63,
   154
Gelbwurz 12, 20, 25, **67**,
   138, 140, 156
Gelenke, arthritische 36,
   42, 101
Gelenke, rheumatische 100
Gelenke, schmerzende 56
Gelenkentzündung 30, 68
Gelsemium sempervirens
   132, 181
Gemeine Roßkastanie *160,*
   181
Gemeiner Hopfen **66**
Gemeiner Schneeball **113**
Gemeiner Wasserdost **57**
Gemeiner Wegerich **86**
Gemüse 24
Gentiana lutea 63,154
Gentiana macrophylla **63**
Gentiana scabra **63**
Geranium maculatum
   152, 174, 180
Geranium robertianum
   182
Gerard 19, 46, 60, 66, 78,
   87, 92, 93, 99, 100, 105,
   112

Gerard, John 41
Gerbsäure 184
Geschmack 13, 16
Geschmacksrichtungen 16, 25, 27
Geschür 107
Geschwächtes Immun-system *134*
Geschwür 31, 66, 75, 25, 62
Geschwüre, chronische 50
Gesundheit 10, 14, 25
Getrocknete Kräuter 127
Gewebe 21
Gewichtszunahme 27
Gewürznelke *154*, 181
Gicht 60, 72, 78, 103, 105, 108, *130*
Gichtschmerzen 37
Giftlattich *164*, 181
Ginkgo biloba **64**, *150*
Ginkgobaum **64**, *150*
Ginseng 17, **84**, *172*
Ginseng, Amerikanischer **84**
Ginseng, Chinesischer **84**, *178*
Ginseng, Koreanischer **84**, *178*
Ginseng, Sibirischer *178*
Gintz-aen **84**
Glaskraut, Ausgebreitetes *158*, 180
Glechoma hederacea *138*, *156*, 181
Gleichgewicht 21
Gleichgewicht der Humo-res 12
Gliederschmerzen 16, 76, 92
Gliedersteife 25
Glycyrrhiza glabra **65**, *152*
Glycyrrhiza uralensis **65**
Glykosid 184
Gnaphalium uliginosum *136*, *142*, 182
Goldrute *136*, 181
Gotu kola 12, 13, *164*, *172*, 181
Gou qi zi 15, *179*
Graupen 24
Griechen 10
Griechisch Heu **106**, *172*
Griechisches Modell 10
Grindelia camporum *138*, 181
Grindelie *138*, 181
Grippe 30, 53, 56, 57, 69, 78, 92, 96, *134*
Großer Wiesenknopf 181
Grüner Star 23
Grüner Tee **44**
Guajacum officinalis 181
Guduchi 13
Gui zhi 16, **48**, *134*, *150*
Gundermann *138*, *156*, 181
Gung-ho **88**
Gürtelrose 40
Gynäkologische Leiden *179*

Haarausfall 71, 108, *146*
Haare 14
Haarfarbe 95
Haargerste *158*, 181
Haarwuchs 92
Habichtskraut, Kleines 181
Hafer **40**, *150*, *164*

Haferkleie **40**
Hafermehl 24, **40**, **90**
Hai zao 14
Hals-Chakra 12
Halsentzündung 111
Halsschmerzen 46, 50, 53, 56, 59, 67, 75, 80, 86, 95, 104, *142*
Halswurz **97**
Hamamelis virginiana *160*, 182
Hämorrhoiden 43, 50, 64, 85, 86, 88, 101, 108, 111, *154*, 182
Han lian cao *179*
Handflächen, rote juckende *154*
Hanf 10
Haritaki 12
Harmonie der Energien 26
Harndrang *172*
Harngrieß 57, 62
Harnröhrenentzündung 37, *158*
Harnsteine *158*
Harnwegsbeschwerden *158*
Harnwegsinfekt 31, 52, 53, 55, 77
Harnwegsinfektionen *158*
Harnwegsleiden 59
Harpagophytum procum-bens *130*, *182*
Harz ernten 119
Harz trocknen 119
Hauhechel 181
Haut 15
Haut, fettige 72
Haut, rissige 96
Haut, trockene 34, 41, 43, 90
Hautgeschür 35
Hautkrankheiten 25
Hautleiden 40
Hautpilz 79, 127
Hautprobleme 24, 25, 71
Hautrisse 66
Hautrötendes Mittel 184
Hautunreinheit 87
He shou wu *146*, *168*, 181
Heidelbeere **109**, *172*, 25
Heilkräuter 29
Heilkunde, chinesische 15
Heilmittel aus fernen Ländern 19
Heilmittel, abmessen 120
Heilmittel, mittelalterliche 18
Heilpraktiker 183
Heiß 10, 24, 26
Heißen Aufguß zubereiten 122
Heißer Zustand 184
Heißhunger auf Süßig-keiten 63
Helmkraut **98**, *132*, *162*
Hepatitis 39, 60, 63
Herbst 10, 15
Herpes simplex *142*
Herpes, Lippen- 56
Herz 12, 15, 17, *148*
Herz-Chakra 12
Herzbeschwerden 13
Herzerkrankung, koronare 95
Herzgespann **74**, *132*, *148*, *168*
Herzglykoside 22
Herzklopfen 17, 162
Herzleiden 22, 23

Herzschwäche 74
Heuschnupfen 23, 30, 47, 54, 67, 70, 96, *156*
Hexenschuß 46, 115
Hieracium pilosella 181
High-tech-Kräuterkunde 23
Hilba-Tee **106**
Himbeere **93**, *170*
Hinken *150*
Hippokrates 6, 10, 11, 18, 24, 69, 75, 106
Hirntätigkeit 19
Hirse 24
Hirtentäschel **45**, *127*, *168*
Hitzewallung 17, 67, 95
Hitzschlag 73
Hoden 12
Hohenheim, Philippus Theophrastus Bombastus von 19
Holunder *136*
Holunder, Schwarzer **96**
Holz 14
Homer 114
Honig 24
Hopfen *164*
Hopfen, Gemeiner **66**
Hormonproduktion 181
Hörschäden 141
Hortensie 181
Hu lu ba **106**
Huai jiao *154*, 181
Huai niu xi 181
Huang lian 17, 181
Huang qi *134*, *172*, 181
Huang qin **98**
Huang Ti Nei Ching Su Wen 15
Huflattich **107**
Hüften 16
Hühneraugen 33, *127*, 160
Hui xiang **59**
Humor 184
Humorales Ungleich-gewicht 12
Humores 10, 12, 24, 25
Humulus lupulus **66**, *164*
Hundsrose **90**
Huo ma ren 181
Husten 15, 16, 23, 36, 41, 42, 48, 49, 64, 69, 70, 72, 75, 76, 82, 86, 87, 96, 104, 105, 111, 114, *136*
Husten, chronischer 84, 111
Husten, hartnäckiger 107, 137
Husten, trockener 101, 107
Hustenmittel 184
Hustensaft 35, 90
Hydrangea arborescens 181
Hydrastis canadensis **67**, *138*, *140*, *156*
Hydrocotyle asiatica *164*, *172*, 181
Hyperaktivität (Kinder) *176*
Hypericum androsaemum **68**
Hypericum perforatum **68**, *132*, *170*
Hypophyse 12
Hyssopus officinalis **69**, *136*, *176*

Iberis amara *154*, 180
Immergrün, Madagaskar-23
Immergrünkraut *150*, 181

Immunstimulans 184
Immunsystem 13, 57, 112, 114, 181
Immunsystem, geschwäch-tes *134*
Impotenz 25, *179*
Indianer 20
Indianertabak 21, 181
Indigo, Wilder *142*, 182
Indisches Kräuter-verzeichnis 13
Infektion 94
Infektion im Brustraum 56
Infektionen *134*
Ingwer 10, 21, **115**, 127, *150*, *154*, *170*, *176*
Ingwer, getrockneter 26
Inkontinenz 64, *172*
Innere Leere 162
Insektenschutzmittel 127
Insektenstachel 100, 126
Insektenstich 34, 44, 47, 73, 78, 82, 104, 105, 108, 112, 114, 127
Insulinmangel *172*
Inula helenium **70**, *138*
Inula japonica **70**
Iris versicolor 180
Ischias 68, 108
Islamische Einflüsse 11
Isphagula **86**

Jaborandi-Blätter 23
Jasmin, Gelber *132*, 181
Jateorhiza palmata 180
Jiang pi **115**
Jie geng 181
Jin qian cao 14
Jin yin **76**
Jin yin hua **76**, *176*
Jin yin teng **76**
Jin ying zi **90**
Jing 184
Jod 61
Jodmangel 61
Joe-Pye-Kraut **57**
Johanniskraut **68**, *132*, *170*
Johanniskrautblätter 19
Johanniskrautöl 127
Jovis glans **71**
Ju hua *140*, *148*, 181
Juckende Ekzeme 47
Juckreiz 44, 79, 82
Juckreiz, vaginaler 90, 105, *168*
Juglans cinerea **71**
Juglans regia **71**
Juniperus communis **72**, *158*
Jupiternuß **71**

Kaffee 27
Kalmus 181
Kalt 10, 24, 27
Kalte Füße 46
Kalte Hände 46
Kalten Aufguß zubereiten 122
Kalter Zustand 184
Kamille 21
Kamille, Echte **47**
Kamille, Römische **47**, *138*, *154*, *164*, *170*, *174*, *176*
Kamillenblüten 127
Kanadische Blutwurz 181
Kanal 184
Kapha 12, 13, 25, 184
Kapillarschwäche 114, *150*

Kapseln herstellen 124
Kapuzinerkresse 19
Kardamom 181
Kardioaktiv 184
Karies 44
Karl der Große 75
Karma 12
Kartoffelrose **91**
Kasaya-Geschmäcke 25
Kassie 10, 181
Katarrh 13, 23, 24, 70, 87, *136*, 141
Katarrh der oberen Atem-wege 50
Kater 126
Katu-Geschmäcke 25
Katzenminze *134*, *174*, 181
Kehlkopfentzündung 32, 59
Kermesbeere **85**, *142*
Keuchhusten 47, 54
Kieselerde 55
Kinder, Beschwerden *174*
Kinder, Ekzembehandlung 83
Kinderinfektionen *176*
Kinderkrankheiten *176*
Kirche 18
Kissenprimeln **87**, 181
Kitab al-Qanun 11
Klassifizierung der Kräuter 11
Kleinblütige Königskerze **111**
Kleines Habichtskraut 181
Klette 10, **38**, *144*, *174*
Kletten-Labkraut 62, *142*, *146*
Klimakterium 39, 43, 52
Klimakteriumsbeschwerden 149
Klöster 18
Knoblauch 10, 27, **33**, 127, *134*, *144*, *150*, *156*
Knoblauchzwiebel ernten 119
Knochen 14
Knochenkitter **101**
Knollige Schwalbenwurzel 20
Kohl **42**, *144*, *156*, *170*, *176*
Kohlrose **90**
Kokosnußmilch 26
Kolik (Kinder) *174*
Kolik 59, 73, 79, 90, 184
Kolikartige Schmerzen 102
Kolikartige Zustände 113
Kolikwurzel **52**
Kolitis 42, 67, 81
Kombe-*Strophanthus* 23
Kompresse bereiten 124
Königskerze **140**
Königskerze, Kleinblütige **111**
Konzentrationsschwäche *164*
Kopfausschlag 114
Kopfekzem *174*
Kopfgrippe 87
Kopfhautleiden 62
Kopfläuse *176*
Kopfschmerzen 23, 63, 79, 92, 94, 99, 126, 127, *132*, 162
Koreanischer Ginseng **84**, *178*
Koriander 12, 24

Kornblume 181
Koronare Herzerkrankung 95
Körpersäfte 10, 25
Krampfadern 30, 64, 66, *160*
Krämpfe 68
Krampflösend 184
Krampfrinde **113**
Krankheit 12, 13, 14, 25
Krapp 181
Krätze 39, 77, 79, 85
Krauser Ampfer *146*
Kräuter 24
Kräuter ernten 118
Kräuter trocknen 118
Kräuter, abkühlende 16
Kräuter, bittere 15
Kräuter, energiespendende *178*
Kräuter, erhitzende 16
Kräuter, getrocknete 127
Kräuter, Klassifizierung 11
Kräuter, saure 14
Kräuter, scharfe 15
Kräuter, stärkende *178*
Kräuter, süße 15
Kräuterbücher 19
Kräutergärten 18
Kräuterheilkunde, rituelle 20
Kräuterkrieg 19
Kräuterkunde, europäische 18
Kräuterkunde, High-tech- 23
Kräuterkunde, tibetanische 13
Kräuterkunde, westliche 10
Kräutermedizin, chinesische 14
Kräutermonographie 6
Kräuterpillen 23
Kräuterverzeichnis 6
Kräuterverzeichnis des Dioskorides 11
Kräuterverzeichnis, indisches 13
Kräuterverzeichnisse, angelsächsische 18
Kräuterweiber 19
Kreislauf *148*
Kreislaufstimulans 184
Kreislaufstimulierung 115
Kronen-Chakra 12
Kuan dong hua **107**
Küchenkräuter 24
Küchenschelle *140, 162, 166,* 181
Kühl 27
Kumaryasava 34
Kummer 15, 41
Kumquats 26

Labkraut, Kletten- **62,** *142, 146*
Lactuca virosa 164, 181
Lakritze **65**
Lamas 13
Lamium album 158, 168, 182
Lauch 26
Läuse 73
Lavana-Geschmäcke 25
Lavandula angustifolia **73**
Lavandula-Arten *132, 142, 164*
Lavendel **73,** 118, 127, 132, *142, 164*
Lavendelöl 126

Lebensbaum *160,* 181
Lebensmittelvergiftung 44
Leber 12, 14, 21
Leberbeschwerden 14, 19, 25
Lebererkrankungen *154*
Leberleiden 63, 83, 103
Leberprobleme 17, 24
Leberrelaxans 21
Leberstimulans 112
Leberträgheit 43
Ledebouriella seseloides 180
Lein **75**
Leinkraut 19
Leinsamen **75**
Leinsamenöl **75**
Leonurus cardiaca **74,** *148, 168*
Leonurus heterophyllus **74**
Leroux 94
Lethargie 25
Leukämie 23
Levisticum officinale 181
Lian qiao *134,* 181
Lidrandentzündung *140*
Liebstöckel 181
Lignum vitae 181
Ligusticum wallichii 180
Ligustrum lucidum 168, 181
Limone *132,* 181
Linde *148, 162,* 181
Lindernd 184
Ling zhi *178*
Linum catharticum **75**
Linum usitatissimum **75**
Lippenherpes 56, 126
Lobelia inflata 181
Lokal 184
Long dan cao **63**
Long dan xie gan wan **63**
Lonicera japonica **76,** *176*
Lonicera periclymenum **76**
Lophatherum gracile 180
Lotionen herstellen 125
Löwenblattwurzel 21, *166,* 181
Löwenzahn 10, 19, *154, 160*
Löwenzahn, Wiesen-**103**
Luft 10, 12
Lumbago *130*
Lungen 15, 17
Lungeninfektion 104
Lungenkraut 19
Lungenleiden 41, 55, 65, 114, *178*
Lungenschwäche 84
Luo shi teng 181
Lycium chinense 179, 180
Lymphdrüsen, geschwollene 105
Lymphdrüsenschwellung 85
Lymphknoten 27
Lymphleiden 97
Lymphstau 85
Lythrum salicaria 142, 180

Ma bian cao **112**
Ma huang 16, 23, **54**
Ma huang gen **54**
Ma huang tang 16
Macer 43
Macis **81**
Madagaskar-Immergrün 23
Mädesüß **58,** *152*
Madhura-Geschmäcke 25
Magen 15, 17

Magen-Darm-Katarrh 32
Magen-Darm-Verstimmungen (Kinder) *174*
Magenentzündung 60, 65, 94
Magengeschwür 42, 55, 58, 84, 101, *152*
Magenschmerzen 63
Magenschwäche 14, *178*
Magenübersäuerung 65
Magenverkühlung 48, 104
Magenverstimmung 69, 72, 81, 106, 115
Magnolia liliflora 182
Mahonia aquifolium 182
Mahonie, Stechdornblättrige 182
Mai men dong 181
Maiglöckchen *148,* 181
Mais 181
Malaria 31, 182
Malus sylvestris **77**
Mandelentzündung 62, 85, 95, 96, *142*
Mandeln 24
Mangelerscheinungen 15
Mangelnde Selbstbehauptung 163
Mantras 13
Mao Tse-tung 15
Marco Polo 84
Mariendistel *154,* 181
Marienfrauenschuh *162,* 181
Marihuana 172
Marrubium vulgare 138, 182
Masern 56, 67, *176*
Massageöle herstellen 125
Mastitis 42
Matricaria *47*
Maulbeerbaum **80**
Maulbeerbaum, Schwarzer **80**
Maulbeerbaum, Weißer **80**
Mazerat 125
Medizin, ayurvedische 25
Medizin, tibetanische 24
Medizinalrhabarber **89,** *152*
Medizinbäume 13
Medizinmann 20
Medizinrad 20
Meerrettich 25
Meerträubchen **54,** *138, 156*
Mei gui hua **91**
Melaleuca alternifolia 142, 144, 160, 168, 176, 182
Melancholie 69, 82
Melancholiker 12
Melancholisch 184
Melancholische Natur 10
Melilotus officinalis 160, 182
Melissa officinalis 78, 154, 164
Menopause *179*
Menopausensyndrom *168*
Menorrhagie *168*
Mensch, cholerisch 10
Menstruation 25
Menstruationsbeschwerden 32, 39, 49
Menstruationsschmerz 36, 51
Mentha arvensis 79
Mentha piperita 79, 154, 176
Mentha spicata 79

Menyanthes trifoliata 130, 180
Meridian 15, 184
Metall 14, 15
Mexikanische Yamswurzel **52**
Migräne 31, 73, 79, 87, 99, 102, 126, 127, *132*
Mikrobizid 184
Milchfluß 41, 59, 79, 106, 108, 112, 181
Milchstau *170*
Milz 15, 17
Mineralsalze 25
Minze *79, 150,* 181
Mitchella repens 170, 182
Mitesser *144*
Mittelalter 18
Mittelalterliche Heilmittel 18
Mo yao **50**
Mohnextrakt 10
Mönchspfeffer *166, 168,* 181
Moosbeeren 25
Morbus Parkinson 172
Morgendliche Übelkeit *170*
Morgendlicher Durchfall *179*
Morgendurchfall 81
Morphin 23
Morus alba 80, 136
Morus nigra 80
Moxibustion **39**
Mu dan pi **83**
Mu tong 181
Mu zei **55**
Müde Augen 44, 47, 74, 88
Mumps *176*
Mund 15, *140*
Mundfäule 33, 50, 67
Mundgeruch 73
Mundgeschwür 50, 80, 93, 95, 96, 99, 112, *142*
Muskat 12
Muskatblüte **81**
Muskatnuß 19
Muskatnußbaum **81**
Muskelkrämpfe 110, *160*
Muskeln 15
Muskelschmerzen 72, 104, 81
Muskelschwäche 25
Mutterherzen **45**
Mutterkraut **102**
Myrica pensylvanica 138, 180
Myristica fragrans **81**
Myrobalanenbaum *172,* 181
Myrrhe **50,** *142, 146*

Nachtkerze *144, 166,* 181
Nachtkerzenkapseln 126
Nachtschatten, Bittersüßer 180
Nägelbeißen 34
Nahrungsmittel 26
Nahrungsmittel, Einteilung 24
Nahrungsmittel, gefrorene 24
Nahrungsmittel, Temperatur der 26
Nahrungsmittelallergie *134*
Nahrungsmittelunverträglichkeit *156, 176*
Narkotikum 184
Nase 15

Nasenbluten 30, 45, 55, 108, 127
Nasenschleimhaut 182
Nationaler Verband medizinischer Kräuterexperten 21
Nationales Institut medizinischer Heilpraktiker 21
Naturheiltherapeut 183
Nebenhöhlenentzündung *138*
Nebenniere 12
Nebennierenrinde 184
Nebennierenrindentätigkeit 65
Nelken 12, 25
Nepeta cataria 134, 174, 181
Nerola, Anna-Marie de 49
Neroliöl **49,** *162*
Nerven 21
Nervenberuhigung 98
Nervenmittel 184
Nervenschmerzen 68, 87
Nervensystem 21
Nervöse Beschwerden *162*
Nervöse Erschöpfung 92
Nervöse Zustände 49
Nervöser Ausschlag 41
Nervosität 66, 68
Nesselfieber 127
Nesselsucht 156
Neuralgie 79, 94, 108, 112, *132,* 184
Neutral 26
Niedriger Blutdruck *148*
Nieren 14, 48
Nierenenergie *179*
Niereninfektion 53
Nierenschwäche 14
Nierentonika *179*
Nieswurz 10
Nissen 73, *176*
Niu bang zi **38**
Nordamerikanische Traditionen 20
Nu zhen zi *168,* 181

Obst 24
Ocimum basilicum **82,** *164, 168*
Ödeme 13
Odermennig 21, **31,** *140, 142, 152, 156, 174*
Oenothera biennis 144, 166, 181
Offene Beine 38, 42, 43, 64, 70, 85, 93, 101, 114, *160*
Ohren 14, *140*
Ohrenklingeln *140*
Ohrensausen 172
Ohrenschmerzen 111, *140*
Ohrensummen *140*
Ojas 13
Ononis spinosa 181
Oolong-Tee **44,** *150*
Ophiopogon japonicus 181
Orange **49**
Orangenblütenwasser 49
Organische Alternative zur emulgierenden Salbe 125
Osten 20
Osteoarthritis 101, *130, 172*

Paeonia lactiflora **83,** *144, 166*
Paeonia suffruticosa **83**

Panax ginseng *178*
Panax pseudoginseng **84**
Panax quinquefolius **84**
Panikanfälle *162*
Päonie, Chinesische **83**
Paprikaschoten 26
Paracelsus 19, 78
Parietaria diffusa 158
Parietaria judaica 180
Parkinson 19
Parkinsonsche Krankheit 95
Passiflora incarnata 164, 182
Passionsblume *164, 182*
Patschulipflanze 182
Pelargonium odorantissimum 182
Periodenblutung 67, 89, 72, 74, 99, 102, 106, 113
Periodenblutung, starke 45, 55, *168*
Periodenschmerz 43, 57, *166*
Periphere Durchblutung 184
Pessare herstellen 125
Petersil 11
Peumus boldo 180
Pfeffer, Schwarzer 26
Pfefferminzblätter 127
Pfefferminze *79, 154, 176*
Pfefferminzöl **79**
Pfeilgift 23
Pfingstrose **83**
Pflanzenschleim 184
Pflanzliche Drogen 23
Pharmacopoeia 19
Phlegma 184
Phlegmatiker 12
Phlegmatisch 184
Phlegmatische Natur 10
Phu **110**
Physiomedikalismus 21, 184
Phytolacca americana **85**, *142*
Picrasma exelsa 182
Pillen 22
Pilocarpin 23
Pilzinfektion 34, 38, 97, 33, *146*
Pimpinella anisum 136, 180
Pinellia ternata 180
Piscidia erythrina 162, 182
Piscidiarinde *162, 182*
Pitta 12, 25, 184
Plantago lanceolata **86**, , *140, 156*
Plantago major **86**, *174*
Plantago ovata **86**, *152*
Plantago psyllium **86**, *152*
Platycodon grandiflorus 181
Pleuritisschmerz 75
Plinius 59, 76, 82, 86, 104, 105, 114
PMS *166*
Pockholz 181
Pocon 85
Pogostemon patchouli 182
Polygonum bistorta *142, 182*
Polygonum multiflorum 146, 168, 181
Pomeranze **49**
Poria cocos *178*
Potentilla anserina 136, 180

Potentilla erecta 152, 180
Prämenstruelle Spannung 98
Prämenstruelles Syndrom 67, 68, *166*
Prana 12
Preiselbeere **109**
Prellungen 68, 99, 101, 112, 126, 127
Primeln **87**
Primula veris **87**, *138*
Primula vulgaris **87**
Prostaglandine 184
Prostata 12
Prostatabeschwerden 62, *158*
Prostataleiden 55, 57
Prunella vulgaris **88**, *176*
Prunus armeniaca 182
Prunus serotina 136, 182
Prynce of Phisycke 11
Psoralea corylifolia *179*
Psoriasis 62, 72, 85, 105, *146*
Psoriasis, s. auch Schuppenflechte
Psychosen 23
Psylliumsamen **86**
Pu erh **44**
Pu gong ying **103**
Pulsatilla vulgaris 140, 162, 166, 181
Pulver herstellen 124
Purgierlein **75**
Purpurfarbenen Sonnenhut 20, **53**

Qi 13, 15, 16, 27, 184
Qiang huo 16
Qin jiao *63*
Qing dai 14
Qing hao 182
Qing pi **49**
Qua jiang *176*
Quassiaholz 182
Quercus robur 182
Quillaja saponaria 146, 182

Rachen *140*
Radieschen 24
Ranunculus ficaria 154, 170, 182
Rauwolfia serpentina 23
Rauwolfiawurzel 23
Raynaud-Syndrom *150*
Rebhuhnbeere *170,* 182
Rehmannia glutinosa *179*
Reis 25
Reisekrankheit (Kinder) *176*
Reisekrankheit 79, 115, 127
Reizbarkeit 68, 98, 162
Reizdarm *154*
Reizhusten 35, 107
Ren dong teng **76**
Ren shen **84**
Resperin 23
Rettungsmittel 126
Rhabarber 10, **89**
Rhabarber, Türkischer **89**
Rhamnus purshiana 180
Rheum palmatum **89**, *152*
Rheum rhabarbarum **89**
Rheuma 48, 79, 85, 87, 96, 97, 104, 108
Rheumatische Arthritis 37, 41, 75, 76, 85, *130*
Rheumatische Beschwerden 36, 46, 57, 61

Rheumatische Gelenke 100
Rheumatische Schmerzen 52, 58, 77, 92
Rheumatismus 46, 115, *130*
Rhus aromatica 176 182
Rinde ernten 119
Rinde trocknen 119
Ringelblume 19, **43**, *140, 146, 156, 168, 170*
Ringelblumencreme 126
Ringelblumenöl 127
Ringelflechte 38, 82
Rippen, gebrochene 101
Rissige Haut 96
Rituelle Kräuterheilkunde 20
Rockefeller, John D. 21
Römer 11
Römische Kamille **47**, *138, 154, 164, 170, 174, 176*
Rosa canina **90**
Rosa centifolia **90**
Rosa damascena **91**, *162, 168*
Rosa gallica **90**
Rosa laevigata **90**
Rosa rugosa **91**
Rose 12, **90**
Rosmarin **92**, *146, 148*
Rosmarinus officinalis **92**, *146, 148*
Roßkastanie, Gemeine *160,* 181
Roter Salbei *142, 172*
Rotklee **105**
Rotulme *152,* 182
Rou dou kou **81**
Rou gui **48**
Rubia tinctorum 181
Rubus idaeus **93**, *170*
Ruhr 31, 44
Rumex crispus 146, 181
Ruprechtskraut 127, 182
Ruta graveolens 180

Sabal *158,* 182
Safran 12, 13
Saft ernten 119
Saft trocknen 119
Säfte herstellen 125
Sakral-Chakra 12
Salat 24
Salbe herstellen 123
Salbei 25, **95**, *146*
Salbei, Roter *142, 172*
Salbeigamander *160,* 182
Salben aus Aufgußölen 125
Salicin 23, 94
Salix alba **94**, *130*
Salvia miltiorrhiza **95**
Salvia officinalis **95**, *146*
Salvia officinalis var. *purpurea 142, 172*
Salzig 14, 25, 27
Salzige Kräuter 14
Salzmangel 27
Sambucus nigra **96**, *136*
Samen ernten 119
Samen trocknen 119
San qi **84**
Sandbirke 182
Sandelbaum 12
Sandelholz 13, 182
Sang bai pi **80**, *136*
Sang shen **80**
Sang ye **80**
Sang zhi **80**

Sanguinaria canadensis 181
Sanguiniker 10, 97, *146*
Sanguinisch 184
Sanguisorba officinalis 181
Santalum album 182 ·
Saponine 184
Satsumas **49**
Sauer 14, 25, 27
Sauerdorn *154,* 182
Saure Kräuter 14
Schachtelhalm 55, *172*
Schafgarbe 18, **30**, 127, *148*
Schamanen 20
Schamanismus 20
Scharbockskraut *154, 170,* 182
Scharf 15, 25, 27
Scharfe Kräuter 15
Scharlach 56
Scheidensoor *168*
Schilddrüse 12
Schilddrüsenunterfunktion 61
Schisandra chinensis *178*
Schizophrenie 23
Schlaflosigkeit (Kinder) *176*
Schlaflosigkeit 17, 40, 47, 49, 66, 87, 98, 110, 112, 162, *164, 178*
Schlafmohn 23
Schlafmützchen *164, 176,* 182
Schlangenbiß 23
Schleifenblume, Bittere *154,* 180
Schleim 10, 24
Schleimhautentzündung 35, 75
Schleimlösendes Mittel 184
Schleimlösung 25, 41
Schlüsselblume **87**, *138*
Schmalblättriger Sonnenhut **53**
Schmerzen *130*
Schneeball **113**, *148, 152, 160, 166*
Schneeball, Amerikanischer **113**
Schneeball, Gemeiner **113**
Schneeflockenstrauch, Virginischer 21, *154,* 182
Schnittverletzung 44
Schnittwunde 126
Schnupfen 47, 67
Schnupfen, allergischer 86, *156*
Schock 46, 49, 126, 127
Schöllkraut 19, 182
Schuldgefühle 162
Schultern 116
Schuppen 62, 92, 95, 108, *146*
Schuppenflechte 62
Schuppenflechte, s. auch Psoriasis
Schürfwunden 38, 39, 44, 62, 71, 77, 93, 126
Schüttelfrost 46, 48, 54, 115
Schwäche *178*
Schwalbenwurzel, Knollige 20
Schwangerschaft *170*
Schwarze Galle 10, 24, 184
Schwarzer Holunder **96**
Schwarzer Maulbeerbaum **80**

Schwarzer Pfeffer 26
Schwarzer Tee **44**
Schwarznessel *170,* 182
Schweigsamkeit *164*
Schweiß 27
Schweißausbruch 14, 67
Schweißfluß 16
Schweißtreibend 27
Schwerhörigkeit 172
Schwertlilie, Buntfarbige 180
Schwitzhäuser 20
Scrophularia ningpoensis **97**
Scrophularia nodosa **97**, *146*
Scrophularia-Arten *134*
Scutellaria baicalensis **98**
Scutellaria lateriflora **98**, *132, 162*
Seetang 25
Sehnen 14
Sehnenentzündung 108
Seifenrinde *146,* 182
Sellerie 37, *130, 158*
Senfkörner 24
Serenoa serrulata 158, 182
Serpasil 23
Sertürner, Friedrich 23
Shan yao **52**
Shan zha **51**
Shan zhu yu 14, 182
Shatavari 13, *179*
Shen jian **115**
Shen Nong 6, 15
Sheng di huang *179*
Shi hu *179*
Shiitake 26
Shu di huang *179*
Sibirischer Ginseng *178*
Signaturenlehre 19, 184
Silberweide **94**, *130*
Sirup herstellen 121
Skrofelpflanze **97**
Skrofulose 85
Sodbrennen *152, 154*
Sojabohnenquark 27
Sojabohnensprossen 27
Solanum dulcamara 146, 180
Solarplexus-Chakra 12
Solidago virgaurea 136, 181
Soma 12
Sommer 10, 14, 15
Sonnenblumensamen 26
Sonnenbrand 34, 43, 44, 60, 73, 87, 109, 126, 127
Sonnenhut **53**, *134, 142, 176*
Sonnenhut, Purpurfarbener 20, **53**
Sonnenhut, Schmalblättriger **53**
Sophora japonica 154, 181
Sorge 15
Spannung *162*
Spannungsgefühl 78
Spannungskopfschmerzen 73, *132*
Spargel 24
Speiseröhrenentzündung 43
Speiseröhrenreizung 101
Spinat 25
Spindelstrauch 182
Spiraea ulmaria **58**
Spitzwegerich **86**, *140, 156*
Splitter 35, 100, 126

Spornblume 110
Sproßteile 184
Sproßteile ernten 118
Sproßteile trocknen 118
Stachys officinalis **99**, *132, 148, 162, 168*
Stachys palustris 182
Standarddosis 120ff.
Standardmengen 120
Stärkende Kräuter *178*
Stechapfel 20, 173
Stechdornblättrige Mahonie 182
Steinklee *160*, 182
Steinsalz 27
Stellaria dichotoma **100**
Stellaria media **100**, *144*
Sternfrucht 27
Sternmiere 100, *144*
Sternmierencreme 126
Sternwurzel 21, 182
Steroide 184
Steroidtherapie 41, 65
Stiefmütterchen, s. Feld-
    stiefmütterchen
Stieleiche 182
Stillen, Probleme *170*
Stirn-Chakra 12
Stoffwechselträgheit 61
Storchschnabel, Gefleckter *152, 174*, 180
Strauchpäonie **83**
Streß *47*, 98, *162*
Streßbewältigung *178*
Strophanthin 23
Styrax benzoin 180
Süden 20
Sumach *176*, 182
Sumpfruhrkraut *136, 142*, 182
Sumpfziest 127; 182
Süß 15, 25, 27
Süße Kräuter 15
Süßholz **65**, *152*
Süßholzwurzel 16
Süßigkeiten, Heißhunger 63
Süßkartoffel 25
Symphytum officinale **101**, *130, 160, 170, 174*
Symptome 7
Synthetische Substanzen 23
Systemisch 184
Systolischer Druck *148*
Syzygium aromaticum *154*, 181

T agetes patula 43
Tanacetum parthenium **102**, *132*
Tangerinen 27, **49**
Tantras 13
Taraxacum mongolicum **103**
Taraxacum officinale 103, *154, 160*
Taubnessel, Weiße *158*, *168*, 182
Tausendgüldenkraut 182
Tee 15
Teebaum *142, 144, 160, 168, 176*, 182
Teebaumöl 126
Teestrauch **44**
Temperamente 10
Tennisarm 68
Terpene 184
Teucrium chamaedrys *130*, 180

Teucrium scorodonia 160, 182
Teufelskralle *130*, 182
The Leech Book of Bald 18
Thomson 67
Thomson, Samuel 20, 21
Thuja occidentalis 160, 181
Thymian 10, **104**, *138*
Thymus serpyllum **104**
Thymus vulgaris **104**, *130, 138*
Thymusdrüse 12
Tibetanische Kräuterkunde 13
Tibetanische Medizin 24
Tiertotem 20
Tikta-Geschmack 25
Tilia europaea 148, 162, 181
Tinktur herstellen 121
Tinkturen, alkoholfreie 125
Tinkturverhältnis 125
Tollkirsche 20, 23, 172
Tomate 27
Tonika für Engergie und Qi *178*
Tonikum 184
Trachelospermum jasminoides 181
Traditionen, nordamerikanische 20
Traubenkirsche, Virginische *136*, 182
Tribulus terrestris 180
Trichomonas vaginalis 31
Trifolium fragiferum **105**
Trifolium pratense **105**, *146*
Trigeminusneuralgie 87
Trigonella foenum-graecum **106**, *172*
Trocken 10, 24
Trockene Haut 34, 41, 43, 90
Trocknen von Kräutern 118
Tröpfelharn *172*
Tropfendosis 120
Tulsia **82**
Türkischer Rhabarber **89**
Turner, William 19
Turnera diffusa 164, *179*
Tussilago farfara **107**
Tutsan **68**
Typhus 56

Ü belkeit 70, 78, 79, 81, 115, 127, *154*
Übelkeit, morgendliche *170*
Überängstlichkeit 98
Überanstrengung *134*
Übergewicht 25
Übersäuerung *154*
Ulmus fulva 152
Ulmus rubra 182
Umschlag bereiten 124
Unani 12
Unani-Medizin 10,11
Unterleibskrämpfe 106
Unterleibsschmerzen 23
Urin, Blut im 88
Urtica dioica 108, *144*, *150*
Urtica pilulifera **108**
Urtikation **108**
Uterus 12, 21

V accinium myrtillus **109**, *172*
Vaccinium vitis-idaea **109**
Vaginaler Juckreiz 90, 105, *168*
Vaginalinfektion 74
Vaginalreizung 32
Valeriana officinalis **110**, *164*
Vata 12, 25, 184
Veilchen 10, **114**
Venöser Rückfluß 184
Verbascum thapsus **111**, *140*
Verbena officinalis **112**, *132, 162, 168*
Verbrennung 34, 43, 56, 62, 68, 73, 79, 86, 100, 108, 126, 127
Verbrühung 100, 126, 127
Verdauung 25
Verdauungsförderung 72
Verdauungsprobleme *152*
Verdauungsschwäche 51, 59, 81, 92
Verdauungsstörungen 33, 36, 38, 47, 49, 73, 78, 79, *154*
Vergeßlichkeit *172*
Verhärtung der Arterien *150*
Verletzung 34
Verstauchung 46, 68, 92, 101, 108, 112, 126, 127, *130*
Verstopfung 15, 25, 34, 49, 63, 71, 75, 77, 86, 97, 109, *152*
Verstopfung, chronische 89
Verwirrung *172*
Viburnum opulus **113**, *148, 152, 160*
Viburnum prunifolium **113**, *166*
Vinca major 150, 181
Vincristin 23
Viola odorata **114**
Viola tricolor **114**, *144*, *150, 156, 174*
Viola yedoensis **114**
Virginische Traubenkirsche *136*, 182
Virginischer
    Schneeflockenstrauch 21, *154, 160*
Viscum album 150, 181
Vitex agnus-castus 166, 168, 181
Vogelmiere **100**
Völlegefühl 63, 115
Vorzeitiges Ergrauen *146*

W acholder 10, **72**, *158*
Wacholder-Teeröl 72
Wacholderholzöl **72**
Wachstum 25
Walderdbeere **60**
Waldgeißblatt **76**
Walnuß 19
Walnußbaum **71**
Wanzenkraut 21, 182
Warm 26
Warzen 33, 126, *160*
Waschlösungen herstellen 125
Wasser 10, 12, 14
Wasserdost 20, **57**, *134*, *158*, 182
Wasserdost, Gemeiner **57**

Wasserkastanien 27
Wassermelone 27
Wassersucht 22
Wechseljahre 32, 68, 74, 113
Wegebreit **86**
Wegerich 18, 20, **86**, 127, *152, 174*
Wegerich, Gemeiner **86**
Wehen 45, 52, 57, 73, 74, 93, 106, 112
Wei ling xian 182
Wei qi 13, 184
Weidenrinde 23
Weihrauch 13
Weintonika herstellen 125
Weintraube 24
Weißdorn 51, *148*
Weiße Taubnessel *158*, *168*, 182
Weiße Zaunrübe 182
Weißer Andorn 11, *138*, 182
Weißer Maulbeerbaum **80**
Wermut **39**
Westliche Kräuterkunde 10
Wiesen-Löwenzahn *103*
Wiesenklee **105**, *146*
Wiesenknopf, Großer 181
Wiesenknöterich *142*, 182
Wilde Mexikanische Yams-
    wurzel *154, 160*
Wilder Indigo *142*, 182
Windelausschlag 114, *174*
Windpocken *176*
Winter 10, 14
Withering, William 22
Wolfsmilch *139*, 182
Wu wei zi 14, 16, *178*
Wu zhu yu 182
Wunden 78, 86, 93
Wunden, blutende 45
Wunden, infizierte 104
Wundheilung 126
Wundversorgung 19
Würmer 180, 181, 182
Würmer bei Kindern *176*
Wurzel-Chakra 12
Wurzeln ernten 119
Wurzeln trocknen 119
Wut 14

X anthium sibiricum 138, 180
Xi yang shen **84**
Xia ku cao **88**, *176*
Xian he cao **31**
Xiang fu 182
Xin yi 182
Xing ren 17, 182
Xuan fu hua **70**
Xuan shen **97**, *134*

Y age 20
Yamswurzel **52**
Yamswurzel, Mexikanische **52**
Yamswurzel, Wilde
    Mexikanische *154*, *160*
Yang 15, 26, 184
Yang-Mangel *178*
Yi mu cao **74**
Yin 15, 26, 184
Yin chai hu **100**
Yin-Mangel *178*
Yosp 10, **69**, *136, 176*
Yucca 19

Z ahnen 176
Zahnfleischbluten 88
Zahnfleischentzündung 86, 93, 99, 109
Zahnfleischerkrankung 43
Zahnfleischleiden 59, 67, 95
Zahnwehholz *150*, 182
Zanthoxylum americanum 150
Zanthoxylum fraxineum 182
Zäpfchen herstellen 125
Zaubernuß *160*, 182
Zaubernuß, destillierte 126
Zaunrübe, Weiße 182
Ze xie 182
Zea mays 181
Zehen, gebrochene 101
Zellulitis 106
Zerebralarteriosklerose 64
Zerrungen *130*
Zhi ke **49**
Zhi shi **49**
Zhi zi 182
Zi hua di ding **114**
Zichorie 182
Ziest 18, *132, 148, 162, 168*
Ziest, Echter **99**
Zimt **48**, *179*
Zimtkassie **48**
Zimtrinde 26
Zimtzweig 16
Zingiber officinale **115**, *170, 150, 154, 176*
Zitrone 25, 27
Zitronenmelisse 12, **78**, 127, *154, 164*
Zitronenpelargonie 127, 182
Ziziphus jujuba 178
Zöliakie 40
Zorn 162
Zunge 15
Zustände, kolikartige 113
Zwiebel 24, 127
Zwiebeln ernten 119
Zwiebeln trocknen 119
Zwölffingerdarmgeschwür 42
Zypresse, Echte *172*, 180

DANKSAGUNGEN

Dorling Kindersley möchte Rosie Pearson und Claire Le Bas für ihre redaktionelle Hilfe danken, ebenso Louise Abbott, Diana Craig und Carolyn Ryden; Helen Gatward für Bildrecherchen; Nicholas Jackson für DTP; Sarah Ponder und Gill Shaw für Gestaltung; Sarah Ashun für Fotoassistenz von Steve Gorton; Hilary Guy für die Gestaltung der Seiten 8–9; Diana Mitchell für das Auffinden von Kräutern; Iris und Victor Hill, Lauren und Mark Holyoake, Colin Neville, Molly und Ken Neville und Niki Sarluis für ihre freundliche Hilfe beim Auffinden und Liefern der Kräuter.

Die folgenden Firmen/Einzelpersonen haben ebenfalls Kräuter und Kräuterrezepturen zur Verfügung gestellt: Andrew Wickens und Marion Brown/Iden Croft Herbs; East-West Herbs Ltd; Hollington Nurseries; Arne Herbs; Tony Carter/The Herbal Apothecary; Fiona Crumley/Chelsea Physic Garden; Christopher Hedley; Allen Coombes/The Sir Harold Hillier Gardens and Arboretum; Sally Gardens.

Illustratoren

Colette Cheng: 14, 15, 16; Tina Hill: 10, 14–15, 27; Gillie Newman: 32, 34, 37, 44, 46, 50, 52, 53, 54, 56, 57, 61, 64, 65, 67, 69, 74, 75, 78, 79, 81, 82, 84, 85, 88, 92, 98, 113; Sarah Ponder: Symbole im gesamten Buch.

Bilder

Schlüssel für die Zuordnung

0 = oben M = Mitte u = unten
l = links r = rechts

Alle Fotos stammen von Steve Gorton mit Ausnahme von: Bodleian Library (L.1.5.MED): 19ur; The British Library: 13or; The Mansell Collection: 11Mr, 19or, 23or; Mary Evans Picture Library: 11ur, 17or, 20ul, 20Ml, 22ul; Book of Tibetan Medicine – Lehrmaterial, herausgegeben von der traditionellen medizinischen Fakultät in Lhasa, Tibet: 13ur; Salus-Haus: 23ur; Science Photo Library: 18ul; University of Durham Oriental Museum: 12u; Wellcome Institute Library, London: 21or; Werner Forman Archive: 11or; Martin Cameron: 118–124; Martin Norris: 126–127 außer: Peter Anderson: 126Mr, 127ul.

Die Gesellschaft für Kräuterheilkunde

Die Gesellschaft für Kräuterheilkunde wurde 1927 von Hilda Leyel als »The Society of Herbalists« gegründet. Frau Leyel betrieb die Organisation als eine Mischung zwischen Heilpraxis und Einzelhandel für Kräuterprodukte unter dem Namen »Culpeper«.

Angewandte medizinische Kräuterheilkunde blieb bis in die 60er Jahre ein wichtiger Aspekt der Arbeit dieser Gesellschaft. Dann führte eine Gesetzesänderung dazu, daß die Alternativtherapie wieder jedermann zugänglich wurde. Im Jahre 1974 wurde die Gesellschaft ein eingetragenes gemeinnütziges Bildungswerk. Der Name wurde in »Gesellschaft für Kräuterheilkunde« geändert, um die Ziele und Vorstellungen der Organisation besser zum Ausdruck zu bringen. Die Konzession für den Markennamen »Culpeper« wurde einer Privatfirma übertragen, die als Einzelhandelskette »Culpeper« auch heute noch im Geschäft ist.

Heute hat die Gesellschaft etwa 2000 Mitglieder und fördert das Interesse an und das Verständnis für die verschiedenen Aspekte von Kräutern: Anbau, Kochkunst, Gebräuche, Kosmetik, Färben, Geschichte, Kräutermedizin. Veröffentlichungen: »Herbs«, ein Nachrichtenblatt für Mitglieder, »Herbarium«, Informationsschriften, gelegentlich auch kleine Bücher. Sie veranstaltet auch Vorträge und Tage der offenen Tür in den Gewächshäusern. Vor kurzem wurde das jährlich stattfindende Culpeper-Seminar ins Leben gerufen.

Für weitere Informationen wenden Sie sich bitte an: The Secretary, The Herb Society, PO Box 599, London SW11 4RW.

Gesund und schön durch die Kräfte der Natur

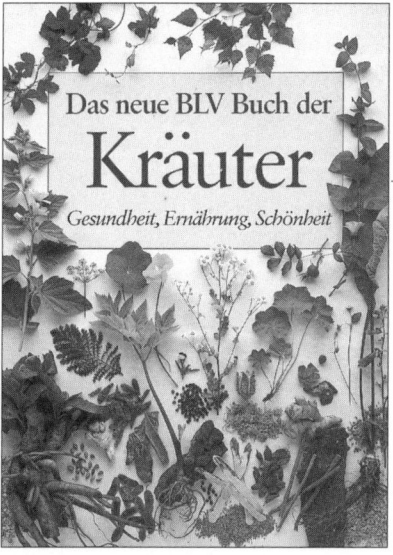
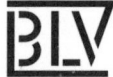

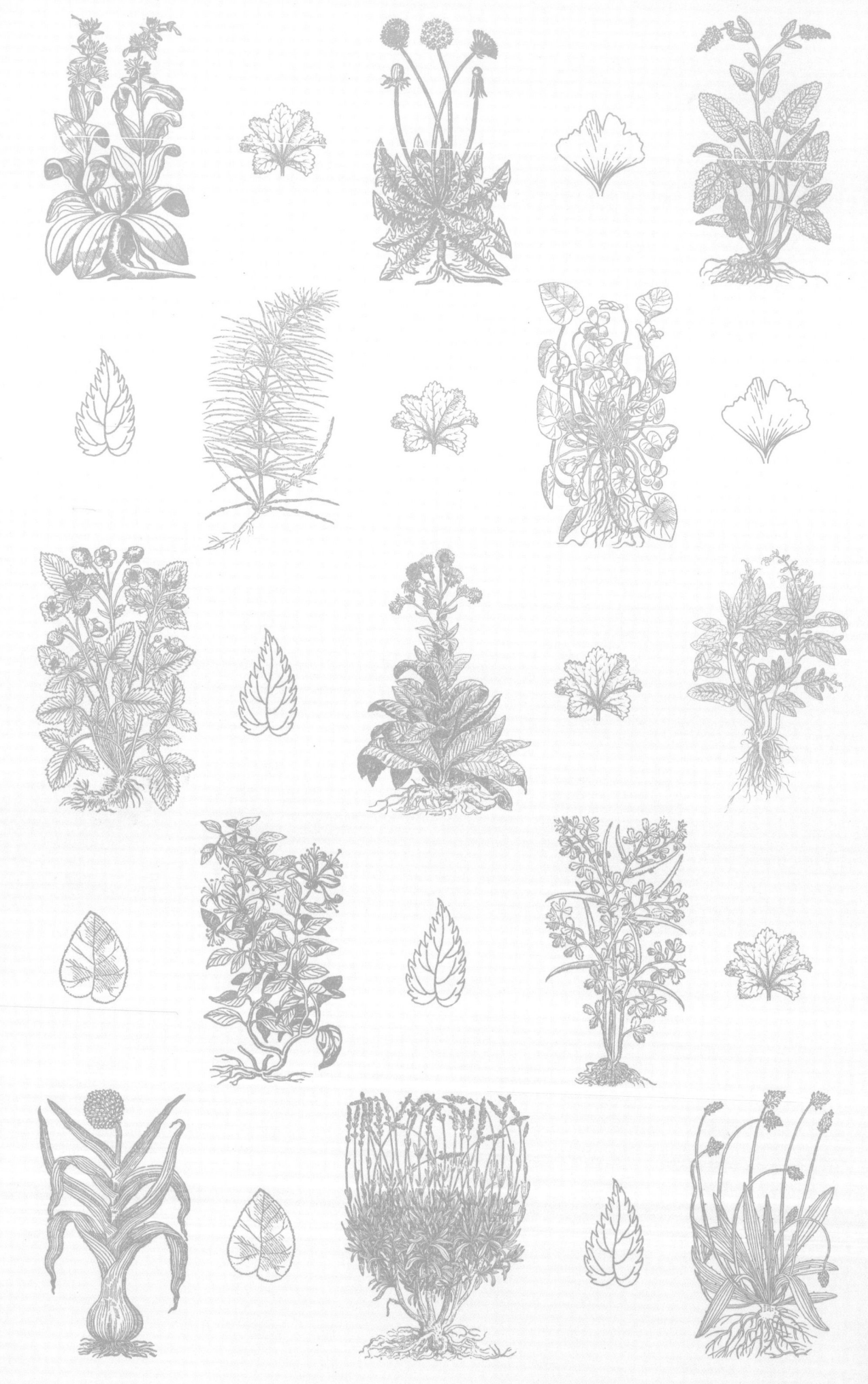